■ 医学影像联盟经典丛书

腹部影像征象解析

（上册）

FUBU YINGXIANG
ZHENGXIANG JIEXI
（SHANGCE）

陈　敏　王宇军 ◎ 主　审

李广明　张文坦　贾云生
林　霖　欧鸿儒　汪鑫斌 ◎ 主　编

U0349366

科学技术文献出版社
SCIENTIFIC AND TECHNICAL DOCUMENTATION PRESS

· 北京 ·

图书在版编目（CIP）数据

腹部影像征象解析.上册 / 李广明等主编.—北京：科学技术文献出版社，2024.5
ISBN 978-7-5235-1347-7

Ⅰ．①腹… Ⅱ．①李… Ⅲ．①腹腔疾病—影像诊断 Ⅳ．① R572.04

中国国家版本馆 CIP 数据核字（2024）第 087658 号

腹部影像征象解析（上册）

策划编辑：张　蓉　责任编辑：崔凌蕊　郑　鹏　责任校对：张永霞　责任出版：张志平

出　版　者	科学技术文献出版社
地　　　址	北京市复兴路15号　邮编 100038
编　务　部	(010) 58882938，58882087（传真）
发　行　部	(010) 58882868，58882870（传真）
邮　购　部	(010) 58882873
官 方 网 址	www.stdp.com.cn
发　行　者	科学技术文献出版社发行　全国各地新华书店经销
印　刷　者	北京地大彩印有限公司
版　　　次	2024 年 5 月第 1 版　2024 年 5 月第 1 次印刷
开　　　本	889×1194　1/16
字　　　数	1062千
印　　　张	39.75　彩插24面
书　　　号	ISBN 978-7-5235-1347-7
定　　　价	360.00元

主审简介

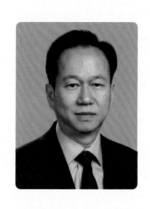

陈 敏

主任医师，教授，博士研究生及博士后导师，北京医院放射科首席专家。

【社会任职】

第十三届、第十四届全国政协委员，中华医学会放射学分会候任主任委员，中国医学影像技术研究会会长，中国医师协会放射医师分会常务委员，北京医学会放射学分会主任委员，北京医院党委委员；Chinese Medical Journal副总编辑，《中华放射学杂志》副总编辑，《中国医学影像学杂志》主编。

【获奖情况】

2018年获第十一届"中国医师奖"。

主审简介

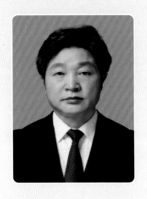

王宇军

主任医师，浙江中医药大学附属第一医院医学影像科。

【社会任职】

中国医学影像联盟总盟主，神经群总群主，神经、头颈影像医疗组长；中国老年医学会放射学分会副主任委员；浙江省中西医结合学会影像专业委员会常务委员；浙江省医学会放射学分会秘书、头颈学组副组长及神经学组秘书；杭州医学院兼职教授。

【专业特长】

掌握全身各系统疾病的影像诊断，尤其擅长神经、头颈部病变的影像诊断。多年来一直潜心研究中枢神经系统肿瘤和头颈部肿瘤的影像表现，对大部分肿瘤诊断能接近病理学结果。对脑血管病、先天遗传性疾病、代谢中毒性疾病、感染性病变和炎性脱髓鞘性病变诊断有深厚的功底。

【获奖情况】

多次参加影像读片大赛，并获得多项荣誉：2018年获广东省神经影像技能大赛第一名，2019年获广东省神经影像技能大赛第二名，2019年获浙江省神经影像技能大赛第一名，2019年获中华放射学神经影像技能大赛第二名，2023年获中华放射学神经影像技能大赛第二名。

【学术成果】

主编《神经影像征象解析（肿瘤篇）》和《神经影像征象解析（非肿瘤篇）》，作为副主编编写《卒中少见病因》等著作，共参编出版影像诊断学相关专著12部。

主编简介

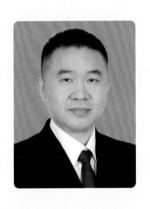

李广明

主任医师，湖北文理学院附属医院（襄阳市中心医院）放射影像科副主任。

【社会任职】

中国医学影像联盟腹部盟主、北方四省医学影像联盟顾问，湖北中西部医学影像联盟理事，中国医学装备协会磁共振应用专业委员会腹部学组委员、CT工程技术专业委员会委员，中国非公立医疗机构协会放射专业委员会委员，中国中医药信息学会中西医结合介入分会委员，中国老年医学学会放射学分会委员，襄阳市放射诊断专业委员会委员。

【专业特长】

从事影像诊断工作30余年，精通各种影像诊断，对腹部疾病有一定认识，对疑难病、少见病的诊断及鉴别诊断有自己独到的见解。

【工作经历】

曾在全国读片大赛中，多次获得一等奖、二等奖，近年来热衷于公益活动，致力于培养基层影像人员。

【学术成果】

主持完成新业务、新技术10余项，参与完成省级科研项目1项，发表科研论文20余篇，其中SCI收录论文5篇，参与编写多部专业著作。

主编简介

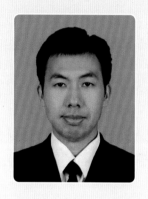

张文坦

主治医师，惠安县医院影像科。

【社会任职】

中国医学影像联盟腹部8群群主，联盟核心成员。

【专业特长】

擅长腹盆部的影像诊断。

【工作经历】

从事影像诊断工作13年，2010—2013年在福建省立医院参加规范化培训，2023年在福建省立医院进修学习，多次在国家级、省级会议疑难病例读片赛及全国网络读片赛中获奖。

主编简介

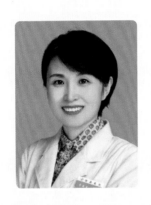

贾云生

主任医师，沧县医院磁共振室。

【社会任职】

中国医学装备协会磁共振应用专业委员会腹部学组委员，中国医学影像联盟腹部1群群主、联盟核心成员，沧州市抗癌协会理事，沧州市中西医结合学会医学影像专业委员会常务委员。

【获奖情况】

2015年获沧州市医德标兵，2018年获首届沧县道德模范称号，2020年获沧县第一批精英人才；2021年获浙江省腹部影像读片辩论赛一等奖、最佳人气奖，2023年获中华医学会放射学分会第二十届全国磁共振学术大会疑难病例读片优秀奖。

【学术成果】

发表核心论文3篇，参与编写著作1部，参与完成省级科研项目1项。

主编简介

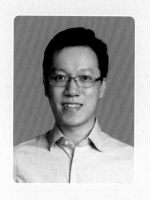

林 霖

医学博士，副主任医师，副教授，硕士研究生导师，福建医科大学附属协和医院影像科。

【社会任职】

现任中国医师协会放射医师分会教学技术工作组委员，福建省医学会放射学分会秘书兼任神经学组副组长，福建省医师协会放射诊断科医师分会青年委员会副会长，北美放射学会、欧洲放射学会会员，福建卫生报健康大使，*iRadiology*、*Radiology Science*青年编委。

【专业特长】

擅长全身系统影像诊断，专注神经系统影像关键技术创新与应用。

【工作经历】

2014年起工作于福建医科大学附属协和医院，2017年于复旦大学攻读博士学位。

【获奖情况】

获2020年福建省卫生健康中青年骨干人才，2021年福建省高层次人才，2023年福建省卫生健康中青年领军人才。

【学术成果】

主持国家自然科学基金、福建省自然科学基金、福建省创新联合基金等9项科研基金，近年来发表论文30余篇，其中以第一或通讯作者发表SCI收录论文10余篇。

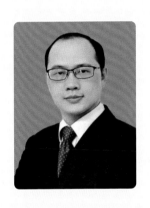

欧鸿儒

主任医师，暨南大学附属顺德医院影像科主任。

【社会任职】

现任广东省医学会放射学分会委员，广东省医师协会医学影像技师分会委员，广东省卒中学会医学影像分会常务委员，广东省医院协会影像专业委员会委员，佛山市医学会放射学分会常务委员，佛山市医师协会放射医师分会委员，顺德区医学会放射学分会常务委员，顺德区放射影像专业质量控制中心委员。

【专业特长】

从事医学影像诊断工作20年，擅长腹部系统及中枢神经系统影像诊断，在危急重影像学诊断具有丰富的临床经验。

【获奖情况】

2018年被评为佛山市杰出青年医学人才，2022年参加广东省医学会神经病学分会神经影像读片大赛优秀奖，2022年参加浙江省医学会放射学分会腹部读片二等奖，获2022、2023年度岭南名医。

【学术成果】

主持完成广东省教育厅科研项目1项，佛山市科技局医学科研项目2项，发表中文北大核心等期刊论文20余篇，参与编写专业著作2部。

主编简介

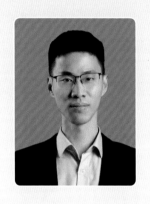

汪鑫斌

主治医师，杭州市萧山区第一人民医院放射科。

【社会任职】

现任浙江省数理医学学会精准超声介入与智能诊断委员会医学影像数智教育专家委员会委员。

【专业特长】

从事临床放射诊断工作10年，擅长腹盆部疾病的影像诊断。

【获奖情况】

2022年被评为萧山区E类人才，2023年浙江省医学会放射学分会腹部读片会二等奖。

【学术成果】

主持浙江省卫生厅课题1项，杭州市卫生健康委员会课题2项；主持并完成萧山区课题1项；第一作者发表SCI收录论文2篇，中华系列收录论文2篇。

编委会

张文坦	惠安县医院	施　彪	蚌埠市第一人民医院
陈　蓉	惠安县医院	贺秀莉	滕州市中医医院
陈　雷	厦门大学附属第一医院同安院区（厦门市第三医院）	骆逸凡	浙江省立同德医院
		秦　雷	蚌埠医科大学第一附属医院
陈川梅	玉溪市人民医院	袁文文	温州医科大学附属象山医院
陈美林	佛山市第一人民医院	莫家彬	暨南大学附属顺德医院
邵亚军	宝鸡市中心医院	贾　迪	张家港市第一人民医院
林　霖	福建医科大学附属协和医院	贾云生	沧县医院
林钱森	福建医科大学附属泉州第一医院	夏　军	深圳市第二人民医院（深圳大学第一附属医院）
欧鸿儒	暨南大学附属顺德医院		
罗晓东	河南天佑中西医结合肿瘤医院	顾基伟	杭州师范大学附属医院
周小力	浙江省立同德医院	徐　雯	湖北文理学院附属医院（襄阳市中心医院）
周阳阳	内蒙古自治区人民医院		
庞泠然	沧县医院	高中辉	温州医科大学附属象山医院
郑　晖	福建医科大学附属协和医院	席晶晶	郑州大学第三附属医院豫东医院（睢县妇幼保健院）
孟　巍	哈尔滨医科大学附属肿瘤医院		
赵　欢	公主岭市中心医院	黄　聪	中国人民解放军联勤保障部队第926医院
赵国千	丹阳市中医院		
赵育财	福建医科大学附属泉州第一医院	黄日升	福建医科大学附属泉州第一医院
赵德利	哈尔滨医科大学附属第六医院	黄玮虹	惠安县医院
郝金钢	昆明医科大学第二附属医院	曹铁欣	福建医科大学附属协和医院
胡亚彬	北京大学人民医院青岛医院（青岛大学附属妇女儿童医院）	崔建民	天津医科大学总医院
		董　浩	杭州市萧山区第一人民医院
胡俊华	江西省景德镇市第五人民医院	潘灿玉	福建医科大学附属泉州第一医院
胡翼江	张家港市第一人民医院	薛秀昌	福建医科大学附属泉州第一医院
相世峰	邯郸市中心医院	魏忠荣	玉溪市人民医院

当谈及腹部影像学，不得不提到由中国医学影像联盟腹部群专家主编的《腹部影像征象解析（上、下册）》一书。这本书的问世，为我们深入理解腹部影像学提供了难得的机会和极具价值的研学文本。作为主审之一，我深感荣幸、倍感振奋。

腹部影像学是医学影像学领域中的重要分支，涵盖了丰富而复杂的解剖结构和疾病变化。本书的问世，为医学从业者提供了一部全面而精准的参考书籍，并帮助其深入探索和解读腹部影像学的精髓。

本书的编写团队由中国医学影像联盟腹部群的顶尖专家组成，他们凭借多年的临床经验和专业知识，精心梳理了大量的腹部影像学资料和案例，通过详细的图像解析和文字说明，向读者展示了各类常见和罕见的腹部影像征象，帮助我们更好地认识和诊断腹部疾病。

在这个信息爆炸的时代，准确解读腹部影像学是一项艰巨而重要的任务。本书的问世为我们提供了一本权威可靠的参考书籍。无论是从事医学影像学研究的专业人士，还是临床医师和影像科技师，都能从中获得丰富的知识和实用的技能，相信本书会受到广大医学从业者的青睐和赞誉。

本书的出版为中国医学影像联盟腹部群在腹部影像学领域做出了重要贡献，对推动腹部影像学的发展、提高临床诊断水平、促进学术交流和合作具有积极的意义。

　　最后，衷心祝愿《腹部影像征象解析（上、下册）》的出版能取得巨大的成功，期望其为医学影像学的发展做出更大的贡献。希望本书能够成为腹部影像学领域的良师益友，激发医师对腹部影像学的热爱和探索精神。让我们共同期待这宝贵的学术著作能够为广大医学从业者带来实实在在的帮助，并且在腹部影像学的道路上取得更加卓越的成就！

序言 2

在医学影像领域中，腹部影像一直是一个重要且复杂的领域。《腹部影像征象解析（上、下册）》是我们联盟腹部群集结全体专家的心血之作。十分荣幸能为本书的问世献上诚挚的祝贺。

本书的编写过程可谓一波三折，但在专家团队的共同努力下，攻克了一个又一个难关。编者们花费了大量的时间和精力，不断审阅和修改，力求将最优质、最权威的内容呈现给读者。在这个过程中，我们不断吸取经验教训，不断改进和提高，力求让本书成为医学影像领域的一部重要参考书，为医学影像科学的发展和进步贡献我们的智慧和心血。

在这个特殊的时刻，我要向以贾云生老师为代表的所有参与编撰和支持本书的每一位同人表示最诚挚的感谢和敬意！正是因为你们的无私奉献和专业精神，才能使本书得以顺利完成。

本书是我们联盟腹部群集体努力的成果，它代表着我们联盟医学影像领域的最新研究成果和实践经验。我相信，本书将为医学影像领域的学习者和从业者提供宝贵的学习资源和临床实践经验，为推动医学影像事业不断发展、造福人民健康做出更大的贡献！

在未来的日子里，中国医学影像联盟将继续团结一心，不断探索和创新，继续在医学影像领域取得更多的成就和突破。让我们共同努力，共同追求卓越，为医学影像科学的繁荣和发展贡献我们的力量！

祝愿《腹部影像征象解析（上、下册）》的出版取得巨大成功，感谢大家！

前　言

　　不能为良相，志当为良医，一直是医者的追求和向往。笔者愚钝，从事影像专业多年，苦无建树。今日之编撰，倘若能抛砖引玉，也算是最大的收获了。

　　《腹部影像征象解析》一书分上、下册，是集体智慧和经验的集大成之作。历经数年的素材甄选和数十位编者的辛勤付出，终成正果！成书过程曲折艰难，数度搁浅又数度重拾，王宇军老师功不可没。本书的主编李广明、张文坦以及编撰团队的每一位成员都是业内的专家。本书有幸承蒙北京医院陈敏教授的审阅，更是对编撰团队的鼓励和鞭策。

　　书成堪庆贺，业内奉经典。纷繁复杂的工作磨炼着每一位编者的意志，他们聚沙成塔，汇小流成江海。他们在编撰和探索中拼搏，在夜以继日中默默付出，同时也精进了业务，增长了真知，陶冶了情操。这种坚韧和执着成就了经典，铸就了丰碑，可喜可贺！本著作的意义在于编者把多年临床经验的精髓和专业知识与实际病例高度结合，分门别类编撰成书，并将这些病例的解析奉献给业内人士。本书或为范例，或能指导，或可参考，或共推敲，或任由批评，都是后来者精进的阶梯。同时感谢中国医学影像联盟广大群友的大力支持，他们提供了很多精彩的病例；在平凡中孕育伟大，于无声处听惊雷，这种甘当"铺路石""垫脚石"的精神值得所有人敬重，在此一并感谢。

解苍生之痛，还患者健康。心系苍生者都有着无比高尚的灵魂。苍生大医的追求一定会化作春风抚慰患者的病痛。他们能见微知著，妙手回春让病痛从此不再有！这种追求是不竭的原动力，激励着医者不断进步，成为更强者，医道的传承一定会因之而不朽！患者康复的笑颜也一定是世界上最圣洁的花，那是对医者仁心的致敬。每一种奉献都是高尚的，每一种帮助都是值得敬畏的，每一步阶梯都是通向成功的必经之路，都为后来者指引了通往捷径的方向。我们无须用华丽的语言来赞美编者，只需要一颗崇敬的心来真诚学习、借鉴编者的成果。这种传承也必然会把医师所从事的事业推向崭新的高度。愿人间没有病痛，愿世上只有幸福康宁！

寥寥数语，难表敬贺之心；本著作中存在的疏漏、不足之处，恳请各位老师、专家批评指正。

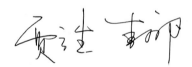

目　录

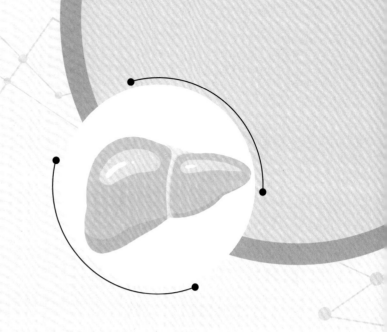

第一章

肝脏

病例1 异位肝

【临床资料】

● 患者男性，68岁，口干、多饮、多尿17天，肢端麻木13年。

● 肿瘤指标全套阴性。

【影像学检查】

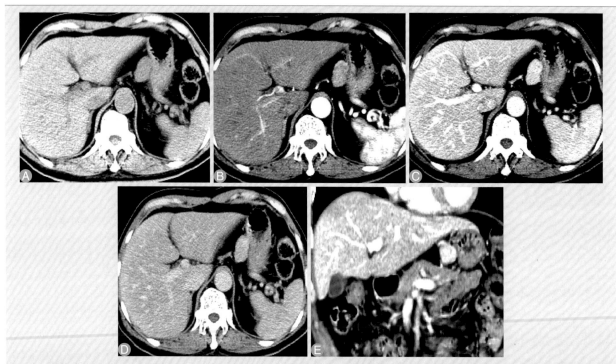

A.横断位CT平扫；B.横断位CT动脉期；C.横断位CT门静脉期；D.横断位CT延迟期；E.CT增强冠状位重建。

图1-1-1 上腹部CT平扫+增强

（病例由长沙市中心医院陈丹老师提供）

【分析思路】

老年男性，肝胃间隙类结节，境界清楚，平扫呈等密度影（与肝实质比较），增强扫描动脉期轻度强化，门脉期明显强化，延迟期强化程度稍减低，与肝实质强化方式及强化幅度大致相仿，增强冠状位重建病灶与肝左外叶有蒂相连，常规考虑间质瘤、巨淋巴结增生症、副脾、异位肝。

■ 间质瘤

本例支持点：胃小弯旁，强化峰值在门静脉期，延迟期强化程度减低。

不支持点：病灶与胃分界清楚，邻近胃黏膜未见高强化。

■ 巨淋巴结增生症

本例支持点：淋巴结样外观，比较均质，周围见供血动脉。

不支持点：增强扫描动脉期即见明显强化，本例强化峰值在门静脉期。

■ 副脾

本例支持点：平扫与脾密度类似，增强扫描门静脉期及延迟期与脾脏强化相仿。

不支持点：胃左动脉供血，动脉期强化未见花斑样改变。

■ 异位肝

本例支持点：病灶与肝左外叶有蒂相连，平扫密度与肝实质类似，增强扫描与肝实质强化方式一致。

不支持点：比较罕见。

【病理诊断】

外院手术病理：腹部肿物为分化较好的肝组织。

病理结果：异位肝。

【讨论】

■ 临床概述

异位肝（ectopic liver tissue，ELT）又称迷走肝、副肝，是指发生于肝脏之外且解剖学与肝脏无联系的肝组织，是罕见的先天性发育畸形，多认为系胚胎发育过程中肝细胞迷走至其他部位发育而成，可见于胆囊、肾上腺、胰腺、脾脏、镰状韧带、胃幽门、脐、腹膜后、胸腔等，多为正常肝组织。临床常无症状，多数患者在术中或者尸检时意外发现。

■ 病理特征

异位肝大多呈结节状，大小不等，外观灰红色，类似肝组织，组织学上异位肝一般具有正常肝组织的肝小叶及汇管区结构。也有文献报道异位肝脂肪变、肝硬化、血管瘤、肝细胞腺瘤和肝细胞癌病例。

■ 影像学表现

1.呈结节状，边界清楚。

2.大多数异位肝与正常肝实质密度或者信号相同。

3.异位肝常通过组织或者蒂与正常肝实质相连。

4.增强扫描强化与正常肝实质强化相仿，可见肝静脉延续。

【拓展病例】

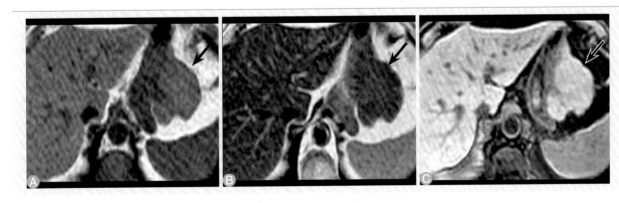

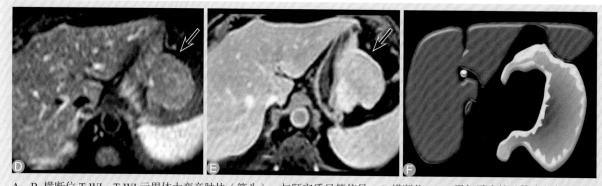

A、B.横断位 T$_1$WI、T$_2$WI 示胃体大弯旁肿块（箭头），与肝实质呈等信号；C.横断位 T$_1$WI 平扫示病灶（箭头）与肝左外叶有一窄蒂相连；D、E.横断位 T$_1$WI 增强扫描病灶（箭头）与肝实质强化相仿；F.示意图，文后彩图 1-1-2F。

图 1-1-2　患者女性，66 岁，异位肝

［病例来源：SEMIN ULTRASOUND CT. 2022-12-01；43（6）：476-489.］

【诊断要点】

与正常肝实质相连的软组织肿块，密度及信号与肝实质相同，平扫及增强与正常肝实质一致，可见肝静脉延续。

—— 参考文献 ——

[1] ADIN M E，ÇETINÇAKMAK M G，DENIZ M A，et al. Accessory liver within the thoracic cavity[J]. Surg Radiol Anat，2018，40：1085-1091.

[2] de Araújo E M，Torres U S，Pria H D，et al. Anatomy and imaging of accessory liver lobes：what radiologists should know[J]. Seminars in ultrasound CT MR，2022，43（6）：476-489.

（王　会　王宇军）

病例2　细菌性肝脓肿

【临床资料】

● 患者女性，33岁，因右上腹胀痛不适伴间断发热4天入院。

● 实验室检查：白细胞11.4×10⁹/L，中性粒细胞百分比82.7%，红细胞沉降率（简称血沉）65 mm/h，CA125 35.49 IU/mL，CA72-4 33.73 IU/mL。

【影像学检查】

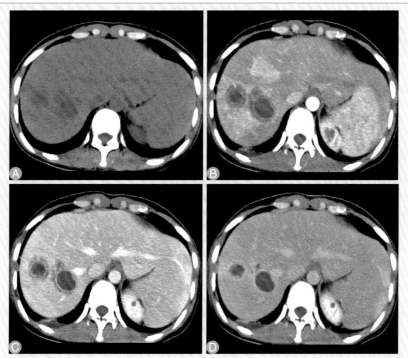

A.横断位CT平扫；B.横断位CT动脉期；C.横断位CT门脉期；D.横断位CT延迟期。
图1-2-1　上腹部平扫+增强CT扫描

【分析思路】

肝脏多发病变，边界模糊，增强后"双环征"显著，内部未见强化，邻近肝实质异常灌注，右肺下叶有少量反应性炎症及少量胸腔积液，临床炎性指标增高，疾病谱有肝脓肿、胆管细胞癌、转移瘤。

■ 肝脓肿

本例支持点：临床及影像学表现典型，符合肝脓肿的特征。

■ 胆管细胞癌

本例支持点：肿瘤指标轻度升高可疑。

不支持点：青年女性，无包膜凹陷，无肿块远端局限性胆管扩张，内壁较光整，中央区未见强化。

■ 转移瘤

本例支持点：病灶多发，环形强化，部分可以出现一过性异常灌注。

不支持点：无原发肿瘤病史，炎性指标增高，病灶周围不存在水肿带。

【病理诊断】

病理诊断：穿刺引流后抽取脓液为黄色液体，见多量脓细胞伴大量炎性细胞浸润。

微生物培养：奇异变形杆菌。

【讨论】

■ 临床概述

肝脓肿（pyogenic liver abscess，PLA）是肝内常见的炎性病变，是肝组织局限性化脓性炎症。细菌性肝脓肿多继发于胆道、腹腔或身体其他部位的感染，临床主要以寒战、高热及肝区疼痛为主要症状，部分患者可以临床症状不典型，以上腹不适为主。

■ 病理特征

肝脓肿急性期局部肝组织充血、水肿、大量炎性细胞浸润，进一步组织液化坏死，形成脓腔，进而周围肉芽组织增生形成脓肿壁。脓肿壁具有吸收脓液和限制炎症扩散的作用。脓肿壁为3层结构：内层为坏死区；坏死区域周围为中间层，由增生纤维肉芽组织构成；外层为向正常肝组织移行区域，为伴有细胞浸润的炎性水肿带。

■ 影像学表现

1.病灶为单发或多发低密度区，圆形或椭圆形，边缘模糊不清，约20%病灶可见气体或气-液平。

2.脓肿壁可呈规则环形强化，也可轻度强化或无明显强化，周围可见异常灌注。典型表现呈"单环征""双环征""三环征"，有时内部可见分隔状、蜂窝状强化。另外增强后病灶直径较平扫缩小，或不能明显显示，即"肿块缩小征"，也可以出现"延时强化征"。

3.MRI表现：脓腔多呈长T_1和长T_2信号，绝大多数脓腔在DWI序列上呈高信号，ADC信号减低；脓肿周围可见水肿，T_2WI为稍高信号，即"晕环征"；病变强化方式与CT类似。

【拓展病例一】

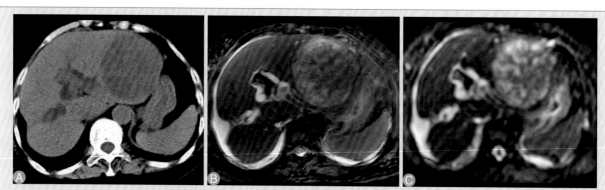

A. 横断位 CT 平扫示肝左外叶团块状软组织影，肝内胆管扩张；B. 横断位 T_2WI 压脂示病灶呈团状混杂信号，内部多发低信号纤维分隔；C. 横断位 DWI 示病灶呈不均匀高信号，部分小脓腔弥散受限明显。

图1-2-2 患者女性，71岁，肝左外叶单发胆源性肝脓肿

【拓展病例二】

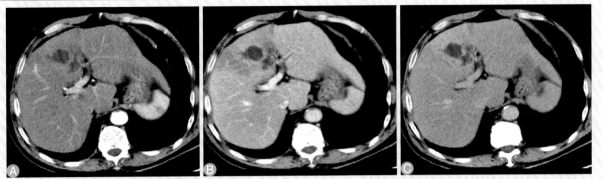

A. 横断位 CT 动脉期示多房病灶边缘轻微环形强化，边缘少许异常灌注；B. 横断位 CT 门脉期示多房病灶环形强化，伴有部分蜂窝状间隔强化；C. 横断位 CT 延迟期示病灶边缘与肝实质呈等密度，外周水肿带消失。

图1-2-3　患者男性，66岁，肝左叶细菌性肝脓肿

【诊断要点】

1.发热、炎症指标升高。

2.病灶单发或多发，少部分内见气体影。

3.脓腔DWI呈高信号，ADC信号减低。

4.周围环形强化，典型表现呈"单环征""双环征""三环征"。

5.病灶可见中心分隔，分隔呈持续强化。

6.部分病灶内出现多发小环状强化形成"簇状征"。

7.部分病灶可见"肿块缩小征"及"延时强化征"。

8.周围可出现一过性异常灌注强化影。

—— 参考文献 ——

[1] 杨利，吴晓生．CT 动态增强与 MRI 平扫诊断肝脓肿价值的临床对比研究 [J]. 中国 CT 和 MRI 杂志，2018，16（3）：66-68.

[2] 亓燕，郭静，周秀会，等．肝内胆管细胞癌与不典型肝脓肿的 CT 和 MRI 鉴别诊断 [J]. 医学影像学杂志，2020，30（8）：1433-1436.

[3] CHEN N，LING Z X，JIN T T，et al. Altered profiles of gut microbiota in klebsiella pneumoniae-induced pyogenic liver abscess[J]. Curr Microbiol，2018，75（7）：952-959.

（贾　迪　施　彪　李建业）

病例3　肝结核

【临床资料】

● 患者男性，78岁，反复右上腹痛1周，加重1天。

● 既往史：有高血压、脑梗死、食管裂孔疝病史，无肝炎、糖尿病、肺结核病史。

● 实验室检查：中性粒细胞比例78.8%，C-反应蛋白82.25 mg/L，血沉114 mm/h，肿瘤标志物（−）。

【影像学检查】

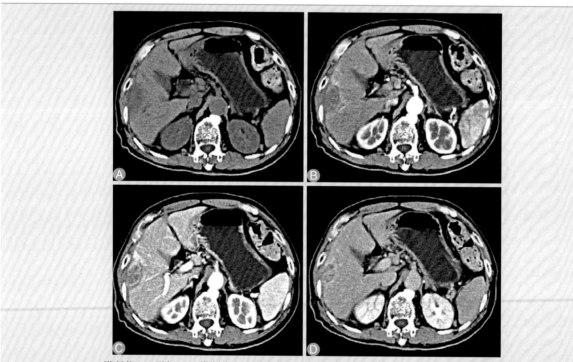

A. 横断位 CT 平扫；B. 横断位 CT 动脉期；C. 横断位 CT 门静脉期；D. 横断位 CT 延迟期。

图1-3-1　上腹部CT平扫+增强

（病例由佛山市南海区中医院戴灼南老师提供）

【分析思路】

老年男性，腹痛，实验室检查炎症指标升高，CT平扫示肝右叶包膜下类圆形稍低密度灶，边界模糊，增强检查显示动脉期轻度强化，周围肝实质见"晕征"，门静脉期及延迟期边缘及内部分隔进一步强化。该病例患者肝右叶病灶的主要影像特点是环形强化，伴分隔，渐进性强化，需鉴别的疾病有肝脓肿、炎性肌纤维母细胞瘤、胆管细胞癌、转移瘤、肝结核。

■ 肝脓肿

本例支持点：老年患者，炎性指标升高，呈环形强化，内伴分隔。

不支持点：无发热症状，延迟扫描无"双环征""三环征"征象。

■ 炎性肌纤维母细胞瘤

本例支持点：影像学表现可以符合。

不支持点：发病年龄以青壮年居多。

■ **胆管细胞癌**

本例支持点：老年男性，以腹痛为主要表现；病灶动脉期呈轻度强化，中央无明显强化，随时间延迟中央强化逐渐明显。

不支持点：肿瘤标志物阴性，肝内胆管无扩张表现，病灶边缘环形强化并延迟强化，周围异常灌注，邻近肝包膜未见皱缩。

■ **转移瘤**

本例支持点：老年患者，增强检查门脉期及延迟期病灶边缘环形强化。

不支持点：无原发肿瘤病史，增强检查病灶内见分隔不支持。

■ **肝结核**

本例支持点：肝包膜下低密度病灶，边界模糊，动脉期病灶轻度强化，病灶边缘以门静脉及延迟期环形强化为主。

不支持点：患者无明显肝外结核表现，无明显肿大淋巴结。

【**病理诊断**】

肝右叶穿刺组织活检：上皮样细胞肉芽肿性炎伴凝固性坏死，周围肝细胞变性坏死，未见肿瘤，考虑结核可能性大。

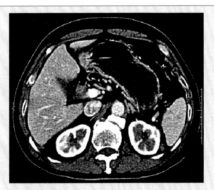

图1-3-2　肝结核治疗半年后门脉期：肝右叶病灶显示不清

【**讨论**】

■ **临床概述**

肝结核（hepatic tuberculosis，HT）是一种少见病，多由肺部结核分枝杆菌的血行播散所致，仅累及肝胆系统的原发型肝结核极为罕见，占所有肺外部位的3%、腹腔部位的9%。肝结核之所以少见，一方面是由于肝实质富含网状内皮系统，单核吞噬细胞系统具有强大的吞噬能力；另一方面，胆汁环境能够明显抑制结核分枝杆菌生长，并且肝内低氧环境不利于结核分枝杆菌的生长。最常见的临床症状为右上腹疼痛、低热、盗汗、消瘦和疲劳。肝大是肝结核的主要体征，50%以上伴有肝质硬、触痛及结节性肿块；约15%的患者因结节压迫肝胆管可出现轻度黄疸；10%伴有腹腔积液。经抗结核治疗肝内结核可随之治愈。

■ **病理特征**

病理学检查显示具有上皮样细胞、淋巴细胞和朗汉斯巨细胞的干酪性肉芽肿是诊断肝结核的金标准。肉芽肿在不同阶段病变有不同的表现，可表现为液化坏死、干酪样坏死、纤维组织增生及钙化等。

■ 影像学表现

1.浆膜型：肝包膜局限性增厚，呈结节状或梭形，病灶沿着包膜下延伸，包膜下积液，CT平扫呈低密度影，少数伴点状或斑片状钙化，T_1WI呈低信号，T_2WI呈高信号，增强扫描呈环形或者蜂窝状强化。

2.实质型：又可分为粟粒型、结节型及混合型。①粟粒型：常为全身结核的一部分，表现为全肝弥漫性分布的粟粒状小结节灶（直径＜2.0 cm），常合并不同程度肝大，CT平扫呈低密度，T_1WI呈低信号，T_2WI呈等或高信号，增强检查病灶无强化或轻度环形强化，病灶周围常有异常灌注。随着病灶内钙盐的沉积，CT上表现为肝脏弥漫性点状钙化，更具特征性。②结节型：直径＞2.0 cm，呈圆形、卵圆形或花瓣形。CT平扫呈稍低密度，多不均匀，有斑点状或者"粉末状"钙化，有一定特征性。T_1WI呈低信号，T_2WI信号多变，早期炎性反应，T_2WI呈高信号，晚期呈低信号。增强扫描强化方式多样，早期病灶动脉期轻度不均匀强化，晚期病灶动脉期常无明显强化，门脉期及延迟期轻度强化，可呈环形、分隔状强化，部分病灶动脉期周围可见异常灌注，部分可见血管穿行。③混合型：即粟粒大结节型。CT上表现为多发粟粒状钙化伴单发结节状低密度灶。较为特殊的征象为病灶新旧不一，这反映了肝结核不同病灶处于多种不同病理时期，包括结核性肉芽肿、干酪样坏死、纤维组织增生及钙化。

3.结核性胆管炎：罕见，主要见于儿童。影像学表现为肝内胆管不规则扩张或胆管壁弥漫性点状钙化，后者为该型结核的特征性表现。

4.肝结核的其他表现：肝外结核史或结核接触史、腹腔淋巴结肿大、脾大或脾脏结核，其中肝外结核史在肝结核的诊断中最为重要。

【拓展病例一】

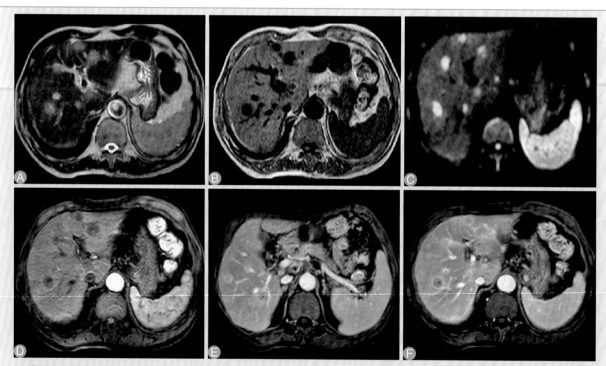

A.横断位 T_2WI 示肝内多发结节，呈高信号；B.横断位 T_1WI 呈低信号；C.横断位 DWI 示病灶呈明显高信号；D.横断位 T_1WI 增强动脉期病灶轻度环形强化；E、F.横断位 T_1WI 增强门脉期及延迟期病灶周缘进一步环形强化，内部轻度强化。肝门区见一淋巴结，呈环形强化。

图1-3-3　患者男性，79岁，肝结核
（病例由咸阳市中心医院焦振华老师提供）

【拓展病例二】

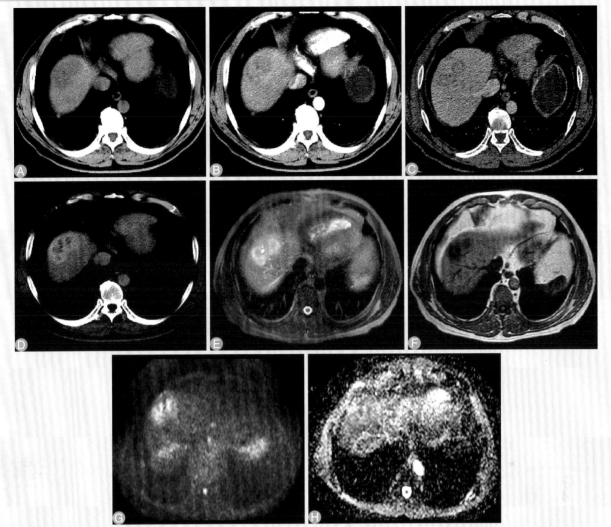

A. 横断位 CT 平扫示肝右叶团块状稍低密度影，境界模糊；B. 横断位 CT 动脉期病灶边缘环形强化，中央区强化不明显；C. 横断位 CT 门脉期病灶轻度强化；D. 横断位 CT 延迟期病灶进一步强化，中央可见类圆形无强化区；E. 横断位压脂 T_2WI 示病灶呈高信号，中央见类圆形稍低信号；F. 横断位 T_1WI 病灶呈低信号；G、H. 横断位 DWI、ADC 图示病灶实性成分扩散稍受限，中央扩散受限，提示脓肿形成。

图1-3-4　患者男性，79岁，结核性肝脓肿

【诊断要点】

1.多有发热、乏力、肝区疼痛、肝大等感染症状，多同时有肝外结核，尤其是肺结核/腹腔结核。

2.浆膜型结核：肝包膜局限性增厚、包膜下积液、增强环形或分隔状强化。

3.实质型：单发或多发，呈粟粒状、结节状，典型者病灶有"粉末状钙化"，增强环形、分隔状强化，渐进性强化，周围可有异常灌注，部分可见血管穿行。

4.胆管型：主要见于儿童，肝内胆管不规则扩张或胆管壁弥漫性点状钙化。

—— 参考文献 ——

[1] 潘文彬，姜慧杰．肝脏环形强化病变的影像诊断 [J]．中华医学杂志，2018，98（25）：2049-2051.

[2] LIU Y Q，YUAN W F，LIU X Y，et al. Floral-like enhancement might reflect an active liver tuberculous lesion to avoid systemic hematogenous dissemination by surgery：a case report[J]. J Int Med Res，2020，48（7）：1-9.

[3] MEENA M，DIXIT R，MEENA L P，et al. Primary/local hepatic tuberculosis without dissemination[J]. Bmj Case Reports，2015，2015：bcr2014206974.

（王　会　王宇军　李海明）

病例4 慢性血吸虫肝病

【临床资料】

- 患者女性，42岁，因腹痛、腹胀1个月入院。
- 有血吸虫病流行区域居住史。

【影像学检查】

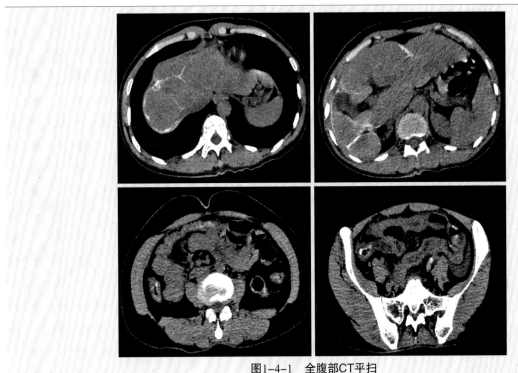

图1-4-1 全腹部CT平扫

【分析思路】

中年女性，有血吸虫病疫区居住史，肝边缘呈波浪状，肝叶比例失调，肝左叶增大，肝包膜及肝内有多发线状钙化，呈地图状改变，结肠黏膜下见弥漫线状钙化。常规考虑肝炎后肝硬化、肝内胆管结石、肝包虫病、肝血吸虫病。

■ 肝炎后肝硬化

支持点：肝边缘呈波浪状，肝叶比例失调，脾大。

不支持点：无肝炎病史，肝包膜及肝内多发钙化不支持，结肠黏膜下钙化无法一元论解释。

■ 肝内胆管结石

支持点：肝内多发钙化灶。

不支持点：肝内胆管结石呈结节状、斑片状，沿肝内胆管走行分布，肝内胆管扩张，本例钙化较多分布于肝包膜及肝内，呈地图状改变。

■ **肝包虫病**

支持点：肝内多发钙化灶。

不支持点：肝包虫病多为囊性灶伴钙化，呈弧形或蛋壳状钙化，与本例表现不符合。

■ **肝血吸虫病**

本例支持点：有血吸虫病流行区域居住史，肝包膜、肝内"地图样"钙化，结肠多发线状、环状钙化，伴有肝硬化的继发改变，脾大。

【最后诊断】

慢性血吸虫肝病合并肠道钙化。

【讨论】

■ **临床概述**

血吸虫肝病（hepati schistosoma mansoni）又名肝血吸虫病（hepatic schistosomiasis），是慢性血吸虫病最常见的临床类型，日本血吸虫病是由日本血吸虫寄生在门静脉系统所引起的疾病，人主要是通过皮肤接触含尾蚴的疫水而感染。血吸虫病的临床表现复杂多样。急性期可出现明显的发热、过敏反应及腹痛、腹泻等临床症状而得到重视和治疗。而在流行区以慢性血吸虫病占绝大多数，此时以无明显症状者最多，仅在粪便普查或因其他疾病就医时发现虫卵而确诊。

■ **病理特征**

慢性血吸虫病常伴有腹内多脏器、多部位的病理改变，主要病变是由虫卵引起肝与肠的肉芽肿。其主要发病机制是血吸虫尾蚴穿过人体皮肤，经血液循环到达肠系膜下静脉内发育为成虫，再经过门静脉到达肝脏，寄生在门静脉系统，故门静脉高压出现较早，虫卵在汇管区沉积，导致局部组织缺血和炎症，随着虫卵肉芽肿的形成，汇管区沉积大量纤维组织增生，逐步进入晚期而出现肝硬化，镜下可见汇管区沉积大量慢性虫卵结节和丰富的纤维组织。此时门静脉血流逆行可将虫卵带入脾内及肠管，导致脾实质及肠管壁的病变。结肠是血吸虫卵排出的通道，虫卵常沉积在黏膜下层，少量分布在浆膜下层，随着黏膜下层钙化虫卵的沉积，肠壁增厚并出现沿肠管壁的钙化。

■ **影像学表现**

1.钙化为慢性血吸虫肝病最常见且最具特异性的CT表现，慢性血吸虫病患者几乎均有肝脏钙化，肝实质的钙化相互交错，将肝脏分隔成大小不等、形态不一的小分区，形成所谓的"地图肝"，这是本病最具特征的CT表现，其他常见钙化形式有不定型钙化（蟹状钙化）及包膜钙化。

2.肝实质内可见多发囊状低密度病灶，囊壁可见弧线样钙化。

3.肝内汇管区增宽，CT平扫见低密度灶，增强后病灶中心见明显强化的血管影，这是虫卵在汇管区沉积后引起的纤维组织增生、门静脉及其分支迂曲扩张，此征象亦是慢性血吸虫肝病的特征表现。

4.虫卵经结肠排出，沉积于肠壁内导致肠壁纤维化，影像显示肠壁较均匀增厚，由于虫卵沉积于肠壁黏膜下层、浆膜下层并钙化，故形成环状、线状、轨道状钙化，此为慢性血吸虫性肠病的CT特征性表现。

5.间接征象：肝硬化改变，不同程度的肝脏增大（肝左叶增大较为突出）或缩小、肝裂增宽、肝叶比例失调、脾脏增大，以及门静脉、脾静脉、胃周静脉扩张和腹腔积液等。

【拓展病例一】

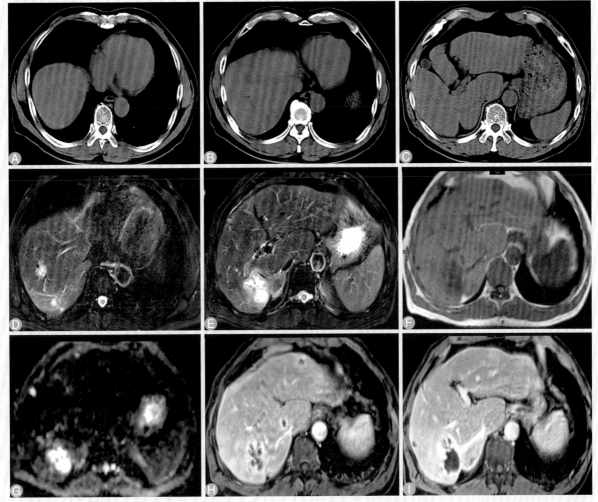

A、B.肝内见线状钙化灶；C.肝叶比例失调，肝左外叶、尾状叶增大；D、E.横断位压脂 T₂WI 示肝内多发病灶，T_2WI 呈高信号；F.横断位 T_1WI 示病灶呈低信号；G.横断位 DWI 示病灶呈明显高信号；H、I.增强扫描示部分病灶呈环形强化，部分病灶呈分隔状强化，其内可见无强化区对应扩散受限区，提示脓肿形成。

图1-4-2　患者男性，69岁，慢性肝吸虫病合并肝脓肿
（病例由新疆生产建设兵团第一师医院袁维军老师提供）

【拓展病例二】

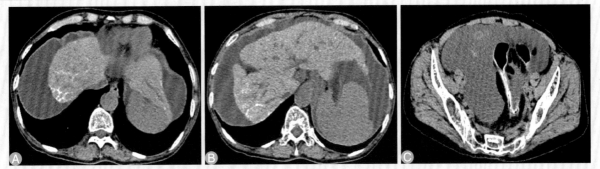

A、B.横断位 CT 平扫示肝叶比例失调，肝左叶明显增大，肝包膜及肝内见多发分隔样钙化，脾大，大量腹腔积液；C.横断位 CT 平扫示乙状结肠广泛线状、轨道状钙化。

图1-4-3　患者女性，73岁，慢性血吸虫肝病

【诊断要点】

1.肝脏"地图样"钙化、不定型钙化（蟹状钙化）及包膜钙化。

2.结肠环状、线状、轨道状钙化。

3.肝硬化改变。

4.有血吸虫病流行区域居住史，进食生鱼病史。

—— 参考文献 ——

[1] 叶莉，吴晨颖，宋斌.血吸虫病性肝硬化患者腹部 CT 表现和 CT 定量参数特征观察 [J]. 实用肝脏病杂志，2021，24（5）：645-648.

（王　会　王宇军　何小波）

病例5　肝泡型包虫病

【临床资料】

● 患者男性，27岁，因发现肝右叶占位3天入院。

● 既往史：患者曾在西藏务工2年。

● CEA、CA19-9、AFP均在正常范围。

【影像学检查】

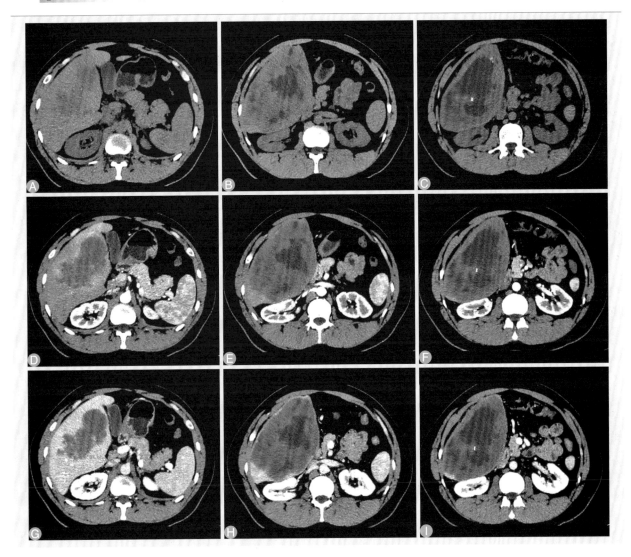

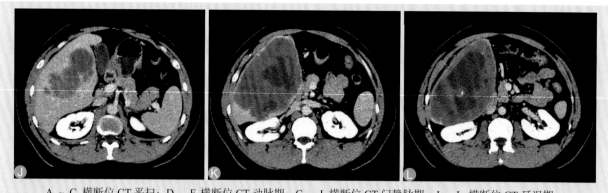

A～C.横断位 CT 平扫；D～F.横断位 CT 动脉期；G～I.横断位 CT 门静脉期；J～L.横断位 CT 延迟期。

图1-5-1　上腹部CT平扫+增强

【分析思路】

年轻男性，肝右叶外生性肿块，平扫密度不均匀，内部见斑点状钙化，增强扫描病灶边缘肝实质呈线状强化并持续性强化，提示为肉芽组织，病灶内部未见强化实性成分，提示为凝固性坏死或者胶原纤维，病灶中央为不规则形、地图形更低密度无强化液化坏死区，门腔间隙肿大淋巴结。常规考虑肝结核、炎性肌纤维母细胞瘤、转移瘤、泡型包虫病、原发性肝细胞癌。

■ 肝结核

本例支持点：病灶肝内部分边缘环形强化（肉芽组织），内部无强化（纤维组织、干酪样坏死），沙砾状钙化。

不支持点：否认肺结核病史，无相关临床表现支持，本例肝门淋巴结太均匀，与肝脏病灶不大符合。

■ 炎性肌纤维母细胞瘤

本例支持点：病灶肝内部分动脉期边缘环形强化，内部无强化（纤维组织、凝固性坏死多、肿瘤细胞少），沙砾状钙化。

不支持点：缺乏分隔样强化、延迟强化，未见血管穿行，没有相关临床症状。

■ 转移瘤

本例支持点：病灶肝内部分环形强化，肝门区肿大淋巴结，沙砾状钙化。

不支持点：患者比较年轻，没有原发肿瘤支持，肿瘤标志物阴性。

■ 泡型包虫病

本例支持点：病灶肝内部分边缘环形强化（肉芽组织），内部无强化（纤维组织、坏死），沙砾状钙化，肝门区淋巴结炎性增大，患者曾在西藏务工2年。

■ 原发性肝细胞癌

本例支持点：肝内巨大肿块伴囊变坏死，肝门区肿大淋巴结。

不支持点：患者比较年轻，无肝炎、肝硬化病史，AFP阴性，病灶内实性部分未见强化。

【病理诊断】

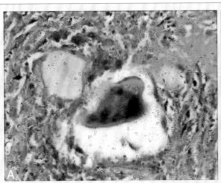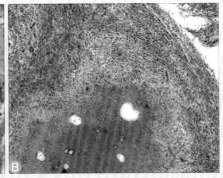

A.H&E 染色（×100）；B.H&E 染色（×40）。文后彩图1-5-2。

图1-5-2 病理检查

大体：右肝组织17 cm×14 cm×8 cm，切开距肝切缘0.5 cm可见18 cm×9 cm×7 cm巨大肿块，灰黄，部分区域囊性变，囊腔大小7 cm×7 cm×6 cm，腔内可见坏死。

免疫组化：CK18（-），CK19（-），PCK（-），CD34（-），D2-40（-），PAS（+），六胺银（+）。

肝（右叶）泡状棘球蚴病（多房包虫病）伴坏死及肉芽肿形成。手术切缘未见明显异常。

淋巴结反应性增生（8、12、13组淋巴结×8）（16组淋巴结×1）。

【讨论】

■ 临床概述

肝包虫病又被称为棘球蚴病，是一种棘球绦虫引起的人畜共患性寄生虫病，主要流行于牧区，以新疆、青海、宁夏、甘肃、内蒙古、西藏等地多见，肝脏最易受累，肝包虫病分为肝囊型棘球蚴病（hepatic cystic echinococcosis，HCE）和肝泡型棘球蚴病（hepatic alveolar echinococcosis，HAE），肝囊型棘球蚴病最常见，肝泡型棘球蚴病罕见，肝泡型棘球蚴病又被称为"虫癌"，是恶性寄生虫病，可以发生远处转移。肝泡型棘球蚴病由多房棘球绦虫寄生于肝脏所致，多房棘球绦虫主要通过粪口途径感染，粪口途径感染多房棘球绦虫虫卵后，经胃液消化呈六钩蚴幼虫，幼虫通过肠壁经门脉进入肝脏。起病隐匿，临床症状无特征性。实验室检查血嗜酸性粒细胞可增多，酶联免疫吸附试验检测抗EsCF抗体、抗EgP抗体、抗EgB抗体、抗Em2抗体水平。

■ 病理特征

肝多房棘球蚴囊，囊壁角皮层多发育不全或缺乏，囊周也无纤维膜形成外囊，生长呈外殖性芽生，千万个小泡球蚴集成结节状，无限制在肝内弥漫性浸润生长，与肝组织分界不清，形成巨块，硬如橡皮，病灶坏死液化可形成积液空腔。泡球蚴增殖过程形成浸润带，随病变发展纤维化、钙化及液化/空腔3种病变相继发生，共同存在。钙化率高达70%~90%。

■ 影像学表现

1.形态、境界：形态欠规则，浸润性生长，无包膜，边界不清。

2.CT平扫：不均质实性肿块，可见数量不等的斑片状钙化。

3.MRI：病灶信号混杂，实性成分T_1WI、T_2WI呈低信号，小囊泡T_1WI呈低信号，T_2WI呈高信号，病灶中央液化死T_1WI呈低信号，T_2WI呈高信号，形态不规则，呈"溶洞征""地图征"。

4.增强扫描：病灶本身不强化，周围肝实质炎症反应呈环形强化，病灶实质周围见多发小囊泡，病灶中心出现液化坏死，呈"地图征"样改变。

5.间接征象：病灶邻近肝实质边缘萎缩、凹陷，健侧代偿性肝大。

【拓展病例一】

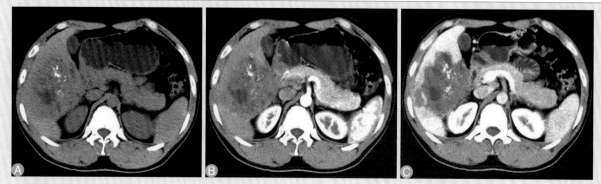

A.横断位CT平扫示肝右叶肿块，实性成分呈稍低密度影，实性外周见低密度小囊泡，实性中央见液化坏死区及斑片状钙化灶；B.横断位CT动脉期，病灶边缘轻度强化，病灶未见强化；C.横断位CT门脉期病灶边缘持续强化，病灶实性成分始终未见强化，病灶边缘呈浸润性改变。

图1-5-3　患者男性，34岁，肝右叶肝泡型包虫病

（病例由青海红十字医院冯昭老师提供）

【拓展病例二】

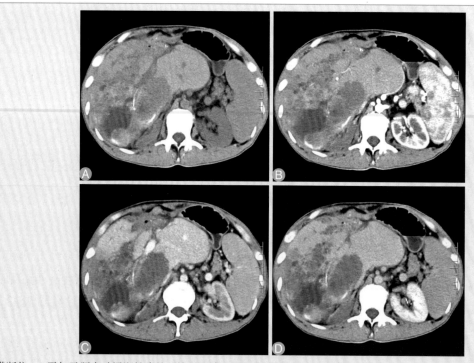

A.横断位CT平扫示肝右叶浸润性病灶，境界不清，平扫密度不均匀，肝尾状叶代偿性增大；B～D.横断位CT增强病灶未见强化，内部有液化坏死，实质周围多发小囊泡，门脉右支受侵，膈肌、右侧肾上腺受累，局部不规则增厚。

图1-5-4　患者男性，36岁，肝泡型包虫病术后复发

（病例由西宁市第一人民医院龚晓萍老师提供）

【拓展病例三】

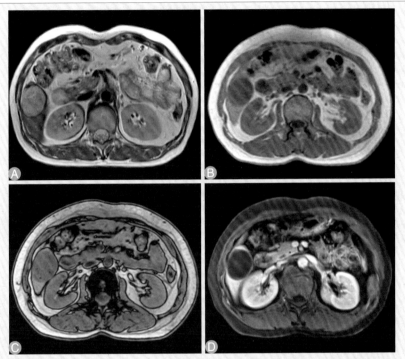

A. 横断位 T_2WI 示肝右叶见一类圆形病灶，呈高信号，境界清楚；B. 横断位同相位 T_1WI 示病灶呈低信号；C. 反相位 T_1WI 示病灶内局部信号衰减，提示含有脂质；D. 横断位 T_1WI 增强病灶未见强化。

图1-5-5　患者女性，25岁，肝右叶肝囊型包虫病

（病例由青海红十字医院冯昭老师提供）

【诊断要点】

1.疫区居住史，或者长期豢养未检疫的宠物，尤其是狗、狐等宠物。

2.肝内不规则肿块，浸润性生长，无包膜，密度/信号不均匀。

3.有钙化，实性内多发小囊泡、中央溶洞状、地图状液化坏死。

4.增强实性未见强化，周围肝实质炎症反应呈环形强化。

5.可向周围组织浸润，累及血管，远处转移。

—— 参考文献 ——

[1] 中华医学会放射学分会传染病影像学组，中国医师协会放射医师分会感染影像专委会.肝包虫病影像学诊断专家共识 [J].中华放射学杂志，2021，55（1）：5-11.

[2] 李玉民，任志俭.肝包虫病的诊断与治疗进展 [J].中华消化外科杂志，2018，17（12）：1141-1145.

（赵国千　张文坦　宋　晓）

病例6　肝肺吸虫病

【临床资料】

- 患者男性，38岁，反复右上腹闷痛1月余。
- 实验室检查：血常规正常，AFP及CA19-9正常。

【影像学检查】

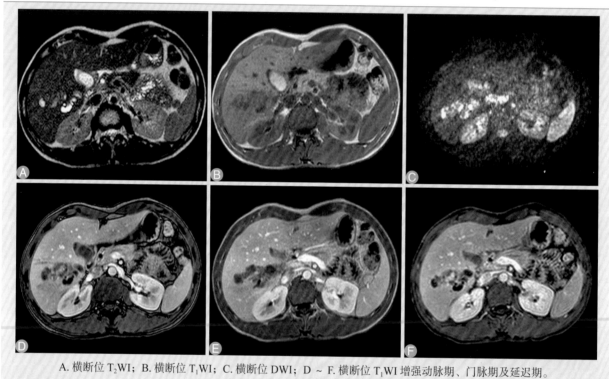

A. 横断位 T_2WI；B. 横断位 T_1WI；C. 横断位 DWI；D ～ F. 横断位 T_1WI 增强动脉期、门脉期及延迟期。

图1-6-1　上腹部MR平扫+增强

【分析思路】

中年男性，腹痛，肝右叶见迂曲条状病变，T_1WI呈稍低信号，T_2WI呈稍高及高信号，DWI呈不均匀高信号，增强扫描病灶内部未见强化，病灶边缘轻度延迟强化，常规考虑寄生虫感染、细菌性肝脓肿、肝脏恶性肿瘤、孤立性坏死结节。

■ 寄生虫感染

本例支持点：肝右叶病灶呈条状，扭曲走行，增强周缘强化，呈隧道样改变，磁共振DWI条状影中心见高信号，提示脓肿改变，支持寄生虫感染，常见有肺吸虫。

不支持点：肺吸虫一般有进食生溪虾、溪蟹、醉蟹或饮用未煮开溪水病史支持。

■ 细菌性肝脓肿

本例支持点：条状低密度无强化影，于DWI上为高信号，周缘轻度强化，提示感染性病变。

不支持点：细菌性肝脓肿一般类圆形或不规则形，不表现为隧道征，临床无发热、白细胞升高等感染征象支持。

■ **肝脏恶性肿瘤**

本例支持点：信号欠均匀，扩散不均匀受限，增强不均匀强化。

不支持点：扩散受限区增强未见强化，形态不支持。

■ **孤立性坏死结节**

支持点：可呈隧道状改变，周缘轻度强化、内部未见强化，扩散受限。

不支持点：孤立坏死结节多数小于3 cm，本例体积较大。

【病理诊断】

肝穿刺标本显示肝细胞气球样变性，汇管区纤维组织增生，稍扩大，淋巴细胞、单核细胞、嗜酸性粒细胞浸润。见一处小灶性坏死，腔隙样结构形成，腔中见淋巴细胞、嗜酸性细胞、坏死细胞碎片，其中有些散在的菱形夏科–莱登结晶。腔隙周围纤维组织增生，见浆细胞、淋巴细胞、嗜酸性粒细胞浸润。嗜银染色、Masson染色，网状纤维局灶增生。考虑符合肝肺吸虫病改变。

【讨论】

■ **临床概述**

肺吸虫病又称并殖吸虫病，是由卫氏和斯氏并殖吸虫在宿主肺部寄生或体内各脏器间移行引起的一种食源性人兽共患蠕虫病。人因生食、腌食、醉食，或半生食含囊蚴的溪蟹、川卷螺或蝲蛄，以及含蚴虫的转续宿主肉，或饮用生水而感染。肝肺吸虫病临床表现为腹痛、腹部不适或肝区疼痛，可有嗜酸性粒细胞增高。

■ **病理特征**

肺吸虫囊蚴自肝包膜侵入肝脏，不断于肝实质内游走，且由于侵入肝实质的虫体数量、在肝内时间长短不同及宿主个体上差异，形成的病灶形态、大小不一，虫体对肝组织造成的损害较轻，形成的囊腔较小，囊腔间常相连形成窦道或者多房囊腔，若虫体及其坏死组织滞留于肝内胆管，可引起胆管慢性炎症，导致胆管扩张，囊腔可于胆管相通。肺吸虫的确诊需要在痰或粪便中找到虫卵，或者在组织标本中发现虫卵或虫体，若没有发现虫体或虫卵时，需要具备的病理特点：①有凝固性坏死的多房性小囊腔或坏死虫穴样窦道；②坏死组织中间夏科–莱登结晶；③病灶内有大量嗜酸性细胞浸润。

■ **影像学表现**

1.位置：肝包膜下多见，提示虫体自肝包膜侵入肝脏。

2.形态："管状""轨道状""隧道状"反映了虫体在肝实质游走途径，多房囊腔提示合并嗜酸性脓肿。

3.MRI：T_1WI呈等或低信号，T_2WI呈等或高信号，与凝固性坏死及脓肿形成有关，DWI呈高信号。

4.增强扫描：病灶边缘强化、分隔状强化，内部（DWI高信号区）未见强化，周围炎性异常灌注。

5.如果虫体及其坏死组织滞留于胆管内，可引起慢性胆管炎、胆管扩张。

【拓展病例一】

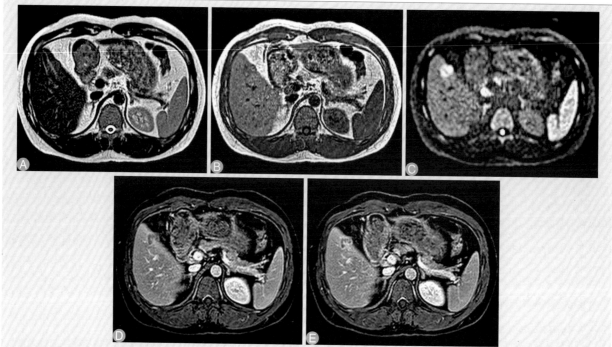

A. 横断位 T_2WI 肝右叶见一结节状，呈稍高信号；B. 横断位 T_1WI 病灶呈稍低信号；C. 横断位 DWI 病灶呈明显高信号；D、E. 横断位 T_1WI 增强扫描肝 V 段扭曲条状低强化影，周缘强化，呈"隧道样"或"轨道样"。

图1-6-2 患者男性，27岁，肝右叶肺吸虫病

【拓展病例二】

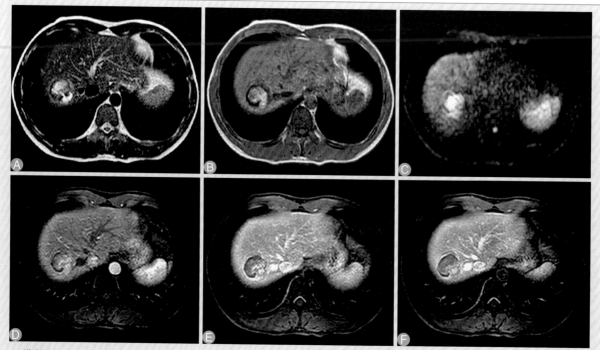

A. 横断位 T_2WI 示肝Ⅶ段类圆形占位，以高信号为主，环绕低信号环；B. 横断位 T_1WI 病灶呈不均匀高信号，环绕低信号环；C. 横断位 DWI 呈高信号；D ~ F. 横断位 T_1WI 增强动脉期、门脉期及延迟期扫描，病灶中心大部无强化，周缘环绕强化影，提示囊性出血性病变。

图1-6-3 患者男性，57岁，肝右叶肺吸虫病

【诊断要点】

1.肝包膜下分布。

2.虫体迁移破坏造成"隧道征""轨道征"，提示隧道中心DWI上为高信号（寄生虫性脓肿），对诊断有提示意义。

3.边缘强化、分隔状强化，内部未见强化，周围异常灌注。

4.血嗜酸性粒细胞增高。

—— 参考文献 ——

[1] 谢万桃，彭慈军，熊坤，等 . 18例少见肝占位性疾病的诊治分析 [J]. 中国普外基础与临床杂志，2017，24（3）：370-372.

[2] 李小丽，王磊，王非，等 . 肺外并殖吸虫病的临床特点分析 [J]. 热带医学杂志，2017，17（8）：1039-1042，1059.

[3] LI-PING S，XIAN-BING K，YOU-SONG D，et al. [Clinical and imaging features of thirty cases of paragonimiasis westermani]. Zhongguo Xue Xi Chong Bing Fang Zhi Za Zhi，2019，31（2）：200-203.

（孙海峰　夏　军）

病例7 白血病肝脏真菌感染

【临床资料】

● 患者女性，46岁，急性髓细胞白血病M1，在"DA"方案化疗中反复发热。

● 肿瘤指标全套阴性。

【影像学检查】

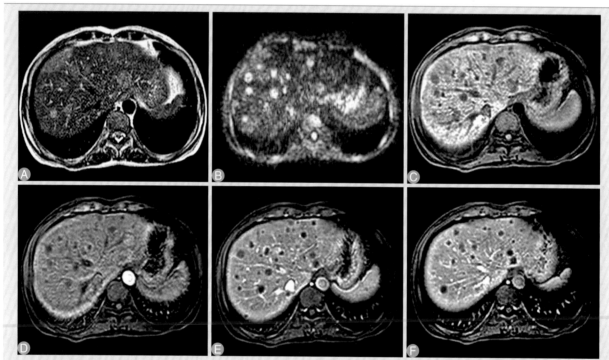

A. 横断位 T_2WI；B. 横断位 DWI；C. 横断位 T_1WI 平扫；D ~ F. 横断位 T_1WI 增强动脉期、门脉期、延迟期。

图1-7-1 上腹部MRI平扫+增强

【分析思路】

中年女性，急性髓细胞白血病化疗后反复发热。肝内多发小结节散在分布，T_1WI 成呈低信号，T_2WI 呈稍高信号，直径<20 mm，DWI呈高信号，增强环形强化，中心无或轻度强化，常规考虑肝脏真菌感染、白血病肝内浸润、脓肿、结核、转移瘤、淋巴瘤。

■ 肝脏真菌感染

本例支持点：急性髓细胞白血病M1患者化疗后出现发热，属于骨髓缓解期、骨髓抑制期发病，临床符合感染，肝内多发小结节环形强化，中心无或轻度强化，同时弥散受限，符合真菌感染影像学表现。

■ 白血病肝内浸润

本例支持点：白血病病史，肝内多发病灶。

不支持点：疾病进展期，病灶大小不一，常伴全身多脏器侵犯及淋巴结肿大，常明显强化，一般不会出现环形强化。

■ **细菌性肝脓肿**

本例支持点：反复发热，扩散受限。

不支持点：细菌性肝脓肿病灶多较大，液化坏死明显，可呈多房，强化呈"双环""三环"改变，强化较明显，与本例表现不符。

■ **肝脏结核**

本例支持点：血行播散或门静脉途径感染，发病部位类似，强化方式可符合。

不支持点：常有肝外脏器结核，比如肺结核、脾脏结核及腹腔、腹膜后淋巴结结核。

■ **转移瘤**

本例支持点：肝内多发病灶、轻度环形强化。

不支持点：有肿瘤病史，"牛眼征"中间见坏死无强化区，本例病灶中央有轻度强化。

■ **淋巴瘤**

本例支持点：肝内多发病灶，DWI呈高信号。

不支持点：环形强化不符合，多数轻中度均匀强化，有血管穿行，腹腔及腹膜后肿大淋巴结。

【病理诊断】

病理诊断：肝脏穿刺活检示镜下肝组织内见大片坏死，坏死组织内隐约可见长条形菌体，结合免疫组化及特殊染色结果，符合真菌感染，周围肝组织呈轻度慢性肝炎，可见糖原核。

免疫组化结果：MP0（粒细胞+），CD117（−），CD34（血管+），CK19（胆管+），Hepatocyte（肝细胞+），Ki-67（炎症细胞+）。

特殊染色结果：PAS（＋），PASM（＋），金胺O（−），抗酸（−）。

分子病理结果：结核/非结核DNA（−）。

【讨论】

■ **临床概述**

白血病患者由于白细胞数量、功能异常及化疗作用，导致免疫功能缺陷，容易引起感染，尤其是条件致病菌感染，如真菌。真菌感染最常累及肺部，累及肝脏较少见，肝脏真菌感染属于深部播散性真菌病，发生于骨髓完全缓解期及骨髓抑制期。最常见的病原菌为白色念珠菌，其他如曲霉菌、组织胞浆菌等也较为常见。临床表现无特异性，如发热、腹部不适、腹痛等，抗生素治疗无效。

■ **病理特征**

肝脏真菌病多数是由于真菌血症控制不理想，少数是由于真菌经过胃肠道或门静脉直接蔓延至肝，多呈慢性过程，局部形成肉芽肿性炎。真菌性脓肿一般比较小，组织学上脓肿壁有3层结构：中心为真菌团块及液化坏死组织，中间层为水肿带，最外层为纤维化。愈合阶段，脓肿变小，纤维组织含量增加。

■ **影像学表现**

1.形态、大小及数量：圆形或类圆形，直径一般不超过2 cm，多发。

2.CT平扫：呈低密度影，偶可见病灶中心小高密度灶，代表假菌丝。

3.MRI：T_1WI呈低信号，T_2WI呈等或高信号，DWI呈高信号。

4.增强扫描：多为环形强化，中心无强化或轻度强化，周围有炎性异常灌注。

【拓展病例】

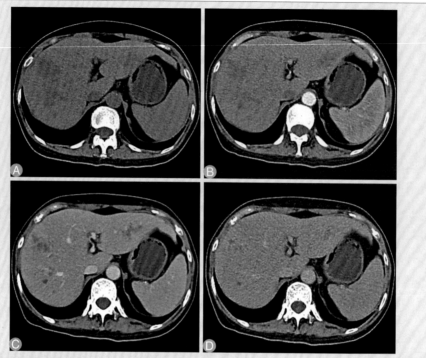

A.横断位CT平扫示肝内多发结节状、串珠状稍低密度影，境界模糊；B～D.横断位CT增强扫描示病灶呈轻度渐进性强化。

图1-7-2 患者女性，53岁，白血病肝脏真菌感染

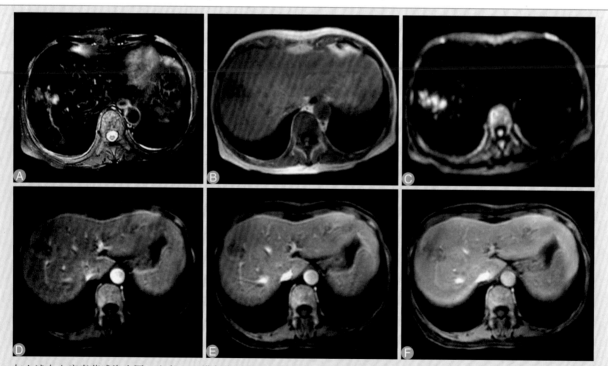

与上述白血病真菌感染为同一患者。A.横断位压脂T₂WI示肝右叶病灶呈高信号；B.横断位T₁WI示病灶呈低信号；C.横断位DWI示病灶中央呈明显高信号；D～F.横断位增强扫描示病灶轻度渐进性强化。

图1-7-3 患者女性，53岁，白血病肝脏真菌感染

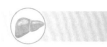

【诊断要点】

1.多发、小圆形。

2.CT偶可见病灶中心小高密度灶，代表假菌丝。

3.增强呈轻度强化、环形强化，动脉期周围异常灌注。

4.有免疫缺陷或者免疫抑制病史。

5.出现持续性发热，抗生素治疗无效。

——参考文献——

[1] Kloth C，Breining T，Wowra T，et al. Hepatolienale candidose als seltene differenzialdiagnose disseminierter kleinherdiger parenchymveränderungen [Hepatolienal candidosis as a rare differential diagnosis of disseminated small parenchym lesions]. Dtsch Med Wochenschr，2020，145（13）：912-919.

（孙海峰　庞泠然）

病例8　先天性肝纤维化

【临床资料】

● 患者男性，14岁，体检发现肝内多发占位1个月。

● 实验室检查：CA19-9、AFP正常，乙肝表面抗原（−），白细胞计数、淋巴细胞计数、血小板计数轻度降低。

【影像学检查】

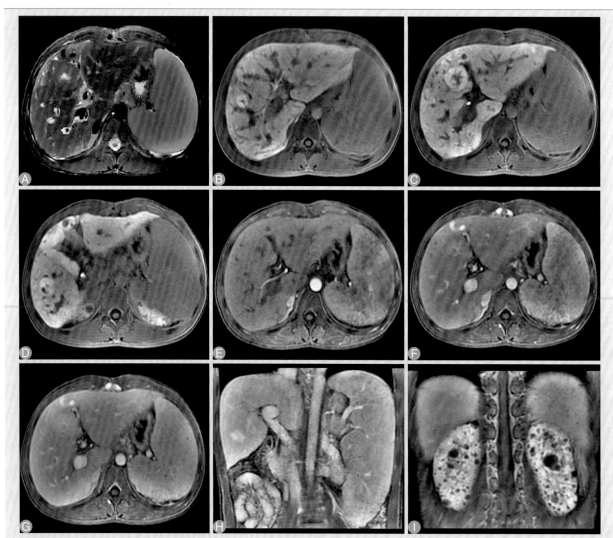

A. 横断位压脂 T_2WI；B ~ D. 横断位 T_1WI 平扫；E. 横断位 T_1WI 增强动脉期；F. 横断位 T_1WI 增强门静脉期；G. 横断位 T_1WI 增强延迟期；H、I. 冠状位 T_1WI 增强。

图1-8-1　上腹部MRI平扫+增强

【分析思路】

青少年男性，无肝炎病史，MRI示肝硬化表现，门脉高压，附脐静脉开放曲张，脾大，肝内多发结

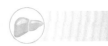

节，T_1WI呈等、稍高信号，T_2WI呈等信号，部分病灶内见纤维瘢痕，T_1WI呈低信号、T_2WI呈高信号，增强扫描动脉期轻度强化，门脉期及延迟期进一步强化呈相对高信号，门脉期及延迟期中央纤维瘢痕强化。双肾弥漫多发囊肿。常规考虑先天性肝纤维化、肝硬化并多发FNH-LIKE。

■ 先天性肝纤维化

支持点：青少年男性，无肝炎病史，肝脾大，门脉高压，多囊肾，肝功能指标正常，本病例基本符合，肝内多发结节，考虑再生结节。

■ 肝硬化并多发FNH-LIKE

本例支持点：肝硬化、门脉高压、脾大、附脐静脉开放，肝内多发结节，部分伴纤维瘢痕。

不支持点：青少年男性，无肝炎病史，无肝功能异常，多囊肾亦不能一元论解释。

【病理诊断】

病理诊断：送检条索状肝组织，正常结构消失，代之以紊乱排列、大小不等、类似假小叶样的干细胞团，团周围汇管区结构不清，纤维组织显著增生伴多量小胆管增生，胆管大小、形态不规则，结构异常，可见纤维血管突入管腔形成息肉状突起，部分炎性细胞浸润，形态学结合免疫组化、特殊染色及病史，符合纤维多囊性疾病（胆囊板畸形），门脉高压型先天性肝纤维化可能。

免疫组化结果：CK8（＋），CK19（＋），CK7（＋）。

特殊染色结果：Masson（＋），网状纤维染色（肝组织＋）。

【讨论】

■ 临床概述

先天性肝纤维化（congenital hepatic fibrosis，CHF）是一种罕见的、与胆管板畸形相关的肝内胆管遗传发育障碍性疾病。先天性肝纤维化属于纤维多囊病家族，后者包括常染色体显性和常染色体隐性多囊肾病（polycystic kidney disease，PKD），也包括Caroli病。研究认为先天性肝纤维化、ARPKD及Caroli病都与*PKHD1*基因突变有关。先天性肝纤维化任何年龄均可发病，但大多数患者为青少年或青壮年。先天性肝纤维化主要分4型：门静脉高压型、胆管炎型、混合型和隐匿型，前3种常由于门脉高压相关症状、胆管炎反复发作早期即可诊断，而隐匿型发病较晚，常成年后发现不明原因肝脾大而就诊，我国以门静脉高压型较多见，临床以门静脉高压、上消化道静脉曲张出血、脾功能亢进等就诊。先天性肝纤维化肝功能检查一般正常或轻微异常，与肝硬化严重程度不符，疾病晚期可有显著异常。

■ 病理特征

1.肝细胞板排列大致正常，多数无肝细胞结节再生。

2.肝小叶汇管区周围弥漫性纤维化，可见宽大致密纤维间隔，但无明显炎症表现。

3.纤维间隔包绕肝实质形成类假小叶结构，中央静脉仍位于肝小叶中央，肝小叶微循环保持不变，区别于肝硬化假小叶。

4.纤维间隔内有许多不规则、大小不一、散在分布的异常胆小管，可伴有典型的肝内胆管发育畸形或交通性海绵状胆管扩张，即Caroli病。

■ 影像学表现

1.肝形态异常（左外叶肥大、左内叶正常或肥大、肝右叶萎缩）、静脉曲张、脾大。

2.门静脉周围纤维化表现为门静脉周围T_2WI信号轻度增高。

3.相关胆管板畸形（胆管发育异常：Caroli病、胆管错构瘤）。

4.肾多囊性病变。

5.肝内多灶性再生结节。

【拓展病例】

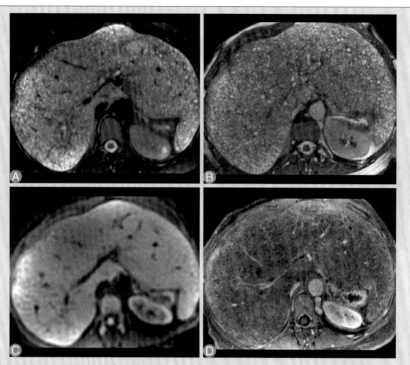

A、B.横断位压脂 T_2WI FSE 和 3D SSFP 图像显示肝大，肝内遍布数不清的微小囊性灶；C.横断位 DWI 图像（b=100 s/mm²）显示肝大，病灶弥散不受限；D.横断位时给予钆对比剂后病灶无明显强化，且肝实质强化程度不均一。

图1-8-2　先天性肝纤维化

（病例来自Mayo Clinic Body MRI Case Review）

【诊断要点】

1.青少年或者青壮年好发，不明原因门静脉高压。

2.肝硬化表现，肝功能检查一般正常或轻微异常，与肝硬化严重程度不符合。

3.常合并多囊肾病、多囊肝病及Caroli病。

4.肝内多灶性再生结节。

—— 参考文献 ——

[1] VEIGEL M C，PRESCOTT-FOCHT J，RODRIGUEZ M G，et al. Fibropolycystic liver disease in children[J]. Pediatric Radiology，2009，39（4）：317-327.

[2] LEE C U C，GLOCKNER J F，GLOCKNER J. Mayo Clinic Body MRI Case Review[M]. New York：Oxford University Press，2014：121.

（骆逸凡　王宇军）

病例9　局灶性结节性肝脏脂肪浸润

【临床资料】

- 患者女性，66岁，因高血压及反复双下肢水肿半个月就诊。
- 腹部CT平扫发现肝脏占位。

【影像学检查】

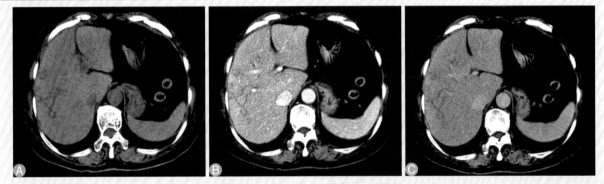

A. 横断位 CT 平扫；B、C. 横断位 CT 增强。

图1-9-1　上腹部CT平扫+增强

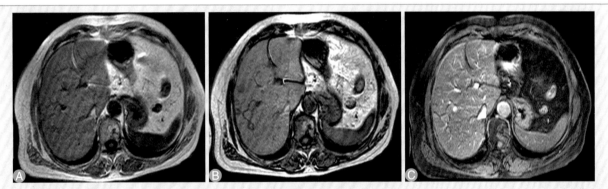

A. 横断位同相位 T_1WI；B. 横断位反相位 T_1WI；C. 横断位 T_1WI 增强。

图1-9-2　上腹部MRI平扫+增强

【分析思路】

老年女性，肝内等密度结节，周围环绕低密度影，MRI上反相位T_1WI较同相位周边晕状信号减低，提示含脂质，增强扫描强化程度同正常肝实质。常规考虑肝脏脂肪浸润、腺瘤、含脂肝细胞癌，少数文献报道转移性胰岛细胞瘤也可出现瘤周脂质信号。

■ 局灶性结节性肝脏脂肪浸润

支持点：局灶性结节性肝脏脂肪浸润是一类少见类型的肝脏脂肪浸润，表现为结节灶，但病灶中心无明显脂肪浸润，仅在周边可见晕状脂肪。

- 肝腺瘤

支持点：多发，含脂质。

不支持点：本例脂质呈周边晕状分布，腺瘤脂质在病灶中央，强化与肝实质一致亦不支持。

- 含脂肝细胞癌

支持点：脂肪变性细胞主要以斑片状形式散在分布于病灶周围区域，中心区域相对少见。

不支持点：患者无肝硬化背景，无肝炎病史，增强扫描病灶无明显强化。早期肝细胞癌的脂肪变性多均匀分布于病变，而晚期可在肝细胞癌中形成脂肪瘤样改变，与本例病灶脂肪分布不相符。

- 转移性胰岛细胞瘤

本例支持点：病灶周围也可发生脂肪浸润，可能与胰岛素局部效应有关。

不支持点：无原发肿瘤病史，神经内分泌肿瘤的转移瘤一般表现为T_2WI和DWI高信号。

【病理诊断】

肉眼所见：灰红灰黄条状组织，镜下示肝细胞水肿、气球样变伴脂肪变性，未见恶性肿瘤组织。

病理诊断：肝细胞脂肪变性。

【讨论】

- 临床概述

脂肪肝可分为弥漫性脂肪肝及局灶性脂肪肝，局灶性结节性脂肪浸润（nodular focal fatty infiltration，NFFI）是局灶性脂肪肝中的一种特殊类型。脂肪肝常见的原因有肥胖、酗酒、营养不良、糖尿病、遗传性疾病、服用某些药物等。Tang-Barton等将脂肪肝分为5类：①叶和段的均一分布；②亚段分布；③肝门附近分布；④斑片状分布；⑤小结节状分布。后3类较少见。

多为患者因其他原因行影像检查时偶然发现，但也偶见于已知有弥漫性肝脂肪浸润原因，如糖尿病或酗酒的患者。诊断的要点在于病灶在T_2WI或者DWI序列上未发现明显的信号异常，并且在给予钆对比剂后没有异常强化。

- 影像学表现

1.CT：斑片状、类圆形或者不规则形低密度影，边界清晰或者欠清晰，增强后强化与正常肝实质强化方式一致，无占位征，病灶内可见正常血管穿行。

2.MRI：T_2WI、DWI未见异常信号，反相位T_1WI较同相位局部信号减低。

【拓展病例】

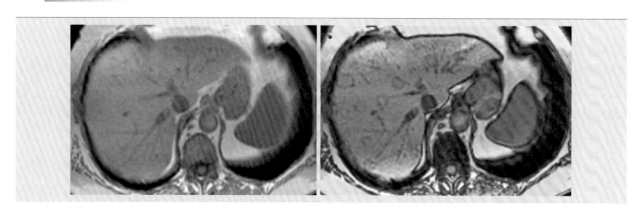

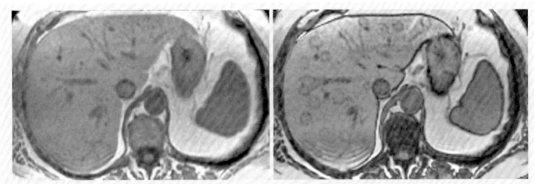

显示全肝多个低信号强度结节，但仅在反相位图像上可见。

图1-9-3　横断位T$_1$WI正、反相位衰减梯度回波序列图像

（病例来自Mayo Clinic Body MRI Case Review）

【诊断要点】

1.多为患者因其他原因行影像检查时偶然发现。

2.病灶在T$_2$WI或者DWI序列上通常没有异常信号改变，并在给予钆对比剂后也无异常强化。

3.反相位图像往往可以发现病灶局灶性信号降低。

—— 参考文献 ——

[1] LEE C U C，GLOCKNER J F，GLOCKNER J. Mayo Clinic Body MRI Case Review[M]. New York：Oxford University Press，2014：69-72.

[2] TEBALA G D，JWAD A，KHAN A Q，et al. Multifocal nodular fatty infiltration of the liver：A case report of a challenging diagnostic problem[J]. American Journal of Case Reports，2016，17：196-202.

（骆逸凡　王宇军）

病例10 肝脏融合性纤维化

【临床资料】

● 患者女性，58岁，反复腹胀1年余，乏力及全身皮肤瘙痒。

● 实验室检查：生化显示ALT 78 U/L，AST 67 U/L，GGT 220 U/L。肿瘤标志物显示AFP 21.73 ng/mL，CEA 8.93 ng/mL，CA19-9 210.7 U/mL。

【影像学检查】

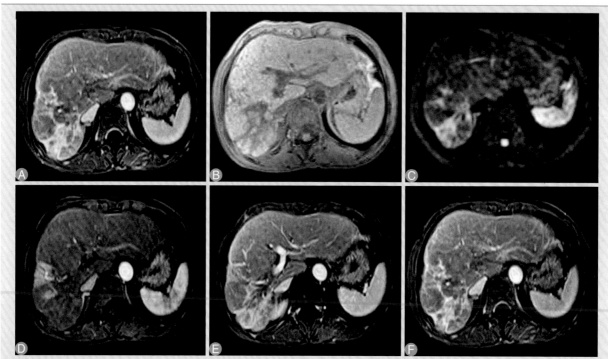

A.横断位压脂 T_2WI；B.横断位 T_1WI；C.横断位 DWI；D.横断位 T_1WI 增强动脉期；E.横断位 T_1WI 增强门静脉期；F.横断位 T_1WI 增强延迟期。

图1-10-1 上腹部MRI平扫+增强

（病例由广东省中医院大学城医院刘玉品老师提供）

【分析思路】

中老年女性，肝硬化背景，肝右叶见条片状、分隔状异常信号，T_1WI 呈低信号，T_2WI 呈高信号，DWI呈高信号，增强扫描动脉期局部明显强化，余病灶强化不明显，门脉期及延迟期病灶呈渐进性强化，病灶邻近肝包膜皱缩。常规考虑胆管细胞癌、暴发性肝坏死、肝融合性纤维化。

■ 胆管细胞癌

本例支持点：肝包膜皱缩，肝功能异常，肿瘤指标升高。病灶边界不规则，动脉期呈不均匀轻度环状或晕带状强化，门脉期强化程度增加且逐渐向病灶中心弥散，延迟期整个病灶强化最为显著。

不支持点：病灶较为分散，延迟强化，未见明显囊变坏死。

■ **暴发性肝坏死**

本例支持点：肝包膜皱缩征，肝功异常。

不支持点：病变局限于肝右叶而非全肝，未见肝再生结节。

■ **肝融合性纤维化**

本例支持点：肝硬化背景，病变局限于肝右叶，肝包膜回缩征，肝实质被分隔，增强渐进性强化。

【病理诊断】

肝穿刺病理结果：慢性肝炎并结节性肝硬化（G3），纤维化程度（S4）。

最终诊断：肝脏局灶融合性纤维化。

【讨论】

■ **临床概述**

肝融合性纤维化（confluent hepatic fibrosis，CHF）是肝纤维化的最高阶段，表现为纤维化较大范围集中。其多见于肝硬化患者，文献报道长期肝硬化患者中约14%出现融合性纤维化，临床上患者多无明显症状，部分可有上腹不适、食欲下降乏力等临床表现，大多数患者有肝炎史，以及明确的肝硬化病史。

■ **病理特征**

肝硬化的早期病理改变为弥漫性肝细胞变性、坏死；弥漫性纤维组织增生，形成纤维间隔，使原有肝小叶结构破坏；肝细胞再生结节，形成假小叶；中晚期以纤维增生为主。

■ **影像学表现**

1.位置：肝右前叶及肝左内叶常见，从肝门区延伸至肝包膜下，局部肝包膜皱缩。

2.形态：条片状、分隔状、楔形，分隔之间肝实质信号正常。

3.信号：T_1WI呈低信号，T_2WI呈高信号，扩散稍受限，信号较均匀。

4.血供：由于对比剂在纤维组织内扩散慢、清除慢，多数呈渐进性强化，动脉期强化不明显，门脉期及延迟期进一步强化。少部分病灶由于局部血流变化，动脉期即可出现轻度强化。病灶内血管、胆管走行自然，部分血管走行扭曲、胆管局限性扩张。

【拓展病例一】

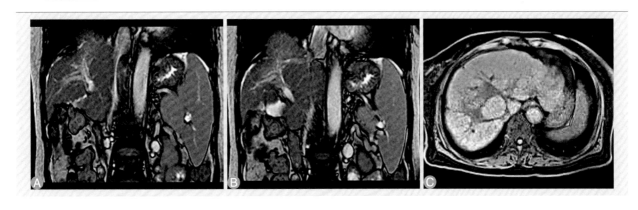

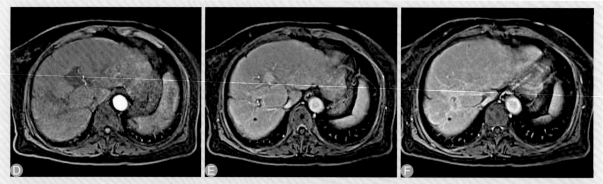

A、B.冠状位 T₂WI 示肝叶比例失调，肝右叶见条片状、分隔状高信号，肝右叶变小，局部包膜皱缩，脾大；C.横断位 T₁WI 示肝右叶病灶呈低信号；D.横断位 T₁WI 增强动脉期病灶强化不明显，呈相对低信号；E、F.横断位 T₁WI 增强门静脉期及延迟期病灶渐进性强化，呈相对高信号。

图1-10-2　患者女性，65岁，肝融合性纤维化

（病例由秦皇岛市第一医院刘丽杰老师提供）

【拓展病例二】

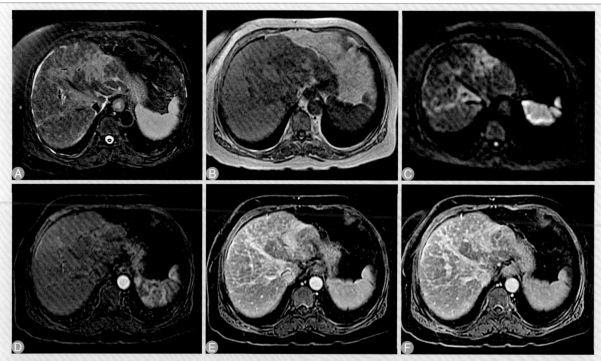

A.横断位压脂 T₂WI 示肝叶比例失调，肝左外叶萎缩变小，肝左叶及肝右前叶见条片状、分隔状高信号自肝门区延伸至肝包膜下，肝左外叶局部包膜皱缩；B.横断位 T₁WI 示肝内病灶呈低信号；C.横断位 DWI 示病灶呈稍高信号；D.横断位 T₁WI 增强动脉期病灶轻度强化；E、F.横断位 T₁WI 增强门静脉期及延迟期病灶渐进性强化，呈相对高信号。

图1-10-3　患者女性，75岁，肝融合性纤维化

（病例由秦皇岛市第一医院刘丽杰老师提供）

【诊断要点】

1.肝硬化背景，负占位效应（局部肝体积缩小、包膜皱缩）。

2.呈条片状、分隔状、楔形，分隔之间肝实质信号正常。

3.信号均匀，扩散稍受限，未见囊变坏死。

4.增强渐进性强化。

── 参考文献 ──

[1] 朱楠，刘亚，成德雷.融合性肝纤维化 CT 及 MRI 表现 1 例.安徽医学，2019，40（9）：1075-1076.

（王景学　张文坦）

病例11　肝脏嗜酸性粒细胞浸润

【临床资料】

● 患者男性，55岁，发现肝占位1天。

● 实验室检查：血常规示白细胞7.8×10^9/ L，中性粒细胞百分比53.60%，嗜酸性粒细胞百分比21.41%，嗜酸性粒细胞绝对值1.66×10^9/ L。肿瘤指标正常。

【影像学检查】

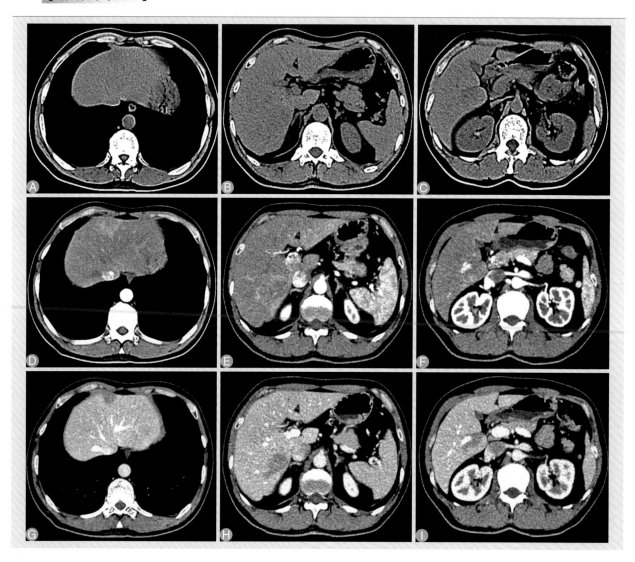

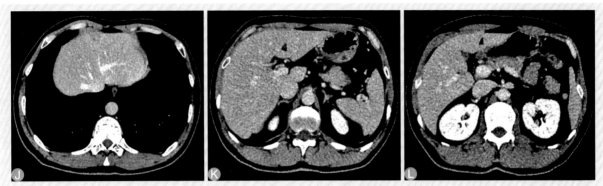

A ~ C. 横断位 CT 平扫；D ~ F. 横断位 CT 动脉期；G ~ I. 横断位 CT 门静脉期；J ~ L. 横断位 CT 延迟期。

图1-11-1 上腹部CT平扫+增强

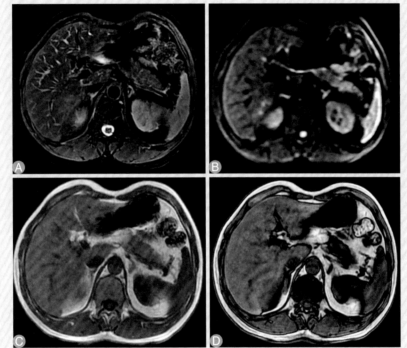

A. 横断位压脂 T₂WI；B. 横断位 DWI；C. 横断位同相位 T₁WI；D. 横断位反相位 T₁WI。

图1-11-2 上腹部MRI平扫

（病例由福建省三明市第一医院陈桂玲老师提供）

【分析思路】

肝内多发病变，位于包膜下、门静脉周围，边界模糊，T_1WI呈稍低信号，T_2WI呈稍高信号，DWI呈稍高信号，CT平扫呈稍低密度影，增强扫描动脉期病灶周围见片状异常灌注，病灶呈轻度渐进性强化，延迟期略呈等密度影，门脉期部分病灶内可见血管穿行。常规考虑淋巴瘤、上皮样血管内皮细胞瘤、嗜酸性粒细胞浸润、炎性肌纤维母细胞瘤、结核。

■ 淋巴瘤

本例支持点：多发，T_1WI呈稍低信号，T_2WI呈稍高信号，信号较均质，增强轻度渐进性强化，部分有血管穿行。

不支持点：本例DWI稍增高，淋巴瘤扩散明显受限，增强扫描周围异常灌注不符合，另未见肿大淋巴结，脾脏未见增大。

- **上皮样血管内皮细胞瘤**

本例支持点：多发、包膜下分布，"血管穿行征"。

不支持点：形态不支持，未见向心性强化，"靶征""棒棒糖征"。

- **嗜酸性粒细胞浸润**

本例支持点：多发，影像学表现及实验室检查基本符合。

- **炎性肌纤维母细胞瘤**

本例支持点：多发，增强渐进性强化，血管穿行，动脉期周围异常灌注。

本例不支持点：炎性肌纤维母细胞瘤信号一般不均匀。

- **结核**

本例支持点：影像学表现可以符合。

不支持点：一般有肺结核病史。

【病理诊断】

肝脏穿刺组织病理结果：肝板结构排列稍紊乱，肝细胞轻度浊肿，个别肝细胞核稍大深染，汇管区见淋巴细胞浸润，局灶见慢性炎症细胞及嗜酸性粒细胞浸润，请结合临床。

【讨论】

- **临床概述**

肝脏嗜酸性粒细胞浸润（eosinophilic hepaticinfiltration，EHI）是一种以嗜酸性粒细胞过度增殖为特征的少见的局限性炎性病变，发病机制与各种因素所致嗜酸性粒细胞增多有关，多数由寄生虫感染引起，部分与药物过敏反应、胶原血管病、恶性肿瘤有关，大多数患者的外周血嗜酸性粒细胞数量明显高于正常人，少部分患者甚至可出现嗜酸性粒细胞增多的类白血病反应。肝脏嗜酸性粒细胞浸润多见于中青年男性，临床以发热、腹痛、腹泻等症状较常见。

- **病理特征**

肝脏嗜酸性粒细胞浸润的病理基础为肝组织损害，主要位于门静脉周围、肝包膜下，其可能病理过程为嗜酸性粒细胞增高先浸润肝组织，其次在嗜酸性粒细胞及其产物（如嗜酸性粒细胞主要基础蛋白和嗜酸性粒细胞阳离子蛋白）作用下导致肝组织损害，并诱发门静脉血栓形成，最终产生肝脏组织形态学改变。

- **影像学表现**

1.位置：常分布于肝包膜下及门脉周围。

2.形态：圆形、类圆形、不规则形、楔形，肝包膜下多为楔形，门脉周围多呈圆形或类圆形，深部肝实质为不规则形。

3.CT及MRI：CT平扫呈稍低密度影，增强扫描轻度渐进性强化，周围可出现异常灌注，有门脉分支穿行，"门脉穿行征"对诊断肝脏嗜酸性粒细胞浸润有重要价值；MRI上T_1WI呈稍低或低信号，T_2WI呈稍高或高信号，一般比较均质，增强强化方式同CT增强，部分病灶中央可以出现坏死，门脉周围部分可见轨道征。

【拓展病例】

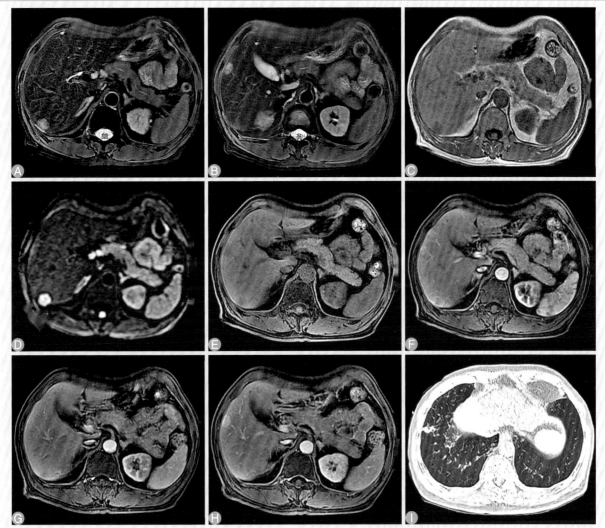

A、B.横断位压脂 T_2WI 示肝右叶包膜下多发类圆形病灶，呈稍高信号；C.横断位 T_1WI 示病灶呈低信号；D.横断位 DWI 病灶呈明显高信号；E ~ H.横断位平扫病灶呈稍低信号，增强扫描呈轻度渐进性强化；I.CT 横断位示右肺中、下叶有小叶间隔增厚并多发斑片状密度增浓影，边缘模糊。

图1-11-3　患者男性，69岁，肝、肺嗜酸性粒细胞浸润

（病例由厦门市中医院张鹏老师提供）

【诊断要点】

1.主要分布在肝包膜下、门脉周围，多发，呈类圆形或楔形。

2.病灶大部分比较均质。

3.增强扫描轻度渐进性强化。

4."门脉穿行征"、门脉周围水肿（轨道征）。

5.外周血嗜酸性粒细胞明显增高。

—— 参考文献 ——

[1] 郭保亮，欧阳富盛，张斌，等.肝脏嗜酸性粒细胞浸润的CT和MRI征象分析[J].中华放射学杂志，2017，51（2）：132-135.

[2] 王斐倩，阮骊韬，张华.超声造影误诊肝脏嗜酸性粒细胞浸润2例[J].中国超声医学杂志，2018，34（7）：671.

[3] 李智锋，刘林，李光明，等.肝脏局灶性嗜酸性粒细胞浸润与转移瘤的CT影像表现[J].分子影像学杂志，2018，41（3）：320-323.

（陈 蓉 张文坦）

病例12 肝脏糖原贮积症伴多发肝腺瘤

【临床资料】

● 患者男性，20岁，因检查发现肝脏结节并胆酶升高2年余入院，2年前体检发现肝脏结节，且肝功能ALP、GGT明显升高，未予规范治疗。

● 实验室检查：GGT 213 U/L，ALP 345 U/L，TBIL正常，肿瘤指标阴性。

【影像学检查】

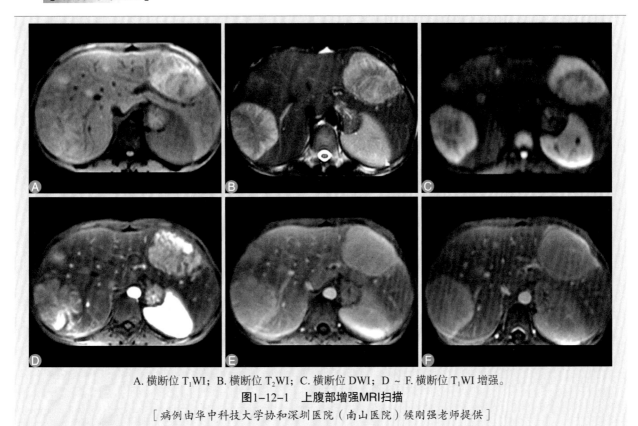

A. 横断位 T_1WI；B. 横断位 T_2WI；C. 横断位 DWI；D ~ F. 横断位 T_1WI 增强。
图1-12-1 上腹部增强MRI扫描
[病例由华中科技大学协和深圳医院（南山医院）候刚强老师提供]

【分析思路】

青年男性，GGT明显增高，肝大，合并多发病灶，呈长T_1长T_2信号，DWI呈高信号，增强呈"快进慢出"强化方式，常规考虑先天性病变（肝脏糖原贮积症合并肝腺瘤），鉴别肝豆状核变性。

■ 肝脏糖原贮积症合并肝腺瘤

本例属于典型表现，符合诊断。

■ 肝豆状核变性

本例支持点：青年患者，年龄符合，肝大。

不支持点：无肝硬化，未见合并脑部病变，肝脏多发病灶强化不符合肝硬化结节表现。

【病理诊断】

肝穿刺病理诊断：其中一条穿刺组织肝细胞弥漫性水肿、气球样变、胞浆疏松，另外两条肝细胞水肿不明显，肝细胞异型性不明显，部分肝细胞核空泡状；汇管区未见扩大、胆管未见增生。

网状纤维染色未见肝脏纤维化倾向；PAS染色阴性；免疫组化染色HBsAg、HBcAg均阴性；CD34显示血管网清楚。综合以上结合临床相关资料倾向肝腺瘤。后转上级医院进一步诊疗，诊断为肝脏糖原贮积症肝型。

【讨论】

■ 临床概述

糖原贮积症（glycogen storage disease，GSD）Ⅰ型或肝型，是少见的一组常染色体相关的隐性遗传病，发病率为1/25 000～1/20 000。由葡萄糖-6-磷酸酶缺乏引起，该酶缺乏会导致糖原在多脏器过度积聚。患者出现发育迟缓，也可引起低血糖、乳酸中毒、高甘油三酯血症、高尿酸血症等表现。肝脏是糖原贮积症Ⅰ型主要累及的器官之一，肝脏受累表现包括肝大、脂肪变等。

肝脏糖原贮积症继发肝腺瘤为单发或多发，常在患病后20～30年内出现，发病前期给予积极的内科治疗，继发肝腺瘤的可能性会降低。另据报道，随患者年龄增大，10%肝脏糖原贮积症患者继发的肝腺瘤会转变为肝细胞癌。肝脏移植是解决糖原在肝脏累积的根本方法，在未移植之前，可行肝腺瘤切除及肝脏部分切除。

■ 病理特征

病理上肝脏糖原贮积症主要表现为显微镜下肝细胞因胞质内充满糖原而肿胀，且含有中等或大的脂肪滴，过碘酸希夫染色为阳性证实为糖原。肝腺瘤表现为显微镜下由良性形态且较一致的肝细胞组成，核大小较一致，核分裂象罕见，扩张的血窦和滋养动脉反映其富血供的特征。

■ 影像学表现

1.受累肝脏CT及MRI表现为肝大和脂肪肝，T_1WI及T_2WI信号增高，T_2WI压脂肝实质信号减低。

2.肝腺瘤则表现为T_1WI上稍高信号或等信号，但由于出血、钙化、脂肪或坏死而信号不均，T_2WI上呈等或高于肝脏实质信号，增强后动脉期呈中等或明显强化，门静脉期肿瘤信号可略高于肝实质，部分有假包膜形成。

3.此外，不同病理类型肝腺瘤的强化方式也有差异。

【诊断要点】

1.糖原贮积症常好发于幼儿及青少年，性别无差异，临床发现生长发育迟缓。

2.实验室检查：肝酶升高，血尿酸升高，高甘油三酯、高胆固醇，低血糖等。

3.肝大，伴或不伴脾大。

4.脂肪肝。

5.肝脏多发富血供病变（需除外肝脏肝细胞癌、血管平滑肌脂肪瘤、局灶性结节性增生等）。

—— 参考文献 ——

[1] DEGRASSI I，DEHERAGODA M，CREEGEN D，et al. Liver histology in children with glycogen storage disorders type VI and IX[J]. Digestive and Liver Disease，2021，53（1）：86-93.

[2] ALMODÓVAR-PAYÁ A，VILLARREAL-SALAZAR M，DE LUNA N，et al. Preclinical research in glycogen storage diseases：a comprehensive review of current animal models[J]. International journal of molecular sciences，2020，21（24）：9621.

[3] BEYZAEI Z，GERAMIZADEH B，KARIMZADEH S. Diagnosis of hepatic glycogen storage disease patients with overlapping clinical symptoms by massively parallel sequencing：a systematic review of literature[J]. Orphanet J Rare Dis，2020，15（1）：286.

（贾　迪　施　彪）

病例13　布加综合征

【临床资料】

- 患者女性，47岁，反复乏力半年，再发呕吐腹泻1天，有乙肝病史。
- 实验室检查：TBIL 23.62 μmol/L，ALT 10 U/L，AST 23 U/L，AFP（−）。

【影像学检查】

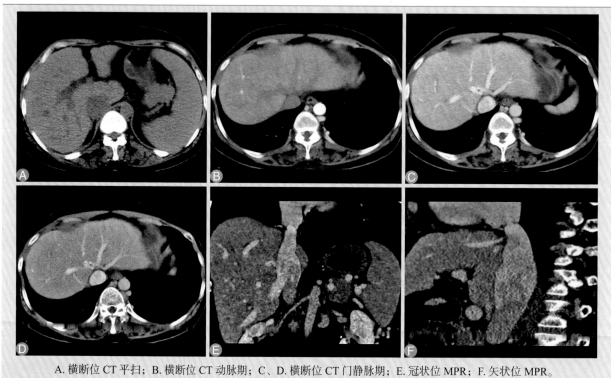

A. 横断位 CT 平扫；B. 横断位 CT 动脉期；C、D. 横断位 CT 门静脉期；E. 冠状位 MPR；F. 矢状位 MPR。

图1-13-1　肝静脉、门静脉及下腔静脉CTV

【分析思路】

肝脏血管性病变，常见的是布加综合征、肝窦阻塞综合征。

■ 布加综合征

本例支持点：肝硬化病史，CTV示下腔静脉近心房处隔膜形成，侧支循环形成，符合布加综合征（下腔静脉型）。

■ 肝窦阻塞综合征

本例支持点：肝脏弥漫性肿大，肝实质强化欠均匀。

不支持点：病史不支持，肝脏门脉期密度尚均匀，未见"三叶草"征，肝段下腔静脉未见受压改变，侧支循环形成，腹腔积液未见。

【最后诊断】

DSA表现：肝段下腔静脉约胸9下缘—胸10下缘水平呈"天幕"样闭塞，其周围可见大量的侧支循环血管形成，下腔静脉远端未见明显的狭窄和充盈缺损。

DSA诊断（金标准）：布加综合征。

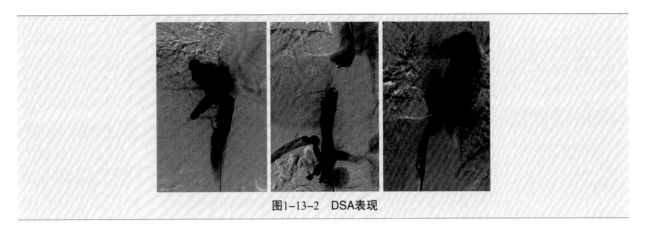

图1-13-2　DSA表现

【讨论】

■ 临床概述

布加综合征（Budd-Chiari syndrome，BCS）是肝静脉及其开口以上的下腔静脉阻塞所致门静脉、下腔静脉高压临床症候群，病因主要有恶性肿瘤、腹部外伤及真性红细胞增多症等，可分为原发性和继发性。主要表现为肝静脉和下腔静脉血栓，肝脏形态变化及侧支循环形成，肝静脉血液通过交通支引流至其他静脉回流至心脏，如奇静脉、半奇静脉、腰静脉及肝内的交通支。主要临床表现为门脉高压的症状和体征，以及下肢水肿、静脉曲张、色素沉着等特殊性体征表现。

■ 影像学表现

1.肝脏形态：早期体积增大，亚急性及慢性期尾状叶增大，外周区域萎缩。

2.强化方式：①早期（中央扇样强化）：尾状叶及中央部强化明显，外周肝实质强化降低，延迟期逐渐均匀强化；②"反中央征"：少见，门静脉期及延迟期近肝门区域低强化，远离肝门区强化较明显；③慢性期见多发再生结节。

3.肝静脉：增强及DSA等可显示明确的静脉阻塞；尾状叶静脉可有增粗。

4.侧支循环：肝内肝外均可出现。

【拓展病例】

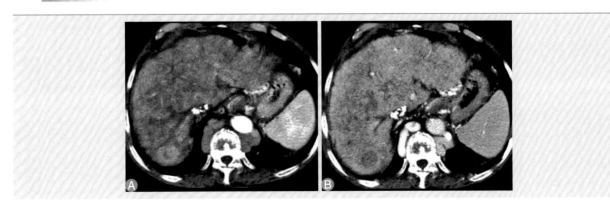

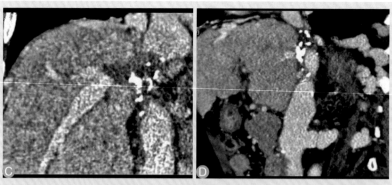

A.横断位CT动脉期示肝脏密度不均，肝右静脉钙化斑块密度影，肝右叶结节高强化密度影；B.横断位CT门脉期示肝硬化，肝右叶结节强化减低，椎旁静脉增粗迂曲；C.MPR示肝右静脉近段闭塞伴钙化斑块密度影；D.MPR示下腔静脉肝后段闭塞伴钙化斑块密度影。

图1-13-3　患者男性，69岁，混合型布加综合征合并肝癌

【诊断要点】

1.明确病变位置。

2.明确阻塞位置。

3.明确有无血栓和钙化。

4.明确与周围组织的关系。

5.明确肝内外侧支、准确分型。

—— 参考文献 ——

[1] 中国医师协会腔内血管学专业委员会腔静脉阻塞专家委员会.布－加综合征亚型分型的专家共识[J].临床肝胆病杂志，2017，33（7）：1229-1235.

[2] ROCHA-SANTOS V，WAISBERG D R，PINHEIRO R S，et al. Living-donor liver transplantation in Budd-Chiari syndrome with inferior vena cava complete thrombosis：a case report and review of the literature[J]. World Journal of Hepatolog，2021，13（1）：151-161.

[3] 张茜，张禹，朱友志，等.肝小静脉闭塞症与布－加综合征的CT鉴别诊断[J].中国医学影像学杂志，2020，28（4）：264-268.

（贾　迪　施　彪）

病例14 肝窦阻塞综合征

【临床资料】

- 患者男性，25岁，腹胀、乏力1周，有右下肢骨折手术病史，术后自行服用中药"土三七"数月。
- 实验室检查：ALB 28.24 g/L，ALT 356 U/L，AST 264 U/L，LDH-L 268 U/L。

【影像学检查】

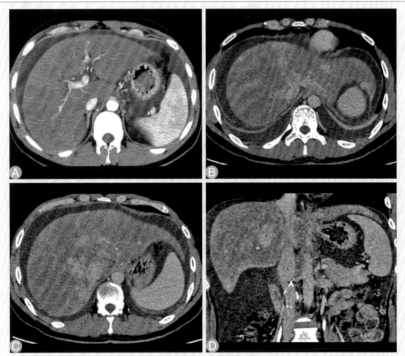

A. 横断位 CT 动脉期；B、C. 横断位 CT 静脉早期；D. 冠状位 CT 静脉晚期。

图1-14-1 肝静脉CTV

【分析思路】

肝脏血管性病变，常见的是肝窦阻塞综合征、布加综合征。

■ 肝窦阻塞综合征

本例支持点：特殊的病史，因外伤服用"土三七"治疗，肝功能受损，乳酸脱氢酶增高，肝脏弥漫性肿大，门静脉期斑片状明显强化，以第二肝门处显著，呈"三叶草"征，肝段下腔静脉受压变细，大量腹腔积液。

■ 布加综合征

本例支持点：肝脏弥漫性肿大，腹腔积液，肝实质内斑片状高强化，肝静脉显示不清。

不支持点：病因不支持，肝脏延迟期仍有低密度区存在，侧支循环未见。

【病理诊断】

CT引导下肝穿刺活检：送检肝穿刺组织，肝窦明显扩张，内皮细胞增生，肝细胞部分浊肿，肝细胞内胆汁淤积伴微泡变，汇管区纤维组织增生胶原化。

免疫组化：CD34（肝窦+），CK7（胆管+），CK19（胆管+），Ki-67（3%+），CD3（部分淋巴细胞+），CD4（部分淋巴细胞+），HBsAg（－），ERG（肝窦+），ACBC11（肝细胞弥漫+）。

特殊染色：Masson（汇管区胶原纤维+），VG（肝窦胶原纤维+），网状纤维染色（网状纤维+）。

病理结果：结合病史，考虑药物相关性肝窦阻塞综合征。

【讨论】

■ 临床概述

肝窦阻塞综合征（hepatic sinusoidal obstruction syndrome，HSOS）是由各种原因导致的肝血窦、肝小静脉和小叶间静脉内皮细胞水肿、坏死、脱落进而形成微血栓，引起肝内淤血、肝功能损伤和门静脉高压的一种肝脏血管性疾病。肝窦阻塞综合征临床表现缺乏特异性，主要包括腹胀、肝区疼痛、纳差、乏力、腹腔积液、黄疸、肝大等。

■ 病理特征

肝组织淤血，肝窦扩张，尤其是肝小静脉壁增厚、纤维化、管腔狭窄甚至闭塞，这是该病的典型病理组织学表现。

■ 影像学表现

1.肝大，平扫示肝实质密度不均匀减低。

2.增强动脉期肝动脉呈代偿性改变，血管增粗、扭曲，肝脏可有轻度的不均匀强化。

3.门脉期及延迟期肝实质呈特征性"地图状""花斑样"不均匀强化，门静脉周围出现的低密度水肿带称为"晕征"。

4.尾状叶、肝脏左外叶受累稍轻，肝静脉周围肝实质强化程度较高，呈现典型的"三叶草"征或"爪样"改变。

5.肝静脉管腔狭窄或显示不清，下腔静脉肝段受压变细，但管腔仍然通畅。

6.合并腹腔积液、胸腔积液、胆囊壁水肿和胃肠壁水肿等肝外征象。

7.少部分患者合并食道胃底静脉曲张或脾大。

【拓展病例】

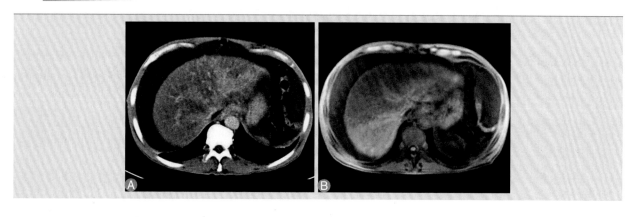

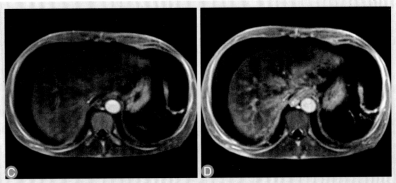

A.横断位CT增强示肝实质花斑状强化，近第二肝门处呈"爪形"改变；B.横断位T$_1$WI示肝脏弥漫性信号偏高，大量腹腔积液；C.横断位T$_1$WI增强动脉期示肝脏内迂曲血管影，肝脏可有轻度的不均匀强化；D.横断位T$_1$WI增强门脉期示三支肝静脉开口处显示不清，呈"三叶草"征，肝实质"地图状"强化。

图1-14-2　患者男性，56岁，肝窦阻塞综合征
（病例由江西省人民医院曾炳亮老师提供）

【诊断要点】

1.仔细询问药物史（是否有口服"土三七"或其他化疗药物史）。

2.仔细观察患者肝静脉及下腔静脉，肝窦阻塞综合征患者肝静脉及下腔静脉可以受压变细，但基本通畅。

3.特征性影像：肝实质密度不均质减低，腹腔积液，门脉期及延迟期第二肝门区呈"三叶草"征或称"爪样"改变，其周围肝实质强化较明显。

—— 参考文献 ——

[1] 中华医学会消化病学分会肝胆疾病协作组.吡咯生物碱相关肝窦阻塞综合征诊断和治疗专家共识意见（2017年，南京）[J].中华消化杂志，2017，37（8）：513-522.

[2] 陈倩倩，张修礼，毛永平，等.肝窦阻塞综合征22例临床分析[J].中华消化杂志，2018，38（4）：263-266.

[3] 俞傲，吕维富，周春泽，等.肝窦阻塞综合征CT和MRI表现[J].中国介入影像与治疗学，2020，17（4）：220-223.

（贾　迪　施　彪）

病例15　遗传性出血性毛细血管扩张症

【临床资料】

● 患者女性，32岁，因上腹胀痛1年余入院，患者近1周感上腹胀痛不适，呈持续性，无恶心、呕吐和腹泻。

● 实验室检查：血常规及肿瘤指标阴性。

【影像学检查】

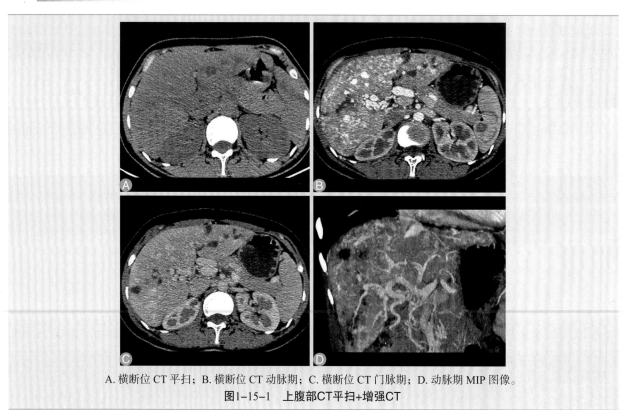

A. 横断位CT平扫；B. 横断位CT动脉期；C. 横断位CT门脉期；D. 动脉期MIP图像。

图1-15-1　上腹部CT平扫+增强CT

【分析思路】

1.肝脏出现血管畸形，肝动脉–门静脉瘘。

2.肝脏内多发异常灌注。

3.肝脏出现结节状增生。

4.肝动脉分支迂曲扩张。

结合以上影像学表现，基本可以确诊遗传性出血性毛细血管扩张症。

【最后诊断】

目前肝脏遗传性出血性毛细血管扩张症诊断主要还是依靠影像学检查，此例经多层螺旋CT（multislice spiral CT，MSCT）的MPR、VR、MIP和超声影像学检查及相关病史即可诊断。

【讨论】

■ 临床概述

遗传性出血性毛细血管扩张症（hereditary hemorrhagic telangiectasia，HHT）是一种以毛细血管扩张及动静脉畸形为病理基础，累及黏膜、皮肤及多个器官的常染色体显性遗传性疾病。多发性皮肤黏膜毛细血管扩张、反复鼻出血及阳性家族史被称为"HHT三联症"。

鼻出血是遗传性出血性毛细血管扩张症最常见的临床症状，经常容易被忽视。而大部分肝脏遗传性出血性毛细血管扩张症是无症状的，仅有 8% 的患者可出现轻微症状。肝脏遗传性出血性毛细血管扩张症常存在多种血管异常分流，随着病程的进展可引起高输出型心力衰竭、肝功能衰竭、门脉高压、胆道坏死等严重并发症。

■ 病理特征

遗传性出血性毛细血管扩张症的主要病理表现为血管壁弹力纤维及平滑肌缺乏，管壁变薄、完整性受损，导致毛细血管扩张、动静脉畸形和动脉瘤。

■ 影像学表现

1.平扫：肝脏增大，肝实质密度多无异常，晚期部分有肝硬化表现。

2.CT增强：肝动脉扩张、增粗、扭曲，并可见多发大小不一结节状、斑片状及柱状强化的动脉血管影；局部区域出现异常灌注，密度不均，门静脉期及平衡期肝实质强化趋向均匀；肝内静脉早显，提示可能存在肝动脉-门静脉、肝动脉-肝静脉或肝静脉-门静脉短路。

3.MRI示毛细血管扩张，表现为T$_1$WI低信号、T$_2$WI高信号的结节灶；肝脏出现灌注障碍，动脉期结节状、斑片状或大片状的高信号，门静脉期呈等信号；部分肝脏出现结节样增生，与肝实质呈相似信号，动脉期明显强化，其周围无明显纤维间隔，有别于肝硬化结节，被称为假性肝硬化。

【拓展病例】

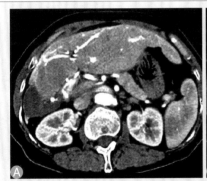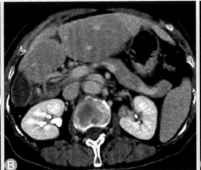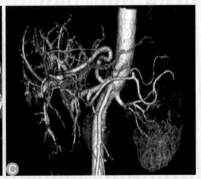

A.横断位 CT 动脉期示肝动脉分支异常扩张，走行迂曲；B.横断位 CT 延迟期示异常扩张的血管呈等密度；C.VR 图像示肝动脉分支异常增粗，走行迂曲，门静脉局部提前显影文后彩图 1-15-2。

图1-15-2　患者女性，58岁，遗传性出血性毛细血管扩张症
（病例由西海岸新区第二中医医院吴荣银老师提供）

【诊断要点】

1.肝脏毛细血管扩张，特别是肝动脉分支扩张、迂曲。

2.肝实质灌注异常，动脉期短暂多灶分布异常强化，门静脉及延迟期呈等密度信号。

3.肝内血管瘘、动脉扩张与畸形、动脉瘤等。

4.胆道异常，可以继发血管扩张的胆管阻塞性病变，引起远端胆管扩张。

—— 参考文献 ——

[1] 冯汝静，马隆佰，毛一朴，等．肝脏遗传性出血性毛细血管扩张症影像学表现 [J]. 放射学实践 2020，（6）：736-740.

[2] 费正东，曹磊，王磊，等．肝脏的遗传性出血性毛细血管扩张症 1 例 [J]. 医学影像学杂志，2018，（11）：1917-1922.

[3] 阮志兵，焦俊，闵定玉，等．肝脏遗传性出血性毛细血管扩张症的 CT 表现特点及漏诊、误诊分析 [J]. 临床放射学杂志，2018，37（8）：1314-1319.

（贾 迪 施 彪）

病例16　Abernethy畸形

【临床资料】

● 患者男性，11岁，因上腹部胀痛1周入院，患者近1周感上腹部胀痛不适，不放射至其他部位，可耐受，无恶心、呕吐和腹泻，无眼黄、尿黄，无发热、寒战。

● 彩色多普勒超声提示肝实质光点增粗，分布不均匀，肝内多发结节，胆囊增大。

● 实验室检查：血常规及肿瘤指标阴性。

【影像学检查】

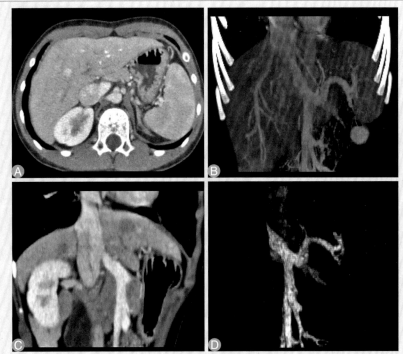

A. 横断位 CT 门脉期；B. 冠状位 CT 门脉期 MIP 图像；C.MPR 图像；D.VR 图像，文后彩图 1-16-1。

图1-16-1　上腹部增强CT扫描

【分析思路】

1.受累肝脏体积不同程度缩小。

2.门静脉主干未见形成，肝内均未见门静脉显示。

3.形成端-侧门体分流。

4.脾大。

结合以上影像学表现及超声检查，基本可以确诊Abernethy畸形Ⅰb型。

【最后诊断】

目前Abernethy畸形诊断主要还是依靠影像学检查，DSA是诊断该畸形的金标准，此例患者经MSCT的MPR、VR及MIP和超声影像学检查诊断为Abernethy畸形Ⅰb型。

【讨论】

■ 临床概述

Abernethy畸形（Abernethy malformation）是由门静脉系统发育异常导致的一种十分罕见的先天性肝外门体静脉分流畸形。1994年Morgan和Supefina对Abernethy畸形进行了分型：Ⅰ型，完全型门体静脉分流，肝脏不接受门静脉灌注；Ⅱ型，部分型门体静脉分流，肝脏接受部分门静脉血的灌注。Ⅰ型绝大多数为儿童，多见于女性，常伴有其他先天畸形，如胆道闭锁、多脾、心脏缺陷及肝肿瘤等。Ⅱ型更为罕见，以男性为主，极少伴发其他先天畸形。Abernethy畸形可出现消化道出血、低氧血症、肝性脑病等临床症状。

■ 影像学表现

1.Ⅰ型，门静脉干血完全向腔静脉分流而不回流到肝脏，如门静脉先天性缺失。Ⅰ型分为2个亚型：Ⅰa型，肠系膜上静脉与脾静脉分别流入下腔静脉，而不形成汇合点；Ⅰb型，起源于肠系膜上静脉与脾静脉汇合点的一段短的肝外静脉直接流入下腔静脉。

2.Ⅱ型，门静脉干血部分分流腔静脉，部分回流至肝脏。

【拓展病例】

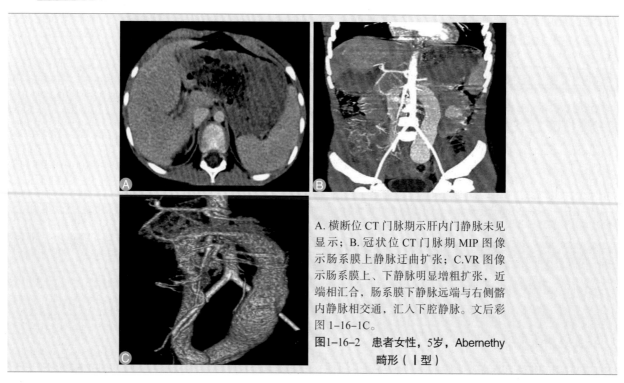

A.横断位CT门脉期示肝内门静脉未见显示；B.冠状位CT门脉期MIP图像示肠系膜上静脉迂曲扩张；C.VR图像示肠系膜上、下静脉明显增粗扩张，近端相汇合，肠系膜下静脉远端与右侧髂内静脉相交通，汇入下腔静脉。文后彩图1-16-1C。

图1-16-2 患者女性，5岁，Abernethy畸形（Ⅰ型）

【诊断要点】

1.先天性血管畸形，多见于儿童和青少年。

2.MSCT为首选影像学检查，特征性门体静脉分流。

3.血便及血氨升高患儿应及早行腹部CTV检查以排除该病。

4.预后取决于干预时机及症状严重程度。

—— 参考文献 ——

[1] 刘明坤，陈兴海，方一凡，等 . Ⅱ型 Abernethy 畸形合并肝脏局灶性结节性增生一例并文献复习 [J]. 中华肝胆外科杂志，2021，27（12）：941-942.

[2] 向永华，金科，徐和平，等 . 儿童先天性门体静脉分流临床及 CT 表现 [J]. 放射学实践，2020，（10）：1320-1323.

[3] 姚鑫，廖锦元 . 儿童 Abernethy 畸形Ⅰb 型多层螺旋 CT 表现一例 [J]. 中华放射学杂志，2021，55（1）：76-77.

（贾　迪　施　彪　张　丽）

病例17　肝脏孤立性坏死结节

【临床资料】

● 患者男性，67岁，间断性上腹部胀痛不适3个月，加重1周。

● 实验室检查无阳性。

【影像学检查】

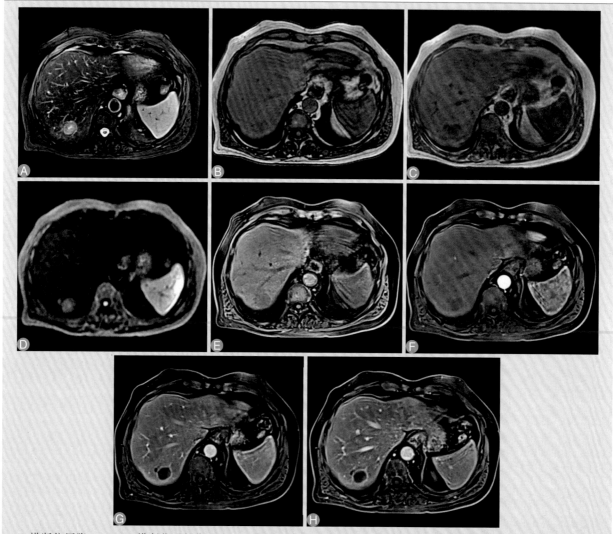

A. 横断位压脂T_2WI；B. 横断位反相位TWI；C. 横断位同相位T_1WI；D. 横断位DWI；E. 横断位T_1WI平扫；F. 横断位T_1WI增强动脉期；G. 横断位T_1WI增强门脉期；H. 横断位T_1WI增强延迟期。

图1-17-1　上腹部MRI平扫+增强扫描
（病例由嘉峪关市第一人民医院陈志功老师提供）

【分析思路】

老年男性，肝右叶结节，T_2WI示外周呈稍高信号，内部见斑片状高信号，即"靶征"，T_1WI呈低信号，同反相位T_1WI信号未见明显减低或者增高，DWI呈高信号，增强扫描病灶内部未见强化，延迟期边缘可见包膜环形强化，病灶周围另见一子灶。常规考虑胆管细胞癌、转移瘤、孤立性坏死结节、炎性病变。

■ **胆管细胞癌**

本例支持点：多灶性，边缘环形强化，DWI高信号。

不支持点：肿块型胆管细胞癌边缘环形强化出现在动脉期，延迟期边缘强化程度减低，内部延迟强化，本例为延迟期环形强化，邻近肝包膜未见皱缩，周围未见胆管扩张。

■ **转移瘤**

本例支持点：老年男性，多灶性，边缘环形强化，DWI高信号。

不支持点：无原发肿瘤病史，转移瘤边缘环形强化内壁不规整，本例边缘环形强化较为光整。

■ **孤立性坏死结节**

本例支持点：影像学表现基本符合。

■ **炎性病变**

本例支持点：多灶性，边缘环形强化。

不支持点：境界模糊，本例病灶境界清楚，病灶周围肝实质未见异常灌注。

【病理诊断】

大体：送检灰红色不规则组织一块，大小约3.2 cm×2.8 cm×2.0 cm，切面呈灰褐色，胶冻样，质中，边缘连有部分肝脏组织，另送灰红色不规则肿块（肝内组织）一块，大小为1.5 cm×1.0 cm×0.3 cm，质软，包埋取材7块。

镜下：结节性为凝固性坏死，残留少量组织轮廓，边缘可见少量的组织细胞及淋巴细胞围绕，局灶有多核巨细胞，外围为脂肪变性的肝组织，另送结节肝细胞气球样变、脂肪变性明显，以大泡性为主，汇管区炎细胞浸润。

免疫组化：肝脏边缘CK19（－），CK-pan（－），Ki-67（－），Glypican-3（－），p53（－），组织细胞CD68（－）。

特殊染色：抗酸染色（－）。

病理结果：①肝脏结节为凝固性坏死结节，边缘呈慢性肉芽肿性炎改变，请结合临床。②肝内组织为慢性脂肪性肝炎。

【讨论】

■ **临床概述**

肝脏孤立性坏死结节（solitary necrotic nodules of liver，SNNL）是一种少见的肝脏良性非肿瘤性病变，发病机制不明，病因推测可能与感染、外伤、血管病变或者免疫反应等有关。肝脏孤立性坏死结节发病率男性多于女性，大多数为中老年人。通常无明显临床症状及特异性实验室检查。

■ **病理特征**

肝脏孤立性坏死结节呈类圆形、椭圆形或者葫芦形，大小为1~3 cm。切面灰黄、灰白或者土黄色结节。

病理特征为由完整纤维组织包绕的凝固性坏死，病灶周边有炎性细胞浸润，包括淋巴细胞、浆细胞和单核细胞。

■ **影像学表现**

1.位置：肝右叶多见，靠近肝包膜下。

2.大小：多数<3 cm。

3.形态：类圆形、葫芦状、隧道状、多结节状。

4.信号：T_1WI呈等或低信号，T_2WI信号多变，可呈等、稍低信号，也可呈稍高信号，有学者研究认为其可能与肝脏孤立性坏死结节的脱水程度有关，即脱水程度越高，则T_2WI信号越低。若病灶内中央伴液化坏死，T_2WI上见斑片状高信号，即"靶征"，T_2WI呈典型的"红枣"切面观，中央的"核"代表液化坏死呈高信号，外周部分的"肉"代表凝固性坏死呈低—等信号。

5.强化方式：增强扫描病灶实质无强化、边缘环形强化，环形强化以延迟期较显著，有文献报道60 min长延迟增强，边缘及间隔强化更显著。肝脏孤立性坏死结节持续的外周环形强化主要是由大量的纤维成分和浸润的炎性细胞造成的血管外间隙大，而对比剂的扩散和冲洗速度较慢所致。

【拓展病例一】

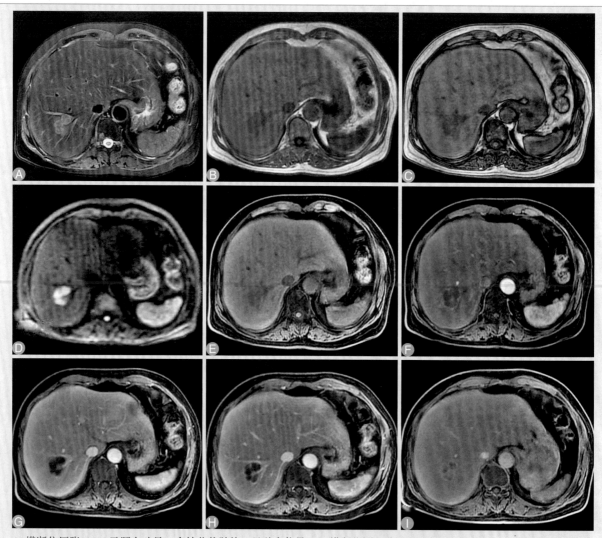

A.横断位压脂T_2WI示肝右叶见一多结节状肿块，呈稍高信号；B.横断位同相位T_1WI病灶呈低信号；C.横断位反相位病灶T_1WI较同相位未见明显信号减低或者增高；D.横断位DWI呈高信号；E.横断位T_1WI平扫病灶呈低信号；F～H.横断位T_1WI增强动脉期、门脉期及延迟期见病灶边缘及分隔强化，并呈渐进性强化，中央见无强化区；I.横断位T_1WI延迟60 min增强，边缘及分隔强化更显著，范围更大，内部见无强化区。

图1-17-2　患者女性，61岁，肝右叶肝脏孤立性坏死结节

（病例由厦门市中医院张鹏老师提供）

【拓展病例二】

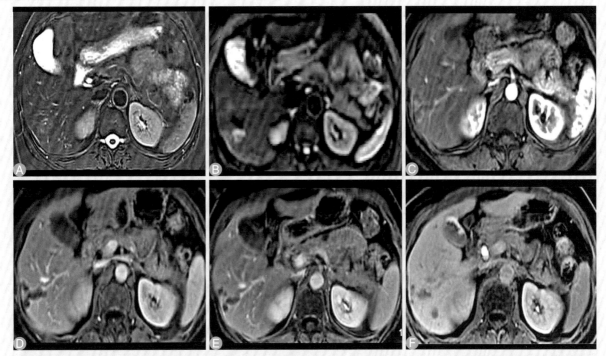

A. 横断位压脂 T_2WI 示肝右叶见隧道状稍高信号；B. 横断位 DWI 示病灶呈高信号；C ~ E. 横断位 T_1WI 增强扫描动脉期、门脉期、延迟期示病灶边缘强化，呈渐进性强化方式，内部未见强化；F. 横断位 T_1WI 肝胆期示病灶未见摄取。

图1-17-3 患者男性，67岁，肝右叶肝脏孤立性坏死结节
（病例由绥化肿瘤医院徐百军老师提供）

【诊断要点】

1.多<3 cm，多位于肝右叶，靠近肝包膜下。

2.T_1WI呈等、低信号，T_2WI信号多变，典型者呈"红枣"切面观。

3.增强扫描实质无强化、边缘环形强化，多结节病灶内存在间隔强化。

4.60 min长延迟增强，边缘及间隔强化更明显。

—— 参考文献 ——

[1] 李丹燕，麦筱莉，田传帅，等.肝脏孤立性坏死结节的临床及影像学特征分析 [J].实用放射学杂志，2021，37（11）：1822-1825.

[2] 崔金超.肝脏孤立性坏死结节鉴别诊断中磁共振成像长时间延迟增强扫描的应用价值 [J].实用医学影像杂志，2019，20（5）：524-526.

[3] 李鹏，刘小丽，喻奇志.MRI 对肝孤立性坏死结节诊断及鉴别诊断价值研究 [J].实用肝脏病杂志，2019，22（1）：129-132.

（黄玮虹 张文坦 陈 雷）

病例18 肝紫癜症

【临床资料】

● 患者男性，29岁，发现肝占位2年。

● 否认乙肝病史，AFP 3.4 ng/mL，CEA 3.4 ng/mL。

【影像学检查】

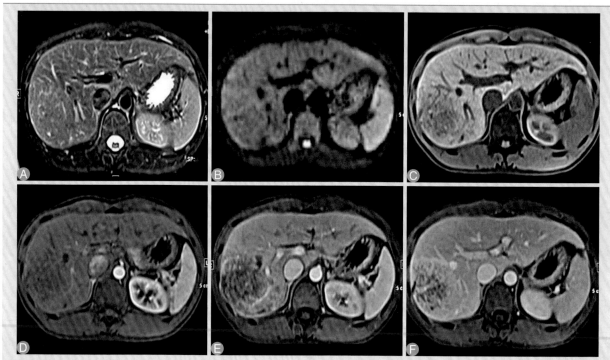

A. 横断位压脂 T_2WI；B. 横断位 DWI；C. 横断位 T_1WI；D. 横断位 T_1WI 增强动脉期；E. 横断位 T_1WI 增强门静脉期；F. 横断位 T_1WI 增强延迟期。

图1-18-1 上腹部MRI平扫+增强

【分析思路】

年轻男性，病史长，无肝炎病史，肝右叶见一类圆形病灶，T_1WI呈低信号，T_2WI呈稍高信号，DWI呈等信号，增强扫描动脉期强化不明显，门脉期及延迟期逐渐向中央强化，病灶内可见静脉穿行，延迟期中央可见筛孔状低信号无强化区。常规考虑血管瘤、局灶性结节性增生、肝脓肿、炎性肌纤维母细胞瘤、肝紫癜。

■ 血管瘤

支持点：发病年龄，增强扫描由周围逐渐向中央强化。

不支持点：血管瘤T_2WI、DWI呈高信号，本例T_2WI、DWI不符合，血管瘤动脉期边缘呈结节状强化，本例动脉期强化不明显，病灶内见血管穿行亦不支持。

■ 局灶性结节性增生

支持点：发病年龄，T_2WI呈稍高信号，DWI呈等信号。

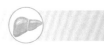

不支持点：本例形态呈类圆形，局灶性结节性增生多为分叶状，增强扫描强化方式不支持。

■ 肝脓肿

支持点：增强渐进性强化，病灶中央无强化筛孔状低信号。

不支持点：临床症状不支持，脓腔DWI呈明显高信号，本例病灶DWI呈等信号，增强扫描壁强化明显，内壁光整，周围有异常灌注，与本例不相符。

■ 炎性肌纤维母细胞瘤

支持点：发病年龄，渐进性强化，血管穿行。

不支持点：信号多不均匀，扩散不均匀受限，增强周围可有异常灌注，与本例不相符。

■ 肝紫癜

支持点：临床及影像学表现基本符合。

【病理诊断】

大体：病灶位于肝右叶Ⅵ、Ⅶ段，部分累及Ⅴ、Ⅷ段，大小约9 cm×8 cm×8 cm，无包膜，边界欠清，瘤内多发陈旧性出血。

病理结果：肝组织散在出血，肝血窦扩张，符合肝紫癜。

【讨论】

■ 临床概述

肝紫癜症（peliosis hepatis，PH）是一种罕见的肝脏血管源性良性病变。目前发病机制尚不明确，可能与某些药物的毒性作用、慢性消耗性疾病或者感染等因素有关。本病可见于任何年龄，但成人多见，无明显性别差异性。多数患者无症状，部分患者病灶破裂造成失血性休克，少部分患者由于病灶弥漫而引起肝功能衰减。实验室检查无特殊。

■ 病理特征

大体：特征性表现为肝实质内多发充满血液的腔隙，直径1毫米到数厘米；切面呈"瑞士奶酪"样改变，按分布特点可分为弥漫性与局限性。

镜下：囊状扩张的肝窦内充满红细胞、周围为肝细胞索，可见支持肝细胞和肝窦的网状纤维破坏。

■ 影像学表现

1.位置及形态：局灶性肝紫癜多数位于肝右叶，单发多见，少数也可多发；形态可呈类圆形或者不规则形。

2.CT平扫：多数表现为低密度灶，境界模糊，少部分合并出血，表现为等密度或高密度灶，＜1 cm病灶平扫可能无异常改变。

3.信号：T_1WI呈低信号，因出血时期不同，也可以表现为等或者稍高信号，T_2WI呈稍高信号，DWI呈等或稍高信号。

4.强化方式：①渐进性填充性强化：渐进性轻度强化、渐进性向心性强化、渐进性离心性强化、渐进性延迟明显强化。②持续性明显强化：病灶直径＜2 cm时，动脉期、门脉期明显强化。部分病灶可见血管穿行，表现为病灶中心或边缘出现的正常管径的点、条状血管影，与邻近肝静脉或门静脉相连。

【拓展病例】

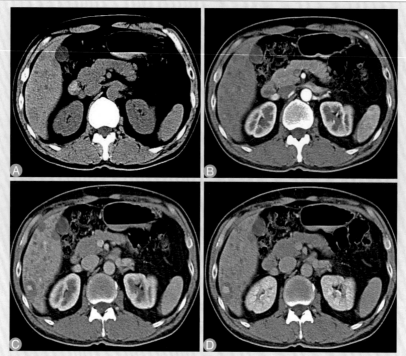

A. 横断位 CT 平扫肝右后叶见小类圆形低密度灶，边界模糊；B. 横断位 CT 动脉期显示病灶中心点状强化，呈"靶心征"；
C、D. 横断位 CT 门静脉期、延迟期显示病灶强化范围呈离心样向周围扩展、呈渐进性强化。

图1-18-2　患者男性，60岁，肝紫癜症
（病例由厦门大学附属中山医院陈应东老师提供）

【诊断要点】

1.肝右叶多见，多数单发。

2.T_1WI呈低信号，少部分呈高信号，T_2WI呈稍高信号，DWI呈等或稍高信号。

3.增强扫描呈渐进性填充性强化、持续性明显强化（病灶＜2 cm），部分病例可见血管穿行。

—— 参考文献 ——

[1] 刘志健，耿婷婷，王明亮，等.局灶性肝紫癜的CT及MRI表现.放射学实践，2019，34（8）：906-910.

[2] 刘志健，姚家美，王明亮，等.局灶性肝紫癜的磁共振表现及扩散特征[J].中华医学杂志，2019，99（7）：496-499.

（王景学　张文坦　陈川梅）

病例19 肝脏局灶性结节性增生

【临床资料】

● 患者女性，37岁，因体检发现肝占位。

● 急诊血常规、CRP正常，乙肝表面抗原（–）。

【影像学检查】

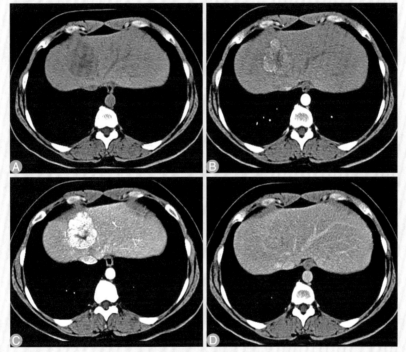

A.横断位 CT 平扫；B.横断位 CT 动脉期；C.横断位 CT 门静脉期；D.横断位 CT 延迟期。

图1-19-1 上腹部CT平扫+增强

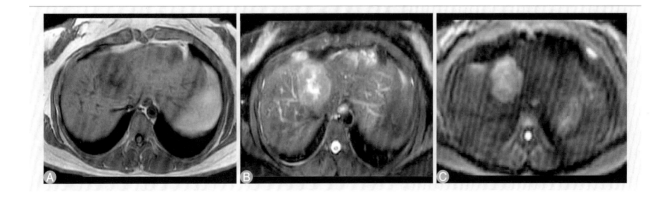

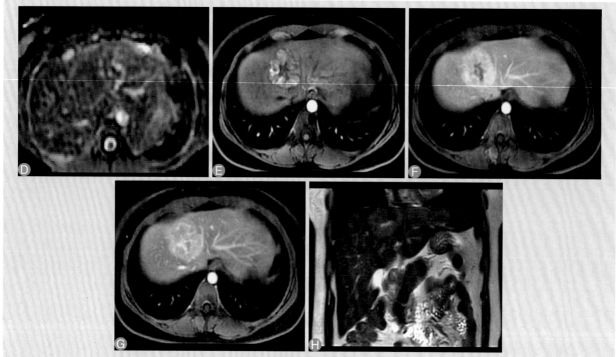

A. 横断位 T_1WI；B. 横断位压脂 T_2WI；C. 横断位 DWI；D. 横断位 ADC 图；E. 横断位 T_1WI 增强动脉期；F. 横断位 T_1WI 增强门静脉期；G. 横断位 T_1WI 增强延迟期；H. 冠状位 T_2WI。

图1-19-2　上腹部MRI平扫+增强

【分析思路】

青壮年女性，肝左内叶肿块，边缘分叶状，CT平扫呈稍低密度影，中央可见更低密度星芒状瘢痕，增强扫描动脉期明显强化，中央星芒状瘢痕未见强化，门静脉期病灶进一步强化，延迟期病灶强化程度减低，呈等密度影，中央星芒状瘢痕延迟强化，呈相对稍高密度影。病灶T_1WI呈等信号，中央瘢痕呈低信号，T_2WI呈稍高信号，中央瘢痕呈高信号，扩散稍受限。常规考虑肝血管瘤、肝腺瘤、纤维板层型肝细胞癌、原发性肝细胞癌、胆管细胞癌、富血供肝转移瘤、局灶性结节性增生。

■ 肝血管瘤

支持点：青壮年女性，富血供，较大者中央可出现瘢痕，扩散受限不明显。

不支持点：本例T_2WI呈稍高信号，而血管瘤T_2WI信号通常为明显高信号，强化方式不符合，血管瘤多为填充性强化或者渐进性强化，较小者动脉期可明显高强化，门脉期及延迟期持续强化，与本例不相符。

■ 肝腺瘤

支持点：发病年龄，富血供及中央瘢痕。

不支持点：肝腺瘤中有中央瘢痕多为β-肝腺瘤，好发于男性，中央瘢痕境界模糊，本例中央瘢痕境界清晰，另假包膜多见，本例未见明确假包膜。

■ 纤维板层型肝细胞癌

支持点：富血供及中央瘢痕。

不支持点：青少年多见，本例年龄偏大，除中央瘢痕外信号多不均匀，中央瘢痕多数T_1WI、T_2WI均呈低信号，多无延迟强化，与本例不相符。

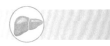

■ **原发性肝细胞癌**

支持点：富血供，少部分可见中央瘢痕。

不支持点：发病年龄及性别不符合，无肝炎、肝硬化病史，扩散受限不明显，未见明确假包膜。

■ **胆管细胞癌**

支持点：病灶中央低密度影延迟强化。

不支持点：强化方式不符合，肝包膜未见皱缩、周围胆管未见扩张，扩散受限不明显。

■ **富血供肝转移瘤**

支持点：病灶中央低密度影，富血供。

不支持点：无原发肿瘤病史，通常多发，本例单发，中央常为囊变坏死，本例中央低密度有延迟强化，为纤维瘢痕。

■ **局灶性结节性增生**

支持点：青壮年女性，边缘分叶状，T$_1$WI呈等信号，T$_2$WI呈稍高信号，中央星芒状瘢痕，扩散稍受限，增强动脉期明显强化，门脉期及延迟期强化程度减低，延迟期呈相对等信号，中央纤维瘢痕延迟强化。

【病理诊断】

肝肿物穿刺：肝穿刺组织一条，长1 cm，肝板排列紊乱，肝细胞肿胀，部分肝细胞脂肪变性（约占10%，大泡型），部分肝细胞核大、深染，间质可见小血管增生，伴淋巴细胞浸润，肝板细胞未见增多，多为1~2层细胞，CD34显示部分肝窦血管转化，结合临床及影像考虑局灶性结节性增生可能性大。

免疫组化：CD34（血管内皮+）、HBsAg（–）、HBcAg（–）、GPC-3（–）。

【讨论】

■ **临床概述**

肝局灶性结节性增生（focal nodular hyperplasia，FNH）是肝脏第二大常见的良性肿瘤样病变。发病机制尚不明确，可能系血管畸形或损伤引起的肝细胞增生性反应。肝局灶性结节性增生好发于青年女性，生长缓慢，无恶变潜能，临床多无症状，少数伴有腹痛、肝功能异常、GGT升高。

■ **病理特征**

大体：多位于肝包膜下，境界清楚，多数无包膜，切面病灶中央可见星芒状瘢痕，纤维瘢痕自病灶中央向周围放射致使病灶多呈分叶状，出血、坏死、钙化及脂肪少见。

镜下：病灶由异常排列的肝细胞、毛细胆管、Kuffer细胞、血管组成，病灶中央有星芒状瘢痕，并见辐射状纤维分隔，瘢痕内见厚壁供血动脉，缺乏中心静脉及门静脉。

■ **影像学表现**

1.位置及形态：肝包膜下多见，呈分叶状或多结节堆积状。

2.CT平扫：平扫以等或稍低密度为主，多数<5 cm，中央见低密度星芒状瘢痕。

3.MRI：T$_1$WI呈等或稍低信号，T$_2$WI呈等或稍高信号，中央星芒状瘢痕T$_1$WI呈低信号，T$_2$WI呈高信号。

4.强化方式：动脉期病灶除中央瘢痕外明显均匀强化，门静脉期及延迟期强化程度减低，延迟期呈相对等或稍高密度/信号，中央瘢痕延迟强化。肝胆期由于肝局灶性结节性增生具有肝细胞摄取特异性对比剂功能，呈等或稍高信号，中央瘢痕呈低信号。

5.不典型表现：T$_1$WI呈高或低信号，T$_2$WI呈不均匀高信号（出血或脂肪变性）；发生脂肪变性、糖原沉积、钙化、出血、坏死等，呈不均质强化；5%~10%有假包膜；中央瘢痕不显示或者不强化。

【拓展病例】

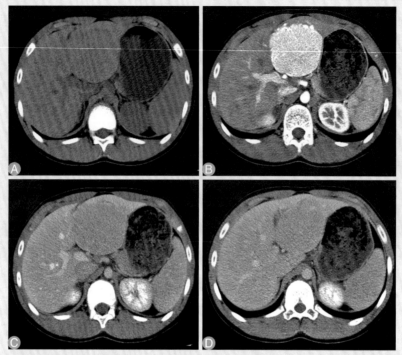

A.横断位CT平扫示肝左外叶见一外生性肿块，平扫呈等密度；B.横断位CT增强动脉期示病灶明显强化，病灶周围多发增粗血管影；C、D.横断位增强门静脉期及延迟期病灶强化程度减低，呈相对等密度影，病灶较均质。

图1-19-3　患者男性，12岁，肝局灶性结节性增生（1）

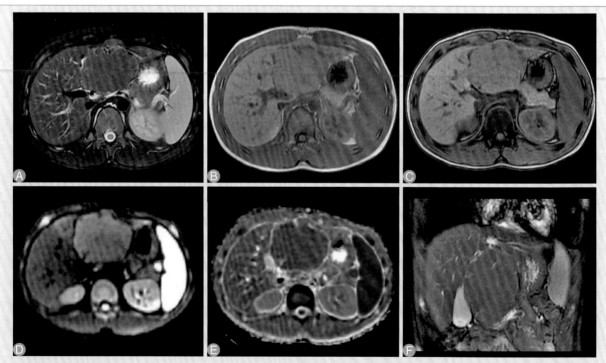

与上述肝局灶性结节性增生患者为同一患者。A.横断位压脂T₂WI示肝左外叶见团块状病灶，呈等信号；B.横断位T₁WI示病灶呈等信号；C.横断位反相位T₁WI未见局灶性信号减低；D、E.横断位DWI及ADC图示病灶扩散受限；F.冠状位T₂WI示病灶为肝左外叶外生性生长，信号比较均质。

图1-19-4　患者男性，12岁，肝局灶性结节性增生（2）

【诊断要点】

1.好发于青年女性，呈分叶状或多结节堆积状。

2.CT平扫呈等或稍低密度影，T_1WI呈等或稍低信号，T_2WI呈等或稍高信号。

3.中央星芒状瘢痕T_1WI呈低信号，T_2WI呈高信号。

4.增强扫描"快进慢出"，瘢痕延迟强化。

5.肝胆期特异性摄取。

—— 参考文献 ——

[1] 王强，陈雀芦，胡文超，等.肝局灶性结节增生的CT和MRI表现及误诊分析[J].肝胆胰外科杂志，2020，32（1）：37-40，52.

[2] 王滔，陈梅鹃，黄伟，等.无中心瘢痕型肝脏局灶性结节增生的影像学表现[J].实用放射学杂志，2019，35（3）：396-399.

（王景学　张文坦　林钱森）

病例20　婴儿型肝血管瘤

【临床资料】

● 患者男性，4个月零22天，以"腹胀2月余"为代诉入院。

● 实验室检查：AFP>3000 ng/mL。

【影像学检查】

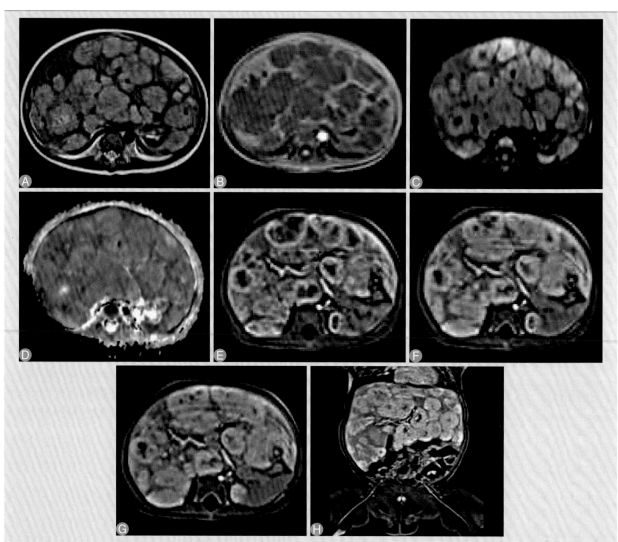

A. 横断位 T_2WI；B. 横断位 T_1WI；C. 横断位 DWI；D. 横断位 ADC 图；E ~ G. 横断位 T_1WI 增强动脉期、门脉期及延迟期；
H. 冠状位 T_1WI 增强。

图1-20-1　上腹部MRI平扫+增强

【分析思路】

婴儿，AFP明显升高，肝内多发肿块，T_1WI呈低信号，T_2WI呈高信号，DWI呈高信号，ADC呈高信号，提示扩散不受限，增强扫描早期边缘明显强化，肝动脉增粗，门静脉期强化成分逐渐增多，至延迟期部分病灶完全填充。常规考虑肝母细胞瘤、转移瘤、间叶性错构瘤、婴儿型肝血管瘤、海绵状血管瘤。

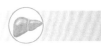

■ 肝母细胞瘤

本例支持点：婴幼儿，AFP明显增高。

不支持点：发病年龄稍大些，多发少见，信号多不均匀，扩散不受限，多数呈轻中度强化，少部分呈"快进快出"强化方式，本例强化方式亦不符合。

■ 转移瘤

本例支持点：多发。

不支持点：无原发肿瘤病史，扩散不受限，动脉期轻度强化，呈环形强化，本例强化方式不符合。

■ 间叶性错构瘤

本例支持点：婴幼儿，极少数呈实性，实性及间隔强化明显。

不支持点：多发少见，AFP明显升高较少见，多数呈多房囊实性，呈实性成分较多时与单发婴儿型血管瘤鉴别困难。

■ 婴儿型肝血管瘤

本例支持点：婴儿、AFP明显增高，肝脏多发占位，类似血管瘤样信号及强化方式。

■ 海绵状血管瘤

本例支持点：信号及强化方式符合。

不支持点：年龄不符合，多见于成年人及年长儿，AFP升高不支持，多无肝动脉增粗。

【病理诊断】

肝脏肿物病理诊断：镜下见短梭形细胞组织挤压变性，呈旋涡状、片状生长，灶性细胞呈上皮样、条索状及管状排列，周围少许管腔开放的毛细血管，其间可见少许胆管及肝组织，结合免疫组化结果，考虑血管源性肿瘤，倾向婴儿型血管内皮瘤。注：组织挤压明显，请结合临床相关检查，建议请专家会诊。

免疫组化结果：CK-P（腺上皮+），vimentin（−），Hepa（少量+），Glypican-3（−），CD34（血管+），CD31（血管+），F8（血管+），FLI-1（血管+），CK18（腺上皮+），CK19（腺上皮+），CD10（部分+），EMA（−），β-catenin（浆+），p53（−），Ki-67（10%强+），SALL4（−）。

特殊染色结果：网状纤维（+）。

【讨论】

■ 临床概述

婴儿型肝血管瘤（infantile hemangioma，IH）既往被称为婴儿型肝血管内皮瘤，是婴幼儿及新生儿最常见的肝脏良性肿瘤，主要见于6个月以下婴儿及新生儿，约85%患儿于出生后2个月内发现，大部分患儿无特异性临床表现，部分合并皮肤、脑、消化道及其他器官血管畸形。通常患儿血AFP增高，因肿瘤造成的并发症，如充血性心力衰竭、Kasabach-Merritt现象等，临床病死率可在70%~90%。多个研究报道保守观察（等待肿瘤自发退化）的自愈率为12%~40%，积极治疗如用皮质激素、手术切除等，治愈率可达70%。

■ 病理特征

多呈巨大实性，境界清楚，无包膜，病灶中央常变性、囊变，可钙化。

镜下分为Ⅰ型和Ⅱ型，Ⅰ型最常见，肿瘤组织由大小不等的血管构成，管腔内壁可见肿胀增生的血管内皮细胞，血管间可见黏液纤维基质和小胆管。Ⅱ型婴儿型肝血管瘤具有潜在恶性，主要表现为血管内皮细胞明显增生，不形成管腔或管腔结构不清楚，部分可形成乳头样结构，无散在胆小管成分。有些病例Ⅰ型和Ⅱ型同时存在，部分肿瘤可见出血、钙化、血栓和纤维化。

免疫组化：CD31、CD34强阳性表达。

■ 影像学表现

1.数量、形态：单发或者多发，以单发常见，呈圆形、类圆形或不规则形。

2.CT平扫：密度均匀或不均匀的低密度影，边界清楚，部分可见颗粒状、斑点状、条索状钙化。

3.MRI：T_1WI呈低信号，T_2WI呈明显高信号，扩散不受限，部分肿瘤内见流空血管影。

4.增强扫描：较小者（<2 cm）动脉期多发呈全瘤强化，强化程度接近腹主动脉，门静脉期及延迟期强化程度减低，延迟期呈等或稍高密度影。较大者（>2 cm）增强扫描动脉期边缘明显强化，门静脉期及延迟期强化范围由周边向中心扩大，中央可因液化坏死、纤维化而无强化，延迟期强化程度高于肝实质。动脉期部分可见粗大供血动脉进入病灶中。

【拓展病例】

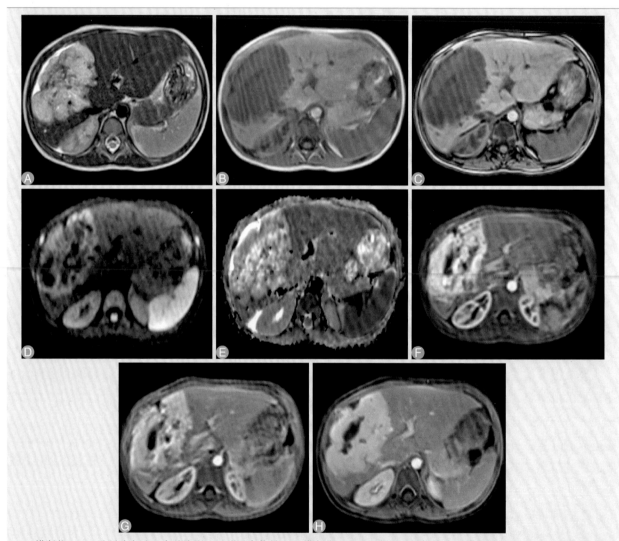

A.横断位T_2WI示肝脏右叶巨大肿块影，呈明显高信号；B.横断位T_1WI示病灶呈低信号；C.横断位反相位T_1WI上信号未见减低；D.横断位DWI示病灶呈稍高信号；E.横断位ADC上信号未见明显减低；F.横断位T_1WI增强动脉期边缘明显强化，中央见无强化区；G、H.横断位T_1WI增强门静脉期、延迟期，病灶强化范围由周围向中心扩大，呈向心性强化。

图1-20-2　患者男性，5个月，肝右叶婴儿型肝血管瘤

【诊断要点】

1.多见于6个月以下婴幼儿。

2.T_2WI信号较高，扩散受限不明显。

3.增强扫描动脉期强化明显，呈"全瘤强化"或者"向心性强化"，可见增粗的肝动脉供血，延迟期强化程度高于肝实质。

4.AFP多明显升高。

—— 参考文献 ——

[1] 王朋朋，朱晓东，饶维晖，等.婴儿型肝脏血管内皮细胞瘤并发心力衰竭2例分析 [J].临床儿科杂志，2020，38（7）：508-511.

[2] 王慧敏，景丹，赵晓宁.婴儿型肝脏血管内皮细胞瘤的影像诊断价值 [J].实用医学影像杂志，2018，19（5）：439-441.

[3] 刘晓霞，翟曜耀，卢再鸣.婴儿型肝脏血管内皮细胞瘤的影像表现和随访变化 [J].中国医学影像学杂志，2017，25（9）：671-674.

（孙海峰　郑　晖）

病例21　肝细胞腺瘤

【临床资料】

- 患者女性，26岁，体检发现肝脏占位20天余。
- 实验室检查未见异常。

【影像学检查】

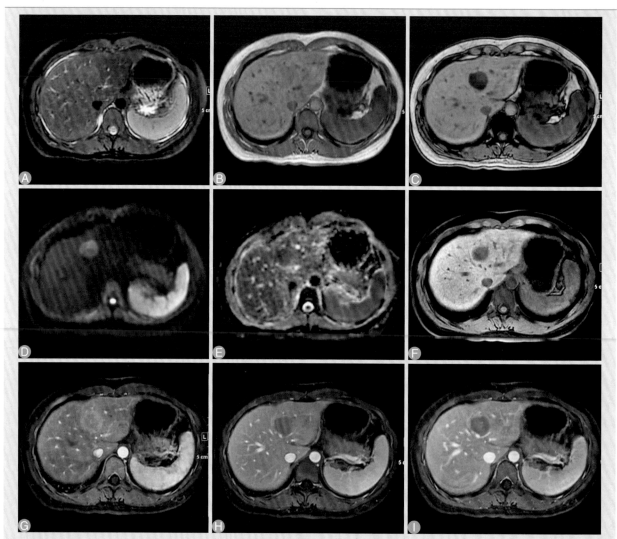

A. 横断位压脂 T_2WI；B. 横断位同相位 T_1WI；C. 横断位反相位 T_1WI；D. 横断位 DWI；E. 横断位 ADC 图；F. 横断位 T_1WI 平扫；G. 横断位 T_1WI 增强动脉期；H. 横断位 T_1WI 增强门静脉期；I. 横断位 T_1WI 增强延迟期。

图1-21-1　上腹部MRI平扫+增强

【分析思路】

年轻女性，肝左叶见一肿块影，T_1WI呈等信号，T_2WI呈稍高信号，反相位T_1WI较同相位T_1WI信号局部减低，提示含脂，扩散受限，增强扫描动脉期明显均匀强化，门静脉期及延迟期强化减低，常规考虑血管平滑肌脂肪瘤、原发性肝细胞癌、局灶性结节性增生、肝腺瘤。

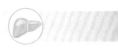

■ 血管平滑肌脂肪瘤

本例支持点：年轻女性，含脂，富血供。

不支持点：反相位未见明确勾边，无"早期引流静脉征""中心强化血管征"。

■ 原发性肝细胞癌

本例支持点：扩散受限，"快进快出"强化方式，含脂。

不支持点：无肝炎、肝硬化病史，发病年龄及性别不符合。

■ 局灶性结节性增生

本例支持点：年轻女性，T_2WI稍高信号，富血供。

不支持点：含脂少见，脂肪变性范围多较小，本例脂肪变性范围较大，增强门脉期及延迟期强化程度减低。

■ 肝细胞腺瘤

本例支持点：年轻女性，含脂，"快进快出"强化方式，符合HNF-1α基因突变型肝细胞腺瘤。

【病理诊断】

大体（左半肝切除标本）：大小为14 cm×7 cm×5 cm，距肝切缘0.2 cm肝被膜1.8 cm见一灰黄肿物，大小为3 cm×2.5 cm×2 cm，质中，边界尚清。周围肝土黄色细腻。

镜下（左半肝切除标本）：病变区可见到增生肝细胞，细胞轻度异型，部分区细胞增生较密集，伴有脂肪变性，未见到明确核分裂象，病变边界尚清楚，未见到纤维包膜，为肝细胞肿瘤性增生。

免疫组化：B-cat（＋），CD34（部分区血窦丰富），CK19（–），CK7（少量+），CRP（–），GPC3（–），GS（＋），Hepa（＋），HSP70（部分+），Ki-67（5%+），LFABP（–），SAA（–）。

病理结果：考虑不典型肝腺瘤（HNF-1α失活型）。

【讨论】

■ 临床概述

肝细胞腺瘤（hepatocellular adenoma，HCA）是一种少见的良性肿瘤，通常发生在没有肝硬化背景的患者，以育龄期妇女多见，肝细胞腺瘤发病机制目前尚不明确，部分学者认为其与口服避孕药、服用合成类固醇激素、肥胖、代谢性综合征及某些遗传性疾病等有关。临床表现无特殊，多数因腹痛或者影像学检查偶然发现，当肿瘤＞5 cm时，存在出血、破裂的可能性增高。肿瘤标志物无特殊。

■ 病理特征

根据分子亚型分为炎症型腺瘤、肝细胞核因子1α基因突变型腺瘤、β-连环蛋白突变型腺瘤、未分类型。

炎症型腺瘤：最常见，占40%～50%，无明确基因突变。组织学表现为血窦扩张、多形性炎性浸润、紫癜和扭曲的厚壁血管。

HNF-1α基因突变型腺瘤：第二常见的肝腺瘤亚型，占30%～40%，肿瘤存在HNF-1α基因突变。组织学表现为病灶内弥漫性脂肪沉积，无细胞异型及炎性浸润。

β-catenin基因突变型腺瘤：占10%～15%，由β-catenin基因活化性突变造成。组织学上常有细胞异型及假胆管形成，此型在所有亚型中恶变风险最高。

未分类型：约占10%，无特定的基因学及分子病理学表现。

■ 影像学表现

1.炎症型腺瘤：T_1WI呈等或稍高信号，反相位T_1WI未见信号衰减，T_2WI呈中等—明显高信号，周围伴更高信号对应扩张的肝窦。50%的病例T₂WI可见"环礁征"，即病变周围的高信号带（如环礁），在病变中心可见更高信号的小结节（如小岛屿），可能是因为扩张的血窦导致血液流速减慢，在这些充满血液的区域水分含量高，T₂WI呈高信号。增强扫描动脉期明显强化，门脉期及延迟期持续强化。

2.HNF-1α基因突变型腺瘤：T₁WI呈高信号或等信号，反相位T₁WI信号弥漫性减低，T₂WI呈等或稍高信号，增强扫描动脉期中等强化，门脉期及延迟期强化程度减低。

3.β-catenin基因突变型腺瘤：T₁WI不均匀低信号，T₂WI不均匀高信号，中央模糊瘢痕可能有一定特征性。增强扫描动脉期中度强化，门脉期及延迟期强化程度减低或持续性强化，肝胆期特异性摄取（80%～90%）。

4.未分类型：尚无特征性影像学表现。

【拓展病例一】

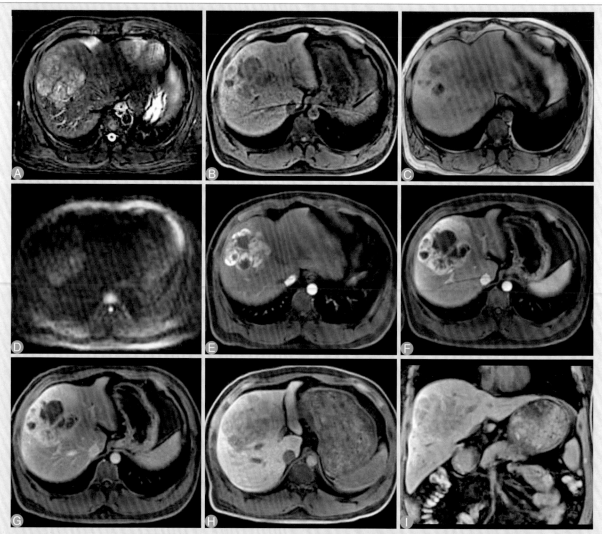

A.横断位压脂T₂WI示肝右叶团块状病灶，呈不均匀高信号；B.横断位T₁WI病灶呈低信号；C.横断位反相位T₁WI病灶较同相位T₁WI局部信号减低，提示含脂；D.横断位DWI呈稍高信号；E.横断位T₁WI动脉期明显不均匀强化，中央可见无强化区；F、G.横断位T₁WI门静脉期及平衡期强化程度减低；H、I.肝胆期病灶未见摄取，呈低信号。

图1-21-2　患者男性，41岁，β-catenin活化型肝腺瘤

（病例由首都医科大学附属北京佑安医院李雪芹老师提供）

【拓展病例二】

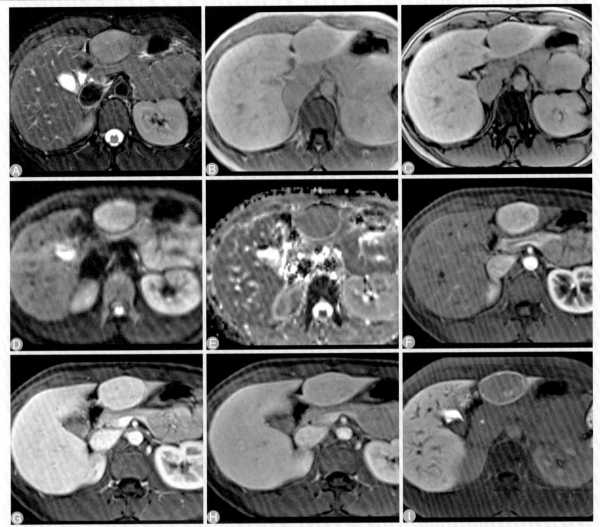

A.横断位压脂 T$_2$WI 示肝左外叶类圆形病灶，呈高信号；B.横断位 T$_1$WI 病灶呈等信号；C.横断位反相位 T$_1$WI 较同相位 T$_1$WI 未见信号衰减；D.横断位 DWI 病灶呈高信号；E.横断位 ADC 病灶呈等信号，提示扩散受限不明显；F.横断位 T$_1$WI 增强扫描动脉期病灶明显强化；G、H.横断位 T$_1$WI 门静脉期及延迟期强化程度减低，呈相对稍低信号；I.横断位 T$_1$WI 肝胆期示病灶未见摄取，呈低信号。

图1-21-3　患者女性，29岁，炎症型肝腺瘤

【诊断要点】

1.炎症型腺瘤：年轻女性，与肥胖、脂肪肝、酗酒有关，部分CRP升高。T$_2$WI中等—明显高信号，"环礁征"，"快进慢出"强化方式。

2.HNF-1α基因突变型腺瘤：好发于女性，绝大多数有口服避孕药病史。反相位T$_1$WI弥漫性信号减低，"快进快出"强化方式。

3.β-catenin基因突变型腺瘤：男性多发，多有雄激素用药史，信号不均匀，"快进快出"或者"快进慢出"强化方式，大部分肝胆期存在摄取，中央模糊瘢痕有一定特征性。

—— 参考文献 ——

[1] 刘贯清，杨姗，龚良庚，等 . 肝细胞腺瘤亚型 MRI 影像分析 [J]. 临床放射学杂志，2021，40（3）：499-504.

[2] 吴加满，黄晓辉，项剑瑜 . 肝细胞腺瘤磁共振成像影像特征分析 [J]. 中华肝胆外科杂志，2020，26（7）：535-538.

（赵国千　张文坦）

病例22　肝脏上皮样血管平滑肌脂肪瘤

【临床资料】

● 患者女性，57岁，体检发现肝脏占位2天。

● 实验室检查：谷丙转氨酶62.7 U/L，谷草转氨酶118.7 U/L，乙肝表面抗体、乙肝e抗体、乙肝核心抗体阳性。

【影像学检查】

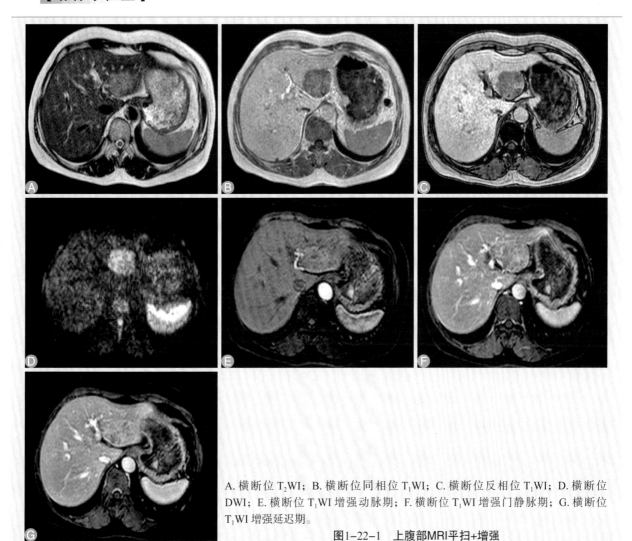

A.横断位 T_2WI；B.横断位同相位 T_1WI；C.横断位反相位 T_1WI；D.横断位DWI；E.横断位 T_1WI 增强动脉期；F.横断位 T_1WI 增强门静脉期；G.横断位 T_1WI 增强延迟期。

图1-22-1　上腹部MRI平扫+增强

【分析思路】

中老年女性，T_2WI示肝左外叶肿块影，呈稍高信号，反相位T_1WI病灶内较同相位T_1WI局部见斑片状减低影，提示含脂，DWI呈高信号，增强扫描病灶整体呈"快进慢出"强化方式，未见明显囊变坏死，动脉期见病灶周边包膜样强化，门脉期及延迟期持续强化，病灶内可见"中心强化血管征"，常规考虑肝细胞腺瘤、原发性肝细胞癌、局灶性结节状增生、肝脏上皮样血管平滑肌脂肪瘤。

■ 肝细胞腺瘤

本例支持点：病灶含脂，富血供，假包膜。

不支持点：容易出现脂肪变性者通常为HNF-1α基因突变型腺瘤，反相位表现为信号整体弥漫衰减，本例为局灶性信号衰减，病灶边缘包膜样强化及中心强化血管征亦不支持。

■ 原发性肝细胞癌

本例支持点：乙肝核心抗体阳性，病灶含脂，有假包膜，动脉期高强化。

不支持点：无肝炎、肝硬化病史，女性少见，肝细胞癌假包膜多数延迟强化，本例包膜样强化动脉期即出现，肝细胞癌肿瘤血管动脉期显示，门脉期及延迟期强化程度减低，与"中心强化血管征"有所区别。

■ 局灶性结节状增生

本例支持点：女性，T_2WI呈稍高信号，增强"快进慢出"强化方式。

不支持点：含脂及假包膜少见，T_1WI多呈等信号，本例为低信号，形态多呈分叶状。

■ 肝脏上皮样血管平滑肌脂肪瘤

本例支持点：中老年女性，病灶内含脂，增强"快进慢出"强化方式，假包膜强化征，中心强化血管征。

【病理诊断】

免疫组化结果：HMB-45（＋），Melan-A（＋），Desmin（个别+），SMA（＋），CD34（血管+），S-100（弱＋），vimentin（＋），AFP（－），Hepatocyte（－），HBcAg（弱+），HBsAg（－），p53（－），Ki-67（1%+）。

病理诊断（左肝外侧叶）：上皮样血管平滑肌脂肪瘤，灶性区域肿瘤细胞有轻中度异型，可见小瘤巨细胞，未见明显核分裂，肿物大小约5 cm×5 cm×4 cm，肿物靠近切缘。

【讨论】

■ 临床概述

血管平滑肌脂肪瘤（hepatic angiomyolipoma，HAML）是一种良性间叶组织来源肿瘤，属于血管周上皮样细胞肿瘤（perivascular epithelioid cell tumor，PEComa）家族；2004年WHO将血管平滑肌脂肪瘤分为经典型血管平滑肌脂肪瘤（classical AML，CAML）和上皮样血管平滑肌脂肪瘤（epithelial AML，EAML）。发生于肝脏的上皮样血管平滑肌脂肪瘤罕见，中年女性多见，多无临床症状，部分可因肿瘤增大牵拉肝包膜引起腹痛，或发现腹部包块或肿瘤破裂等并发症就诊。

■ 病理特征

大体切面呈灰黄、灰褐色，质地软，部分伴出血。

镜下由不同比例的厚壁、薄壁畸形血管，梭形平滑肌样细胞，脂肪细胞及上皮样细胞组成，其中上皮样细胞成分占80%以上，上皮样细胞放射状排列在厚壁血管周围，肿瘤细胞核仁明显，胞质丰富，嗜酸性或透明状，罕见核分裂。

免疫组化：由于上皮样血管平滑肌脂肪瘤属于PEComa家族，故这些肿瘤细胞的免疫表型也见于上皮样血管平滑肌脂肪瘤：黑色素细胞（HMB-45、Melan-A）、平滑肌细胞（SMA、MSA）标记阳性。

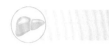

■ 影像学表现

1.数量、形态：多数单发，呈类圆形或椭圆形，境界清楚。

2.CT平扫：呈不均匀稍低密度影，密度不均匀与组织成分多样有关，部分可见脂肪密度。

3.MRI：T₁WI呈稍低信号，均匀或不均匀，含脂肪组织时可见小片状高信号，反相位T₁WI信号局灶性衰减并可见勾边征。T₂WI呈稍高信号，信号不均匀，可见囊变、坏死及出血，出血可表现为低、等或高信号，DWI呈高信号，均匀或不均匀。

4.增强扫描：①"快进慢出"强化方式，可能与肿瘤内较多粗大的厚壁血管，对比剂从血管内扩散至血管外间隙需要的时间较长有关，由于管径粗大，导致血流速度相对缓慢。②"快进快出"强化方式，可能是因为肿瘤内厚壁血管数量较少，周围间质有丰富的窦隙状血管，导致血液速度较快，对比剂滞留速度时间相对较短。③"早期引流静脉征"，由于肿瘤血供丰富，动脉期异常显著强化，肿瘤边缘可见迂曲增粗的引流静脉早期显影。④"中心强化血管征"，由于肿瘤中心厚壁血管造影剂进入血管外间隙较缓慢，部分畸形血管在门脉期及延迟期仍见强化。⑤"假包膜样强化"，表现为病灶周缘动脉期明显包膜样强化，延迟期对比剂廓清，可能与肿瘤边缘含有丰富的肿瘤血管有关。

【拓展病例一】

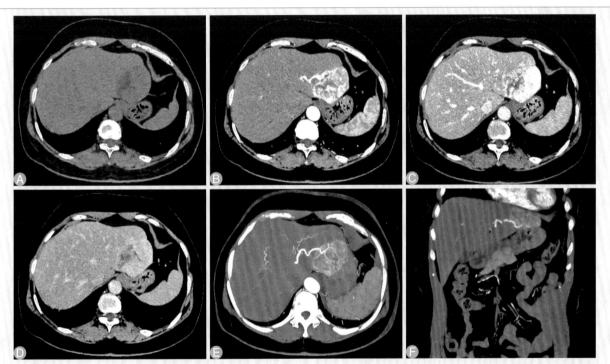

A. 横断位 CT 平扫示肝左外叶稍低密度肿块，密度欠均匀，其见斑片状更低密度影；B. 横断位 CT 增强动脉期病灶明显不均匀强化，周围可见增粗的肝动脉，内部迂曲增粗血管影；C、D. 横断位 CT 增强门脉期及延迟期病灶强化程度较动脉期减低，呈相对稍高密度影，强化方式"快进慢出"，可见"中心强化血管征"；E. 横断位动脉期血管 MIP 显示肝左外叶病灶周围增粗肝动脉，病灶内部增粗厚壁血管影；F. 冠状位动脉期血管 MIP。

图1-22-2　患者女性，58岁，肝左叶上皮样血管平滑肌脂肪瘤

（病例由吉林市第二人民医院李浩老师提供）

【拓展病例二】

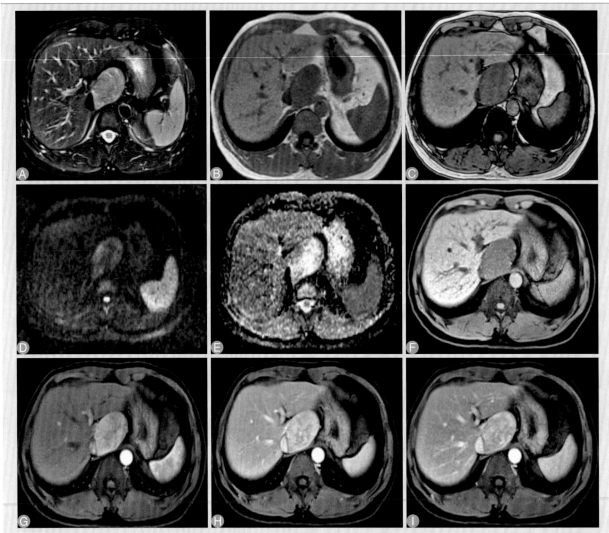

A.横断位压脂 T_2WI 示肝尾状叶肿块影，呈高信号；B.横断位同相位 T_1WI 示病灶呈低信号；C.横断位反相位 T_1WI 较同相位 T_1WI 未见明显信号减低；D.横断位 DWI 呈不均匀稍高信号；E.横断位 ADC 图示病灶扩散局部稍受限；F.横断位 T_1WI 平扫病灶呈低信号；G～I.横断位增强扫描示动脉期病灶明显强化，门脉期及延迟期病灶强化程度较动脉期减低，呈相对稍高影，强化方式"快进慢出"，可见"中心强化血管征"。

图1-22-3 患者男性，33岁，肝尾状叶上皮样血管平滑肌脂肪瘤
（病例由杭州师范大学附属医院顾基伟老师提供）

【诊断要点】

1.好发于中年女性。

2.肝脏富血供肿块，部分含有脂肪。

3."快进快出"和"快进慢出"强化方式。

4."早期引流静脉征""假包膜强化征""中心强化血管征"。

—— 参考文献 ——

[1] 雷萍，悦笑斐，李欣，等.肝脏上皮样血管平滑肌脂肪瘤影像诊断与鉴别诊断 [J].中国中西医结合消化杂志，2019，27（9）：689-694.

[2] 刘孝臣，徐鹏举，胡国祥，等.肝脏上皮样血管平滑肌脂肪瘤的 MRI 表现及误诊分析 [J].中国医学影像学杂志，2018，26（4）：285-287，289.

[3] 郑玉凤，徐鹏举，李嘉家.肝脏上皮样血管平滑肌脂肪瘤的影像学表现 [J].肿瘤影像学，2018，27（1）：37-41.

（孙海峰 赵德利）

病例23　肝脏黏液性囊性肿瘤

【临床资料】

● 患者女性，34岁，发现肝占位10天，于入院前10余天前，因"左乳腺肿物"就诊我院乳腺外科，完善术前检查行腹部彩色多普勒超声示"肝内低回声"，遂进一步行胆道水成像显示"左肝囊性病变未与胆总管及肝内胆管相通"。

● 实验室检查：肿瘤标志物阴性。

【影像学检查】

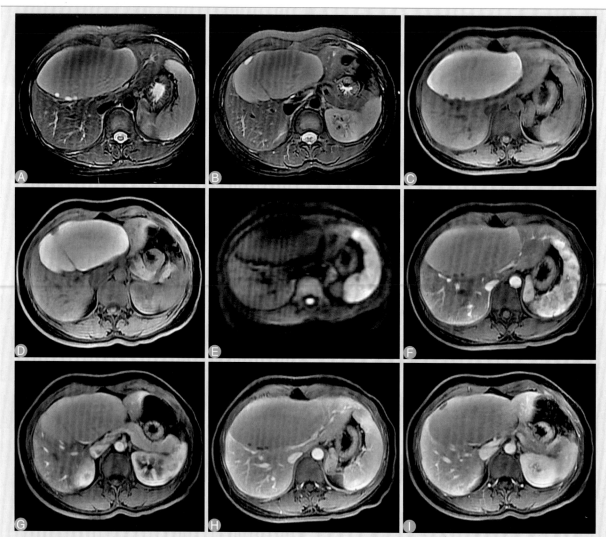

A、B. 横断位压脂 T_2WI；C、D. 横断位 T_1WI 平扫；E. 横断位 DWI；F、G. 横断位 T_1WI 增强动脉期；H、I. 横断位 T_1WI 增强门静脉期。

图1-23-1　上腹部MRI平扫+增强

【分析思路】

青年女性，肝内多房囊性肿块，较大者囊液T_1WI呈高信号，T_2WI呈高信号，提示富含黏液，小囊T_1WI呈低信号，T_2WI呈高信号，DWI未见明显高信号，增强扫描囊壁及分隔轻度强化。常规考虑肝脓肿、肝囊肿、肝包虫、胆汁瘤、胆管黏液性囊性肿瘤。

■ 肝脓肿

本例支持点：多房囊性肿块。

不支持点：年轻女性，无发热症状，周边无水肿，扩散无受限，增强扫描无环状厚壁强化。

■ 肝囊肿

本例支持点：囊性，无症状。

不支持点：多房，信号混杂，囊壁及分隔强化。

■ 肝包虫

本例支持点：年轻女性，多房囊性，信号混杂。

不支持点：无牧区生活史，囊壁及分隔强化不支持。

■ 胆汁瘤

本例支持点：囊性，包膜下，T_1WI呈高信号。

不支持点：无肝脏介入病史，无症状。

■ 胆管黏液性囊性肿瘤

本例支持点：年轻女性，多房囊性，信号混杂，周边无水肿，囊壁及分隔强化。

【病理诊断】

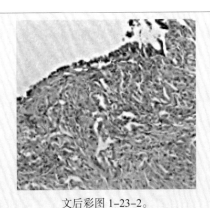

文后彩图 1-23-2。
图1-23-2 病理检查（H&E染色，×100）

大体：右肝囊肿壁，囊壁样组织一块，大小约10 cm×5.2 cm×0.2 cm，表面呈暗红灰白色，较光滑。

镜下：纤维囊壁组织被覆单层黏液性柱状上皮，上皮组织可见形似卵巢间质，倾向于低级别上皮内黏液性囊腺瘤（胆管囊腺瘤）。

免疫组化结果：上皮下方卵巢样间质细胞ER（＋），PR（＋），a-inhibin（弱+），支持低级别上皮内黏液囊性肿瘤诊断。

病理结果：低级别上皮内黏液囊性肿瘤。

【讨论】

■ 临床概述

肝脏黏液性囊性肿瘤（mucinous cystic neoplasm，MCN）原名胆管囊腺瘤和胆管囊腺癌，2010年第4版消化系统肿瘤WHO将胆管囊腺瘤和囊腺癌更名为肝脏黏液性囊性肿瘤，包括黏液性囊性肿瘤伴有低或中度上皮内瘤变、黏液性囊性肿瘤伴高度上皮内瘤变和黏液性囊性肿瘤伴相关性浸润性癌。黏液性囊性肿瘤临床少见，好发于中老年女性，大部分发生于肝内，少部分发生于肝外胆管及胆囊，一般体积较大，部分患者因体检或者其他疾病就诊发现，部分因肿瘤较大压迫引起腹胀、腹痛、腹部包块、黄疸等。肿瘤指标CA19-9可增高。

■ 病理特征

肿瘤大体为囊性或囊实性病灶，有包膜，多房，囊液为透亮或黏液状，颜色淡黄色、棕黄色。

镜下囊壁分为3层：囊壁被覆立方至柱状上皮，细胞内含黏液，上皮下为卵巢样间质，外膜由胶原组织构成。

■ 影像学表现

1. 位置、数量、大小：肝左叶多见，单发，肿块多数体积较大。

2. CT平扫：多房囊性肿块，境界清楚，分叶状，囊壁光整，各囊内密度各不相同，合并出血时可出现液平，囊内分隔均匀纤细，囊壁可见壁结节。

3. MRI：囊液为黏液或出血，T_1WI呈高信号，T_2WI呈高信号，合并出血时可见液平面；囊液为浆液，T_1WI呈低信号，T_2WI呈高信号；囊壁及分隔，T_1WI呈稍低信号，T_2WI呈低信号；囊壁钙化，T_1WI呈低信号，T_2WI呈低信号。病灶与胆管不相通。

4. 增强扫描：增强扫描囊壁及分隔轻度强化并持续强化，囊液无强化。

5. 恶变征象：囊壁及分隔不规则增厚，伴有大片钙化，扩散明显受限，增强明显强化，境界不清。

【拓展病例】

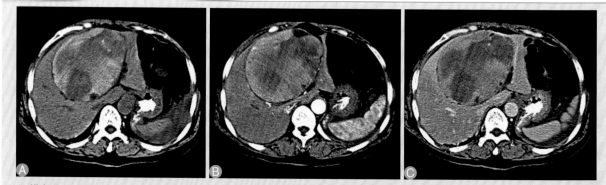

A. 横断位 CT 平扫示肝门部巨大囊实性肿块影，密度不均匀，部分密度较高，提示出血或黏液；B、C. 横断位 CT 增强扫描示病灶强化不明显。

图1-23-3　患者女性，59岁，肝脏黏液性囊性肿瘤伴浸润性癌

【诊断要点】

1. 中老年女性多见，肝内单发。

2. 多房囊实性，囊壁薄、分隔纤细，可伴壁结节，囊液密度及信号多变。

3. 增强分隔及囊壁轻度强化，并持续强化。

4. 恶变征象：囊壁及分隔不规则增厚，伴有大片钙化，扩散明显受限，增强实性明显强化。

—— 参考文献 ——

[1] 赵黎明，路涛，陈光文，等 . 肝脏黏液性囊性肿瘤的临床及影像学特点（3 例报告并文献复习）[J]. 重庆医学，2019，48（10）：1754-1757.

[2] 张鑫，陈小余，杨娜，等 . 多排螺旋 CT 与磁共振成像对肝脏黏液性囊性肿瘤诊断分析 [J]. 中国医学装备，2019，16（9）：68-71.

（赵国千 张文坦 郝金钢）

病例24　肝脏间叶性错构瘤

【临床资料】

- 患者男性，2岁，体检发现肝脏占位。
- 实验室检查：D-二聚体716.86 ng/mL，乙肝表面抗体＞1000.00 mIU/mL。

【影像学检查】

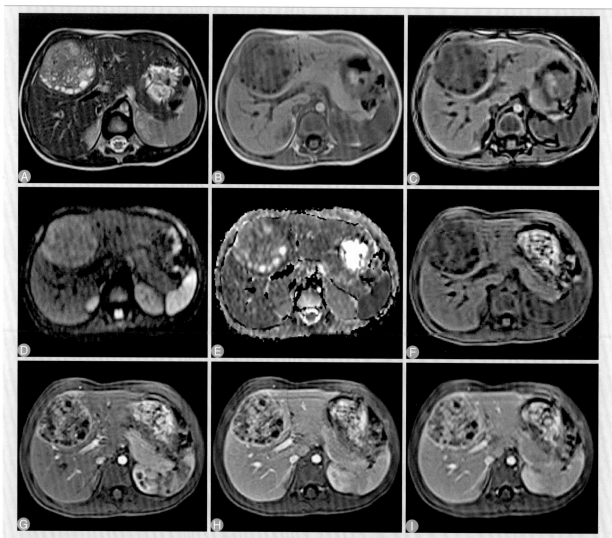

A.横断位 T_2WI；B.横断位同相位 T_1WI；C.横断位反相位 T_1WI；D.横断位 DWI；E.横断位 ADC 图；F.横断位 T_1WI 平扫；
G.横断位 T_1WI 增强动脉期；H.横断位 T_1WI 增强门静脉期；I.横断位 T_1WI 增强延迟期。

图1-24-1　上腹部MRI平扫+增强

【分析思路】

患者男性，2岁，肝脏囊实性占位，实性部分 T_1WI 呈低信号，T_2WI 呈稍高信号，反相位 T_1WI 较同相位未见明显信号减低，囊性部分 T_1WI 呈低信号，T_2WI 呈高信号，病灶扩散未见受限，强扫描实性成分逐渐强化，范围增大，囊性成分未见强化。常规考虑肝母细胞瘤、婴儿型血管内皮细胞瘤、未分化型胚胎性肉瘤、间叶性错构瘤。

■ **肝母细胞瘤**

本例支持点：患者男性，2岁，囊实性占位。

不支持点：弥散未见明显受限，强化不支持，多数为轻中度强化，少部分富血供者呈"快进快出"强化方式。

■ **婴儿型血管内皮细胞瘤**

本例支持点：囊实性占位，扩散不受限。

不支持点：该病发病年龄更小，多见于1岁以内，尤其是6个月内的婴儿；病灶内边缘清晰的囊变不支持；增强后早期多边缘环形强化，后逐渐向内填充，中心区域可因血栓或纤维化未见强化。

■ **未分化型胚胎性肉瘤**

本例支持点：好发于儿童，男性多见，囊实性占位。

不支持点：弥散未见受限，实性成分多位于病灶内部，其内间隔多不规则增厚，间隔多不完整，部分可见血管影，增强后实性成分多轻度强化。

■ **间叶性错构瘤**

本例支持点：好发于儿童，囊实性占位，囊变境界较清晰，弥散未见明显受限，增强后实性成分逐渐强化，且范围增大，囊性成分未见强化。

【**病理诊断**】

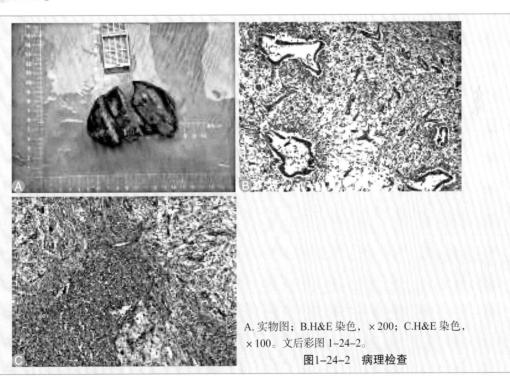

A.实物图；B.H&E染色，×200；C.H&E染色，×100。文后彩图1-24-2。

图1-24-2　病理检查

大体（肝脏肿物+胆囊）：送检肝组织大小约9 cm×7 cm×5 cm，切开见一灰红色肿物，大小约6 cm×6 cm×4.5 cm，切面灰黄，实性，质中，肉眼累及肝被膜，距最近切缘0.25 cm，其余肝组织未见明显异常，胆囊与肝被膜粘连，大小为4.5 cm×2 cm×1.7 cm，囊内壁稍毛糙，厚0.1～0.2 cm。

镜下：见水肿和黏液样变的纤维结缔组织背景中，杂乱分布小血管、小胆管和肝细胞岛，部分胆管囊状扩张，胆管上皮增生，部分扭曲，间质慢性炎症细胞浸润，结合免疫组化结果，考虑为肝间叶性错构瘤，切缘未见肿瘤细胞。

免疫组化：CK-P（上皮+），EMA（-），CEA（-），Hepa（部分+），Glypican-3（部分+），CD34（血管+），CK19（胆管+），vimentin（部分+），CD99（+），CD56（少量+），β-catenin（膜浆+），Ki-67（5%+），p53（3%弱+）。

病理结果：间叶性错构瘤。

【讨论】

■ 临床概述

肝脏间叶性错构瘤（hepatic mesenchymal hamartoma，HMH）是一种肝脏罕见的良性间叶性肿瘤。80%在2岁以前确诊，5岁以上儿童或成人罕见。肝脏间叶性错构瘤的发病机制尚不明确，多数学者认为是由先天性胆管畸形伴原始间质异常引起的发育畸形。基因学研究提示，肝脏间叶性错构瘤可伴有与肝脏未分化胚胎性肉瘤类似的19q13.4染色体异位，少数患儿存在t（11；19）（q13；q13.4）染色体异位，提示肝脏间叶性错构瘤为真性肿瘤。肝脏间叶性错构瘤多无特异性临床表现，多因腹围增大或者肿瘤压迫邻近器官组织引起的并发症就诊。实验室检查一般为阴性，少部分血清AFP升高。

■ 病理特征

肝脏间叶性错构瘤主要由肝细胞、胆管、簇状小管、黏液基质、散在的星状细胞组成，由于间质可发生囊变、胆管或淋巴管梗阻引起液体潴留，肿瘤常表现为囊实性，也可以囊性为主，或者以实性为主，取决于肿瘤的组织构成。

■ 影像学表现

1.位置：病灶常位于肝右叶。

2.大小及形态：多数大于10 cm，囊实性多见，囊内厚薄不均的间隔或不规则软组织密度影，囊壁光整。

3.CT平扫：实性成分呈稍低密度影，囊性成分呈低信号，部分囊液富含蛋白或者出血时密度增高。

4.MRI：实性成分T_1WI呈稍低信号，T_2WI呈稍高信号，纤维间隔T_2WI呈稍低信号，囊液信号不一，部分囊内见液平面。

5.增强扫描：增强扫描实性成分呈渐进性强化，以实性为主型强化动脉期即见明显强化，门脉期及延迟期强化范围向中央进一步扩张，囊性部分未见强化。

【拓展病例一】

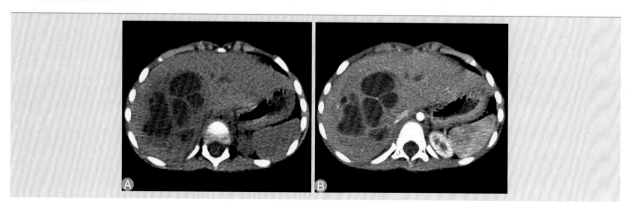

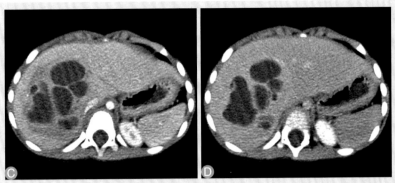

A. 横断位 CT 平扫示肝右叶见一巨大囊实性软组织肿块影，间隔较光整；B ~ D. 横断位 CT 增强病灶内实性分隔呈渐进性强化，延迟期与邻近肝实质呈相对等密度影，囊性成分未见强化。

图1-24-3　患者女性，3岁，肝脏间叶性错构瘤
（病例由湘雅常德医院陈江超老师提供）

【拓展病例二】

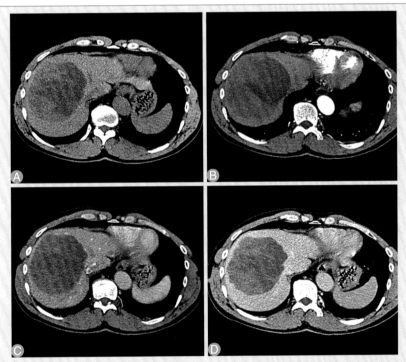

A. 横断位 CT 平扫示肝右叶见一巨大囊实性软组织肿块影，囊性与实性境界欠清；B. 横断位 CT 增强动脉期示病灶内实性成分轻度强化，囊性成分未见强化；C、D. 横断位 CT 增强门脉期及延迟期示病灶内实性部分进一步强化，呈相对低密度影，囊性部分未见强化。文献报道与儿童病例不同，成人肝脏间叶性错构瘤中黏液基质较少，常有大面积透明变性的纤维基质。

图1-24-4　患者男性，46岁，肝脏间叶性错构瘤

【诊断要点】

1. 小儿（多数2岁以内）囊实性肿块。

2. 囊液信号混杂，间隔较光整。

3. 囊多位于病灶的周边，也可排列杂乱。

4. 增强后实性成分逐渐强化，延迟期强化范围增大，囊性成分未见强化。

5. 部分患者AFP升高。

—— 参考文献 ——

[1] 朱黎，赵新湘，李迎春，等 . 肝脏间叶性错构瘤 CT 及 MRI 表现 [J]. 临床放射学杂志，2018，37（8）：1320-1324.

[2] 齐广伟，陈莲，郑佳，等 . 肝脏间叶性错构瘤的临床和病理特征分析 [J]. 浙江医学，2020，42（5）：497-499.

[3] 刘文怡，丁媛，郭源，等 . 儿童肝脏未分化胚胎性肉瘤 1 例 [J]. 中国医学影像学杂志，2020，28（4）：274-275.

（孙海峰　李广明）

病例25　孤立性肝内胆管错构瘤

【临床资料】

- 患者女性，53岁，体检发现肝脏占位10天。
- 实验室检查：乙肝表面抗原576.25 IU/mL，血常规、AFP、CEA、CA125正常。

【影像学检查】

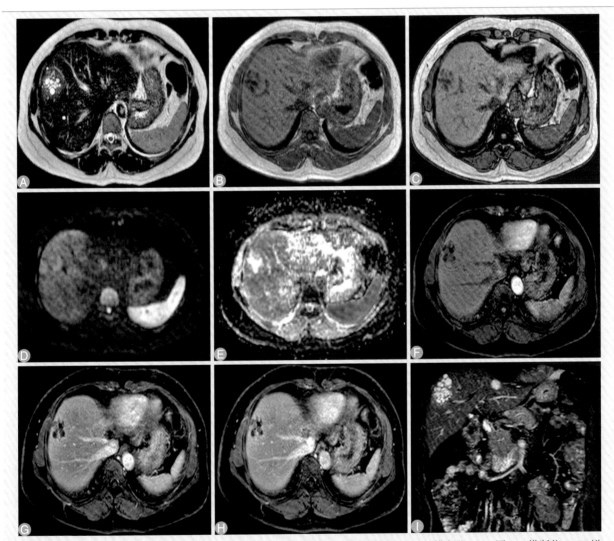

A.横断位 T_2WI；B.横断位同相位 T_1WI；C.横断位反相位 T_1WI；D.横断位 DWI；E.横断位 ADC 图；F.横断位 T_1WI 增强动脉期；G.横断位 T_1WI 增强门静脉期；H.横断位 T_1WI 增强延迟期；I.冠状位压脂 T_2WI。

图1-25-1　上腹部MRI平扫+增强

【分析思路】

中老年女性，T_2WI示肝右叶囊实性混杂信号肿块，欠规则形，与周围胆管无相通，呈抱团样迂曲管状影，病灶内见多发不规则略高信号分隔，T_1WI实性成分呈等信号，囊性成分呈低信号，反相位上未见信号衰减，扩散未见明显受限，增强扫描分隔呈渐进性强化，囊性成分未见强化，常规考虑肝脏黏液性囊性肿瘤、Caroli病、间叶性错构瘤、胆管内乳头状肿瘤、胆管错构瘤、肝寄生虫病。

■ 肝脏黏液性囊性肿瘤

本例支持点：中老年女性，囊实性肿块，有分隔。

不支持点：囊液信号比较复杂，本例呈迂曲扩张的管状囊样影。

■ Caroli病

本例支持点：肝内胆管囊状扩张。

不支持点：病灶与肝内胆管无沟通。

■ 间叶性错构瘤

本例支持点：囊实性肿块。

不支持点：多见于2岁以内，肿块多数较大，本例囊性部分呈迂曲扩张管状簇集不符合。

■ 胆管内乳头状肿瘤

本例支持点：囊实性肿块，囊性部分呈迂曲扩张管状。

不支持点：与胆管不相通，强化不符合，囊性成分呈簇集状改变不支持。

■ 胆管错构瘤

本例支持点：影像学表现符合。

■ 肝寄生虫病

本例支持点：囊性成分呈迂曲扩张管状。

不支持点：多数有临床症状，血嗜酸性粒细胞增高，增强周围有异常灌注，中心扩散受限，信号亦不支持。

【病理诊断】

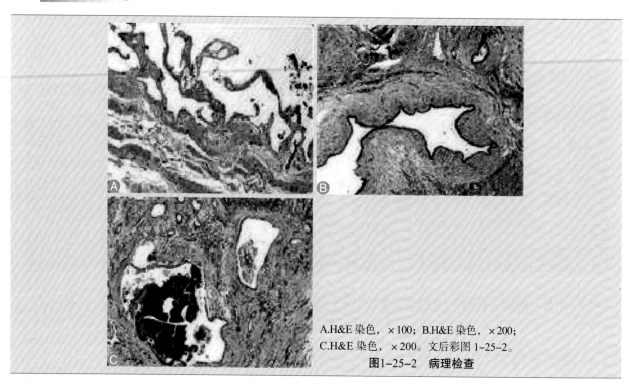

A.H&E 染色，×100；B.H&E 染色，×200；
C.H&E 染色，×200。文后彩图 1-25-2。

图 1-25-2　病理检查

肝实质内局灶胆管管腔不规则囊性扩张，胆管周围纤维组织增生，散在淋巴细胞浸润，部分扩张的胆管内胆石或胆泥淤积，周围肝组织轻度脂肪肝，考虑肝内胆管错构瘤并胆管结石、轻度脂肪肝。

病理结果：胆管错构瘤。

【讨论】

■ 临床概述

肝内胆管错构瘤是一种少见的良性肝脏肿瘤样病变，又称为微小错构瘤或Von Meyenburg综合征。发病机制尚不明确，多认为是胚胎期胆管板发育畸形或胆管板重塑异常所致，而且由于在内脏多囊性病变中高发，故也有学者推断其具有一定的遗传倾向性。也有可能是对肝脏炎症和缺血的一种继发性或反应性病变，可后天偶然获得。该病好发于2岁以下儿童，男女发病率无显著差异。一般无明显临床症状，病灶生长缓慢，部分因肿块增大，而伴有轻度腹痛，多数患者在影像检查、外科手术或者尸检中偶然发现。

■ 病理特征

其特征为成团的杂乱小胆管样结构，管壁仅衬以单层扁平上皮或立方上皮、核无异型，其内填充不同程度的浓缩胆汁，病灶周围可见纤维间质。根据病灶内胆管囊性扩张程度和胆汁含量的不同，胆管错构瘤可分为3类：以实性为主型、囊实性型、以囊性为主型。

■ 影像学表现

分型：多发小结节状、单发不规则团块状、单发小结节状、胆管壁增厚和微小胆管错构瘤。

本病例为单发不规则团块状，影像学表现如下。①形态：单发不规则团块状病灶呈囊性，可能由多个邻近的小病灶融合并不断分泌胆汁、膨大所致，同时受周围纤维基质影响，病灶呈抱团样迁曲的管状影。②MRI：囊性成分T_1WI呈低信号，T_2WI呈高信号，分隔T_1WI呈等信号，T_2WI呈稍低信号。扩散不受限。③增强扫描：囊性灶内可有分隔，分隔强化。

【拓展病例一】

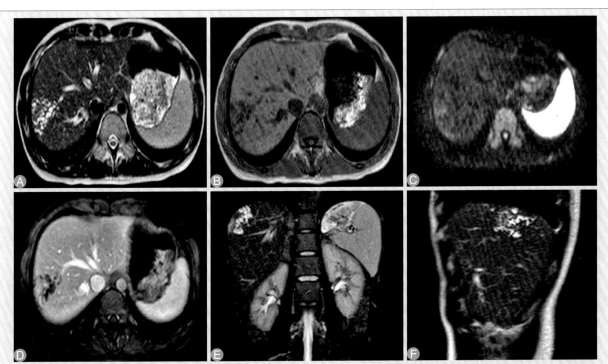

A. 横断位 T_2WI 示肝右叶囊实性肿块，呈多发迁曲管状高信号影，其内分隔呈稍低信号；B. 横断位 T_1WI 示病灶囊性成分呈低信号，实性成分呈等信号；C. 横断位 DWI 示未见明显高信号；D. 横断位 T_1WI 增强后管状影未见强化，分隔强化；E、F. 冠状位 T_2WI 及矢状位 T_2WI 示病灶呈迁曲管状、串珠状改变。

图1-25-3 患者女性，31岁，肝右叶胆管错构瘤

【拓展病例二】

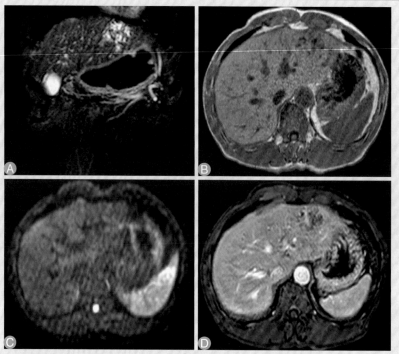

A.冠状位压脂T₂WI示肝左外叶见囊实性肿块，呈多发结节状、短条状迂曲管状高信号影，其内见稍短T₂信号分隔影；B.横断位T₁WI病灶囊性成分呈低信号，实性成分呈等信号；C.横断位DWI示未见高信号；D.横断位T₁WI增强囊样影未见强化，分隔较明显强化。

图1-25-4 患者男性，55岁，肝左外叶胆管错构瘤

【诊断要点】

1.T₂WI上病灶为抱团样迂曲囊性管状影，可有分隔，且分隔可强化。

2.弥散不受限。

—— 参考文献 ——

[1] 杨永波，丁国军，孙松，等.胆管错构瘤的临床病理表现与影像对照分析[J].浙江医学，2017，39（21）：1921-1923，1926.

[2] 宋彬.肝脏常见病变的影像诊断思路[J].放射学实践，2017，32（2）：114-117.

[3] 列锐锋.肝脏胆管错构瘤的CT及MRI表现并文献复习（附3例）[J].影像研究与医学应用，2020，4（7）：214-216.

（孙海峰）

病例26 肝脏炎性肌纤维母细胞瘤

【临床资料】

● 患者男性，54岁，发现肝脏占位1个月，2个月前患者因头痛、四肢乏力伴畏寒、发热，最高体温38.5 ℃，就诊于地方医院，行中医对症治疗后症状缓解。但患者仍觉有右上腹胀痛，疼痛较轻可耐受，伴肩部放射痛。

● 超声提示肝占位，考虑血管瘤，建议活检。

【影像学检查】

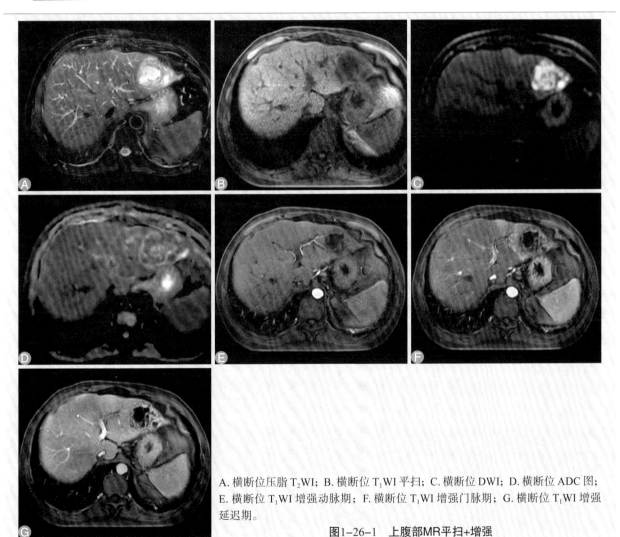

A.横断位压脂 T_2WI；B.横断位 T_1WI 平扫；C.横断位 DWI；D.横断位 ADC 图；E.横断位 T_1WI 增强动脉期；F.横断位 T_1WI 增强门脉期；G.横断位 T_1WI 增强延迟期。

图1-26-1 上腹部MR平扫+增强

【分析思路】

中老年男性，肝左外叶肿块，境界模糊，T_1WI呈低信号，T_2WI呈混杂高信号，扩散不均匀受限，增强扫描动脉期呈厚环样强化，厚壁强化欠均匀，周围肝实质有异常灌注，中央无强化，延迟扫描明显持续强化，可见不规则分隔样强化。常规考虑肝脓肿、炎性肌纤维母细胞瘤、胆管细胞癌、转移瘤。

■ 肝脓肿

本例支持点：中老年患者，发热病史，多发病变，病变中央DWI高信号，呈环形强化，周边异常灌注。

不支持点：病灶内壁皱缩、欠光整，厚壁强化欠均匀。

■ 炎性肌纤维母细胞瘤

本例支持点：临床前期发热病史，T_2WI呈混杂高信号，动脉期厚环样强化，门脉期及延迟期病灶边缘持续明显强化，其内伴不规则分隔，周边伴异常灌注。

不支持点：发病年龄以青壮年居多，本例患者年龄偏大。

■ 胆管细胞癌

本例支持点：中老年，以腹痛为主要症状，动脉期厚环样强化，门脉期及延迟期病灶边缘持续明显强化，其内伴不规则分隔。

不支持点：肝内胆管无扩张，也无明显肝叶萎缩及包膜皱缩表现，DWI中央高信号，厚壁DWI未见明显高信号，周围异常灌注。

■ 转移瘤

本例支持点：中老年患者，增强环形强化。

不支持点：无原发肿瘤病史，多发常见，本例为孤立性肿块，病灶DWI高信号区域增强扫描未见强化，周围异常灌注亦不支持。

【病理诊断】

病理结果（肝左外叶、右叶）：肝组织内见纤维组织增生、多量淋巴细胞及浆细胞浸润，并见组织细胞聚集。局部（右叶）见小血管瘤样增生伴大片出血。结合免疫组化结果，考虑为炎性肌纤维母细胞瘤（炎性假瘤），请结合临床。

免疫组化：CD3（T细胞+），CD20（B细胞+），CD38（浆细胞+），CD68（组织细胞+），SMA（部分+），vimentin（部分+），CD30少量活化细胞（强弱不等+），Ki-67（20%+），CD35（－），IgG（＋），CD21（－），IgG4（－），S-100（－），CK（肝细胞及胆管+）。

【讨论】

■ 临床概述

肝脏炎性肌纤维母细胞瘤（hepatic inflammatory myofibroblastic tumor，HIMT）是一种少见的间叶源性交界性肿瘤，肿瘤可能与外伤、感染、免疫性疾病、手术、过敏因素等相关。肝脏炎性肌纤维母细胞瘤多见于儿童和青壮年，性别无显著差异，临床表现无特异，如发热、腹痛、纳差等，实验室检查白细胞计数轻度增加、CRP升高、血沉加快等，肝功能指标多正常，肿瘤标志物正常。

■ 病理特征

大体多为实性肿块，呈圆形、类圆形或不规则形，切面呈黄色或黄白色，质韧，部分可见脓腔，部分有包膜。

镜下见大量纤维细胞增生伴炎性细胞浸润，有不同程度成纤维细胞及毛细血管形成。根据细胞成分与基质比例可分为3种类型：①黏液血管型：梭形肌纤维母细胞散在分布于黏液基质中，有大量血管、浆细胞、淋巴细胞及嗜酸细胞浸润。②梭形细胞型：以梭形细胞为主，夹杂黏液变和胶原化区域。③纤维型：以胶原纤维为主，呈片状排列。

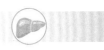

免疫组化：SMA、vimentin阳性表达，ALK、CD68、S-100部分阳性表达，CK、CD117阴性表达。

■ 影像学表现

1.位置、数量：肝右叶多见，单发常见，也可多发。

2.形态：圆形、类圆形或者不规则形（如葫芦形、花瓣形），文献提示葫芦形有一定意义。

3.CT平扫：多数为低密度影（内部含较多黏液、坏死成分，周围炎性水肿），少数呈稍高密度影（富含纤维组织和梭形细胞）。

4.MRI：T_1WI呈低或稍低信号，T_2WI呈高低混杂信号，T_2WI低信号提示富含纤维组织和梭形细胞，T_2WI呈高信号提示为黏液、坏死或者脓液。DWI呈不均匀高信号。

5.增强扫描：强化方式多样。①全瘤强化型：轻度坏死或无坏死的病灶，动脉期轻中度强化，延迟期持续强化，强化范围扩大，病理基础为肿瘤组织较疏松，伴有炎性细胞浸润或肉芽肿形成，肿瘤内血管丰富。②环形强化：肿瘤中心为凝固性坏死，周边有较多炎性细胞浸润，并有较多纤维组织和毛细血管形成，增强肿瘤周围呈厚薄不均匀的环形强化，中央未见强化。③分隔型强化：肿瘤周边及内部分隔持续性强化，分隔间夹杂无强化坏死区，病理基础为肿瘤坏死不彻底，为炎性肉芽组织或者凝固性坏死区与纤维组织夹杂分布。④无强化型：该型以凝固性坏死为主，周围有少许炎性细胞。⑤病变周围肝实质动脉期可见片状、楔形异常灌注。⑥有学者认为"血管穿行征"对肝脏炎性肌纤维母细胞瘤有一定诊断价值。

【拓展病例一】

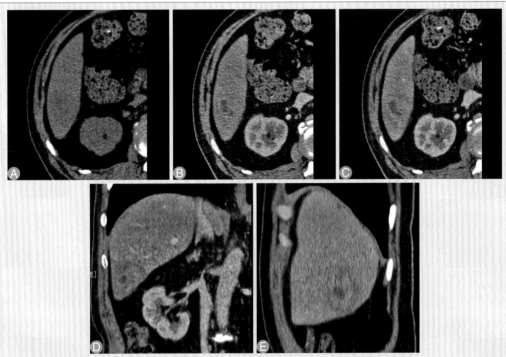

A.横断位CT平扫示肝右后叶稍低密度影，境界不清；B、C.横断位CT增强示病灶轻中度环形强化，其内可见一无强化囊腔，囊腔周围强化稍明显，提示炎性细胞浸润，病灶周围见低密度水肿带；D、E.CT增强MRP重建病灶内部见无强化囊腔，囊腔周围相对环形高强化，病灶周围有相对低密度水肿带。

图1-26-2 患者男性，67岁，肝脏炎性肌纤维母细胞瘤

【拓展病例二】

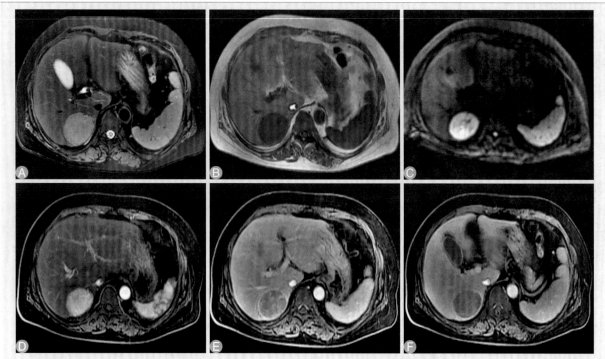

A.横断位压脂 T_2WI 示肝右后叶类圆形肿块，呈高信号；B.横断位 T_1WI 病灶呈低信号；C.横断位 DWI 病灶呈高信号；D.横断位 T_1WI 增强扫描动脉期示病灶明显强化；E、F.横断位 T_1WI 门脉期及延迟期示病灶强化程度减低，病灶边缘环形持续强化，病灶内部似可见"血管穿行征"。

图1-26-3　患者男性，53岁，肝脏炎性肌纤维母细胞瘤
（病例由深圳市宝安区人民医院张国栋老师提供）

【诊断要点】

1.肝右叶多见，圆形、类圆形或者不规则形，边界清楚或模糊。

2.CT平扫多呈低密度灶，MRI信号与肿瘤病理过程有关。

3.强化方式多样，病灶周围常有低密度水肿带及异常灌注。

4."血管穿行征"有一定诊断价值。

5.部分患者临床可有发热、炎性指标增高等感染性表现。

—— 参考文献 ——

[1] 林达，相世峰，冯国飞，等.肝脏炎性肌纤维母细胞瘤的CT、MRI 表现及病理特征 [J]. 中华肝胆外科杂志，2017，23（9）：591-596.

[2] 芦佳，袁红维.肝脏炎性肌纤维母细胞瘤组织学分型及应用 CT、MRI 诊断的价值 [J]. 临床医学研究与实践，2019，4（24）：160-162.

[3] 张岩.肝炎性肌纤维母细胞瘤影像学研究进展 [J]. 中国医疗器械信息，2021，27（9）：66-67，168.

（赵国千　张文坦）

病例27　肝上皮样血管内皮瘤

【临床资料】

● 患者女性，37岁，主诉间断性右上腹胀痛1月余。

● 实验室检查无异常。

【影像学检查】

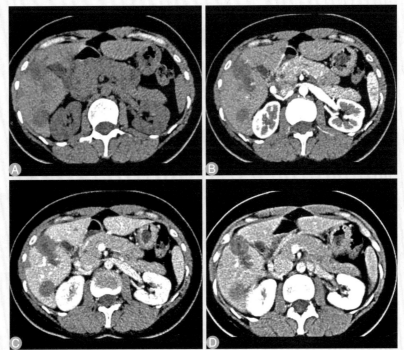

A. 横断位 CT 平扫；B. 横断位 CT 动脉期；C. 横断位 CT 门静脉期；D. 横断位 CT 延迟期。

图1-27-1　上腹部CT平扫+增强

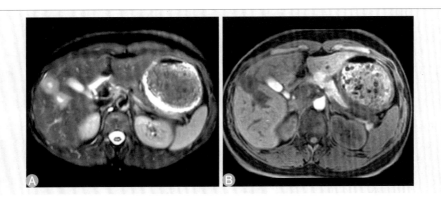

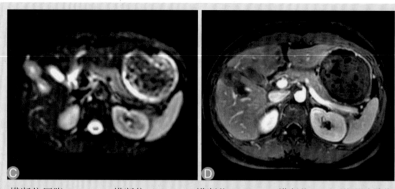

A. 横断位压脂 T_2WI；B. 横断位 T_1WI；C. 横断位 DWI；D. 横断位 T_1WI 增强动脉期。

图1-27-2　上腹部MRI平扫+增强

【分析思路】

中年女性，肝内多发病灶，部分位于包膜下，部分有融合倾向，CT平扫呈低密度影，动脉期周围轻度环形强化，门静脉期及延迟期持续强化，门静脉期可见"棒棒糖征"。病灶在T_1WI呈低信号，T_2WI周围呈稍高信号，中央呈高信号，呈"靶环"样改变。常规考虑转移瘤、胆管细胞癌、肝脏上皮样血管内皮瘤。

■ 转移瘤

本例支持点：多发，乏血供，靶征。

不支持点：无原发肿瘤病史，肿瘤指标正常不支持。

■ 胆管细胞癌

本例支持点：乏血供，包膜回缩征。

不支持点：肿块型胆管细胞癌增强动脉期周围高强化，延迟期强化减低，内部渐进性强化，与本例强化方式不符合，肿瘤指标正常不支持。

■ 肝脏上皮样血管内皮瘤

本例支持点：中年女性，肝包膜下多发病灶，部分融合，T_2WI"靶环征"，"棒棒糖征"，局部包膜皱缩。

【病理诊断】

肝穿刺标本：少许肝组织及间叶源性肿瘤，符合上皮样血管内皮瘤特征。

免疫组化：AE1/AE3（+），GATA-3（-），Hepart-1（-），CD31（+），CD34（+），CD117（-），DOG-1（-），STAT6（-），HMB45（-），TFE3（-），S-100（-），Ki-67（3%），ERG（+），SMA（-），β-catenin（+），ALK（-）。

【讨论】

■ 临床概述

肝脏上皮样血管内皮瘤（hepatic epithelioid hemangioendothelioma，HEHE）是一种少见的血管源性低中度恶性肿瘤，目前WHO软组织分类认为其恶性程度介于肝血管瘤及肝血管肉瘤之间。上皮样血管内皮瘤全身多部位均可发生，主要发生于浅表和深部软组织，原发于肝脏比较罕见。肝脏上皮样血管内皮瘤临床无特异性表现，如腹痛、恶心、呕吐、食欲不振、消瘦等；实验室检查无特殊。肝脏上皮样血管内皮瘤病因尚未明确，可能与慢性乙型肝炎病毒感染、孕激素、酗酒、氯乙烯接触、口服避孕药等有关，多见于中年女性。

■ **病理特征**

大体：分为单结节型、多结节型和弥漫型，多结节型最常见。

组织细胞学：以上皮样细胞、树突状细胞、中间细胞为特征，肿瘤内部含有黏液玻璃样间质或者纤维间质，周围为致密肿瘤细胞巢团。肿瘤可侵犯、闭塞肝窦和门静脉及肝静脉分支。

免疫组化：肿瘤细胞的血管内皮标志物如CD31、CD34、CD10、D2-40、ERG、vimentin和Ⅷ因子呈阳性等。

■ **影像学表现**

1.位置、大小、形态：肝包膜下多见，因肿瘤组织富含纤维成分，邻近肝包膜出现"包膜凹陷征"；以多发为主，呈类圆形、多结节融合状。

2.CT平扫：低密度结节，均匀或不均匀，后者中央见更低密度影。

3.信号：T$_1$WI呈低信号，其内可见更低信号坏死区，合并出血时可见高信号；T$_2$WI呈三环、双环"靶征"或者"晕环征"，病理基础是病灶中心为黏液纤维基质伴坏死，周围为肿瘤增殖细胞层，外周为肿瘤侵犯肝血窦、小静脉或者门静脉分支所致的乏血供区域。DWI呈高信号，因肿瘤血管成分多，ADC值高于正常肝实质，DWI病灶周边呈明显高信号环，呈"靶征"或者"晕环征"。

4.血供：强化方式多样，包括轻度渐进性强化、类血管瘤样强化（动脉期周边结节状强化，并逐渐向中央填充）、门静脉期"黑靶征"及"白靶征"。"黑靶征"中心到周围呈低（黏液纤维基质伴坏死）、高（肿瘤增殖细胞层）、低（肿瘤侵犯致乏血供区）表现，"白靶征"中心到周围呈高（肿瘤细胞密集）、低（黏液纤维基质伴坏死）、高（肿瘤增殖细胞层）表现。由于肝脏上皮样血管内皮瘤嗜血管生长，易侵犯肝静脉或门静脉，肿瘤包绕、浸润静脉可致其管腔闭塞而终止于病灶边缘，即"棒棒糖征"，这是肝脏上皮样血管内皮瘤的特征性影像学表现。

【**拓展病例**】

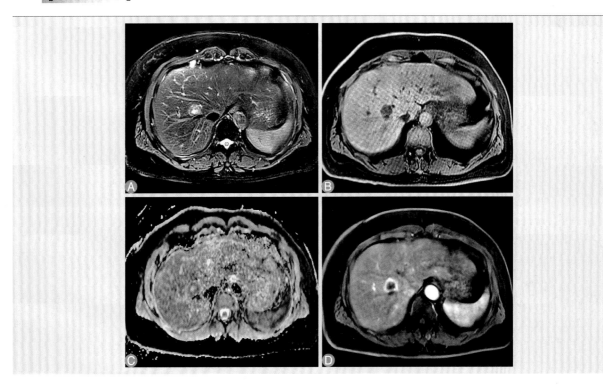

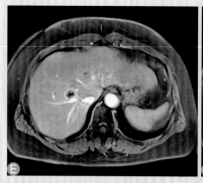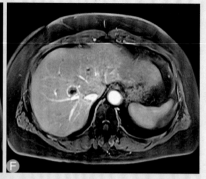

A.横断位压脂 T$_2$WI 示肝右前叶病灶，周围稍高信号，中央高信号，呈"靶征"；B.横断位 T$_1$WI 呈低信号；C.横断位 ADC 图示周围扩散轻度受限，中央区扩散不受限；D ~ F.横断位 T$_1$WI 增强动脉期、门静脉期及延迟期，动脉期周围呈环形强化，中央呈低信号，门静脉期及延迟期周围持续环形强化，内部强化不明显，呈"黑靶征"，门静脉期可见肝中静脉终止于病灶边缘，即"棒棒糖征"。

图1-27-3　患者女性，57岁，肝脏上皮样血管内皮瘤
（病例由广东省中医院大学城医院刘玉品老师提供）

【诊断要点】

1.中年女性好发。

2.肝包膜下分布，多发，类圆形或多结节融合状，"包膜凹陷征"。

3.T$_2$WI、DWI 呈"靶征"或者"晕环征"。

4.增强扫描呈"黑靶征""白靶征""棒棒糖征"。

—— 参考文献 ——

[1] 徐亚丹，王希，汪瀚韬，等.肝上皮样血管内皮瘤超声造影与增强磁共振表现的对比研究.中华肝胆外科杂志，2017，23（2）：82-86.

[2] 王亚兰，吴立兵，谭凡，等.肝上皮样血管内皮瘤的增强 MRI 表现.中国医学影像学杂志，2019，27（9）：700-702.

[3] 徐林伟，江海涛，孙晶晶，等.肝脏上皮样血管内皮瘤的影像学表现与病理对照分析 [J].肝胆胰外科杂志，2022，34（6）：370-373.

（王景学　张文坦　相世峰）

病例28　肝脏孤立性纤维性肿瘤

【临床资料】

● 患者女性，55岁，体检发现肝脏占位。

● 实验室检查：血常规、CRP正常，乙肝两对半全阴，肿瘤标志物AFP及CA19-9正常。

【影像学检查】

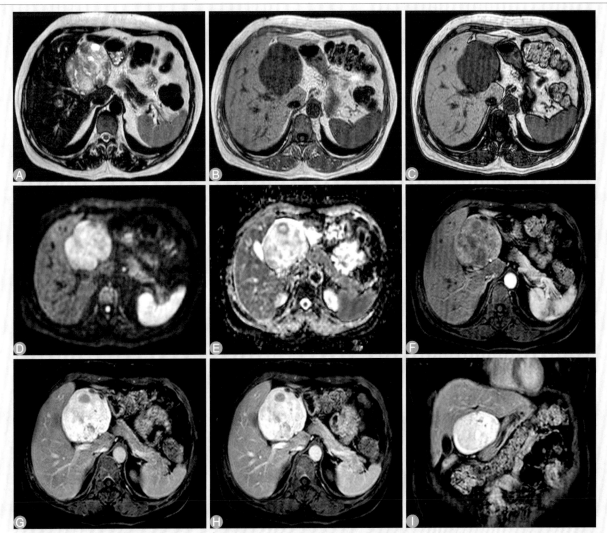

A. 横断位 T_2WI；B. 横断位同相位 T_1WI；C. 横断位反相位 T_1WI；D. 横断位 DWI；E. 横断位 ADC 图；F. 横断位 T_1WI 增强动脉期；G. 横断位 T_1WI 增强门静脉期；H. 横断位 T_1WI 增强延迟期；I. 冠状位 T_1WI 增强。

图1-28-1　上腹部MRI平扫+增强

【分析思路】

中老年女性，肝左内叶外生性肿块，T_2WI示病灶以高信号为主，夹杂斑片稍低信号，提示含纤维成分，T_1WI为稍低信号夹杂较低信号，反相位未见信号衰减，扩散不受限，增强动脉肿块轻度不均匀强化，门脉期及延迟期进一步强化，瘤内见小类圆形低信号轻度渐进性强化，提示含有黏液成分，包膜清晰，延迟强化。肝脏富血供病变，有包膜，渐进性明显强化。常规考虑上皮样血管平滑肌脂肪瘤、神经内分泌肿瘤、肝腺瘤、原发性肝细胞癌、胆管细胞癌、孤立性纤维性肿瘤。

■ **上皮样血管平滑肌脂肪瘤**

本例支持点：年龄性别符合，信号符合。

不支持点：本例为渐进性强化，未见"早期引流静脉征"，未见"中心强化血管征"。

■ **神经内分泌肿瘤**

本例支持点：信号欠均匀，富血供。

不支持点：神经内分泌肿瘤渐进性强化一般级别较高，血供差，容易囊变坏死，本例病灶较大，囊变坏死不明显，扩散不受限亦不支持。

■ **肝腺瘤**

本例支持点：年龄性别符合，T_2WI呈中等—高信号，假包膜，富血供。

不支持点：反相位未见信号减低，强化方式不符合，大部分肝腺瘤动脉期高强化，门脉期及延迟期强化程度减低或持续强化，本例为渐进性明显强化。

■ **原发性肝细胞癌**

不支持点：女性少见，无肝炎、肝硬化病史，扩散不受限，强化方式呈"快进快出"强化。

■ **胆管细胞癌**

不支持点：肿块型透明细胞癌强化方式为外周洗脱、中央渐进性强化，本例肿块整体为渐进性强化。

■ **孤立性纤维性肿瘤**

支持点：含有纤维、黏液成分，增强渐进性强化，假包膜。

不支持点：肝内罕见，病灶周围及内部未见增粗血管影。

【**病理诊断**】

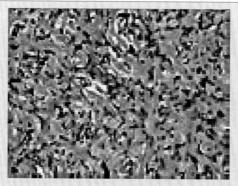

文后彩图1-28-2。
图1-28-2 病理检查（H&E染色，×100）

大体：左肝肿物，送检灰白结节一个，大小为9.5 cm×8 cm×7 cm，切面灰白，质中，有包膜。

免疫组化：CD34（＋），Bcl-2（＋），CD99（＋），STAT6（＋），CD117（－），Desmin（灶性弱＋），S-100（－），SMA（－），Ki-67（约2%＋）。

病理诊断（左肝肿物）：孤立性纤维性肿瘤。注：肿瘤较大，建议随诊。

【讨论】

■ 临床概述

孤立性纤维性肿瘤（solitary fibrous tumor，SFT）是一种少见的间叶源性梭形细胞肿瘤，孤立性纤维性肿瘤介于良、恶性之间，多数呈惰性生长，属于发生转移风险较低的中间型肿瘤。孤立性纤维性肿瘤全身各部位均可发生，多见于胸膜，胸膜外孤立性纤维性肿瘤相对少见，发生于肝脏者罕见。孤立性纤维性肿瘤临床多见于中老年人，性别无明显差异，体积较小时可无明显症状，较大者可引起压迫症状。部分患者可出现低血糖、杵状指及肥大性骨病等副肿瘤综合征。

■ 病理特征

大体标本表现为实性或者囊实性肿块，有包膜，质韧，可见出血、坏死及钙化。

镜下细胞密集区与疏松区交替分布，致密区主要为梭形细胞，疏松区主要为致密胶原纤维及黏液变性区。肿瘤中血管较丰富，并可见特征性"鹿角状"薄壁血管。

免疫组化：CD34、CD99、Bcl-2是诊断孤立性纤维性肿瘤的主要免疫标志物。

■ 影像学表现

1.形态：类圆形或者分叶状孤立肿块，可见假包膜。

2.CT：受肿瘤细胞及胶原细胞分布影响，瘤内常有不同密度的软组织成分，黏液变性或坏死囊变为低密度区，部分可见钙化、出血。

3.MRI：T_1WI呈等或稍低信号，T_2WI呈混杂信号，致密胶原纤维表现为低信号区，黏液变性或坏死囊变区表现为高信号，病灶内部可见流空血管影。

4.血供：相应肿瘤成分、比例不同强化方式不同，增强扫描血管丰富区、细胞密集区强化明显，强化早期可有瘤内迂曲增粗血管影，即"蛇纹血管征"，细胞稀疏区、致密胶原纤维区强化相对较弱，呈延迟强化特点，黏液变性延迟扫描可见轻度强化，坏死囊变区始终无强化。

5.恶变征象：①体积，恶性者生长迅速，体积相对较大，大于10 cm。②较早出现局部侵犯：包膜欠完整，边界不清，邻近脂肪组织、脏器及血管受侵。邻近或远处淋巴结肿大融合。③肿瘤密度或信号不均，大片不规则囊变、坏死、黏液变性或不规则钙化。④增强扫描明显不均匀强化，持续时间长。

【拓展病例】

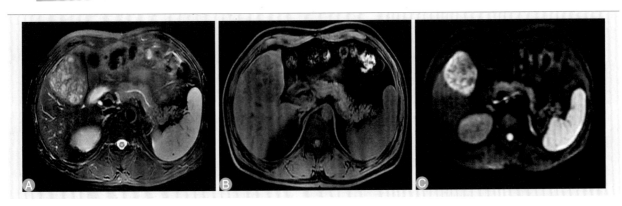

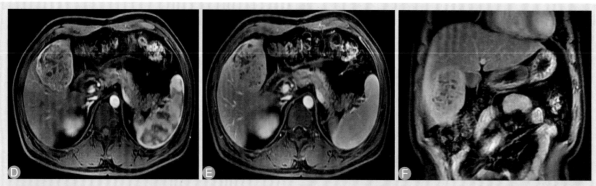

A. 横断位压脂 T₂WI 示肝右叶肿瘤为稍高信号夹杂较多类圆形高信号区；B. 横断位 T₁WI 示病灶呈稍低信号夹杂类圆形较低信号；C. 横断位 DWI 示实性成分扩散受限；D ~ F. 横断位 T₁WI 增强扫描动脉期及门脉期，动脉期病灶不均匀强化，门脉期间进一步强化，中央可见轻度渐进性强化，提示黏液成分；F. 冠状位 T₁WI 增强延迟扫描，病灶持续强化，可见假包膜强化。

图1-28-3　患者男性，48岁，肝右叶孤立性纤维性肿瘤

【诊断要点】

1. MR的T₂WI上信号较混杂，含有纤维、黏液及坏死囊变。

2. 增强强化方式多样，实性部分持续、延迟强化，动脉期内部见"蛇纹血管征"对诊断有提示意义。

—— 参考文献 ——

[1] 刘莉娜，谢立旗 . 肝脏孤立性纤维性肿瘤 1 例 [J]. 医学影像学杂志，2020，30（9）：1619，1631.

[2] CHEN N，SLATER K. Solitary fibrous tumour of the liver-report on metastasis and local recurrence of a malignant case and review of literature. World J Surg Oncol，2017，15（1）：27.

[3] OHMURA Y，TAKEDA Y，KATSURA Y，et al. [A Case of Solitary Fibrous Tumor of the Liver]. Gan To Kagaku Ryoho，2020，47（3）：525-527.

（孙海峰）

病例29　肝副神经节瘤

【临床资料】

- 患者女性，60岁，发现肝脏占位2周。
- 实验室检查：无。

【影像学检查】

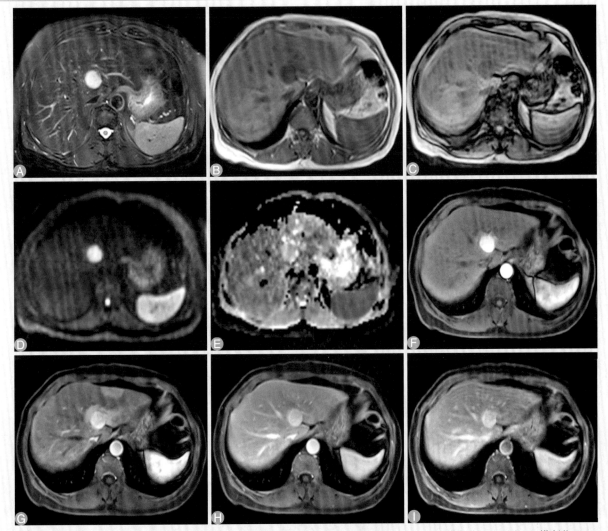

A. 横断位压脂T$_2$WI；B. 横断位同相位T$_1$WI；C. 横断位反相位T$_1$WI；D. 横断位DWI；E. 横断位ADC图；F. 横断位T$_1$WI增强动脉早期；G. 横断位T$_1$WI增强动脉晚期；H. 横断位T$_1$WI增强门静脉期；I. 横断位T$_1$WI增强延迟期。

图1-29-1　上腹部MRI平扫+增强

【分析思路】

老年女性，肝左外叶结节，T$_1$WI呈低信号，T$_2$WI呈明显高信号，扩散受限不明显，增强扫描动脉期明显强化，强化程度与腹主动脉相似，动脉晚期病灶周围见异常灌注，门脉期及延迟期强化程度减低，呈相对高信号，延迟期见假包膜，疾病谱有血管瘤、局灶性结节性增生、上皮样血管平滑肌脂肪瘤、肝细胞腺瘤、肝细胞癌、转移瘤、副神经节瘤。

■ **血管瘤**

本例支持点：T$_2$WI明显高信号，扩散未见明显受限，增强明显强化。

不支持点：快速填充型强化方式主要见于1.5 cm以下血管瘤，本例病灶相对较大，假包膜不支持。

■ **局灶性结节性增生**

本例支持点：增强明显强化，扩散未见明显受限。

不支持点：T$_2$WI呈明显高信号，局灶性结节性增生多数呈稍高信号或等信号，T$_1$WI呈低信号，局灶性结节性增生多呈等信号，形态不符合，局灶性结节性增生多为分叶状，假包膜少见。

■ **上皮样血管平滑肌脂肪瘤**

本例支持点：女性，增强明显强化。

不支持点：不含脂，未见"早期引流静脉征""中心强化血管征"。

■ **肝细胞腺瘤**

本例支持点：女性，T$_2$WI明显高信号，增强明显强化，假包膜。

不支持点：强化程度过于显著不符合。

■ **肝细胞癌**

本例支持点：增强明显强化，假包膜。

不支持点：女性，无肝炎、肝硬化病史，T$_2$WI呈明显高信号，扩散不受限。

■ **转移瘤**

本例支持点：增强明显强化，如透明细胞癌肝转移、恶性黑色素瘤肝转移、神经内分泌肿瘤肝转移、间质瘤肝转移等。

不支持点：无原发肿瘤病史，一般多发，本例为孤立性结节。

■ **副神经节瘤**

本例支持点：T$_2$WI明显高信号，明显强化。

不支持点：肝内原发非常罕见，易囊变坏死，本例较为均质，无临床症状。

【病理诊断】

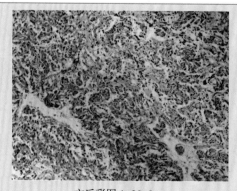

文后彩图1-29-2。

图1-29-2　病理检查（H&E染色，×100）

病理结果（左半肝切除标本）：肿瘤细胞呈巢状排列，周围包绕纤维血管间质，细胞无明显异形，结合免疫组化符合副神经节瘤，切缘不清；周围肝组织血管扩张。

免疫组化：S-100（＋）、SyN（＋）、CD56（＋）、CgA（＋）、PCK（－）、Ki-67（1%＋）、AFP（－）、Hep（－）、Glypican-3（－）、CK8（－）、CK7（-）、CK19（－）、CD34（－）、CD117（－）、CA19-9（－）、CEA（－）、HMB45（－）、vimentin（－）、B4：CEA（多）（＋）、CD10（＋）、PCK（＋）、Glypican-3（－）、Hep（＋）、CD34（－）。

【讨论】

■ 临床概述

副神经节瘤是一种罕见的神经内分泌肿瘤，起源于肾上腺外副神经节。因肝脏不存在神经细胞，所以原发性肝副神经节瘤十分罕见。原发性肝副神经节瘤的病因可能是肝脏中的异位嗜铬组织。根据临床表现及血肿儿茶酚胺水平将副神经节瘤分为功能性和非功能性两类，大部分肾上腺外副神经节瘤为非功能性，临床无特殊症状，常体检发现或者因腹痛、腹部包块就诊，功能性副神经节瘤占10%～20%，主要表现为间歇性头痛、心悸、阵发性高血压等。临床上根据生化检测血浆或尿液中儿茶酚胺或其代谢物香草扁桃酸和3-甲氧基肾上腺素水平升高来辅助诊断嗜铬细胞瘤。

■ 病理特征

大体：类圆形或椭圆形，多有完整包膜，切面灰红或者褐色，常见出血、囊变及钙化。

镜下：肿瘤细胞由胞浆丰富的多角形细胞排列，呈小梁状、实性或腺泡状，间质富含血窦。

免疫组化：NSE、CgA、Syn、S-100多为阳性。

■ 影像学表现

1.实性或者囊实性肿块，境界清楚。

2.CT平扫呈低密度影，多不均质，可伴有钙化。

3.T_1WI呈低信号，T_2WI多为不均匀明显高信号。

4.增强扫描强化方式多样，典型者强化峰值在静脉期，内部及周围可见多发迂曲增粗血管影，囊变坏死区未见强化，病灶周围可见异常灌注。文献报道肿瘤较大时，副神经节瘤可表现为边缘结节状强化，类似于血管瘤的强化。

【拓展病例】

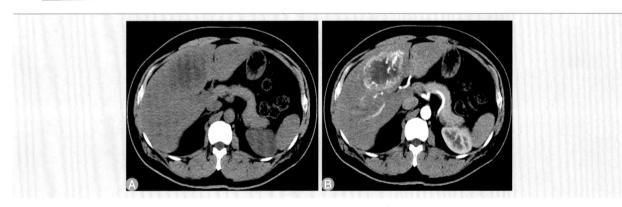

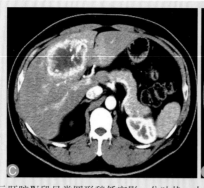
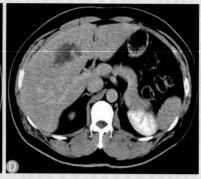

A. 横断位 CT 平扫示肝脏Ⅳ段见类圆形稍低密影，分叶状，内部密度不均，病灶内部可见更低密度影，边界不清；B. 横断位 CT 动脉期示病灶边缘不均匀明显强化，病灶内及周围见多发迂曲增粗血管影；C. 横断位 CT 门脉期示病灶实性成分进一步强化，中央囊变坏死区未见强化；D. 横断位 CT 延迟期示病灶边缘强化程度较周围肝实质大致相同，内部低密度范围缩小。

图1-29-3 肝恶性嗜铬细胞瘤

【诊断要点】

1.临床上通常会出现与其儿茶酚胺分泌过多有关的体征，部分患者无临床症状，结合相应实验室指标升高。

2.密度及信号欠均匀，T_2WI明显高信号。

3.富血供，易囊变坏死，内部及周围增粗血管影，周围异常灌注。

—— 参考文献 ——

[1] LIAO W，DING Z Y，ZHANG B，et al. Primary functioning hepatic paraganglioma mimicking hepatocellular carcinoma：a case report and literature review. Medicine（Baltimore），2018，97（17）：e0293.

[2] ROMAN S A，SOSA J A. Functional paragangliomas presenting as primary liver tumors. South Med J，2007，100（2）：195-196.

[3] DISICK G I，PALESE M A. Extra-adrenal pheochromocytoma：diagnosis and management. Curr Urol Rep，2007，8（1）：83-88.

（周小力 王宇军）

病例30　透明细胞型肝细胞癌

【临床资料】

- 患者男性，49岁，上腹部间断性胀痛1年余，加重1个月。
- 实验室检查：AFP 9.73 ng/mL。

【影像学检查】

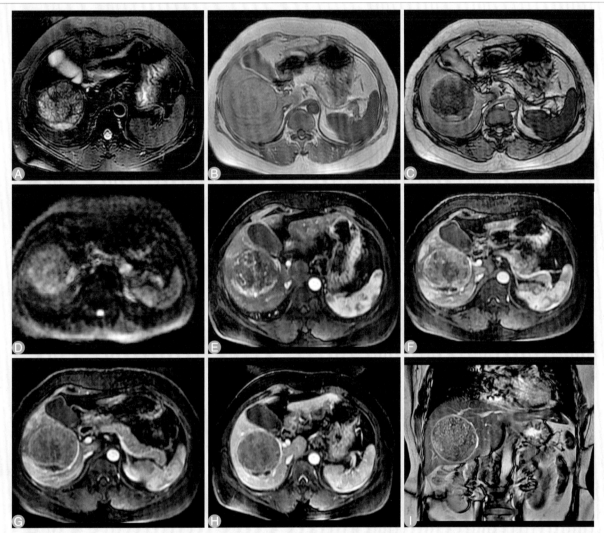

A. 横断位压脂 T_2WI；B. 横断位同相位 T_1WI；C. 横断位反相位 T_1WI；D. 横断位 DWI；E. 横断位增强动脉早期；F. 横断位增强动脉晚期；G. 横断位增强门静脉期；H. 横断位增强延迟期；I. 冠状位 T_2WI。

图1-30-1　上腹部MRI平扫+增强

【分析思路】

　　肝右叶巨大肿块，T_2WI信号不均匀，呈高低混杂信号，反相位大部分信号较同相位减低，提示含脂，增强扫描动脉期明显不均匀强化，内部可见血管影，延迟期强化程度减低并可见假包膜。中年男性，肝脏富血供病变，含脂，有假包膜，常规考虑原发性肝细胞癌、肝腺瘤、血管平滑肌脂肪瘤、透明细胞型肝细胞癌、含脂肝转移性肿瘤。

■ **原发性肝细胞癌**

本例支持点：年龄、性别，含脂，增强"快进快出"强化方式及假包膜。

不支持点：无肝硬化背景，无肝炎病史，AFP增高不明显，分化良好的肝细胞癌可有脂肪变性，但范围一般比较小，本例脂肪变性范围较大。

■ **肝腺瘤**

本例支持点：显著的脂肪变性，增强强化方式，假包膜。

不支持点：显著的脂肪变性一般为H-HCA，育龄妇女多见，常有口服避孕药史，本例年龄、性别不符合。

■ **血管平滑肌脂肪瘤**

本例支持点：含脂，强化方式，病灶内血管影，假包膜。

不支持点：常发生于青中年女性，本例性别不符合，病灶内含成熟脂肪，本例为脂质，病灶周围未见引流静脉。

■ **透明细胞型肝细胞癌**

本例支持点：临床及影像学表现基本符合。

■ **含脂肝转移性肿瘤**

本例支持点：含脂。

不支持点：一般多发比较常见，无原发肿瘤病史。

【病理诊断】

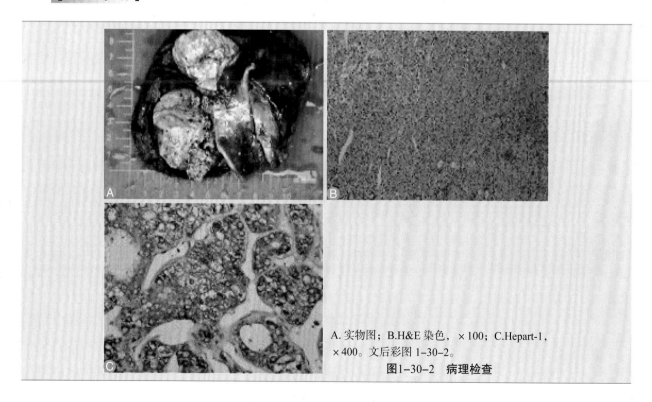

A. 实物图；B.H&E 染色，×100；C.Hepart-1，×400。文后彩图 1-30-2。

图1-30-2　病理检查

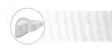

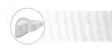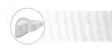

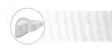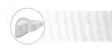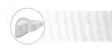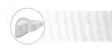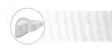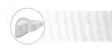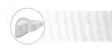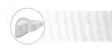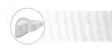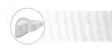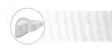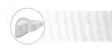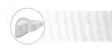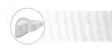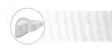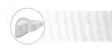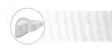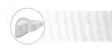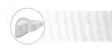

 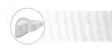

大体：切除部分肝组织，体积为12 cm×10 cm×5 cm，紧邻肝被膜可见一体积为8 cm×7 cm×6 cm的肿物，肿物切面灰黄、实性、质软，部分区域切之易碎。

镜下：肿瘤组织，瘤细胞胞浆透亮，呈腺管样、迷路样分布。

免疫组化结果：CK7（-），CD10（-），RCC（-），vimentin（-），AFP（-），Hepart-1（+），Gpc-3（-），CK19（-），CD34（血管+），CEA（-），Ki-67（约5%）。

病理结果（部分切除肝脏送检标本）：肝脏透明细胞癌，癌灶体积为8 cm×7 cm×6 cm，可见肝被膜侵犯，未见卫星病灶，肝脏切缘未见癌组织。周围肝组织肝细胞呈明显气球样变性，细胞核呈毛玻璃样改变，伴点灶性坏死；汇管区慢性炎症细胞浸润，小胆管及纤维组织轻度增生并假小叶样结构形成。

【讨论】

■ 临床概述

原发性透明细胞型肝细胞癌（primary clear carcinoma of the liver，PCCCL）是肝细胞癌中一种罕见的亚型，中老年男性发病率较高。原发性透明细胞型肝细胞癌早期多无症状，临床表现无特异性，部分以腹痛、腹胀、腹部包块等症状就诊，部分患者仅体检发现，可有或无肝硬化背景，AFP部分正常，部分出现升高，目前外科手术切除是原发性透明细胞型肝细胞癌首选的治疗方法，与其他亚型肝细胞癌比较预后更好。

■ 病理特征

肿瘤呈结节状或类圆形，边界清楚，有纤维包膜，切面呈鱼肉状、灰白色，质地软硬不一。

原发性透明细胞型肝细胞癌的癌细胞呈多边形，体积比正常肝细胞大，细胞胞质内富含糖原或脂质而呈透明状，细胞器数量明显减少，细胞核居中并有明显异型性。病理上大多数学者认为癌细胞中含有超过50%的透明细胞时，可以诊断为透明细胞型肝细胞癌，组织学上多为中高分化，其发生机制可能由于门静脉血供减少，肿瘤供血不足，从而引起糖及脂质代谢紊乱，细胞胞质中的细胞器被糖及脂质代替，使肿瘤细胞呈透明状或空泡状。

免疫组化：AFP、CK8、CK18表达阳性。

■ 影像学表现

1.CT平扫呈较低密度影，部分呈脂肪密度，与透明细胞含量有关。

2.MRI：由于原发性透明细胞型肝细胞癌肿瘤细胞内含有较多糖原及脂质成分，可以缩短T_1值，所以T_1WI呈等或略低信号，反相位T_1WI较同相位T_1WI信号部分减低；T_2WI呈不均匀高信号，假包膜T_1WI及T_2WI呈低信号；DWI不均匀受限。

3.增强扫描：大部分原发性透明细胞型肝细胞癌呈"快进快出"强化方式，与原发性肝细胞癌类似的强化方式，典型患者部分呈结节状明显强化，提示可能是原发性肝细胞癌成分，少数原发性透明细胞型肝细胞癌呈轻度强化方式，强化方式的不一致可能提示与透明细胞含量有关，透明细胞含量越少，强化方式越趋于典型肝细胞癌的"快进快出"强化方式，透明细胞含量越多，因透明细胞血供较少，所以增强扫描呈轻度强化。原发性透明细胞型肝细胞癌假包膜出现概率高，增强扫描呈延迟强化。

【拓展病例一】

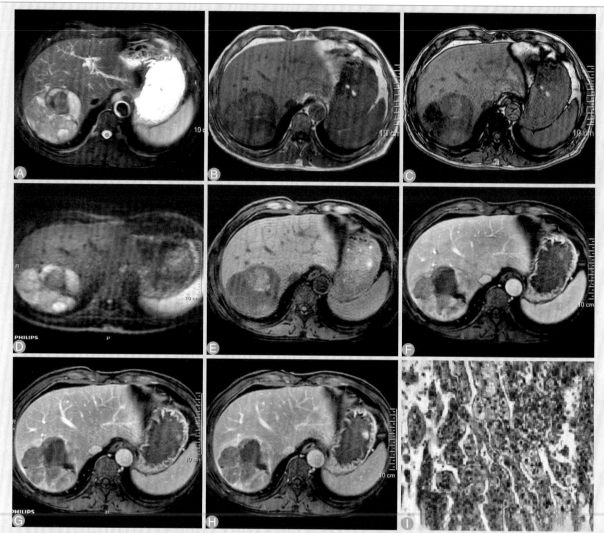

A.T₂WI横断位示肝右后叶肿块，呈稍高、高、低混杂信号，提示部分有出血；B.横断位同相位T₁WI示肝内结节呈低、高信号；C.反相位T₁WI示病灶内部分信号较同相位明显减低，提示含脂；D.DWI呈不均匀高信号，部分结节状；E.横断位T₁WI平扫病灶大部分呈低信号，有类结节状高信号（出血）；F～H.横断位增强扫描不均匀强化，有结节感，分隔及延迟强化，假包膜；I.镜下示癌组织排列以粗梁型为主，部分为假腺管型，癌细胞呈多边形，胞浆透亮，核大深染，文后彩图1-30-3I。

图1-30-3　患者男性，58岁，肝右叶透明细胞型肝细胞癌

（病例由酒泉市人民医院王保刚老师提供）

【拓展病例二】

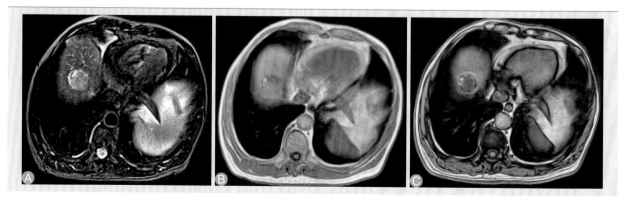

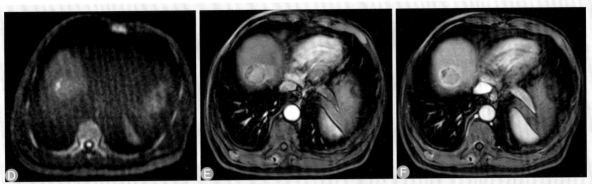

A.横断位 T_2WI 示肝脏近膈面处结节，呈稍高、高信号；B.横断位同相位 T_1WI 示肝内结节呈稍高、高信号；C.反相位 T_1WI 示病灶内部分信号较同相位明显减低，提示含脂；D.横断位 DWI 示病灶大部分呈低信号，边缘有弧形高信号；E.横断位增强动脉期明显不均匀强化，病灶周围肝实质有片状异常灌注；F.横断位增强门脉期病灶强化程度减低，并可见假包膜。

图1-30-4　患者男性，81岁，肝右叶透明细胞型肝细胞癌

（病例由厦门大学附属中山医院陈应东老师提供）

【诊断要点】

1.中老年男性，肝内含脂肿块，有假包膜。

2.具有与原发性肝细胞癌相似的"快进快出"强化方式。

3.增强实性部分呈结节状强化。

——参考文献——

[1] 陈枫，赵晶，李宏军，等.原发性透明细胞型肝癌的影像表现及比较分析研究 [J].临床放射学杂志，2019，38（8）：1418-1422.

[2] 张娜，许万博.原发性肝脏透明细胞癌的影像学特征 [J].实用放射学杂志，2019，35（2）：321-323.

[3] 宋杰峰，张亚珍，聂忠仕，等.原发性透明细胞型肝癌患者应用磁共振成像诊断的效果及其临床价值分析 [J].中国医学装备，2019，16（7）：91-94.

（陈　蓉　张文坦）

病例31　纤维板层型肝细胞癌

【临床资料】

● 患者女性，18岁，右上腹疼痛4天。

● 实验室检查：乙肝表面抗原、甲胎蛋白、癌胚抗原均为阴性。

【影像学检查】

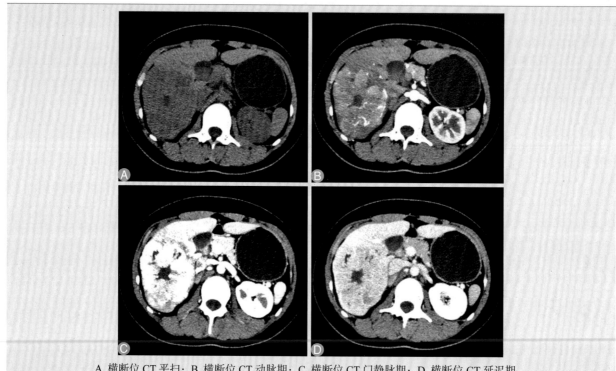

A. 横断位 CT 平扫；B. 横断位 CT 动脉期；C. 横断位 CT 门静脉期；D. 横断位 CT 延迟期。

图1-31-1　上腹部CT平扫+增强

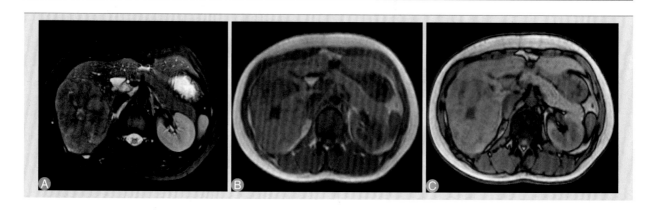

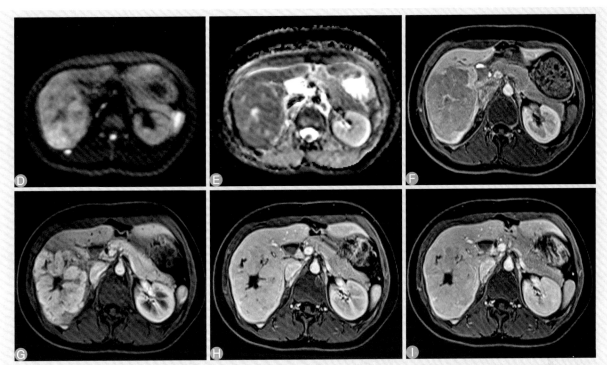

A. 横断位压脂 T_2WI；B. 横断位同相位 T_1WI；C. 横断位反相位 T_1WI；D. 横断位 DWI；E. 横断位 ADC 图；F. 横断位 T_1WI
平扫；G. 横断位 T_1WI 增强动脉期；H. 横断位 T_1WI 增强门静脉期；I. 横断位 T_1WI 增强延迟期。

图1-31-2　上腹部MRI平扫+增强

【分析思路】

年轻女性，肝右叶巨大肿块，T_1WI 呈等信号，T_2WI 呈稍高信号，中央可见纤维瘢痕，T_1WI 呈低信号，T_2WI 呈低信号，扩散稍受限，增强扫描动脉期明显强化，门脉期及延迟期强化程度减低，呈"快进快出"强化方式，中央瘢痕始终未见强化，有假包膜。常规考虑肝局灶性增生结节、原发性肝细胞癌、纤维板层型肝细胞癌、β-连环蛋白激活型肝腺瘤。

■ 肝局灶性增生结节

本例支持点：年轻女性，肝内富血供占位，病灶内见纤维瘢痕，扩散稍受限。

不支持点：局灶性结节性增生中央纤维瘢痕 T_1WI 呈低信号，T_2WI 呈高信号，增强扫描瘢痕有延迟强化，与本例不相符，假包膜少见。

■ 原发性肝细胞癌

支持点："快进快出"强化方式，假包膜。

不支持点：年轻女性，无肝炎、肝硬化病史，AFP未见增高，原发性肝细胞瘢痕较少见。

■ 纤维板层型肝细胞癌

支持点：年轻女性，无肝炎、肝硬化病史，AFP未见增高，肝内富血供占位，病灶内见纤维瘢痕，扩散稍受限。

■ β-连环蛋白激活型肝腺瘤

支持点："快进快出"强化方式，有中央瘢痕。

不支持点：年轻男性多见，本例为女性，无长期雄激素服用病史，中央瘢痕境界模糊，本例境界清楚。

【病理诊断】

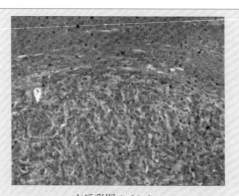

文后彩图1-31-3。

图1-31-3　病理检查（H&E染色，×100）

大体：右半肝17.5 cm×11 cm×6.5 cm，切开距肝手术切缘1 cm，紧邻肝被膜可见9.5 cm×7 cm×7 cm灰白界尚清肿块，中央可见瘢痕，周围肝组织未见明显异常。

免疫组化：CK18（+），CK19（-），AFP（-），Hepatocyte（+），CD34（+），Glypican-3（-），CD10（+），D2-40（脉管+），HSP-70（+），GS（+），CK7（+），p53（散在强弱不等+，提示野生型），Ki-67（LI：40%）。

病理诊断：右半肝纤维板层型肝细胞癌，伴局灶坏死，中央纤维化。周围肝组织小叶间门管区较多慢性炎症细胞浸润，手术切缘阴性。

【讨论】

■ 临床概述

纤维板层型肝细胞癌（fibrolamellar hepatocellular carcinoma，FLHCC）是肝细胞癌的一个罕见和特殊分型，又称为伴纤维间质的多边形肝细胞癌，临床发病率低，其细胞分化程度较高，较其他类型肝细胞癌手术切除成功率高，预后较好，但若发生在儿童，其预后并不好于传统肝细胞癌。纤维板层型肝细胞癌多见于年轻人，无明显性别差异，90%无肝硬化病史，10%的病例AFP轻度升高，患病早期无特殊临床症状，晚期与普通肝细胞癌一样可出现腹腔积液、黄疸等症状，一般发现时瘤体已经较大；目前纤维板层型肝细胞癌发病原因及危险因素还不清楚，因多见于无肝硬化的年轻人，所以推测与乙肝病毒无直接关系，治疗以手术为主。纤维板层型肝细胞癌生长缓慢，分化程度较高、恶性程度较低，与普通型肝细胞癌相比，预后更好。

■ 病理特征

大体：较大（7～20 cm，平均13 cm），境界清楚，大多数病例有中央星状瘢痕和纤维组织，无肝硬化基础。

镜下：瘤细胞为多角形细胞，核仁明显，胞浆为强嗜酸性，细胞周围平行排列的板层状纤维基质；中央瘢痕及放射状纤维内小灶性钙化。

■ 影像学表现

1.位置、形态、大小：肝左叶多见，多数单发，分叶状，多大于10 cm。

2.CT平扫：呈低密度或混杂密度肿块影，边缘清晰，瘤体中央见低密度星状纤维瘢痕向周围放射并将肿瘤分隔，瘢痕中央的点状钙化有一定特征性。

3.MRI：T$_1$WI常呈低信号，T$_2$WI信号不均匀，多呈高信号，中央纤维瘢痕多数呈低信号。

4.增强扫描：动脉期不均匀明显强化，门脉期及延迟期强化程度减低，呈"快进快出"强化方式，动脉期及门脉期中央瘢痕多无明显强化，延迟期瘢痕及分隔可有强化，瘢痕是否强化可能与胶原纤维基质含量及血管成分比例、延迟扫描时间有关。

5.间接征象：肝门区、腹腔内肿大淋巴结，纤维板层型肝细胞癌淋巴结转移概率高于原发性肝细胞癌，有文献报道病灶邻近肝包膜凹陷具有一定特征性。

【拓展病例】

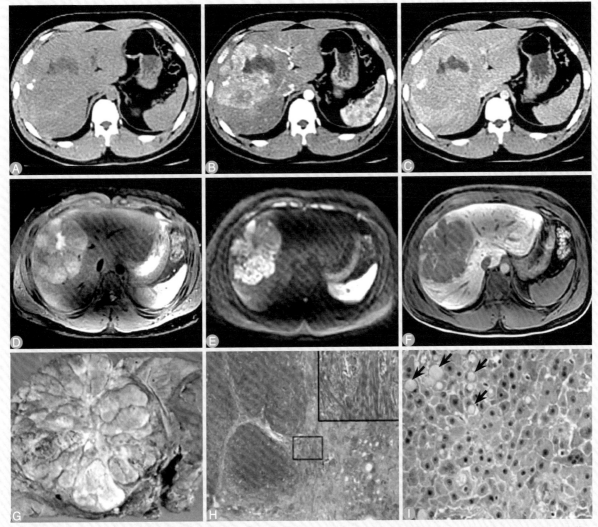

A.横断位 CT 平扫示肝右叶见一肿块影，密度欠均匀，病灶内见斑片状钙化灶；B.横断位 CT 动脉期病灶明显不均匀强化；C.横断位 CT 延迟期病灶大部分强化程度减低；D.横断位压脂 T$_2$WI 病灶大部分呈稍高信号，纤维瘢痕在 T$_2$WI 呈低信号；E.横断位 DWI 示病灶呈明显高信号；F.横断位 T$_1$WI 增强肝胆期示肿瘤表现为低信号；G.肿瘤大体标本显示肿瘤呈分叶状，中心有纤维瘢痕；H.H&E 染色（×100）示肿瘤的中心部分显示出丰富的纤维间质，呈片状；I.H&E 染色（×400）示肿瘤细胞有大的细胞核，胞浆内嗜酸性淡染小体（箭头）。文后彩图 1-31-4G ~ 文后彩图 1-31-4I。

图1-31-4　患者男性，21岁，肝右叶纤维板层型肝细胞癌

［病例来源：Takahashi et al. surg case rep（2021）7：208］

【诊断要点】

1.青少年多见，无肝炎、肝硬化病史，AFP水平多无升高。

2.密度或者信号不均匀，钙化和坏死常见。

3.多数中央瘢痕T_1WI呈低信号，T_2WI呈低信号，中央瘢痕内微小钙化灶。

4.增强呈"快进快出"强化方式，中央瘢痕可有延迟强化。

—— 参考文献 ——

[1] 单艳，徐晨，林曦，等.肝细胞癌中心瘢痕MRI特征与病理的对照分析[J].中华放射学杂志，2018，52（4）：313-315.

[2] 邵立伟，李小龙，刘鹏，等.纤维板层型肝细胞癌5例临床病理分析[J].诊断病理学杂志，2021，28（10）：853-857，860.

[3] TAKAHASHI A，IMAMURA H，ITO R，et al. A case report of fibrolamellar hepatocellular carcinoma，with particular reference to preoperative diagnosis，value of molecular genetic diagnosis，and cell origin[J]. Surgical case reports，2021，7（1）：208.

（周阳阳　张文坦）

病例32　肝肉瘤样癌

【临床资料】

● 患者男性，41岁，查体发现肝占位2天。

● 实验室检查：乙肝表面抗原、抗丙型肝炎病毒抗体、梅毒螺旋体特异性抗体、人类免疫缺陷病毒抗体阴性；甲胎蛋白、癌胚抗原、糖类抗原125、糖类抗原19-9、糖类抗原24-2均在正常范围内。

【影像学检查】

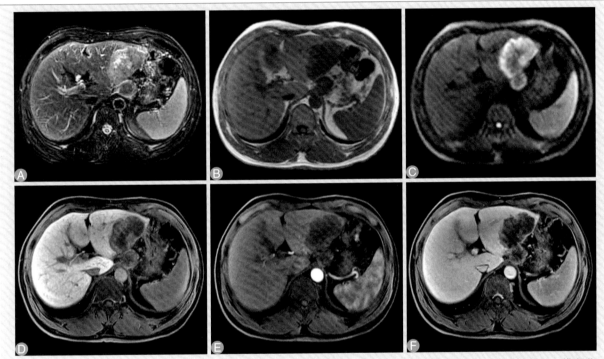

A. 横断位压脂 T_2WI；B. 横断位 T_1WI；C. 横断位 DWI；D. 横断位 T_1WI 平扫；E. 横断位 T_1WI 增强动脉期；F. 横断位 T_1WI 增强门静脉期。

图1-32-1　上腹部MRI平扫+增强

【分析思路】

中年男性，肝左外叶肿块，T_1WI 呈低信号，T_2WI 实性部分呈稍高信号，中央区可见斑片状高信号，DWI呈明显不均匀高信号，增强扫描呈不均匀轻度渐进性强化，中央可见囊变坏死区，肝胃间隙见一肿大淋巴结，中央可见坏死，常规考虑胆管细胞癌、神经内分泌肿瘤、转移瘤、肉瘤样癌、未分化多形性肉瘤。

■ 胆管细胞癌

本例支持点：病灶边缘包膜皱缩，乏血供，淋巴结转移。

不支持点：肝内胆管未见扩张，肿块型胆管细胞癌增强扫描动脉期周围明显强化，中央延迟强化，本例病灶外周增强渐进性强化，中央液化坏死区未见强化，并且液化坏死区较明显。

■ 神经内分泌肿瘤

本例支持点：乏血供，明显囊变坏死，淋巴结转移。

不支持点：肝神经内分泌肿瘤多为转移，原发的罕见，本例影像学表现可符合神经内分泌癌，转移一般为肝内多发。

■ 转移瘤

本例支持点：乏血供，明显囊变坏死，有淋巴结。

不支持点：没有原发肿瘤病史支持。

■ 肉瘤样癌

本例支持点：影像学表现基本符合。

■ 未分化多形性肉瘤

本例支持点：乏血供，明显囊变坏死，有淋巴结。

不支持点：未分化多形性肉瘤周围实性部分呈分隔状、破网状改变。

【病理诊断】

免疫组化：CK广（弱+），CK19（–），CK8（–），CK18（弱+），Hepa（–），Glypican-3（–），Ki-67（约40%），EMA（–），vimentin（+），CD3（–），CD117（散在少数+），DOG-1（+），CD34（血管+），ALK（–），CD68（–），HMB45（–），Melan-A（–），SMA（–），des（–），actin（–），Caldesmon（–），LCA（–），Cyclin D1（部分+），Bcl-2（–），S-100（少数+），CD21（–），CD23（–），CD35（–），CD31（–），CD30（–），CD43（–），CD3（–），CD20（–）。

病理诊断（肝穿刺活检、胸膜穿刺活检）：低分化恶性肿瘤，结合形态学及免疫组化结果，考虑为肉瘤样癌。

【讨论】

■ 临床概述

肝肉瘤样肝细胞癌（sarcomatoid hepatocellular carcinoma，SHC）是肝细胞癌中一种比较罕见的亚型，侵袭性高、预后差。中老年男性较多见，临床表现缺乏特异性，部分患者出现发热症状，但炎性指标不高或者轻度升高，可能与肿瘤生长过快及内部明显囊变坏死有关。肝肉瘤样癌发病机制尚未明确，可能与乙型肝炎或丙型肝炎病毒感染有关。

■ 病理特征

肿瘤切面呈灰白色或灰红色，质地偏硬，其内见大片坏死。

肝肉瘤样癌是由癌性成分及肉瘤样成分密切混合，癌性成分可以是肝细胞源性，也可以是胆管细胞源性，少见情况可以出现二者混合，肉瘤样成分以上皮细胞表型的梭形细胞为主。界定肝肉瘤样癌需要肉瘤样成分所占比例＞50%，不足50%，则称为肝细胞癌肉瘤样变。

免疫组化：肝细胞癌表达AFP、GPC-3、HepParl、CK8/18；梭形细胞成分可表达vimentin、CK19、CK8/18、EMA。

■ 影像学表现

1.位置：病灶多位于肝右叶。

2.大小：由于生长较快，肿瘤一般比较大。

3.形态：多数肿瘤形态不规则或者呈分叶状，境界不清，包膜少见。

4.CT平扫：由于肿瘤生长迅速血供较差，肿瘤中央部分容易囊变坏死，CT平扫大多数密度欠均匀，实性区域呈稍低密度影，中央囊变坏死区呈低密度影，部分合并出血，呈高密度影。

5.MRI：肿瘤实性部分T_1WI呈低或稍低信号，T_2WI呈高信号，扩散明显受限，中央坏死囊变区T_1WI呈低信号，T_2WI呈高信号，扩散不受限，合并出血时，T_1WI及T_2WI见斑片状高信号。

6.增强扫描：肿瘤的强化方式与癌的成分、肉瘤样的成分有关，典型者增强扫描动脉期病灶边缘强化，门脉期及延迟期持续强化，中央坏死囊变区未见强化，易出现周围侵犯及淋巴结转移。

【拓展病例一】

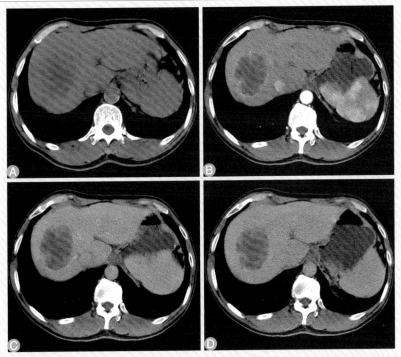

A. 横断位 CT 平扫示肝右叶肿块影，境界不清，平扫密度欠均匀，病灶周围呈稍低密度影，中央呈低密度影；B ~ D. 横断位 CT 增强，动脉期病灶边缘呈不规则环形强化，门脉期及延迟期持续强化，病灶中央见大范围无强化囊变坏死区。

图1-32-2 患者男性，58岁，肝右叶肉瘤样肝细胞癌

【拓展病例二】

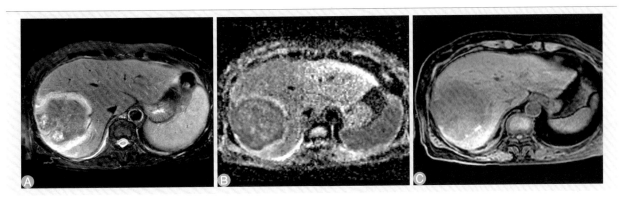

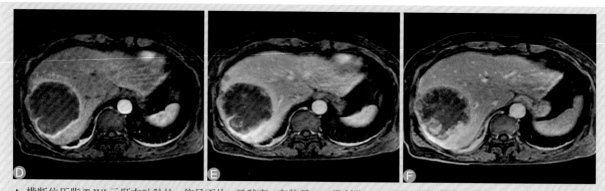

A.横断位压脂 T_2WI 示肝右叶肿块，信号不均，呈稍高、高信号；B.横断位 ADC 图示病灶周缘呈低信号，中央区呈高信号；C.横断位 T_1WI 平扫示病灶呈低或稍低信号，病灶内有小斑片状高信号，提示有出血；D～F.横断位 T_1WI 增强示病灶动脉期呈边缘强化，门脉期及延迟期持续强化，病灶中央见大片无强化囊变坏死区。

图1-32-3　患者女性，60岁，肝右叶肉瘤样肝细胞癌
（病例由济宁医学院附属医院胡喜斌老师提供）

【诊断要点】

1.中老年男性多见，肝内巨大肿块。

2.大部分境界不清。

3.囊变坏死明显，部分合并出血。

4.易周围侵犯及淋巴结转移。

5.强化方式与癌及肉瘤样成分有关，典型者动脉期病灶边缘强化，门脉期及延迟期持续强化，中央坏死囊变区未见强化。

—— 参考文献 ——

[1] 王文佳，家彬，常志伟，等.肉瘤样肝癌24例临床分析 [J].中国肿瘤临床，2020，47（15）：769-775.

[2] 余捷，林达，胡明哲，等.16例原发性肝肉瘤样癌CT与MRI表现特点分析 [J].中华肝胆外科杂志，2020，26（3）：183-186.

[3] 马逸群，王家平，李天祎，等.肉瘤样肝细胞癌CT与MRI表现及病理分析 [J].医学影像学杂志，2020，30（6）：1005-1008.

（黄玮虹　张文坦）

病例33 双表型肝癌

【临床资料】

- 患者男性，33岁，反复右上腹痛2天，有乙肝病史。
- 实验室检查：CEA、CA19-9、AFP、CA72-4均为阴性。

【影像学检查】

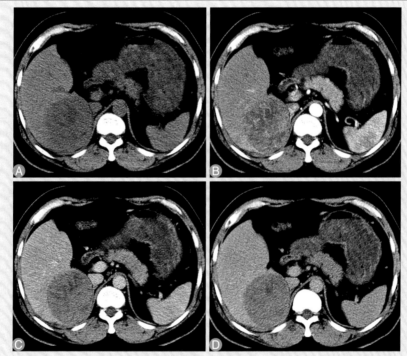

A.横断位CT平扫；B.横断位CT动脉期；C.横断位CT门脉期；D.横断位CT延迟期。

图1-33-1 上腹部CT平扫+增强

【分析思路】

青年男性，有乙肝病史，肝脏富血供病变，有假包膜，增强呈"快进快出"强化方式，常规考虑原发性肝细胞癌，鉴别肝腺瘤、血管平滑肌脂肪瘤。

■ 原发性肝细胞癌

本例支持点：乙肝病史，增强呈"快进快出"强化方式及假包膜。

不支持点：年龄，无肝硬化背景，AFP不高。

■ 肝腺瘤

本例支持点：增强"快进快出"强化方式可符合，假包膜。

不支持点：育龄妇女多见，常有口服避孕药史。

■ 血管平滑肌脂肪瘤

本例支持点：增强"快进快出"强化方式可符合，假包膜。

不支持点：病灶内未见脂肪成分、畸形血管，病灶周围未见引流静脉。

【病理诊断】

病理诊断：肝细胞癌，结合免疫组化，符合结节型双表型肝细胞癌（中分化，假腺样及粗梁型）伴灶性坏死，肿瘤侵犯但未侵出肝被膜，近癌旁肝组织见卫星结节6个，微血管侵犯分级=M2（肿物包膜内4个微血管侵犯及近癌旁肝组织内5个微血管侵犯），肝切缘未见癌，周围肝组织呈慢性肝炎肝硬化（G3S4）伴轻度大泡性脂肪肝。

免疫组化：Hepa-1（－），Arg（小灶性），AFP（－），GPC-3（小灶性+），CD10（散在+），MUC-1（部分+），PDL-1（－），CK7（部分+），Cam5.2（部分+），CEA（－），CK19（灶性+），D2-40、CD34（脉管内皮+），Ki-67（约40%+）。

注：双表型肝细胞癌为形态学上典型的肝细胞癌同时表达肝细胞和胆管癌的标记，具有双重表型特征，其侵袭性更强。

【讨论】

■ 临床概述

双表型肝细胞癌（dual-phenotype hepatocellular carcinoma，DPHCC）是近年来新定义的肝细胞癌亚型，发生率约占肝细胞癌的10%，在《原发性肝癌规范化病理诊断指南（2015年版）》中作为病理常规诊断提出，其主要特征是双表型肝细胞癌患者部分癌细胞同时表达肝细胞系标志物（如HepPar-1、CK18、CEA等）和胆管细胞系标志物（如CK7、CK19、MUC-1等）。因为其具有肝细胞癌和胆管癌的双重生物学特性，所以具有更高的恶性程度和更强的侵袭性。

双表型肝细胞癌与肝细胞癌的临床病理表现相似，且双表型肝细胞癌患者在性别、年龄、血清AFP水平、临床分期等方面和肝细胞癌患者相比，无明显差异。也有研究表明，同肝细胞癌患者相比，双表型肝细胞癌患者的血清AFP含量较高，肿瘤细胞分化差且更易出现脉管内瘤栓及包膜侵犯。部分双表型肝细胞癌患者可以同时出现血清AFP与CA19-9水平升高，这种独特现象提示双表型肝细胞癌患者预后不良。

■ 病理特征

双表型肝细胞癌的病理诊断标准包括以下几点。①根据WHO定义的形态学标准对肝细胞癌进行组织学诊断，并使用Edmondson-Steiner分级系统（Ⅰ~Ⅴ）评估肝细胞癌细胞的分化程度。②在超过15%的肿瘤细胞中，至少有一种肝细胞标志物（如AFP、HepPar-1、Glypican-3、CK8/18等）表达呈强阳性，同时强表达一种或多种胆管细胞标志物（如CK7、CK19、MUC1等）；此外，肿瘤细胞还可能表达EP-CAM、CD90、CD133等肝癌干细胞标志物。③排除任何具有两个独特分开的肝细胞癌和肝内胆管细胞癌区，以及在具有肝细胞癌样和肝内胆管细胞癌样特征的区域之间具有或不具有过渡区或转化区的肝细胞癌或混合型肝癌，或所有那些在不同肿瘤区域表达肝细胞标志物和胆管细胞标志物的部分。

■ 影像学表现

1.有或无肝硬化背景。

2.有假包膜，可有坏死。

3.与原发性肝细胞癌类似强化方式，多呈"快进慢出"表现，也可以表现为"快进快出"、延迟强化。

【拓展病例】

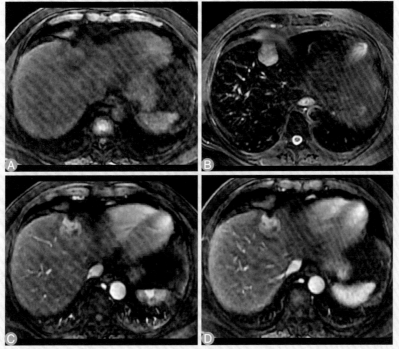

A. 横断位 T₁WI 示肝左叶团片状稍低信号灶；B. 横断位 T₂WI 示肝左叶团片状稍高信号灶，其内见点片状稍低信号，边界清楚；C. 横断位动脉期示肿瘤强化明显，信号不均质；D. 横断位门脉期示肿瘤内部进一步填充式强化，低信号区范围缩小，邻近包膜皱缩。

图1-33-2 患者男性，63岁，肝脏双表型肝细胞癌（中—低分化）
（病例由南通大学附属医院葛健康老师提供）

【诊断要点】

1.青年男性，病毒性肝炎或肝硬化基础。

2.增强扫描呈"快进慢出"，包膜延迟强化。

—— 参考文献 ——

[1] WANG Y，YANG Q，LI S，et al. Imaging features of combined hepatocellular and cholangiocarcinoma compared with those of hepatocellular carcinoma and intrahepatic cholangiocellular carcinoma in a Chinese population[J]. Clin Radiol，2019，74（5）：407.e1-407.e10.

[2] 郑巧灵，冯昌银，连渊娥，等.双表型肝细胞癌六例临床病理学分析[J].中华病理学杂志，2020，49（12）：1320-1322.

[3] 吴茜,郁义星,范艳芬,等.增强MRI列线图模型在预测双表型肝细胞癌中的应用价值[J].中华医学杂志，2022，102（15）：1086-1092.

（贾 迪 施 彪）

病例34　肝内肿块型胆管细胞癌

【临床资料】

● 患者女性，57岁，发现肝占位7个月。

● 辅助检查：超声复查提示病变较前有增大。腹部CT增强、腹部MRI增强考虑不典型血管瘤。

【影像学检查】

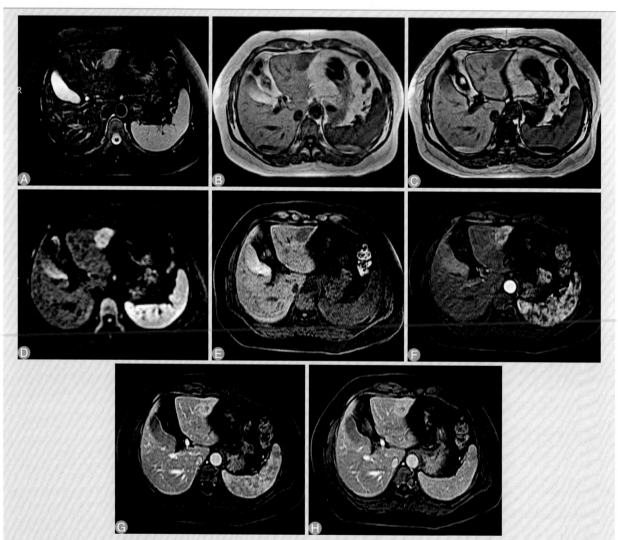

A. 横断位压脂 T_2WI；B. 横断位同相位 T_1WI；C. 横断位反相位 T_1WI；D. 横断位 DWI；E. 横断位 T_1WI 平扫；F. 横断位 T_1WI 增强动脉期；G. 横断位 T_1WI 增强门静脉期；H. 横断位 T_1WI 增强延迟期。

图1-34-1　上腹部MRI平扫+增强

【分析思路】

中老年女性，肝左外叶肿块影，边界清楚，局部肝包膜稍有凹陷，T_1WI呈低信号，T_2WI呈高信号，病灶中央见斑片状低信号，提示含纤维成分，DWI呈不均匀高信号，病灶中央区见斑片状低信号，增强扫描动脉期边缘环形强化，中央见低信号无强化区，门静脉期及延迟期边缘强化程度减低，呈相对等信号，中央部分轻度延迟强化。常规考虑原发性肝细胞癌、局灶性结节性增生、纤维板层型肝细胞癌、β-连环蛋白激活型肝腺瘤、海绵状血管瘤、胆管细胞癌。

■ **原发性肝细胞癌**

支持点：扩散不均匀高信号，增强动脉期明显不均匀强化，边缘可疑假包膜。

不支持点：无肝炎、肝硬化病史，中央纤维瘢痕较少见，局部肝包膜凹陷亦不支持。

■ **局灶性结节性增生**

支持点：增强动脉期明显强化，门脉期及延迟期强化程度减低，呈相对等信号，中央瘢痕延迟强化。

不支持点：局灶性结节性增生T_1WI多呈等信号，本例呈低信号，中央瘢痕T_2WI多呈高信号，本例呈低信号，局部肝包膜凹陷不支持。

■ **纤维板层型肝细胞癌**

支持点：扩散不均匀高信号，增强明显不均匀强化，中央低信号纤维瘢痕。

不支持点：多为青少年，本例发病年龄不符合，肿块多较巨大，中央纤维瘢痕较少延迟强化。

■ **β-连环蛋白激活型肝腺瘤**

支持点：扩散不均匀高信号，增强明显不均匀强化，中央模糊纤维瘢痕，可疑假包膜。

不支持点：年轻男性多见，本例发病年龄及性别不符合，无长期雄激素服用病史，除中央瘢痕外，信号多较混杂，与本例不相符。

■ **血管瘤**

支持点：增强扫描呈填充性强化。

不支持点：T_2WI信号多呈明显高信号，本例动脉期呈环形强化，血管瘤多呈结节状强化，与本例不符合。

■ **胆管细胞癌**

支持点：扩散不均匀高信号，增强动脉期边缘环形强化，门脉期及延迟期中央渐进性强化，局部肝包膜凹陷。

不支持点：假包膜少见。

【病理诊断】

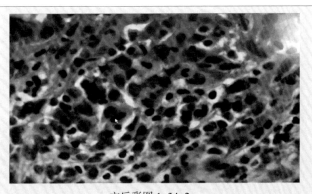

文后彩图1-34-2。

图1-34-2 病理检查（H&E染色，×400）

肉眼所见：冰冻送检（肝左2段肿瘤）部分肝组织，大小为6.2 cm×4.0 cm×3.0 cm，两面覆有肝被膜，临床局部丝线缝扎，紧邻肝被膜下距丝线缝扎端2.0 cm，距另一端3.0 cm，距肝断端0.3 cm肝实质内见大小3.0 cm×2.5 cm×3.0 cm的灰白质硬结节，与周围分界尚清。

镜下：瘤组织呈腺管状排列，异型性明显，周围多量淋巴细胞增生伴淋巴滤泡形成。

免疫组化结果：CK（+），CK20（－），CK8（+），CK19（+），Hep（－），Glypican-3（－），Ki-67（35%），P63（－），CK7（+），TTF-1（－），CDX2（－），Mammaglobin（－），GCDFP-15（－）。

病理结果：上皮样恶性肿瘤，形态学结合免疫组化结果考虑胆管细胞癌可能性大，请结合临床。

【讨论】

■ 临床概述

肝内胆管细胞癌（intrahepatic cholangiocarcinoma，ICC）是肝脏仅次于原发性肝细胞癌的第二高发的原发恶性肿瘤，其发病率在东南亚国家最高。日本的肝癌研究组根据形态学特征将其分为肿块型、管周浸润型和管内生长型，其中以肝内肿块型胆管细胞癌（intrahepatic mass-forming cholangiocarcinoma，IMCC）最常见。好发于老年男性，病因包括慢性胆道炎症、寄生虫、肝内胆管结石、胆道畸形、环境或职业毒物等。临床表现多与肿瘤部位、生长方式及有无胆道梗阻相关，常表现为全身不适、右上腹痛、体重减轻、梗阻性黄疸等。肿瘤标志物AFP多正常，CEA、CA19-9可升高。目前认为，将肿瘤完整切除是患者获得长期生存的唯一治疗方式。

■ 病理特征

大体：呈灰白、实性、质韧，类圆形、分叶状或不规则形，中心坏死或瘢痕比较常见，偶尔伴有黏液。无包膜，可包绕或压迫血管及胆管。

镜下：组织学上有管状腺癌、乳头状腺癌等，黏液腺癌、鳞癌、印戒细胞癌等比较少见。肿瘤细胞多聚集于病灶边缘，大量的纤维基质位于病灶中心区，其生物学特点为沿胆管周围蔓延，侵犯神经及包绕血管。

■ 影像学表现

1.形态、境界：分叶状、不规则形，境界欠清。

2.CT平扫：呈低密度影，少部分伴钙化。

3.MRI：T_1WI呈低信号，T_2WI多表现为中高信号伴中心低信号"靶征"，提示中央纤维间质较丰富，DWI"靶征"即外周高信号（代表血供丰富、细胞密集的肿瘤成分）、中央低信号（纤维和坏死成分）。

4.强化方式：动脉期边缘环形强化，门脉期及延迟期中央渐进性强化。肝胆期中央高信号，周围低信号。

5.间接征象：局部肝包膜凹陷，受累段肝叶萎缩，肝内胆管扩张，卫星灶，淋巴结转移。

【拓展病例一】

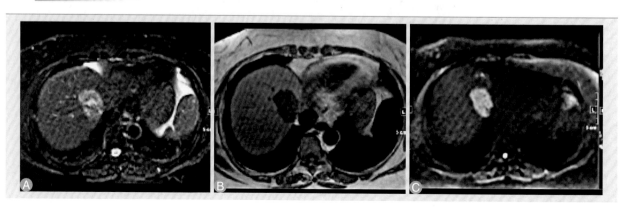

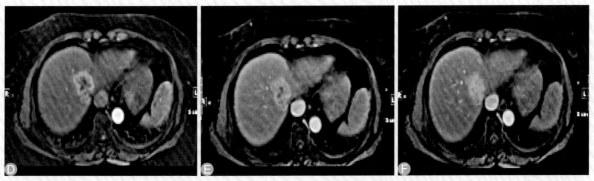

A. 横断位压脂 T_2WI 示肝内肿块，呈高信号，病灶中央可见斑片状更高信号；B. 横断位 T_1WI 呈低信号；C. 横断位 DWI 示病灶呈高信号；D ~ F. 横断位 T_1WI 增强扫描病灶明显不均匀强化，中央区见低信号无强化区，门脉期及延迟期病灶持续强化，病灶中央区渐进性强化。

图1-34-3　患者女性，60岁，肝内胆管细胞癌

【拓展病例二】

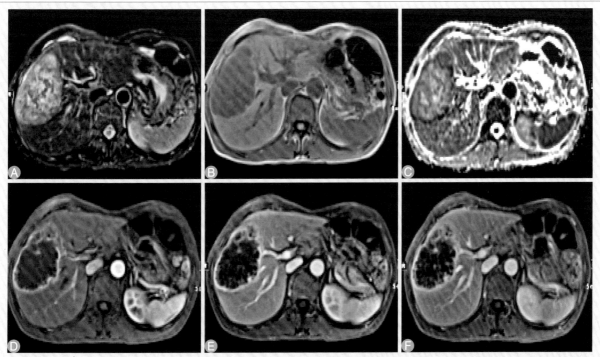

A. 横断位压脂 T_2WI 示肝右叶见一巨大肿块，呈不均匀高信号，其内夹杂条状短 T_2 信号，提示纤维成分；B. 横断位 T_1WI 病灶呈低信号；C. 横断位 ADC 图病灶周缘环形低信号，中央高信号，提示病灶周缘肿瘤细胞密集；D. 横断位 T_1WI 增强动脉期病灶呈不规则环形强化，中央区见大片状无强化区域；E、F. 横断位 T_1WI 增强门静脉期及延迟期，病灶边缘持续强化，其内见间隔状延迟强化，并见大片状无强化囊变坏死区，病灶邻近肝包膜局部凹陷。

图1-34-4　患者男性，67岁，肝内胆管细胞癌

【诊断要点】

1.分叶状、不规则形，局部肝包膜凹陷，肝叶萎缩，肝内胆管扩张。

2.T_2WI、DWI "靶征"。

3.动脉期边缘环形强化，门脉期及延迟期中央渐进性强化；肝胆期中央高信号，周围低信号。

4.淋巴结转移。

5.CA19-9升高。

—— 参考文献 ——

[1] 陈爽，张红梅. 多模态 MRI 在肝内肿块型胆管细胞癌诊疗中的研究进展 [J]. 磁共振成像，2022，13（5）：158-161.

[2] 王琦，刘强. 肝内肿块型胆管细胞癌影像表现及鉴别诊断 [J]. 医学影像学杂志，2022，32（12）：2174-2176.

[3] 陈志伟，陈建龙，项李峰，等. 不典型末梢型肝内胆管细胞癌 MSCT 影像学特征 [J]. 医学影像学杂志，2020，30（3）：509-511.

（王景学　张文坦）

病例35 混合型肝癌

【临床资料】

● 患者女性，72岁，反复上腹部胀痛不适2月余，有乙肝病史。

● 实验室检查：AFP 9.63 IU/mL，CA19-9 627.7 IU/mL，CEA（−），CA125（−）。

【影像学检查】

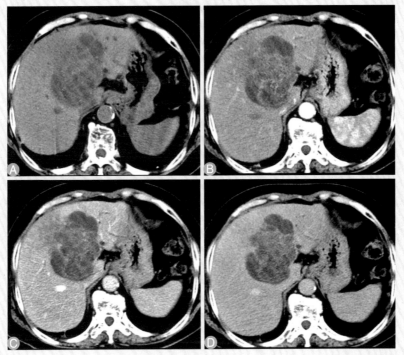

A. 横断位 CT 平扫；B. 横断位 CT 动脉期；C. 横断位 CT 门脉期；D. 横断位 CT 延迟期。

图1-35-1 上腹部CT平扫+增强

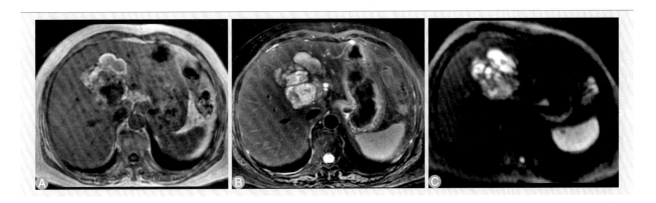

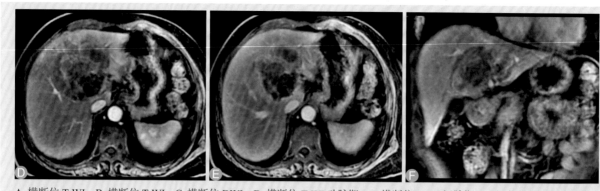

A. 横断位 T_1WI；B. 横断位 T_2WI；C. 横断位 DWI；D. 横断位 T_1WI 动脉期；E. 横断位 T_1WI 门脉期；F. 冠状位 T_1WI 延迟期。

图1-35-2　上腹部增强MRI扫描

【分析思路】

老年女性，有乙肝病史，CA19-9增高，肝内巨大肿块，T_1WI呈高、低信号，提示有出血，T_2WI呈不均匀高信号，DWI呈高信号，增强扫描不均匀强化，邻近胆管扩张，未见明显假包膜，考虑恶性，疾病谱有原发性肝细胞癌、胆管细胞癌、肉瘤样癌。

■ 原发性肝细胞癌

本例支持点：老年女性，有乙肝病史，肝内病灶有囊变、坏死、出血。

不支持点：无肝硬化背景，增强扫描不均匀中度强化，未见明显假包膜，邻近胆管扩张。

■ 胆管细胞癌

本例支持点：老年女性，CA19-9升高，肿块邻近胆管扩张，增强扫描不均匀强化。

不支持点：出血一般较少见。

■ 肉瘤样癌

本例支持点：CA19-9升高，肝内病灶有囊变、坏死、出血。

不支持点：病灶中央坏死多较明显，本例中央实性成分仍较多。

【病理诊断】

肝脏穿刺病理：取材灰红碎组织于光镜下纤维组织中查见结构紊乱，伴明显异型的肝细胞巢，部分区域纤维间质中查见异型导管及异型明显的小腺管结构。

免疫组化：CK8/18（＋），Hep（－），TTF-1（－），CDX2（－），CK20（－），CK7/19（＋），Hep（－），TTF-1（－），CDX2（－），CK20（－），vimentin（＋），CEA（－），Ki-67（约70%＋）。

病理结果：倾向考虑混合性肝癌（肝细胞癌-胆管细胞癌）。

【讨论】

■ 临床概述及病理特征

混合型肝癌（combined hepatocellular-cholangiocellular carcinoma，CHCC-CC）具有肝细胞癌及胆管细胞癌两种成分，是原发性肝癌的一种少见类型，发病率占原发性肝癌的2.4%～14.2%。第7版美国癌症联合委员会TNM分期中，将混合型肝癌归入肝内胆管细胞癌的肿瘤分期。有研究认为混合型肝癌因为肿瘤内肝内胆管细胞癌的成分而导致其比肝细胞癌及肝内胆管细胞癌患者预后更差。免疫组化具有肝系、胆系分化标志：CK8/18、CK7/19阳性。

■ **影像学表现**

1.混合型肝癌的CT、MRI表现与肝细胞癌和胆管细胞癌构成比例及分化程度有关。

2.肿瘤可呈低密度/信号或混合密度/信号。

3.瘤体可呈圆形、类圆形、分叶状、不规则形，可单发或多发。

4.部分病灶边缘清晰，部分边缘不清，主要依靠动态增强检查。

5.肝细胞癌血供丰富，以肝动脉供血为主，动脉期明显强化，强化程度高持续时间短，门脉期和延迟期强化程度减退，时间-密度曲线为速升速降型。

6.混合型肝癌为乏血供肿瘤，肿瘤纤维间质丰富，分布于中央区，肿瘤组织以外围为主，动脉期多强化不明显或边缘强化，门脉期及延迟期对比剂逐渐向肿瘤中心延伸，出现延迟强化，强化范围增大、程度增高，时间-密度曲线为渐进型。

7.混合型肝癌中肝细胞癌动脉期强化且"快进快出"，混合型肝癌动脉期强化不明显，出现延迟强化。

8.当肝细胞癌成分占优势时，癌灶主要为肝细胞癌表现，反之亦然；当两者比例相近时，同时具有肝细胞癌、混合型肝癌的表现；当肝细胞癌或混合型肝癌不足以产生各自典型影像学表现时，影像诊断困难。

9.肿瘤中一个区域动脉期强化，其他区域门脉期或延迟期出现强化，这种"此起彼伏"的强化方式称为"反转强化"，瘤体动脉期弥漫不均匀强化、后期出现反转强化者首先考虑为混合型肝癌。

【拓展病例一】

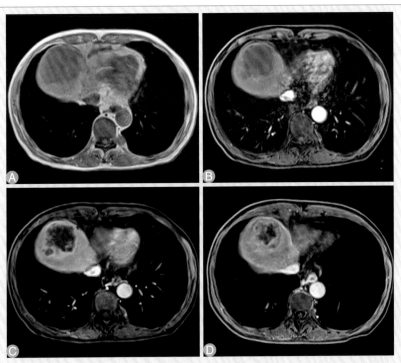

A.横断位 T_1WI 示肝右叶近膈顶处肿块；B～D.横断位 T_1WI 增强病灶周围呈"快进快出"强化方式，靠近内侧呈渐进性强化。

图1-35-3　患者男性，80岁，肝脏混合型肝癌

【拓展病例二】

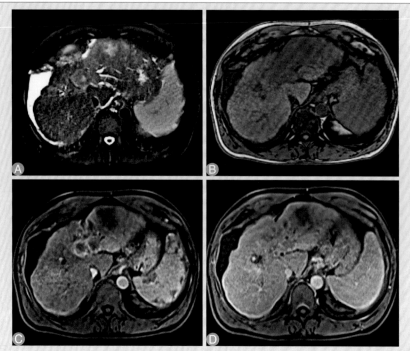

A. 横断位压脂 T_2WI 示肝硬化表现，肝左叶肿块，大部分呈稍高信号，其内有斑片状高信号，邻近胆管扩张，另见脾大、腹腔积液；B. 横断位 T_1WI 示病灶呈低信号；C、D. 横断位 T_1WI 增强动脉期、延迟期示病灶部分呈"快进快出"强化方式，部分呈渐进性强化。

图1-35-4　患者男性，61岁，肝脏混合型肝癌

[病例来源：EUR RADIOL. 2018-04-01；28（4）：1529-1539.]

【诊断要点】

1.好发于老年男性，多有乙肝病史。

2.肝脏富血供肿瘤伴CEA或CA19-9升高；肝脏乏血供肿瘤伴AFP升高；肝肿瘤伴AFP和CEA或CA19-9同时升高。

3.肝肿瘤同时具备肝细胞癌和CC双重影像特征，与肝细胞癌和CC的构成比例及分化程度有关。

4.增强后动脉期及延迟期均呈整体不均匀强化，强化持续时间较长且范围较大，其相对较为特征，部分出现外周洗脱。

—— 参考文献 ——

[1] 钱旭东，汪禾青，盛若凡，等.混合型肝癌的 MRI 表现与病理分型的对照分析 [J]. 中华放射学杂志，2017，51（10）：761-765.

[2] 刘英娜 . 混合型肝癌的 CT 及 MRI 影像学表现分析 [J]. 中国 CT 和 MRI 杂志，2020，18（2）：88-91.

[3] Sammon J，Fischer S，Menezes R，et al. MRI features of combined hepatocellular-cholangiocarcinoma versus mass forming intrahepatic cholangiocarcinoma[J]. Cancer Imaging，2018，18（1）：8.

（贾 迪 施 彪）

病例36　肝母细胞瘤

【临床资料】

- 患者女性，17岁，右上腹隐痛月余。
- 实验室检查无。

【影像学检查】

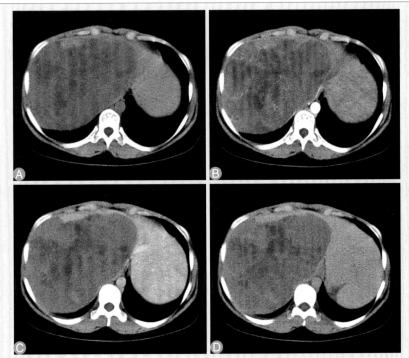

A. 横断位 CT 平扫；B. 横断位 CT 动脉期；C. 横断位 CT 门静脉期；D. 横断位 CT 延迟期。

图1-36-1　上腹部CT平扫+增强

（病例由江苏省东海县人民医院袁伟老师提供）

【分析思路】

年轻女性，肝右叶巨大肿块，平扫密度不均，其内多发裂隙状、不规则低密度区，增强扫描呈轻度不均匀强化，动脉期内见多发不规则线条状强化，门静脉期及延迟期进一步强化，较正常肝组织强化弱，其内见不规则、裂隙状无强化区，常规考虑有纤维板层型肝细胞癌、肝母细胞瘤、间叶性错构瘤、未分化胚胎性肉瘤。

■ 纤维板层型肝细胞癌

本例支持点：年轻，巨大占位，其内裂隙样无强化区。

不支持点：富血供，本例为乏血供肿块。

■ 肝母细胞瘤

本例支持点：巨大占位，肿块密度不均，动脉期不均匀强化，其内见不规则、裂隙状无强化区。

不支持点：年龄较大。

■ 间叶性错构瘤

本例支持点：实性成分轻中度强化。

不支持点：年龄不符合，多5岁内，本例病变为以实性为主、无分隔。

■ 未分化胚胎性肉瘤

本例支持点：巨大占位，增强扫描不均匀强化。

不支持点：年龄不符合，多为囊实性，本例以实性为主。

【病理诊断】

免疫组化结果：EMA（－），vimentin（＋＋），AFP（－），CKpan（－），CEA（－），S-100（＋），Hepat（－），WT（＋），NF（＋＋），Syn（－）。

病理结果：肝母细胞瘤。

【讨论】

■ 临床概述

肝母细胞瘤（hepatoblastoma，HB）是一种具有多种分化方式的恶性胚胎性肿瘤，是小儿最常见的肝脏原发恶性肿瘤。好发于6个月至5岁儿童，尤其是3岁以下，男性多见。目前发病机制尚不明确，可能与染色体异常、遗传因素、低出生体重、妊娠期各种外界不良因素（如接触致癌物质、应用激素、大量饮酒等）、父母吸烟、家族性腺瘤性息肉病、Beckwith-wiedemann综合征、18-三体综合征等相关。临床主要表现为患儿腹部膨隆、体重减低、食欲不振、恶心、呕吐，少数可有黄疸，部分肿瘤细胞可产生HCG，导致青春期早熟、出现阴毛、生殖器增大、声音变粗等。绝大多数患者血清AFP升高（＞500 ng/ml），当肿瘤完全切除时，AFP水平降低至正常，肿瘤复发，则AFP水平再度升高。

■ 病理特征

大体：为单发或多发结节，外观呈结节状，可见假包膜。

组织病理学：国际儿童肝肿瘤分类将肝母细胞瘤分为上皮性、上皮和间叶混合性两种类型。上皮性肝母细胞由不同分化程度的肝脏上皮细胞构成，包括胎儿型（最常见）、胚胎型、小细胞未分化型、胆管母细胞型和巨梁型，可为单纯型或混合型。上皮和间叶混合性肝母细胞瘤由不同分化程度的肝脏上皮细胞和间叶细胞混合构成，可分为间质来源（不伴畸胎样特征）及伴畸胎样特征的混合型两种，其中不伴畸胎样特征的间叶成分可出，通常为成熟或未成熟的纤维成分、骨样或软骨样组织，伴畸胎样特征现原始内胚层、黑色素、鳞状上皮和腺上皮等非肝来源的成分。

■ 影像学表现

1.位置、形态：肝右叶多见，多为单发，呈类圆形、圆形，境界清楚。

2.大小：肿块多较大，外生性生长，多有假包膜。

3.CT平扫：以实性为主的肿块，实性成分呈稍低密度影，其内密度不均匀，可见囊变、坏死、出血及钙化。

4.MRI信号：T_1WI呈低信号，T_2WI呈不均匀高信号，DWI呈不均匀高信号。

5.增强扫描：不同病理类型肝母细胞瘤强化方式及强化程度不同，可表现为动脉期明显强化，门脉期及延迟期强化程度减低，也可表现为轻中度渐进性强化，强化程度始终低于肝实质，病灶内囊变坏死区域未见强化。

【拓展病例】

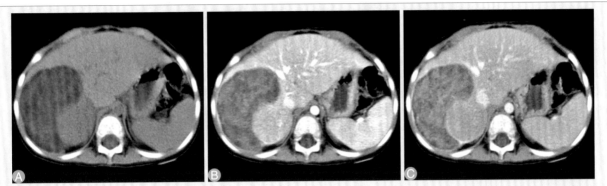

A. 横断位 CT 平扫肝右后叶团块占位，密度欠均匀，部分含脂肪；B. 横断位 CT 动脉期是肝右叶肿块含脂肪成分病灶局部轻度强化，不含脂肪成分病灶明显不均匀性强化；C. 横断位 CT 门静脉期示含脂肪成分病灶局部渐进性强化，不含脂肪成分病灶强化程度减低。本例病灶局部影像学表现差异，提示可能系上皮和间叶混合型肝母细胞瘤。

图1-36-2　患者男性，3岁，肝母细胞瘤

【诊断要点】

1. 经典表现"十多一低一少"。十多：单发灶多、右叶多、外生多、假包膜多、出血多、坏死多、囊变多、钙化多、男性多及混合型多；一低：无论平扫或增强病灶强化程度始终低于肝脏强化程度；一少：肝硬化少见，肝周正常组织多。

2. 好发于6个月至5岁儿童，男性多见。

3. AFP升高。

—— 参考文献 ——

[1] 刘雨晴，向永华，李理，等 . 不同病理分型肝母细胞瘤的多层螺旋CT征象与鉴别 [J]. 临床小儿外科杂志，2022，21（5）：452-457.

[2] 张龚巍，李钱程，张欢，等 . CT扫描对肝母细胞瘤病理分型预测价值初探 [J]. 临床放射学杂志，2020，39（12）：2507-2512.

[3] Wardah W，Khan M G M，Sharma A，et al. Protein secondary structure prediction using neural networks and deep learning：a review[J]. Computational Biology and Chemistry，2019，81：1-8.

（赵国千　张文坦）

病例37 原发性肝淋巴瘤

【临床资料】

- 患者男性，27岁，右上腹痛5天。
- 既往史：有"乙肝"病史10余年。
- 实验室检查：乳酸脱氢酶420 U/L，AFP、CA19-9、CEA正常。

【影像学检查】

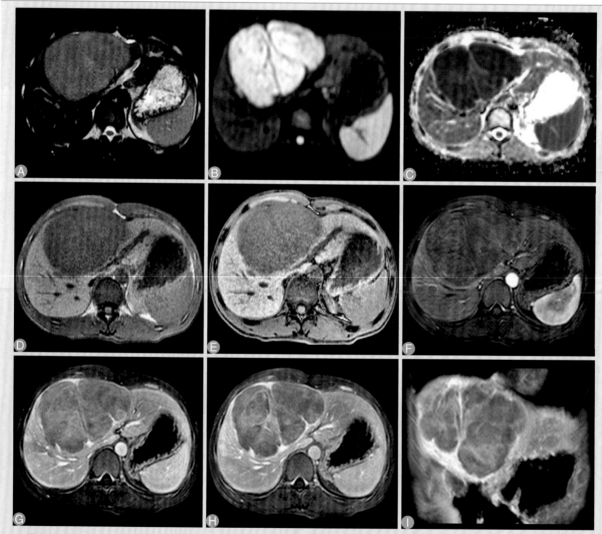

A.横断位压脂 T_2WI；B.横断位 DWI；C.横断位 ADC 图；D.横断位同相位 T_1WI；E.横断位反相位 T_1WI；F.横断位 T_1WI 增强动脉期；G.横断位 T_1WI 增强门脉期；H.横断位 T_1WI 增强延迟期；I.冠状位 T_1WI 增强。

图1-37-1 上腹部MR平扫+增强

【分析思路】

年轻男性，有乙肝病史，肝左内叶巨大肿块，T_1WI 呈低信号，T_2WI 呈稍高信号，扩散明显受限，增强扫描轻度渐进性强化，大部分比较均质，其内可见纤维瘢痕，边缘见假包膜，常规考虑原发性肝细胞癌、纤维板层型肝细胞癌、局灶性结节性增生、淋巴瘤。

■ **原发性肝细胞癌**

本例支持点：有乙肝病史，有假包膜。

不支持点：强化方式不符合，肿块较巨大，坏死囊变不明显，扩散明显受限。

■ **纤维板层型肝细胞癌**

本例支持点：年轻男性，有纤维瘢痕，假包膜。

不支持点：动脉期强化程度不够，肿块较巨大，坏死囊变不明显，扩散明显受限。

■ **局灶性结节性增生**

本例支持点：年轻男性，有纤维瘢痕，T_2WI信号稍高。

不支持点：强化方式不符合，扩散明显受限。

■ **淋巴瘤**

本例支持点：信号大部分均匀，扩散明显受限，轻度强化，乳酸脱氢酶升高。

不支持点：假包膜比较少见。

【**病理诊断**】

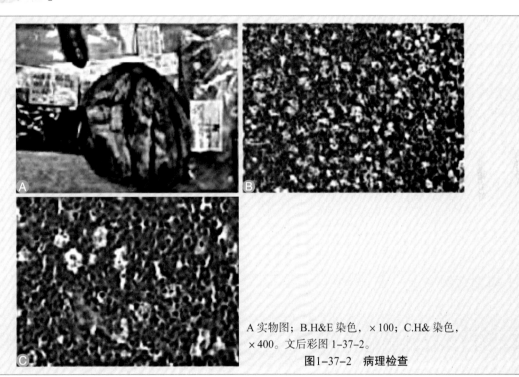

A实物图；B.H&E染色，×100；C.H&染色，×400。文后彩图1-37-2。

图1-37-2　病理检查

肉眼：肝组织大小为15 cm×12 cm×7.5 cm，切开见一肿物，大小为13 cm×11 cm×7.5 cm，紧邻肝被膜，距肝切缘1.2 cm，周围见少量肝组织，切面棕黄色，质中。

镜下：肿瘤细胞由弥漫成片中等大小的淋巴样细胞组成，细胞核圆形或椭圆形，核分裂象易见，可见"星空"现象。周围肝组织呈慢性肝炎改变，灶性脂肪变性。

免疫组化：CD20（弥漫+），CD79a（弥漫+），CD3（个别散在+），CD5（－），Bcl-2（－），Bcl-6（＋），CD10（＋），MM1（－），CD21（－），C-myc（85%+），Ki-67（＞95%+），p53（90%中+）。

原位杂交结果：EBER（-）。

病理结果：B细胞淋巴瘤，考虑伯基特淋巴瘤，建议行荧光原位杂交进一步检查。

【讨论】

■ 临床概述

原发性肝淋巴瘤（primary hepatic lymphoma，PHL）比较罕见，病变局限于肝脏和肝周引流区域淋巴结，在初诊后至少6个月内没有其他内脏器官、远处淋巴结或骨髓受累的证据。原发性肝淋巴瘤发病机制尚不明确，可能与慢性炎症、EB病毒、丙型肝炎病毒、原发性胆汁性肝硬化、免疫系统性疾病等相关。中老年男性多见，可发生于任何年龄。临床表现无特殊，常见症状如右上腹痛、发热、体重减轻、乏力、厌食等。实验室检查：血清肝酶、β-2微球蛋白、血清乳酸脱氢酶升高，AFP、CEA等肿瘤标志物多正常，有文献报道，乳酸脱氢酶是原发性肝淋巴瘤预后的一个重要指标，经治疗后LDH降低提示预后较好。

■ 病理特征

原发性肝淋巴瘤最常见的组织学类型为弥漫大B细胞淋巴瘤（约占90%），其次为T细胞淋巴瘤（占5%~10%），MALT、Burkitt淋巴瘤少见。

■ 影像学表现

1.生长模式：单发肿块型（多见）、多发结节型（少见，多发生于免疫系统改变，如HIV、移植术后或者肝硬化患者）、弥漫性浸润型（罕见，肝弥漫性肿大，未见确切结节）。

2.CT平扫：呈稍低密度肿块影，大部分密度均匀，囊变坏死少见，出血、钙化罕见。

3.MRI：T_1WI呈稍低信号，T_2WI呈稍高信号，较均质，病灶内出现囊变坏死时，T_2WI信号不均匀，DWI呈明显高信号，ADC图呈明显低信号。

4.增强扫描：多数呈轻度渐进性强化，强化程度低于正常肝实质，比较均质，出现囊变坏死时强化不均匀。少部分病灶呈环形强化，与肝淋巴瘤沿着间质浸润性生长，侵犯邻近肝组织引发脉管性炎症，导致病灶边缘模糊，增强扫描呈边缘环形强化，强化程度较明显（高于肝实质），病灶延迟强化或持续性强化。"血管穿行征"：血管穿行于肿瘤内部或肿瘤间，血管未见受侵，被认为是淋巴瘤的特征性表现。

5.间接征象：肝、脾大，肝门区淋巴结增大。

【拓展病例一】

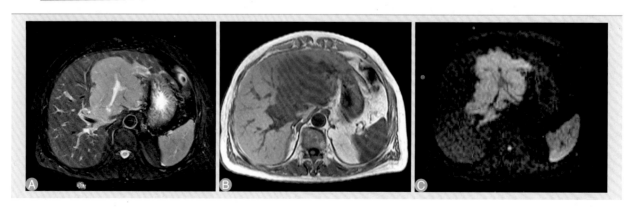

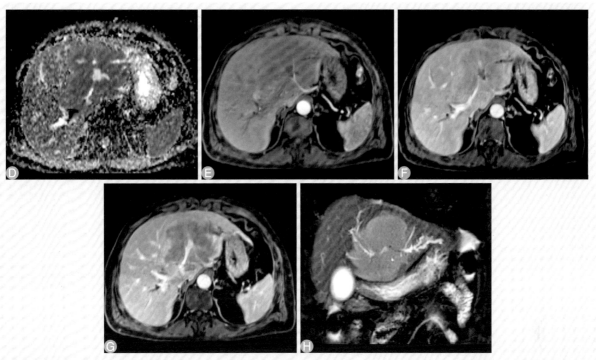

A. 横断位压脂 T_2WI 示肝左叶团块状病灶，呈稍高信号，其内见血管影；B. 横断位 T_1WI 病灶呈低信号；C. 横断位 DWI 示病灶呈明显高信号；D. 横断位 ADC 图呈低信号，提示扩散明显受限；E ~ G. 横断位 T_1WI 增强扫描示病灶轻度强化，大部分比较均质，可见"血管漂浮征"；H. 冠状位 T_2WI 示病灶内见血管穿行，远端胆管轻度扩张。

图1-37-3　患者男性，69岁，肝淋巴瘤

【拓展病例二】

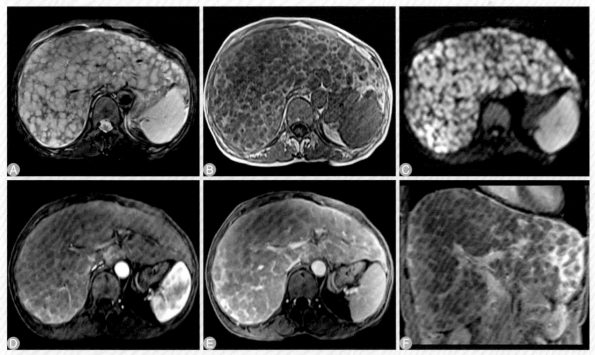

A. 横断位压脂 T_2WI 示肝大并弥漫性病变，呈高信号，脾增大；B. 横断位 T_1WI 示病灶呈低信号；C. 横断位 DWI 示肝内弥漫性病灶呈高信号；D、E. 横断位 T_1WI 增强扫描病灶呈轻度强化；F. 冠状位 T_1WI 增强示门脉未见充盈缺损。

图1-37-4　患者女性，58岁，B细胞淋巴瘤

（病例由湘西自治州人民医院田军老师提供）

【诊断要点】

1.单发或多发，多数密度及信号较均匀，少部分可囊变坏死。

2.扩散明显受限。

3.多数增强扫描呈轻度强化，少部分呈环形强化，强化程度高于肝实质，"血管穿行征"被认为是一种特征性表现。

4.肝脾大，肝门区淋巴结增大。

5.血清乳酸脱氢酶明显增高。

—— 参考文献 ——

[1] 荣雪飞，蔡剑鸣，董景辉，等.11例原发性肝脏淋巴瘤CT及MRI影像表现[J].肝脏，2021，26（3）：296-298.

[2] 袁晨，梁磊，胡嘉钰，等.原发性肝脏淋巴瘤的诊疗进展[J].肝胆胰外科杂志，2021，33（5）：312-316.

[3] 冯结映，胡海菁，黄飚，等.原发性肝淋巴瘤CT及MRI的影像学表现[J].中国临床医学影像杂志，2020，31（9）：671-674.

（赵国千　张文坦）

病例38 肝脏神经内分泌肿瘤

【临床资料】

● 患者女性，48岁，右上腹部疼痛1周。

● 辅助检查：腹部超声示肝脏多发占位。

【影像学检查】

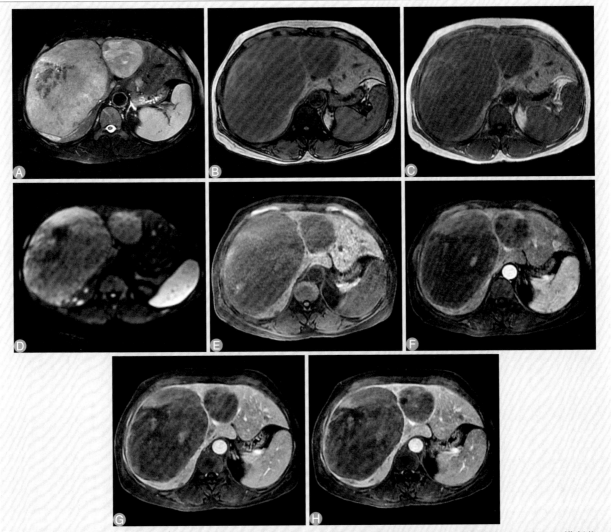

A. 横断位压脂 T_2WI；B. 横断位反相位 T_1WI；C. 横断位同相位 T_1WI；D. 横断位 DWI；E. 横断位 T_1WI 平扫；F. 横断位 T_1WI 增强动脉期；G. 横断位 T_1WI 增强门静脉期；H. 横断位 T_1WI 增强延迟期。

图1-38-1 上腹部MRI平扫+增强

【分析思路】

肝内多发肿块，平扫信号不均匀，有出血、囊变、坏死，DWI呈不均匀高信号，增强扫描呈轻度渐进性强化，可见假包膜，常规考虑原发性肝细胞癌、神经内分泌肿瘤、上皮样血管内皮瘤、血管肉瘤、胆管细胞癌、转移瘤。

■ 原发性肝细胞癌

本例支持点：多灶性，有出血、囊变、坏死，DWI呈高信号，有假包膜，脾大。

不支持点：年龄、性别不符合，无肝炎、肝硬化病史，强化方式不符合。

■ 神经内分泌肿瘤

本例支持点：影像学表现可以符合。

不支持点：原发少见。

■ 上皮样血管内皮瘤

本例支持点：中年女性，多灶性，轻度渐进性强化方式。

不支持点：上皮样血管内皮瘤以肝包膜下分布为主，未见"棒棒糖征""晕环征"及"靶征"。

■ 血管肉瘤

本例支持点：中年女性，多灶性，病灶内囊变、坏死、出血。

不支持点：强化程度不够，多填充样或离心样强化。

■ 胆管细胞癌

本例支持点：多灶性，病灶内囊变、坏死，轻度渐进性强化方式。

不支持点：一般没有包膜样强化，形态比较不规则，未见胆管扩张，未见包膜皱缩。

■ 转移瘤

本例支持点：多灶性，不均质。

不支持点：无原发肿瘤病史，典型者呈"牛眼征"。

【病理诊断】

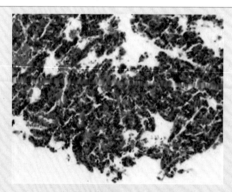

文后彩图 1-38-2。

图1-38-2　病理检查（H&E染色，×200）

肝脏穿刺病理：肝细胞索瘤样增生，伴出血。

免疫组化：PCK（＋），CK18（＋），CD56（＋），Syn（＋），CgA（－），Hepatocyte（－），Glypican-3（－），HSP-70（－），GS（－），SATB-2（－），TTF-1（－），CK7（－），CK19（－），MUC5AC（－），Ki-67（Li约5%）。

病理结果：神经内分泌肿瘤（G2）。

【讨论】

■ 临床概述

神经内分泌肿瘤是一组起源于肽能神经元和神经内分泌细胞的异质性肿瘤，以胃肠道及胰腺多见，原发性肝神经内分泌肿瘤（primary hepatic neuroendocrine neoplasm，PHNEN）比较罕见，该病好发于中年人，女性发病率可能高于男性，原发性肝神经内分泌肿瘤的临床症状通常较轻，通常无肝炎或肝硬化病史，少部分患者临床可出现类癌综合征，如皮肤潮红、高血糖、腹泻等，当肿瘤明显增大时可有腹痛、腹部包块、体重减轻等非特异性表现。实验室检查：血清AFP正常，少部分患者可出现血清CEA、CA125、CA19-9升高。手术切除是目前治疗原发性肝神经内分泌肿瘤的首选方法。

■ 病理特征

肿瘤细胞呈巢状、小梁状、腺管状或菊形团状改变，瘤细胞形态较单一，胞质红染，胞核圆形或卵圆形，核分裂象少见，肿瘤细胞有含量不等的纤维间质，周围间质血窦丰富，且部分出现出血及坏死。

免疫组化：嗜铬粒蛋白A（CgA）、突触素（Syn）、神经元特异性烯醇化酶（NSE）均呈现阳性。

■ 影像学表现

1.大小及数量：病灶大小不一，可以单发或多发。

2.CT平扫：呈稍低密度影，随级别增高，肿瘤越大，囊变、坏死、出血程度越明显，少部分伴有钙化。

3.MRI：病灶T_1WI呈不均匀低信号，T_2WI呈不均匀高信号，扩散明显受限。

4.增强扫描：增强扫描级别越低血供越丰富，随级别增高，肿块血供减少，坏死囊变范围增大，增强扫描呈"快进快出""快进慢出"，也可渐进性强化，不同的强化方式可能与肿瘤细胞、瘤内血窦及间质纤维成分构成比例有关。有文献提到增强厚壁强化、边缘假包膜样强化比较有特征性，邻近肝包膜部分可见包膜皱缩。

【拓展病例一】

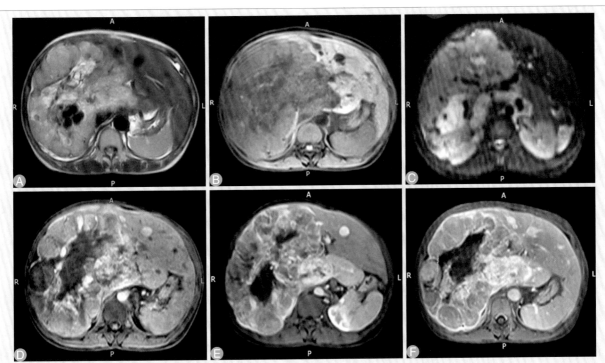

A.T_2WI横断位示肝内巨大肿块，呈稍高、高、低混杂信号；B.横断位T_1WI示肝内病灶呈低、高混杂信号；C.DWI呈不均匀高信号；D～F.增强扫描病灶呈不均匀强化，边缘可见包膜样强化，实性部分可见分隔样强化，病灶中央区可见无强化液化坏死区。

图1-38-3　患者女性，52岁，肝脏神经内分泌肿瘤

【拓展病例二】

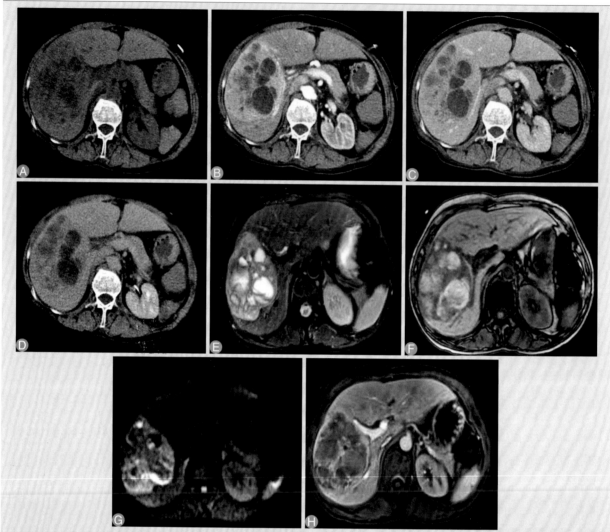

A. 横断位 CT 平扫肝右叶见一巨大肿块，内部有多发囊变，囊内稍高密度影，提示有出血；B. 横断位 CT 动脉期病灶不均匀明显强化，内部可见多发囊状无强化区，病灶周围可见假包膜；C、D. 横断位 CT 门静脉期及延迟期，病灶强化程度减低，呈"快进快出"强化方式，内部囊变坏死区未见强化；E. 横断位压脂 T₂WI 序列病灶实性部分呈稍高信号，中央囊变坏死区呈高信号；F. 横断位反相位 T₁WI 病灶实性部分呈低信号，中央可见高信号，提示有出血；G. 横断位 DWI 呈不均匀高信号；H. 横断位 T₁WI 增强扫描病灶不均匀强化，内部可见分隔。

图1-38-4　患者女性，54岁，肝脏神经内分泌肿瘤G2
（病例由杭州师范大学附属医院顾基伟老师提供）

【诊断要点】

1.肝内单发或者多发肿块，可有囊变、坏死、出血、钙化。

2.增强强化方式多样，典型者呈厚壁强化，内壁不规则，病灶周缘呈包膜样强化。

3.部分肝包膜下病灶可见包膜皱缩。

—— 参考文献 ——

[1] 史东立，马良，李宏军. 原发肝脏神经内分泌肿瘤的临床及影像特征 [J]. 磁共振成像，2020，11（8）：655-658.

[2] 梁霄，蔡经纬. 肝脏原发性神经内分泌肿瘤的诊治进展 [J]. 中华普通外科杂志，2019，34（9）：816-818.

[3] 冯秋霞，刘娜娜，张海龙，等. 原发性肝脏神经内分泌肿瘤的影像学表现 [J]. 医学影像学杂志，2019，29（4）：598-602.

（黄玮虹　张文坦）

病例39　肝脏未分化胚胎性肉瘤

【临床资料】

● 患者女性，8岁，间断发热、纳差40天，发现腹部包块33天。
● 辅助检查：腹部超声检查提示肝占位。

【影像学检查】

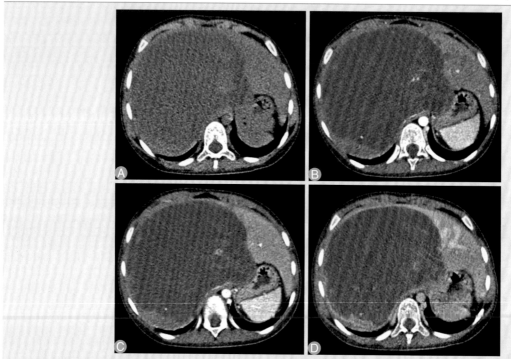

A. 横断位 CT 平扫；B. 横断位 CT 动脉期；C. 横断位 CT 门静脉期；D. 横断位 CT 延迟期。

图1-39-1　上腹部CT平扫+增强

【分析思路】

　　儿童，肝内巨大囊实性肿块，其内夹杂粗细不均软组织间隔，动脉期实性部分轻度强化，其内有迂曲血管影，囊性部分未见强化，门脉期及延迟期实性部分持续性强化，囊性部分始终未见强化。常规考虑间叶性错构瘤、肝母细胞瘤、肝脏黏液性囊性肿瘤、肝脏未分化胚胎性肉瘤、肝脓肿、肝包虫病。

■ 间叶性错构瘤

本例支持点：囊实性肿块，实性部分轻度强化。

不支持点：本例年龄偏大，间叶性错构瘤一般间隔较为光整，本例间隔粗细不均匀，间隔上有血管影。

■ 肝母细胞瘤

本例支持点：囊实性肿块。

不支持点：年龄多在5岁以内，出血、钙化多见，本例囊性成分比例较大。

■ **肝脏黏液性囊性肿瘤**

本例支持点：乏血供，囊实性肿块。

不支持点：肝脏黏液性囊腺瘤中年妇女多见，以囊性为主，囊壁薄且光滑，间隔细条状；肝脏黏液性囊腺癌囊壁及间隔较厚，可有壁结节，但壁结节及实质成分动脉期强化较显著，后期强化程度减退或持续强化。

■ **肝脏未分化胚胎性肉瘤**

本例支持点：影像学表现及临床基本符合。

■ **肝脓肿**

本例支持点：囊实性肿块。

不支持点：临床症状不支持；囊实性一般多房，增强强化明显，周围有异常灌注，与本例不相符。

■ **肝包虫病**

本例支持点：囊实性肿块，乏血供。

不支持点：多见于牧区，增强扫描病灶外缘肝实质强化，病灶本身未见强化，本例实性成分有强化不符合，实性内部血管影亦不支持。

【病理诊断】

肝穿刺活检提示恶性肿瘤，考虑未分化肉瘤，建议上级医院会诊进一步确诊。

病理会诊提示分化幼稚的小细胞肿瘤，间质疏松，可见病理性核分裂象，CK（－），S-100（－），SMA（－），CD34（－），MyoD1（－），Ki-67（40%～50%+），Desmin（－），Myogenin（－），CD56（＋），Muscle（－），考虑为恶性，考虑未分化胚胎性肉瘤、胚胎性横纹肌肉瘤等。后经首都医科大学附属北京儿童医院会诊，诊断为肝脏未分化胚胎性肉瘤。

【讨论】

■ **临床概述**

肝脏未分化胚胎性肉瘤（hepatic undifferentiated embryonal sarcoma，HUES）是一种罕见的肝脏间叶组织来源的高度恶性肿瘤，仅见于肝脏，多见于大龄儿童，90%病例见于15岁以下，发病率高峰在6～10岁，成人罕见。临床表现无特异性，主要表现为右上腹疼痛、不适、腹部包块，可伴有黄疸，发生与肝炎无关，无肝硬化。有文献报道CA125有不同程度升高。

■ **病理特征**

大体：肿瘤一般体积较大（多数＞10 cm），常有假包膜，呈囊实性。肿瘤切面灰白色不均一外观，有出血、坏死及胶冻状黏液样物质。

镜下：肿瘤黏液基质中散在未分化的不规则梭形或星形细胞，呈团片状或束状密集排列，散在多型性或瘤巨细胞，其中部分细胞间变，间质中较多淋巴浆细胞、嗜酸性粒细胞浸润，局部可见泡沫样组织细胞聚集。特征性为可见嗜酸性小体。

免疫组化：vimentin和α1-AT阳性表达。

■ **影像学表现**

1.大小：肿瘤较大，直径多数大于10 cm。

2.位置及境界：肝右叶多见，境界多数清楚，部分可见假包膜。

3.CT：囊实性或实性病灶，呈类圆形混杂密度影，囊性成分所占比例较大，囊液因胶冻状黏液样物质或者出血而密度不均匀，钙化少见，实性部分多位于病灶的边缘，呈散在结节状分布。

4.MRI：T_2WI呈高信号，其内见低信号分隔影，分隔粗细不均，T_1WI呈低信号或者高信号（黏液样物质或者出血），合并出血时部分可见液–液平面，DWI示肿瘤实性成分扩散受限。

5.增强扫描：增强扫描囊壁及分隔等实性部分呈轻度渐进性强化，间隔可见血管影，囊性部分未见强化。

【拓展病例一】

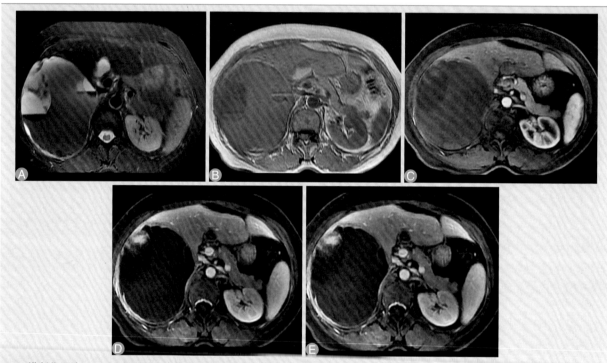

A.横断位压脂T_2WI示肝右叶多房囊实性肿块，囊液信号不均匀，部分囊内见低信号液平；B.横断位T_1WI示囊内信号较高，部分可见高信号液平，提示出血；C.横断位T_1WI增强动脉期囊壁、间隔不均匀增厚并轻度强化；D、E.横断位T_1WI增强门静脉期及延迟期示实性部分渐进性强化，囊性部分未见强化。

图1-39-2　患者女性，58岁，肝右叶未分化胚胎性肉瘤
（病例由安徽医科大学第一附属医院潘红利老师提供）

【拓展病例二】

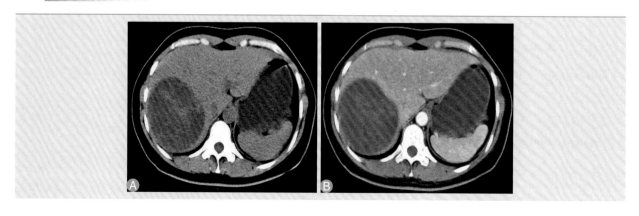

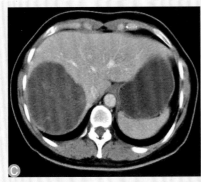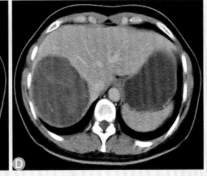

A. 横断位 CT 平扫示肝右叶见囊实性肿块，囊内间隔不规则增厚，呈条带状、结节状；B ~ D. 横断位 CT 增强示囊壁及间隔实性部分轻度强化，囊性部分未见强化。

图1-39-3　患者女性，36岁，肝右叶未分化胚胎性肉瘤
（病例由杭州市第一人民医院张乐星老师提供）

【诊断要点】

1.大龄儿童，巨大囊实性肿块，肝右叶多见。

2.可见粗细不均分隔。

3.囊液密度/信号混杂，部分合并出血。

4.增强扫描实性部分轻度渐进性强化，分隔部分可见血管影。

——参考文献——

[1] 马怡晖，黄培，高汉青，等.小儿肝脏未分化（胚胎性）肉瘤临床病理学观察 [J].中华病理学杂志，2018，47（6）：461-462.

[2] 石爽，张欣贤，于啸，等.儿童肝脏未分化胚胎性肉瘤1例 [J]. 医学影像学杂志，2020，30（7）：1237，1241.

[3] 刘蕾，顾伟忠，赵曼丽，等.肝脏未分化胚胎性肉瘤的研究进展 [J].肝胆胰外科杂志，2020，32（4）：253-256.

（陈　蓉　张文坦）

病例40　肝血管肉瘤

【临床资料】

● 患者男性，54岁，右上腹闷痛不适3月余。

● 实验室检查：血常规、乙肝两对半阴性，血清肿瘤标志物阴性，总胆红素及直接胆红素轻度增高。

【影像学检查】

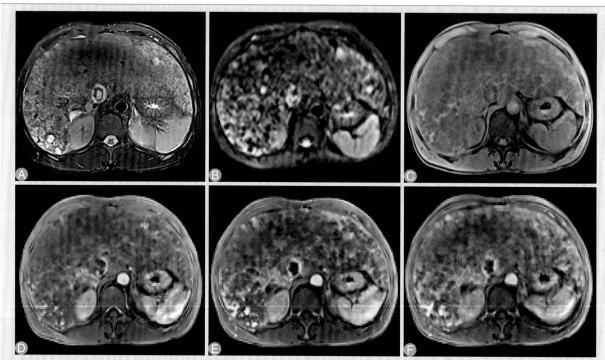

A. 横断位压脂 T_2WI；B. 横断位 DWI；C. 横断位 T_1WI；D. 横断位 T_1WI 增强动脉期；E. 横断位 T_1WI 增强门脉期；F. 横断位 T_1WI 增强延迟期。

图1-40-1　上腹部MRI平扫+增强

（病例由福建医科大学孟超肝胆医院林昭旺老师提供）

【分析思路】

中年男性，肝内弥漫性结节，T_1WI呈低信号，部分伴斑片状高信号，提示合并出血，T_2WI呈高信号，DWI呈不均匀高信号，增强后早期病灶边缘强化，后强化成分逐渐增多，至延迟期部分病灶边缘明显强化，中央始终未见强化。常规考虑急重型肝炎、原发性肝细胞癌、转移瘤、上皮样血管内皮瘤、血管瘤、肝血管肉瘤。

■ 急重型肝炎

支持点：肝大，弥漫性病变，肝细胞功能受损可导致肝胆期延迟摄取。

不支持点：发病急，肝内多发结节不符合，常有腹腔积液、门脉周围水肿，动脉期肝实质强化不均匀，延迟期强化均匀与本例不符合。

■ 原发性肝细胞癌

支持点：肝大，弥漫性病变。

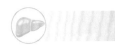

不支持点：无肝炎、肝硬化病史，AFP正常，强化方式不符合。

- **转移瘤**

支持点：肝内弥漫性病变，部分伴出血。

不支持点：无原发肿瘤病史，肿瘤标志物正常。

- **上皮样血管内皮瘤**

支持点：肝脏多发病变，类似血管瘤样信号及强化方式。

不支持点：上皮样血管内皮瘤常发生于中青年女性，且病灶边界清晰，动脉期常无强化，常可见到"棒棒糖征"及"包膜回缩征"。

- **血管瘤**

支持点：T_2WI呈高信号，渐进性强化。

不支持点：少见瘤内出血，无临床症状，强化程度类似主动脉。

- **肝血管肉瘤**

支持点：弥漫性病变，部分伴有出血，增强填充性强化。

【病理诊断】

病理诊断：经颈静脉肝穿刺活检下腔静脉肝段旁病灶，病理回报为考虑符合肝血管肉瘤。

【讨论】

- **临床概述**

原发性肝血管肉瘤（primary hepatic angiosarcoma，PHA）又称肝血管内皮肉瘤、肝恶性血管内皮瘤和Kupffer细胞肉瘤，是起源于肝窦血管内皮细胞的恶性肿瘤。发病机制尚不明确，可能与毒性物质有关，如钍胶、砷、聚乙烯、激素类等。原发性肝血管肉瘤好发于成年人，以50~70岁多见，儿童罕见，男女比例约为4∶1。临床发病隐匿，具有不典型性，进展较快，多数患者常无手术机会。不典型症状：腹部胀痛不适、劳累、体重减轻及发热；晚期症状：病情紧急，危及生命，表现为腹腔积液、弥散性血管内凝血、肝功能衰竭或肿瘤破裂出血。

- **病理表现**

肝血管肉瘤表现为多中心、海绵状生长，灰白灰红相交替，瘤内腔隙充满不凝血。

光镜下，肿瘤细胞呈多形性，异型性明显，肿瘤细胞生长呈海绵状血管腔样结构，其生长扩散可引起窦状隙阻塞导致肝细胞萎缩坏死，而形成不同形态血窦样腔隙，腔隙内填充血液及肿瘤细胞。镜下多见肿瘤侵犯肝门及肝小静脉分支，表现为出血坏死灶，这也是肝血管极易复发及远处转移的原因。

免疫组化染色提示，上皮细胞标志物特别是CD31、CD34、Ⅷ因子和vimentin等指标有助于诊断及鉴别。

- **影像学表现**

1.生长方式：多发结节型（<5 cm）、巨块型（≥5 cm）、混合型、弥漫型，国内以巨块型多见，国外以弥漫型及混合型多见。

2.CT平扫：密度多不均匀，常伴有坏死及出血。

3.MRI：T_1WI呈低信号，出血呈高信号；T_2WI呈混杂高信号，肿瘤坏死、出血呈高信号，纤维化、含铁血黄素、陈旧性出血呈低信号；DWI呈不均匀高信号。

4.增强扫描：原发性肝血管肉瘤的肿瘤细胞为恶性上皮细胞浸润性生长，形成不规则的管腔及血窦，血管较多，吻合支丰富，分布欠均匀，致其强化方式多样。①多发结节型及不伴液化坏死型：动脉期边缘条状样、斑片状、花环样强化，门脉期及延迟期向心性填充，即"向心性强化"；动脉期病灶中心斑片状、结节状、分隔样强化，门脉期及延迟期向周围填充，即"离心性强化"。②巨块型：动脉期边缘结节状或斑片状不规则强化，门脉期及延迟期渐进性强化，并向中央填充，中央可见无强化坏死、出血区。③弥漫浸润型及二氧化钍引起：轻度强化，始终呈相对低密度。④部分较小子灶强化方式可与主病灶不同，动脉期无强化或与肝实质强化程度相似，门脉期及延迟期多显示不清，可能与坏死、纤维化不明显有关。⑤刀切样改变：强化后肿瘤与正常肝实质分界清晰，肿瘤体积越大，该表现越明显，可能为周围肝窦扩张、水肿所致。⑥少部分肿瘤可见"假包膜征"，系肿瘤外围增生的纤维组织和内侧新生的小胆管或受压小血管构成。⑦异常灌注，与肿瘤侵犯肝窦、小静脉导致血液异常分流有关。

【拓展病例一】

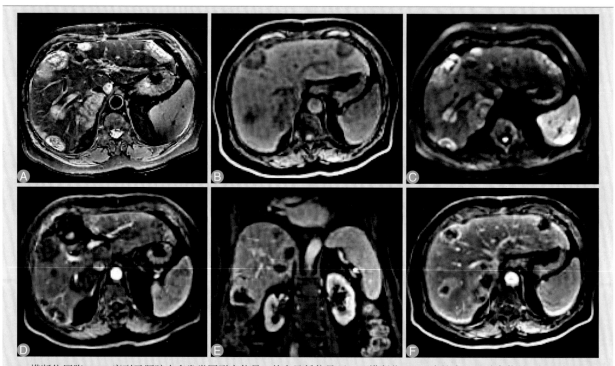

A. 横断位压脂 T_2WI 序列示肝脏内多发类圆形高信号，其内见低信号环；B. 横断位 T_1WI 病灶中心呈稍高信号，提示有出血；
C. 横断位 DWI 呈明显高信号；D ~ F.T_1WI 增强后早期病灶边缘轻度强化，后强化成分逐渐增多，中央坏死区始终未见强化。

图1-40-2　患者女性，75岁，肝血管肉瘤

【拓展病例二】

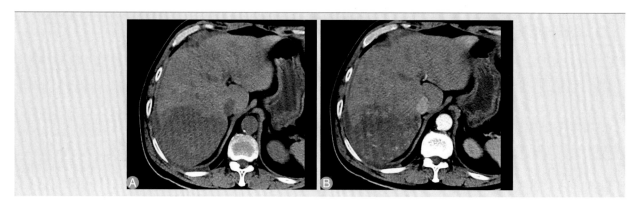

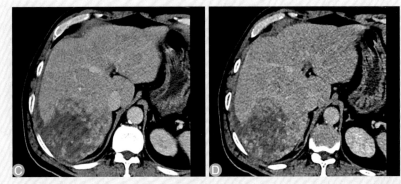

A.横断位 CT 示肝右后叶巨大肿块，呈低密度影，肝周积液、密度稍增高，提示肿瘤破裂；B.横断位 CT 动脉期肝右叶肿块边缘呈斑片状强化，中央区未见明显强化；C、D.横断位 CT 门脉期及延迟期病灶边缘进一步强化，强化范围向病灶中央填充，病灶中央见无强化低密度区。

图1-40-3　患者男性，65岁，肝血管肉瘤（1）

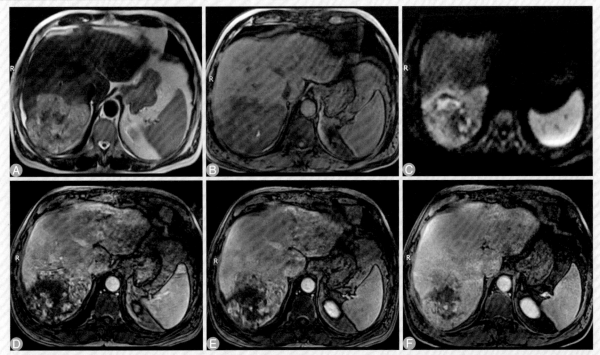

与上述病例为同一患者。A.横断位 T₂WI 示肝右后叶肿块，呈高信号，中央见斑片状低信号；B.横断位 T₁WI 病灶呈低信号，中央见斑片状高信号，提示出血；C.横断位 DWI 呈不均匀高信号；D.横断位 T₁WI 增强扫描动脉期病灶边缘呈斑片状、结节状明显强化；E、F.横断位 T₁WI 增强门脉期、延迟期病灶进一步强化并向中央填充，中央可见无强化出血、坏死区。

图1-40-4　患者男性，65岁，肝血管肉瘤（2）

【诊断要点】

1.多发或者单发。

2.密度/信号不均匀，易囊变、坏死、出血。

3.增强呈"向心性强化""离心性强化"，强化曲线呈流入型。

4.好发于中老年男性。

—— 参考文献 ——

[1] KIM H R，RHA S Y，CHEON S H，et al. Clinical features and treatment outcomes of advanced stage primary hepatic angiosarcoma[J]. Annals of Oncology，2009，20（4）：780-787.

[2] 陈优，何来昌，谭永明，等. 肝脾血管肉瘤的影像学表现及其病理基础[J]. 中国临床医学影像杂志，2020，31（4）：267-270.

[3] 刘红山，谢雨恩，李坤芳，等. 原发性肝血管肉瘤的病理与影像学对照[J]. 分子影像学杂志，2017，40（4）：383-387.

（周阳阳　张文坦）

病例41　肝脏未分化多形性肉瘤

【临床资料】

● 患者男性，66岁，纳差伴右肩疼痛1月余，既往有乙肝病史10年。

● 当地医院进一步行上腹部核磁平扫+增强提示肝右叶占位，肝癌可能性大，不排除其他恶性肿瘤。

【影像学检查】

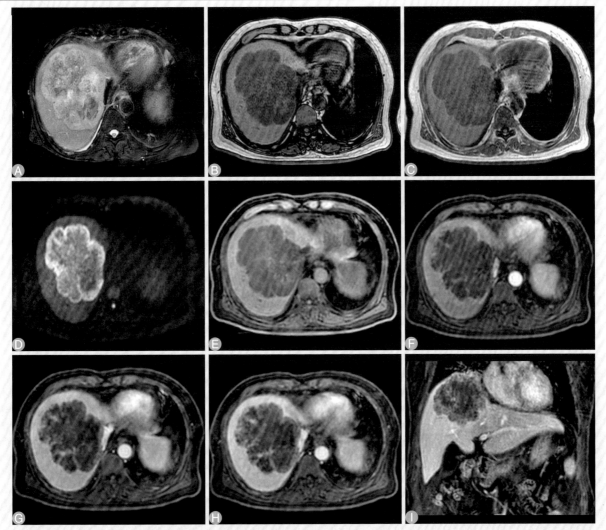

A. 横断位压脂T$_2$WI；B. 横断位反相位T$_1$WI；C. 横断位同相位T$_1$WI；D. 横断位DWI；E. 横断位T$_1$WI平扫；F. 横断位T$_1$WI增强动脉期；G. 横断位T$_1$WI增强门脉期；H. 横断位T$_1$WI增强延迟期；I. 冠状位T$_1$WI增强。

图1-41-1　上腹部MRI平扫+增强

【分析思路】

老年男性，有乙肝病史，肝右叶巨大肿块，边缘分叶状，T$_2$WI信号混杂，周围呈高信号，中央高低混杂信号，T_2WI低信号区，对应区域T_1WI呈高信号，提示有出血，DWI示病灶周围实性成分呈高信号，增强病灶呈不均匀渐进性强化，其内间隔不完整呈破网状改变，病灶中央可见大片状囊变坏死区，常规考虑原发性肝细胞癌、胆管细胞癌、神经内分泌肿瘤、肉瘤样癌、血管肉瘤、肝脏黏液性囊性肿瘤、未分化多形性肉瘤。

- **原发性肝细胞癌**

  本例支持点：老年男性，有乙肝病史，信号不均匀，有囊变、坏死、出血。

  不支持点：强化方式不符合，典型强化方式为"快进快出"，本例呈渐进性强化。

- **胆管细胞癌**

  本例支持点：弥散花环状受限，渐进性强化。

  不支持点：出血少见，未见包膜皱缩及胆管扩张，增强延迟期外周未见廓清。

- **神经内分泌肿瘤**

  本例支持点：年龄、性别、信号基本符合。

  不支持点：增强病灶内部间隔不完整，呈破网状改变，不太符合。

- **肉瘤样癌**

  本例支持点：年龄、性别、信号基本符合。

  不支持点：增强病灶内部间隔不完整，呈破网状改变，不太符合。

- **血管肉瘤**

  本例支持点：中央出血，渐进性强化方式。

  不支持点：典型强化方式类似血管瘤，动脉期即见花环样强化并向中央填充，一般转移出现早。

- **肝脏黏液性囊性肿瘤**

  本例支持点：囊变明显，渐进性强化。

  不支持点：男性患者少见，一般分房明显，有完整间隔，可见壁结节，合并胆管扩张。

- **多形性未分化肉瘤**

  本例支持点：影像学表现基本符合。

【病理诊断】

大体及镜下：肝梭形/上皮样细胞恶性肿瘤伴大片肿瘤性坏死，肿瘤大小为14 cm×10 cm×7 cm，未见脉管内瘤栓及卫星结节，肿瘤组织未侵犯肝被膜，肝实质断端未见肿瘤；周围肝组织小叶结构尚清，部分肝细胞脂肪变性，汇管区见慢性炎细胞浸润伴小胆管增生；另送受侵膈肌病理见肿瘤组织浸润并伴大片坏死。

免疫组化染色显示肿瘤细胞：Ki-67（80%+），vimentin（+），CD34（-），CK（-），CK7（-），CK19（-），CK18（-），Hepatocyte（-），GPC-3（-），Arg-1（-），SMA（-），actin（HHF35）（-），CD117（-），DOG-1（-），Melan-A（-），HMB45（-），S-100（-），Bcl-2（-），CD99（-），CD68（局部+），α1-AT（+），CD163（+），CD35（-），CD21（-）。

病理结果：考虑为未分化多形性肉瘤。慢性胆囊炎，未见癌。

【讨论】

- **临床概述**

未分化多形性肉瘤（undifferentiated pleomorphic sarcoma，UPS）既往被称为恶性纤维组织细胞瘤

（malignant fibrous histiocytoma，MFH），是间叶组织来源的软组织肉瘤，中老年人多见，男性多于女性，多见于四肢及腹膜后，发生于肝脏者罕见。该病病因及发病机制尚不明确，可能与放射损伤、创伤、手术损伤、术后慢性修复或烧伤有关，肝炎与肝脏未分化多形性肉瘤的发生有无相关性，尚无明确依据。肝脏未分化多形性肉瘤患者早期常无明显临床表现，后期常因腹部包块、腹痛、胃肠道反应等就诊，肿瘤指标无特异性。治疗方式以手术治疗为主。

■ **病理特征**

肿瘤呈灰白或灰黄色、质硬，其内均有不同程度坏死，可伴有出血。

肿瘤细胞成分复杂，可由成纤维细胞、组织细胞、多核巨细胞、黄色瘤细胞、泡沫细胞及少量炎性细胞等构成，瘤细胞异型性明显，核分裂象增多。

免疫组化：vimentin、CD68阳性表达。

■ **影像学表现**

1.位置：未分化多形性肉瘤好发于肝右叶，单发多见。

2.大小及形态：因未分化多形性肉瘤恶性程度较高，生长迅速，肿块多数较大，形态呈类圆形或者不规则形。

3.境界：由于肿瘤侵袭性强，多呈侵袭性生长，多数学者认为未分化多形性肉瘤常突破肝包膜而侵犯邻近结构，如膈肌、腹膜等，与周围组织器官分界不清，部分未分化多形性肉瘤呈膨胀性生长，周围有纤维包膜而境界清楚。

4.CT及MRI表现：未分化多形性肉瘤生长迅速，血供不及肿瘤生长速度，易囊变、坏死、出血，平扫密度或者信号不均匀，可见明显囊变、坏死、出血（"水果盘征"），肝脏未分化多形性肉瘤钙化少见，增强扫描呈不均匀渐进性强化，周围实性成分呈分隔状、破网状改变，为肿瘤内囊变坏死区残留的肿瘤组织，有文献提出肝脏未分化多形性肉瘤血管造影动脉期可见肿瘤推移血管所致"抱球状"改变。

【拓展病例】

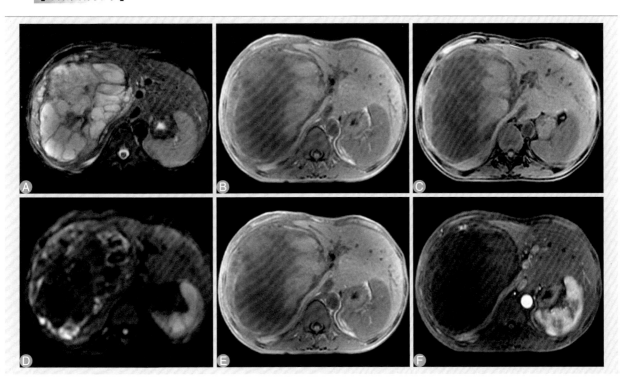

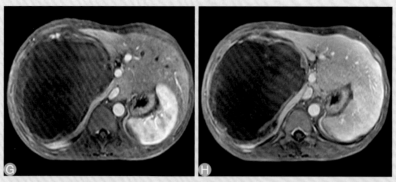

A.横断位压脂 T$_2$WI 示肝右叶巨大囊实性肿块，T$_2$WI 囊内信号不均匀；B、C.横断位 T$_1$WI 示病灶呈高、低混杂信号，反相位 T$_1$WI 较同相位信号未见明显减低；D.横断位 DWI 病灶信号混杂，为出血所致；E ～ H.横断位 T$_1$WI 平扫及增强扫描囊性部分未见强化，囊壁及分隔轻度渐进性强化。

图1-41-2　患者男性，28岁，肝脏未分化多形性肉瘤

【诊断要点】

1.老年男性多见，肝右叶好发，单发常见。

2.肿块巨大，侵袭性生长，易突破肝包膜侵犯周围组织器官。

3.由于囊变、坏死、出血，密度及信号不均匀，呈"水果盘征"。

4.增强扫描肿瘤周围实性部分呈分隔状、破网状改变，轻中度不均匀渐进性强化。

—— 参考文献 ——

[1] 吴彩云，陈涛，严静东，等.肝脏原发性未分化多形性肉瘤的 MSCT 表现及临床病理分析 [J].中国临床医学影像杂志，2019，30（10）：744-747.

[2] 赵才勇，崔凤，施伟，等.肝脏原发性未分化多形性肉瘤的 CT 及 MRI 表现 [J].中国医学影像技术，2018，34（3）：378-381.

[3] 江文辉，温江妹，许春伟，等.未分化多形性肉瘤的临床病理分析 [J].临床与病理杂志，2020，40（4）：837-842.

（陈　蓉　张文坦）

病例42　肝脏平滑肌肉瘤

【临床资料】

● 患者女性，62岁，体检发现肝脏占位。

● 实验室检查：铁蛋白 442.4 μg/L、CA15-3 52.89 U/mL、NSE 67.96 μg/L，余肿瘤标志物AFP、CA19-9及CEA均阴性，乙肝两对半、抗丙型肝炎病毒抗体、梅毒螺旋体特异性抗体、人类免疫缺陷病毒抗体均阴性。

【影像学检查】

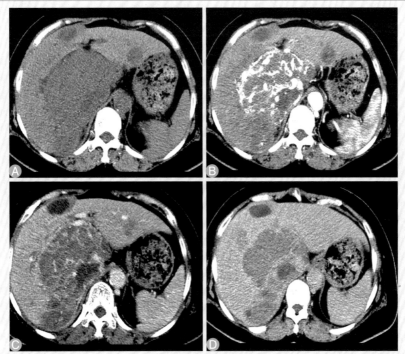

A. 横断位 CT 平扫；B. 横断位 CT 动脉期；C. 横断位 CT 门静脉期；D. 横断位 CT 延迟期。

图1-42-1　上腹部CT平扫+增强

【分析思路】

老年女性，肝内多发低密度肿块结节影，较大者位于肝 Ⅰ、Ⅶ、Ⅷ段，增强动脉期较大病灶内部见丰富的血管样强化，病灶包绕下腔静脉，余肝内小病灶轻度强化，门静脉期示较大病灶周边及内部血管影强化减低，实性部分轻度强化，下腔静脉内见充盈缺损（癌栓），延迟扫描肝内占位实性部分病灶渐进性强化，部分病灶内见囊变坏死区，门静脉内癌栓轻度强化。疾病谱有原发性肝细胞癌、胆管细胞癌、神经内分泌肿瘤、转移瘤、平滑肌肉瘤。

■ 原发性肝细胞癌

本例支持点：肝脏多发肿块，较大者内部丰富血供，下腔静脉癌栓。

不支持点：女性患者，无乙肝病史及肝硬化背景，肿瘤标志物阴性，增强肿瘤实性部分渐进性强化，不符合肝细胞癌"快进快出"特点。

■ **胆管细胞癌**

本例支持点：肝脏多发肿块，增强肿瘤实性部分渐进性强化。

不支持点：CEA及CA19-9阴性，增强动脉期肿瘤周边及内部多发迂曲增粗血管，未见包膜皱缩，未见胆管扩张，肝内胆管细胞癌血管瘤栓少见。

■ **神经内分泌肿瘤**

本例支持点：肝脏多发肿块，增强肿瘤实性部分渐进性强化。

不支持点：增强动脉期肿瘤周边及内部多发迂曲增粗血管。

■ **转移瘤**

本例支持点：老年女性，肝内多发占位。

不支持点：无原发肿瘤病史支持。

■ **平滑肌肉瘤**

本例支持点：中老年女性，多发，增强动脉期肿瘤周边及内部多发迂曲增粗血管，病灶与下腔静脉关系密切。

不支持点：肝内原发罕见。

【病理诊断】

免疫组化：AFP（－），CD117（－），CD34（－），Ki-67（＋），NapsinA（－），Panck（－），S-100（－），SMA（＋），TTF-1（－），vimentin（＋），CD68（－），Desmin（＋）。

病理诊断：肝脏梭形细胞肿瘤，结合免疫组化，考虑平滑肌肉瘤。

【讨论】

■ **临床概述**

平滑肌肉瘤是来源于间叶组织的恶性肿瘤，原发于肝脏者十分罕见，多认为其起源于血管或胆管的平滑肌细胞。肝脏原发性平滑肌肉瘤（primary leiomyosarcoma of liver，PLL）的发病机制尚不明确，好发于中老年人，临床症状无特异性，肿瘤较小时可无临床症状，较大者多表现为上腹不适感，可伴有消瘦、腹胀等症状。少数文献报道肝脏平滑肌肉瘤可同时或先后并存其他恶性肿瘤，如白血病、脾脏血管肉瘤、乙状结肠癌、肝门部胆管癌等。

■ **病理特征**

肿瘤肉眼呈灰白色，常有坏死、出血、囊变，部分有假包膜；肿瘤细胞呈梭形，胞浆丰富，核圆形或卵圆形，束状、编织状排列。有文献将Desmin、SMA、vimentin三者共同作为诊断平滑肌肉瘤的特异性标志物。

■ **影像学表现**

1.大小：多数较大，巨块状。

2.位置：多位于下腔静脉旁、肝圆韧带旁。

3.CT平扫：呈不均匀低密度影，伴出血时可见斑片状高密度影。

4.MRI：T_1WI呈不均匀低信号，合并出血时伴有高信号，T_2WI呈不均匀稍高信号，DWI呈不均匀明显高信号。

5.增强扫描：肿瘤血供来自肝动脉，肿瘤周边部血管丰富，增强扫描呈渐进性强化，也可以动脉期即呈明显强化，中央囊变坏死区未见强化。

【拓展病例】

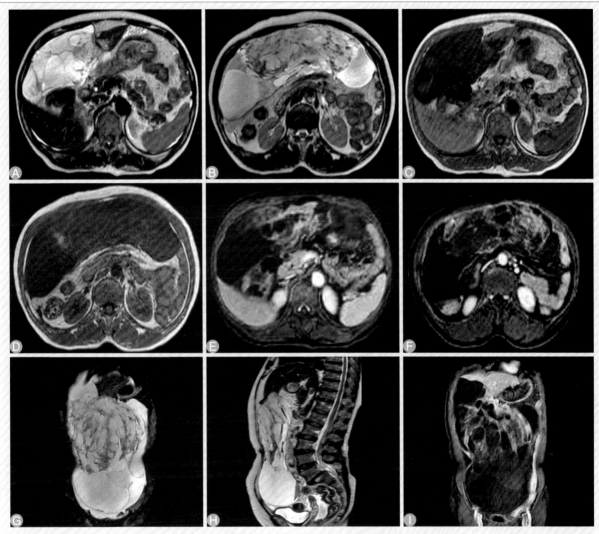

A、B.横断位 T_2WI 示肝左叶巨大囊实性肿块影，实性成分呈稍低信号，囊性成分呈明显高信号；C、D.横断位 T_1WI 示病灶以低信号为主，内部夹杂斑片状高信号，提示有出血；E、F.横断位 T_1WI 增强示病灶实性成分明显强化，囊性成分未见强化；G.冠状位 T_2WI 示病灶范围巨大；H.矢状位 T_2WI 示病灶内囊性成分可见液平；I.冠状位 T_1WI 增强。

图1-42-2　患者女性，67岁，肝左叶平滑肌肉瘤

【诊断要点】

1.与血管（下腔静脉）关系密切，肿瘤巨大，囊变、坏死明显并有出血。

2.增强肿瘤周边部肿瘤血管丰富。

—— 参考文献 ——

[1] ESPOSITO F，LIM C，BARANES L，et al. Primary leiomyosarcoma of the liver：Two new cases and a systematic review. Ann Hepatobiliary Pancreat Surg，2020，24（1）：63-67.

[2] 简远熙，杨素萍，杨扬，等.肝脏原发性少见肿瘤的 MRI 表现 [J].临床放射学杂志，2019，38（10）：1866-1871.

[3] FERETIS T，KOSTAKIS I D，DAMASKOS C，et al. Primary hepatic leiomyosarcoma：a case report and review of the literature. Acta Medica（Hradec Kralove），2018，61（4）：153-157.

（孙海峰）

病例43　假性肝硬化

【临床资料】

● 患者女性，55岁，有右乳腺癌病史，发现肝脏多发小结节。

● 实验室检查：CA19-9、AFP阴性。

【影像学检查】

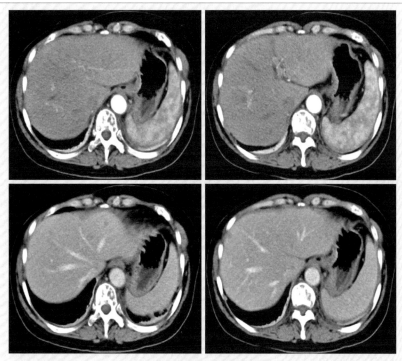

图1-43-1　第1次检查，肝脏CT增强扫描，肝内多发转移瘤

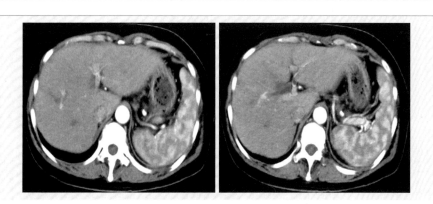

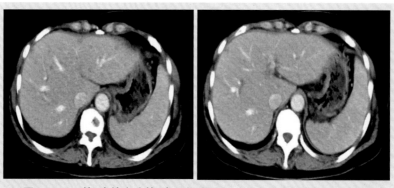

图1-43-2　第2次检查（第4个月化疗后），肝内多发转移，病灶增多

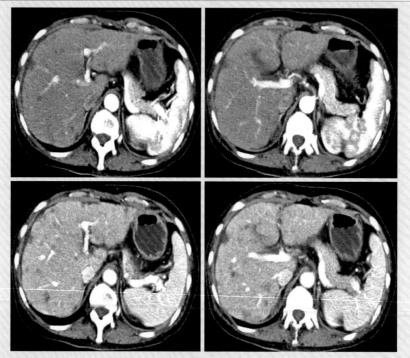

图1-43-3　第3次检查（第9个月化疗后），伴有肝脏体积缩小、肝叶比例失常、肝缘凹凸不平等肝硬化表现

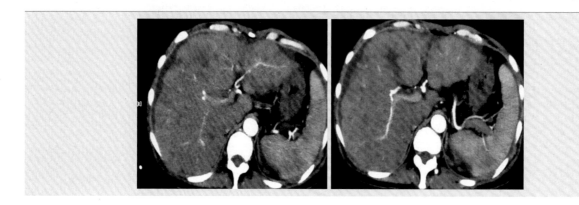

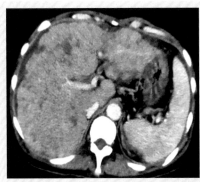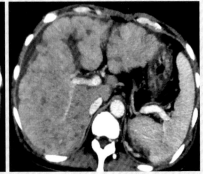

图1-43-4　第4次检查（第15个月化疗后），肝硬化进一步加重

[病例由空军军医大学第一附属医院（西京医院）唐永强老师提供]

【分析思路】

中老年女性，右乳腺癌病史，肝内多发结节，进展为肝硬化表现，常规考虑弥漫性肝癌、乳腺癌肝转移化疗后假性肝硬化。

■ 弥漫性肝癌

支持点：患者肝脏体积缩小、肝叶比例失常、肝缘凹凸不平等肝硬化表现，肝内弥漫结节。

不支持点：无乙肝病史，初始肝内多发结节，无肝硬化影像学表现，化疗后才出现肝硬化。

■ 乳腺癌肝转移化疗后假性肝硬化

支持点：乳腺癌患者肝脏多发转移，一开始无肝硬化影像学表现，化疗后发现肝脏体积缩小、肝叶比例失常、肝缘凹凸不平等肝硬化表现，继续随访肝硬化程度加重。乳腺癌肝转移表现多种多样，部分病例表现不典型，表现为假性肝硬化。

【病理诊断】

镜下：异型细胞巢片状排列，胞浆丰富，异型性明显，浸润性生长。

肝脏穿刺活检标本（右侧乳腺癌术后，肝右叶）：纤维组织中查见异型细胞巢，结合病史，提示转移癌，建议待做免疫组化检查协助诊断。

免疫组化结果：ER（+，强着色，阳性细胞数约占95%），PR（-），Her-2（0，-），Ki-67（约20%+），CD56（-），CgA（-），CK20（-），CK7（+），GATA-3（+），Syn（-），TTF-1（-），Hep（-），免疫表型支持（右侧乳腺癌术后，肝右叶）转移性乳腺浸润癌。

【讨论】

■ 临床概述

假性肝硬化（pseudocirrhosis）指影像学上类似肝硬化的形态学改变，而组织学上无肝硬化的病理表现。假性肝硬化又称癌性肝硬化，一般多见于乳腺癌肝转移患者，文献报道乳腺癌肝转移患者出现假性肝硬化的概率可达50%，近年来，其他如食管癌、胰腺癌、甲状腺癌、结肠癌、卵巢癌肝转移所致假性肝硬化亦有报道。假性肝硬化临床多数表现为门静脉高压，如腹腔积液、食管胃底静脉曲张、腹壁静脉曲张等。假性肝硬化预后较差，病情进展迅速，往往数周或数月内死亡。

■ 病理特征

病理机制尚不明确，可能与肿瘤弥漫浸润所致肝脏结构异常有关，肝弥漫再生结节，纤维增殖。化疗后出现部分肿瘤萎缩，肝小动静脉损伤、闭塞，门脉高压等。

■ 影像学表现

类似肝硬化，主要表现为弥漫性肝结节、包膜皱缩、肝实质萎缩及肝尾状叶增大，部分患者可能伴有门脉高压，如脾大、腹腔积液、食管静脉曲张、腹壁静脉曲张等。

【拓展病例】

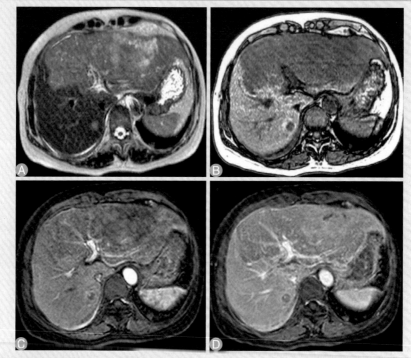

A. 横断位 T$_2$WI 示肝左叶见团块状病灶，呈不均匀稍高信号；B. 横断位 T$_1$WI 示病灶低呈信号；C、D. 横断位增强动脉期、门脉期病灶呈不均匀轻度强化。

图1-43-5　患者女性，54岁，左乳腺癌术后肝转移化疗前

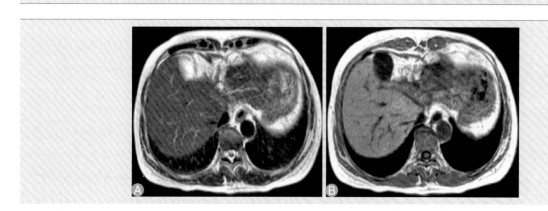

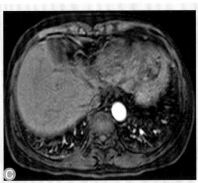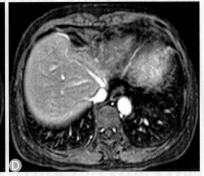

A.横断位 T_2WI 示原肝左叶乳腺癌肝转移化疗后病灶明显缩小，肝左叶明显萎缩；B.横断位 T_1WI 示病灶呈低信号；C、D.横断位 T_1WI 增强示肝左叶病灶轻度强化。

图1-43-6 患者女性，54岁，左乳腺癌术后肝转移化疗后

【诊断要点】

1.患者有恶性肿瘤肝转移病史，且经过多次化疗，原发肿瘤多数为乳腺癌。

2.弥漫性肝结节，肝脏形态变化进展迅速。

3.影像类似肝硬化表现。

4.病理结果无假小叶形成。

—— 参考文献 ——

[1] LESHCHINSKIY S，KANNER C，KEATING D P. Pseudocirrhosis. Abdom Radiol（NY），2018，43（11）：3197-3198.

[2] ENGELMAN D，MOREAU M，LEPIDA A，et al. Metastatic breast cancer and pseudocirrhosis：an unknown clinical entity. ESMO Open，2020，5（3）：e000695.

[3] OLIAI C，DOUEK M L，RHOANE C，et al. Clinical features of pseudocirrhosis in metastatic breast cancer. Breast Cancer Res Treat，2019，177（2）：409-417.

（孙海峰）

病例44　肝转移性间质瘤

【临床资料】

● 患者女性，75岁，上腹部胀痛4天。

● 既往史：10年前空肠间质瘤切除手术病史。

【影像学表现】

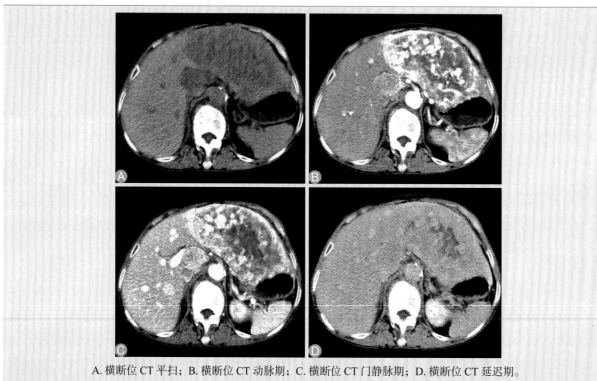

A.横断位CT平扫；B.横断位CT动脉期；C.横断位CT门静脉期；D.横断位CT延迟期。

图1-44-1　上腹部CT平扫+增强

【分析思路】

老年女性，有小肠间质瘤手术病史，肝左外叶巨大肿块，增强动脉期明显不均匀强化，其内见多发迂曲增粗血管影，门静脉期及延迟期强化程度减低，中央可见无强化囊变坏死区，边缘见假包膜征，常规考虑肝血管瘤、局灶性结节性增生、原发性肝细胞癌、上皮样血管平滑肌脂肪瘤、血管肉瘤、神经内分泌肿瘤、肝脏转移性间质瘤。

■ 肝血管瘤

支持点：富血供，延迟期大部分呈相对等密度影。

不支持点：内部多发供血动脉较少见，假包膜少见。

■ 局灶性结节性增生

支持点：富血供，动脉期多发供血动脉，延迟期大部分呈相对等密度影，似有中央瘢痕。

不支持点：局灶性结节性增生边缘多呈分叶状，本例边缘光整，局灶性结节性增生假包膜少见，中央疑似瘢痕未见延迟强化。

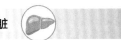

- 原发性肝细胞癌

支持点：强化方式、假包膜。

不支持点：无肝炎、肝硬化病史。

- 上皮样血管平滑肌脂肪瘤

支持点：强化方式、假包膜、"中心强化血管征"。

不支持点：中年女性多见，本例年龄比较大，未见"早期引流静脉征"。

- 血管肉瘤

支持点：富血供，填充性强化。

不支持点：囊变坏死较显著，易转移，本例为单发病灶。

- 神经内分泌肿瘤

支持点：富血供、假包膜。

不支持点：较大者一般级别较高，强化程度低，囊变坏死显著，与本例表现不相符。

- 肝脏转移性间质瘤

支持点：有小肠间质瘤术后病史，富血供，动脉期病灶内多发供血动脉。

【病理诊断】

病理结果（肝左外叶）：结合临床病史及免疫组化诊断为间质瘤（核分裂＞5/50 HPH，Ki-67 20%+，未见出血及坏死），考虑为小肠间质瘤转移。

免疫组化：PCK（－），vimentin（＋），DOG-1（＋），CD117（＋），CD34（＋），Bcl-2（＋），CD99（＋），SMA（－），S-100（－），Ki-67（20%+）。

【讨论】

- 临床概述

胃肠道间质瘤（gastrointestinal stromal tumor，GIST）是胃肠道最常见的间叶组织来源肿瘤，肿瘤细胞可能来源于前体细胞如Cajal间质细胞。肝脏是胃肠道间质瘤最常见的转移部位之一，发病机制尚不明确，有文献报道胃肠道间质瘤与结直肠癌类似，通过门静脉系统转移至肝脏。临床主要症状有腹部肿块、疼痛、纳差、消瘦等，个别出现肝区疼痛及黄疸，但由于转移瘤早期常缺乏明显的临床症状，发现时病灶已经很大。

- 病理特征

大体：肿块呈类圆形、结节状，大小差异显著，境界清楚，较大者可见假包膜，切面灰白、灰红，质韧，部分质嫩呈鱼肉状，伴有囊变、出血、坏死。

镜下：依据细胞形态学可分为梭形细胞型、上皮样细胞型及梭形细胞、上皮样细胞混合型。梭形细胞多以束状、旋涡状和栅栏状排列为主，上皮样细胞呈弥漫巢状排列。胃肠道间质瘤细胞丰富，缺乏间质，胞浆呈纤维状嗜伊红、胞核含纤细的染色质和模糊的核仁，部分伴有囊性变、透明变性、黏液变性及钙化。

免疫组化：CD117、CD34、DOG-1阳性表达。

分子检测：c-kit或PDGFRA基因突变。

- 影像学表现

1.形态、大小及数量：类圆形或结节状、大小差异明显、单发或多发。

2.CT平扫：实性或囊实性，呈不均匀低密度影，伴出血时，内部见斑片状高密度影，部分可见液平，钙化较少见。

3.MRI信号：实性成分T₁WI呈稍低信号，T₂WI呈稍高信号，其内囊变坏死T₁WI呈低信号，T₂WI呈高信号，合并出血时T₁WI呈稍高或高信号，T₂WI呈高信号。DWI呈环状或不均匀高信号，与肿瘤外周实性成分肿瘤细胞密集有关。

4.强化方式：与原发胃肠道间质瘤相似，呈轻度至明显强化，典型者动脉期呈明显不均匀强化，门静脉期及延迟期强化程度减低，中央囊变坏死区未见强化，动脉期病灶内见较多迂曲增粗供血动脉。

【拓展病例一】

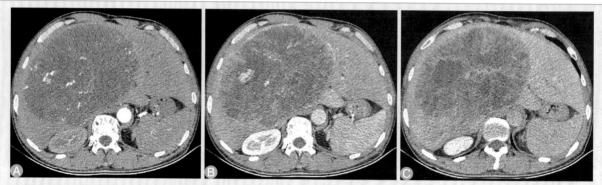

A. 横断位 CT 动脉期肝内见一巨大肿块，境界清楚，增强不均匀轻度强化，其内多发迂曲肿瘤血管；B、C. 横断位 CT 增强门静脉期及延迟期示病灶进一步强化，其内可见无强化囊变坏死区，边缘可见假包膜。

图1-44-2　患者男性，48岁，胃间质瘤肝转移

【拓展病例二】

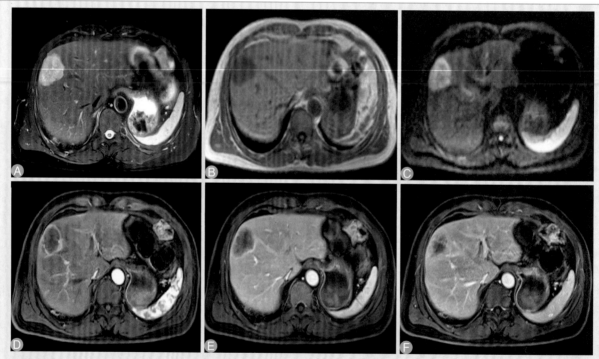

A. 横断位压脂 T₂WI 示肝右叶见一类圆形病灶，边界清楚，呈高信号，其内见斑片状更高信号；B. 横断位 T₁WI 示病灶呈低信号；C. 横断位 DWI 示病灶呈高信号，中央见斑片状低信号；D. 横断位增强 T₁WI 动脉期病灶呈环形强化，内部强化不明显，靠近边缘可见增粗供血动脉；E、F. 横断位增强门静脉期及延迟期示病灶边缘强化程度减低，内部轻度渐进性强化，中央可见无强化囊变坏死区。

图1-44-3　患者男性，61岁，胃肠道间质瘤肝转移

【诊断要点】

1.胃肠道间质瘤病史，同时或异时性。

2.肝内肿块，单发或多发，境界较清楚，密度不均匀。

3.强化方式多样，典型者动脉期呈明显不均匀强化，门静脉期及延迟期强化程度减低，动脉期病灶内见较多迂曲增粗供血动脉。

—— 参考文献 ——

[1] 李晓燕，蔡存伟，徐宝金，等.胃肠道间质瘤的基因检测与临床、病理、影像的相关性研究.解剖科学进展，2020，26（6）：693-696.

[2] 王东旭，孙阳，张杰，等.胃肠道间质瘤单发肝转移的MR影像特点[J].实用放射学杂志，2018，34（8）：1199-1201.

（王景学 张文坦）

病例45　肝脏转移性恶性黑色素瘤

【临床资料】

● 患者男性，76岁，乏力、纳差、腹胀2月余。

● 实验室检查：铁蛋白＞2000.0 ng/mL，肿瘤指标正常，乙肝核心抗体（＋），肝功能异常。

【影像学检查】

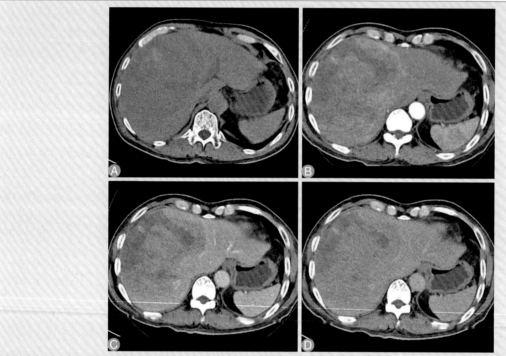

A. 横断位 CT 平扫；B. 横断位 CT 动脉期；C. 横断位 CT 门静脉期；D. 横断位 CT 延迟期。

图1-45-1　上腹部CT平扫+增强

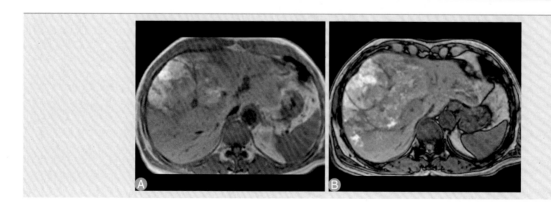

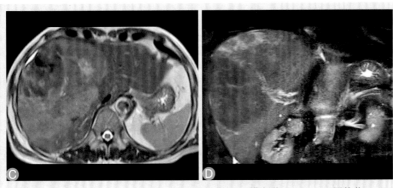

A. 横断位 T_1WI 同相位；B. 横断位 T_1WI 反相位；C. 横断位 T_2WI；D. 冠状位 T_2WI。

图1-45-2　上腹部MRI平扫

【分析思路】

肝脏富血供病变，无包膜，不含脂，CT平扫可见较高密度影，MRI可见短T_1短T_2信号，提示出血或者黑色素，常规考虑原发性肝细胞癌、肝脏血管肉瘤、肝脏恶性黑色素瘤。

■ 原发性肝细胞癌

本例支持点：年龄、性别符合，增强"快进慢出"强化方式可以符合。

不支持点：无肝病背景，AFP不高，通常有假包膜。

■ 肝脏血管肉瘤

本例支持点：性别、年龄符合，无包膜，T_2WI序列上的低信号区代表含铁血黄素沉积或新鲜出血。

不支持点：一般内部坏死、出血常见，动脉期多中心片状强化显著，多呈渐进性强化。

■ 肝脏恶性黑色素瘤

本例支持点：临床及影像学表现基本符合，特征性表现是黑色素成分为顺磁性，特征性T_1高、T_2低信号。

不支持点：原发于肝脏者罕见，若有原发肿瘤影像表现可以符合。

【病理诊断】

肝穿刺细胞学病理（右肝肿块针吸）：涂片内见少量异型细胞和色素颗粒，恶性黑色素瘤可能。

免疫组化：MelanA（＋），HMB45（＋），S-100（＋），CK（－），EMA（－），LCA（－），CK8（－），CK19（－），Ki-67（约20%+）。

病理结果：转移性恶性黑色素瘤。

【讨论】

■ 临床概述

10%～20%恶性黑色素瘤原发灶不明，主要依赖病理检查确诊。肝脏恶性黑色素瘤罕见，临床尚无统一标准可鉴别原发与转移性病灶。

■ 病理特征

镜下可见大小、形态不一的细胞，细胞较为单一，但常可见大的核仁，部分可见黑色素沉积，这是恶性黑色素瘤的诊断线索。

免疫表型：恶性黑色素瘤常表达黑色素细胞标志物（HMB45、Melan-A、S-100等），而不表达上皮（CKpan、EMA）、淋巴造血系统（CD20、CD45、CD79a）标志物。

■ **影像学表现**

1.CT表现：肝脏体积增大，肝内可见弥漫性结节、单发或多发肿块，亦可表现为巨大囊实性肿块，多为囊性肿块内突出实性成分，肿块多密度不均、边界欠清；增强扫描可见不均匀强化；有时可见肝左静脉、肝右静脉、门静脉右支呈受压改变。

2.MRI表现：肝内异常信号影，T_1WI呈稍高信号，T_2WI呈高低混杂信号，动态增强肝脏结节、团块影强化不一致，部分呈动脉期明显强化，门脉期及延迟期仍呈高信号，部分呈动脉期明显强化，门脉期及延迟期信号降低。

【拓展病例】

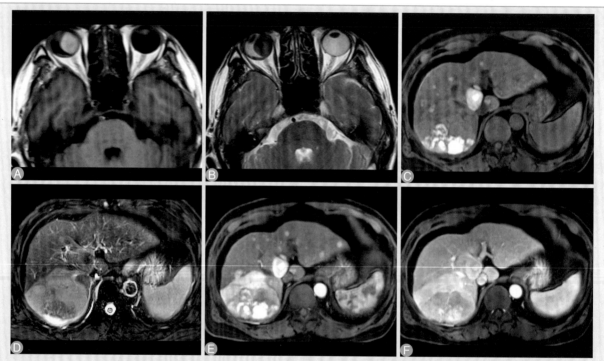

A. 横断位 T_1WI 示右侧眼球内类圆形高信号肿块；B. 横断位 T_2WI 示右侧眼球内类圆形低信号肿块；C. 横断位 T_1WI 示肝脏内多发大小不一高信号结节及肿块影；D. 横断位 T_2WI 示肝脏内多发大小不一混杂信号结节及肿块影，以稍低信号为主；E. 横断位动脉期示肝脏内多发大小不一结节及肿块影，呈明显高强化；F. 横断位门脉期示肝脏内多发大小不一结节及肿块影，呈明显稍高强化，强化程度较动脉期有所降低。

图1-45-3 患者男性，60岁，右眼脉络膜恶性黑色素瘤伴肝脏多发转移

【诊断要点】

1.老年男性。

2.富黑色素型MR呈短T_1短T_2信号（黑色素为顺磁性物质），CT平扫密度较高（黑色素中稳定自由基半锟可结合铁离子）。

3.多为富血供明显强化，亦可轻、中度强化。

── 参考文献 ──

[1] 李之慧，云晓静，杨茂梧. 原发性肝脏恶性黑色素瘤的诊治进展 [J]. 中华消化病与影像杂志（电子版），2016，6（3）：133-136.

[2] 宋冰，张文婧，杨涛. 肝脏原发恶性黑色素瘤一例 [J]. 中华普通外科杂志，2017，32（11）：944.

[3] CAO F，XIE L，QI H，et al. Melanoma liver metastases with special imaging features on magnetic resonance imaging after microwave ablations：how to evaluate technical efficacy?[J]. J Cancer Res Ther, 2019，15（7）：1501-1507.

（贾　迪　施　彪）

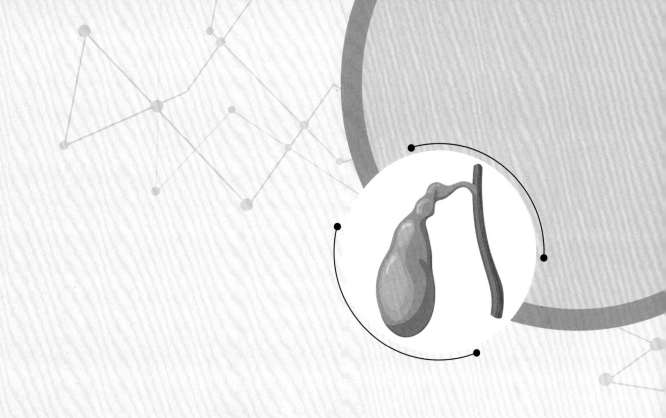

第二章

胆囊

病例1 胆胰管合流异常

【临床资料】

● 患者女性，26岁，6小时前无明显诱因中上腹部持续性绞痛，伴恶心、呕吐，临床诊断急性胰腺炎。

● 实验室检查：血淀粉酶1050 U/L，脂肪酶10 000 U/L。

【影像学检查】

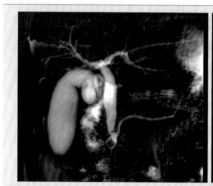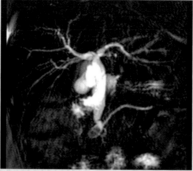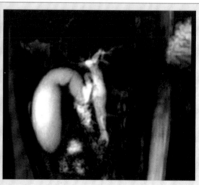

图2-1-1 上腹部磁共振胰胆管成像

【分析思路】

年轻女性，血淀粉酶和脂肪酶异常升高，胰管与胆总管于十二指肠壁外汇合，胆总管和共同管扩张，共同管内结石，常见疾病包括胰胆管合流异常（P-B型）并发急性胰腺炎、急性单纯性胰腺炎。

■ 胰胆管合流异常（P-B型）

本例支持点：年轻女性，胰管于十二指肠壁外汇入胆总管，胆总管和共同管扩张，共同管内结石。

不支持点：临床血淀粉酶和脂肪酶异常升高，考虑并发胰腺炎。

■ 急性单纯性胰腺炎

本例支持点：起病急，临床血淀粉酶和脂肪酶增高。

不支持点：年轻女性，无明显诱因发病，胰管与胆总管合流异常，共同管内结石。

【最后诊断】

胰胆管合流异常（P-B型）并发急性胰腺炎。

【讨论】

■ 临床概述

胰胆管合流异常（pancreaticobiliary maljunction，PBM）是一类先天性胰胆管发育异常，为胰胆管在十二指肠壁外汇合，形成较长的共同管，导致十二指肠乳头Oddi括约肌无法发挥调控胆汁、胰液分泌的功能，引起胆汁与胰液异常流动，包括胰液-胆汁反流、胆汁-胰液反流、胆汁-胰液相互反流。导致胆道炎症、结石甚至胆道癌变，而胆汁反流入胰管则会引起胰腺炎。

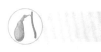

■ 胰胆管合流异常的分型

1.形态学上分胆管扩张型和胆管未扩张型。

2.解剖学上根据胰胆管的不同汇合趋势分为3种类型：Ⅰ型为胰管型，胆总管垂直汇入主胰管（B-P型）；Ⅱ型为胆管型，主胰管呈锐角汇入胆总管（P-B型）；Ⅲ型为复杂型。

3.2015年，日本胰胆管合流异常研究学会根据共同通道扩张与否将其分成4种类型：A型为共同通道狭窄型，该型几乎都发生胆总管扩张症，症状相对典型，可出现腹痛、黄疸、腹部肿块的"三联征"；B型为共同通道正常型；C型为共同通道扩张型（本例即C型），患者多会出现胰腺炎症状；D型为复杂型，胆道汇入存在胰腺分裂结构的胰管中。

■ 胰胆管合流异常的诊断标准

磁共振胰胆管成像（magnetic resonance cholangiopancreatography，MRCP）或术中胆道造影检查发现胰胆管汇合于Oddi括约肌之外、共同管长度过长、胆汁淀粉酶明显升高（>10 000 U/L）。

■ 影像学表现

1.胰胆管汇合于十二指肠壁外，共同管较长（儿童>6 mm，成人>9 mm）。

2.肝外或肝内胆管扩张。

3.可并发胆管炎、结石、胰腺炎、胆管癌等病变。

【拓展病例一】

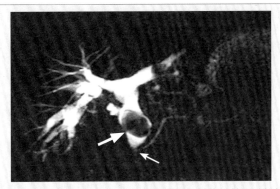

MRCP示胰管、胆管于十二指肠壁外高位汇合（细箭头），胆总管中段低信号结石（粗箭头），胆总管和肝内胆管显示扩张。

图2-1-2　患者女性，41岁，胰胆管合流异常（P-B型）

【拓展病例二】

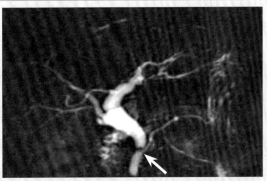

MRCP示胆总管于十二指肠壁外高位汇入胰管，汇入处狭窄（箭头），上游胆管扩张，主胰管头段局限性梭形扩张。

图2-1-3　患者女性，24岁，胰胆管汇合异常（B-P型）

【诊断要点】

1.胰管和胆管间异常共同通道和异常汇合。

2.胆、胰管于十二指肠壁外形成合流。

3.可并发胆管炎、结石、胰腺炎、胆管癌等病变。

4.临床胆汁淀粉酶明显升高（>10 000 U/L）。

—— 参考文献 ——

[1] 陶怡菁，王雪峰.儿童胰胆管汇合异常的分型、并发症及治疗进展[J].外科理论与实践，2020，25（6）：529-532.

[2] 中华医学会小儿外科学分会新生儿学组，中华医学会小儿外科学分会肝胆学组.儿童胰胆管合流异常临床实践专家共识[J].临床肝胆病杂志，2019，35（12）：2712-2715.

[3] 刘宇虹，邓刚，陈俊宗，等.胰胆管汇合异常的诊治进展[J].外科理论与实践，2020，25（6）：523-528.

（贺秀莉　袁文文）

病例2 气肿性胆囊炎

【临床资料】

- 患者男性，75岁，因上腹部疼痛伴恶心、呕吐2天入院。
- 糖尿病病史10年，长期口服药物治疗，血糖控制不详。
- 实验室检查：快速血糖12.72 mmol/L，白细胞计数13.75×10⁹/L，中性粒细胞百分比89.0%，中性粒细胞计数12.24×10⁹/L，CRP 66.66 mg/L，总胆红素（干式）32.3 μmol/L，CEA 10.86 ng/mL，CA19-9 32.86 U/mL。

【影像学检查】

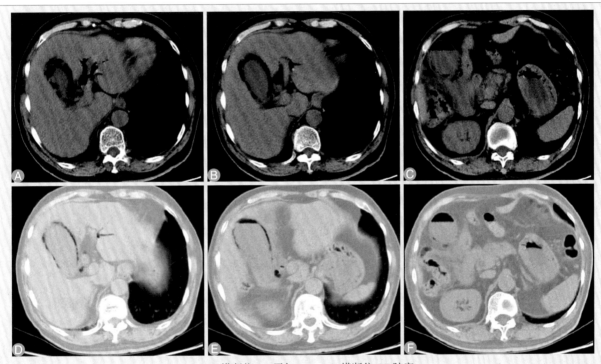

A ～ C.横断位CT平扫；D ～ F.横断位CT肺窗。

图2-2-1 上腹部CT平扫

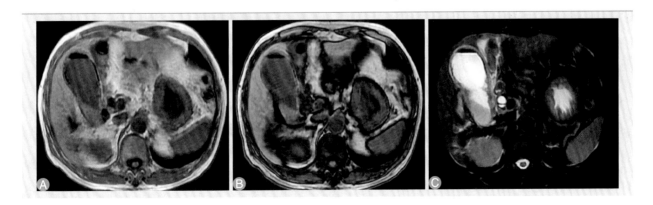

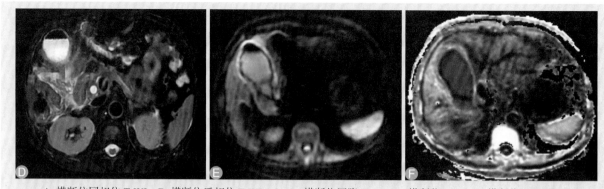

A.横断位同相位 T_1WI；B.横断位反相位 T_1WI；C、D.横断位压脂 T_2WI；E.横断位 DWI；F.横断位 ADC 图。

图2-2-2　上腹部MR平扫

【分析思路】

老年男性，糖尿病病史，胆囊壁广泛积气，胆囊腔内积气，胆囊周围较多渗出，肝内胆管积气，常规考虑气肿性胆囊炎、胆囊穿孔、急性坏疽性胆囊炎。

■ **气肿性胆囊炎**

本例支持点：糖尿病病史，胆囊壁广泛积气，胆囊腔内积气，胆囊周围较多渗出。

■ **胆囊穿孔**

本例支持点：胆囊腔内积气，胆囊周围渗出。

不支持点：积气主要位于胆囊壁，胆囊壁连续、无中断。

■ **急性坏疽性胆囊炎**

本例支持点：胆囊壁、腔内积气，胆囊周围渗出。

不支持点：胆囊壁连续，未见腔内膜状物，胆囊明显肿大和胆囊壁强化减弱等征象。

【病理诊断】

气肿性胆囊炎。

【讨论】

■ **临床概述**

气肿性胆囊炎（emphysematous cholecystitis，EC）是急性胆囊炎的一种特殊类型，仅占急性胆囊炎的1%，多见于男性（男：女=2：1），在糖尿病患者中更为常见，由于胆囊壁微血管及灌注不足，其穿孔风险是无并发症急性胆囊炎的5倍。气肿性胆囊炎也被报道见于接受舒尼替尼治疗的患者中。气肿性胆囊炎的并发症包括坏疽性改变、穿孔和胆囊周围脓肿形成。腹膜炎和败血症也可能发生。有文献报道气肿性胆囊炎的死亡率高达25%。由于其高死亡率和发病率，气肿性胆囊炎的治疗包括急诊胆囊切除术和静脉滴注抗生素治疗。

■ **病理特征**

气肿性胆囊炎的气体多来源于产气荚膜梭菌、大肠杆菌和脆弱杆菌等产气微生物，常继发于胆囊壁缺血或供血不足、胆汁浓缩致含糖量升高、消化液反流等，胆囊缺乏侧支循环供血，供应血管梗阻容易导致胆囊坏死。

■ 影像学表现

1.X线即可对该病做出诊断，超声表现可能类似于瓷胆或收缩胆囊内的多个结石样影。

2.CT是鉴别胆囊腔或壁内气体的最敏感和最特异的成像方式，表现为气体在胆囊壁和（或）胆囊腔内蓄积。

3.MRI在提供壁内坏死和腔内气体信息方面起着补充作用，胆囊腔和壁中的气体显示为低信号影（信号缺失区），位于胆囊腔和（或）肝外胆管的上部，而胆囊结石的低信号影通常出现在下部。

【拓展病例】

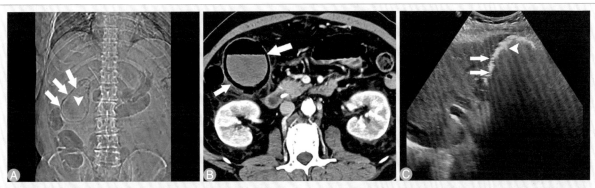

A.CT 定位图示胆囊增大（三角箭头），胆囊壁积气（箭头）；B.横断位 CT 增强动脉期示胆囊壁积气，胆囊腔内积气（箭头），胆囊壁强化减低，胆囊壁局部欠连续，周围脂肪间隙模糊；C.超声示胆囊壁弧形强回声（箭头），后方伴闪烁声影（三角箭头）。

图2-2-3　患者男性，68岁，气肿性胆囊炎
[病例来源：EMERG RADIOL. 2021-10-01；28（5）：1011-1027]

【诊断要点】

1.多见于男性、糖尿病患者，其穿孔风险是无并发症急性胆囊炎的5倍。

2.CT表现为气体在胆囊壁和（或）胆囊腔内蓄积。

——参考文献——

[1] 亚当（Adam.A.）.格－艾放射诊断学第 6 版 [M].张敏鸣.译.北京：人民军医出版社，2015：775.

（贾　迪　胡翼江）

病例3　急性坏疽性胆囊炎

【临床资料】

● 患者男性，33岁，因间断性右上腹痛7天伴停止肛门排便4天入院。

● 实验室检查：单核细胞比率11.4%，铁蛋白417.50 ng/mL，CA19-9 45.94 U/mL。

【影像学检查】

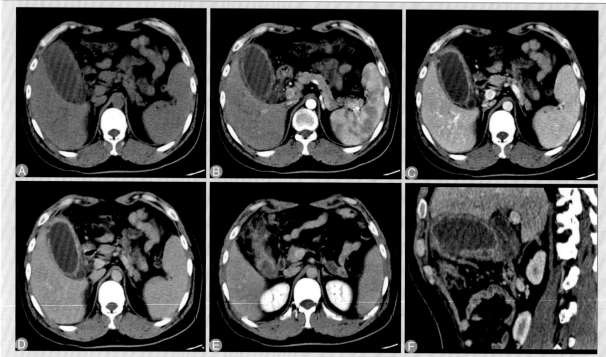

A. 横断位 CT 平扫；B. 横断位 CT 动脉期；C. 横断位 CT 门脉期；D、E. 横断位 CT 延迟期；F. 门脉期矢状位 MPR。

图2-3-1　上腹部CT平扫+增强

【分析思路】

青年男性，胆囊肿大，胆囊壁弥漫性增厚，黏膜面不光滑、整齐，增强后胆囊壁强化不连续，胆囊周围较多渗出改变，常规考虑急性坏疽性胆囊炎、黄色肉芽肿性胆囊炎、胆囊腺肌症、胆囊穿孔。

■ 急性坏疽性胆囊炎

本例支持点：胆囊肿大，胆囊壁增厚，增强后胆囊黏膜面不光滑、整齐，胆囊壁强化不连续，胆囊周围较多渗出。

不支持点：胆囊壁和腔内无积气。

■ 黄色肉芽肿性胆囊炎

本例支持点：胆囊壁增厚，胆囊壁囊状改变。

不支持点：胆囊黏膜线不连续，胆囊壁囊状改变与胆囊腔相通，增强后胆囊壁无"三明治"样强化，胆囊壁强化不连续。

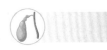

■ 胆囊腺肌症

本例支持点：胆囊壁增厚，胆囊壁囊状改变。

不支持点：胆囊黏膜线不连续，胆囊壁囊状改变与胆囊腔相通，胆囊周围渗出改变。

■ 胆囊穿孔

本例支持点：胆囊肿大，胆囊壁增厚，增强后胆囊黏膜面不光滑、整齐，胆囊壁强化不连续，胆囊周围较多渗出。

不支持点：胆囊浆膜面连续，周围未见明显局限性包裹积液、积气、脓肿等征象。

【病理诊断】

病理结果：慢性胆囊炎急性发作，急性坏疽性胆囊炎；胆石症。

【讨论】

■ 临床概述

急性坏疽性胆囊炎（acute gangrenous cholecys-titis，AGC）占急性胆囊炎的2%~29%，多见于男性、高龄和心血管疾病患者；临床上鉴别无并发症的急性胆囊炎和坏疽性胆囊炎比较困难且重要，因为后者往往需要急诊外科手术治疗。急性坏疽性胆囊炎临床往往表现为急性胆囊炎的临床症状，随着坏疽病程加重，临床症状可能反而减轻。急性坏疽性胆囊炎的最终治疗方法是胆囊切除术，从腹腔镜到开腹手术，急性坏疽性胆囊炎的转化率都是无并发症急性胆囊炎的3倍，急性坏疽性胆囊炎患者的并发症更为常见，预后比急性无并发症胆囊炎差。

■ 病理特征

病理表现为胆囊壁透壁性炎症、缺血性坏死。由于胆囊管阻塞引起的腔内压力增加，导致胆囊明显扩张、壁缺血性坏死和壁内出血或脓肿，因局部充血、水肿，导致胆囊壁张力增高，从而影响胆囊动脉供血及胆囊静脉回流，最终出现胆囊坏疽。

■ 影像学表现

1.胆囊明显增大、胆囊壁增厚、结构模糊。

2.胆囊腔和（或）胆囊壁积气，胆囊壁或胆囊周围脓肿形成，胆囊腔膜状物（内膜漂浮）。

3.胆囊壁强化不连续，或者强化减低、不强化。

4.胆囊动脉节段性狭窄、闭塞。

【拓展病例一】

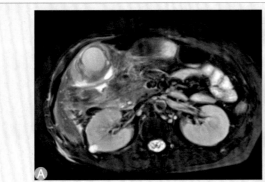
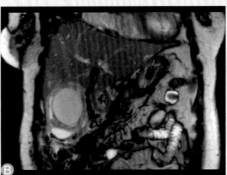

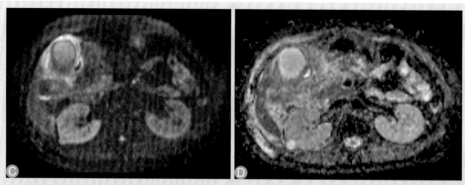

A.横断位压脂T₂WI示胆囊壁明显增厚、肿胀、黏膜面欠光滑、整齐、胆囊窝区较多渗出、积液；B.冠状位T₂WI示胆囊壁增厚，壁内见小囊状影，胆囊窝区积液；C、D.增厚的胆囊壁部分在DWI序列呈高信号，ADC图信号减低。

图2-3-2　患者女性，49岁，急性坏疽性胆囊炎

【拓展病例二】

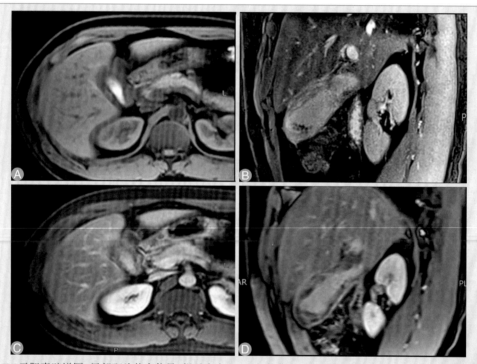

A.横断位T₁WI示胆囊壁增厚，局部斑片状高信号，提示有出血；B.矢状位T₂WI示胆囊壁增厚，壁信号欠均匀，黏膜面欠完整，胆囊内多发结石；C.横断位T₁WI增强示胆壁强化减弱；D.矢状位T₁WI示胆囊壁强化减低，强化欠均匀，黏膜面欠完整。

图2-3-3　患者男性，43岁，急性坏疽性胆囊炎

【诊断要点】

1.急性坏疽性胆囊炎表现为急性胆囊炎临床症状，随着坏疽病程进展，临床症状可能反而减轻。

2.增强CT或多序列MRI检查对坏疽性胆囊炎诊断价值较高，出现胆囊明显肿大，胆囊壁强化减弱或不连续是其较特异性征象。

3.急性坏疽性胆囊炎的一个重要并发症是胆囊穿孔，通常是由胆囊跨壁坏死引起的。

—— 参考文献 ——

[1] CHANG W C，SUN Y X，WU E H，et al. CT Findings for Detecting the presence of gangrenous ischemia in cholecystitis[J]. AJR，2016，207：1-8.

[2] 胡翼江，丰宇芳，贾迪，等. 磁共振扩散加权成像鉴别良恶性厚壁型胆囊病变 [J]. 临床放射学杂志，2017，36（10）：1461-1467.

（贾　迪　胡翼江）

病例4　黄色肉芽肿性胆囊炎

【临床资料】

● 患者男性，46岁，因呕吐1周入院。

● 实验室检查：中性粒细胞百分比81.3%，中性粒细胞计数8.04×10⁹/L，肿瘤标志物（-）。

【影像学检查】

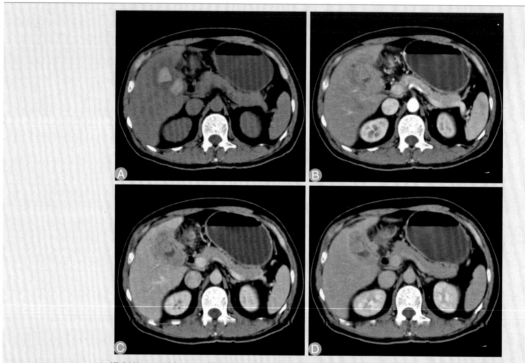

A. 横断位 CT 平扫；B. 横断位 CT 动脉期；C. 横断位 CT 门脉期；D. 横断位 CT 延迟期。

图2-4-1　上腹部CT平扫+增强

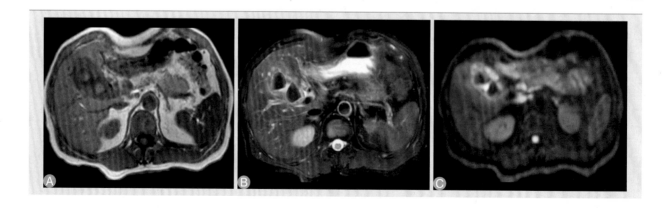

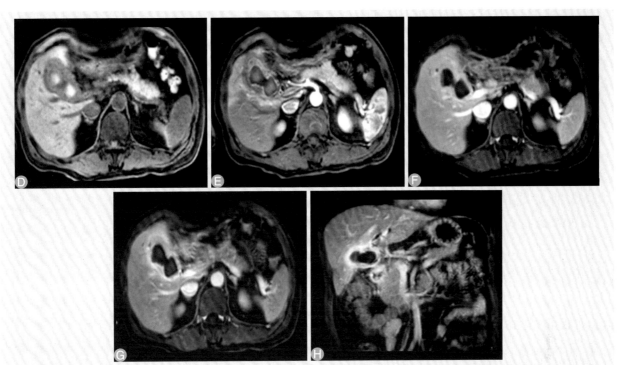

A. 横断位 T₁WI；B. 横断位压脂 T₂WI；C. 横断位 DWI；D. 横断位 T₁WI 平扫；E. 横断位 T₁WI 动脉期；F. 横断位 T₁WI 门脉期；
G. 横断位 T₁WI 延迟期；H. 冠状位 T₁WI 增强。

图2-4-2 上腹部MR平扫+增强

【分析思路】

中年男性，胆囊壁增厚，T₁WI呈等信号，T₂WI呈稍高信号，其内可见小囊状高信号，胆囊内结石，T₁WI呈高信号，T₂WI呈低信号，胆囊壁DWI呈高信号，增强扫描胆囊壁呈渐进性强化，黏膜面及浆膜面连续、光滑、整齐，冠状位胆囊壁见"三明治"样强化，胆囊周围脂肪间隙模糊，邻近肝实质异常灌注，肝门区及门腔间隙小淋巴结。常规考虑厚壁型胆囊癌、黄色肉芽肿性胆囊炎。

■ 胆囊癌

本例支持点：弥漫性胆囊壁增厚、强化，与肝脏分界不清，DWI胆囊壁信号增高。

不支持点：弥漫性胆囊壁增厚，黏膜线连续，增厚的胆囊壁内低信号结节（或带状影），增强后延迟扫描胆囊与肝脏界面尚清晰、无肝实质受侵和无肝内胆管扩张，延迟扫描呈"三明治"样强化。

■ 黄色肉芽肿性胆囊炎

本例支持点：胆囊结石，胆囊壁弥漫性胆囊壁增厚，黏膜线连续，增厚的胆囊壁内低信号结节或带状影，增强后延迟扫描呈"三明治"样强化，邻近肝实质异常灌注，肝门区及门腔间隙反应性淋巴结。

【病理诊断】

病理结果：慢性黄色肉芽肿性胆囊炎，伴急性化脓性发作，炎症累及周围肝脏组织；胆石症。

【讨论】

■ 临床概述

黄色肉芽肿性胆囊炎是一种少见的胆囊慢性炎症性病变，其发病率为0.7%～10%，以60～70岁多见，男性多见（男：女=2：1），约80%的患者伴胆囊结石。其临床表现无特异性，约22%的患者表现为急性胆囊炎，88%表现为慢性胆囊炎的症状，95%可有腹痛，22%出现阻塞性黄疸，32%伴有穿孔、脓肿形成，部分与十二指肠或皮肤之间形成瘘管，并扩展至肝、结肠及周围软组织。黄色肉芽肿性胆囊炎也可导致肿瘤标志物（如CEA及CA19-9）增高，与胆囊癌鉴别困难，8.5%~30.5%的病例伴发胆囊癌。

■ **病理特征**

其病理特征是胆囊壁出现灰黄色结节或条纹，主要由载脂巨噬细胞引起。确切的病因尚不清楚，可能是胆囊或胆囊管阻塞引起的腔内压力增加而导致黏膜溃疡或罗-阿窦（Rokitansky-Aschoff sinuses，RAS）破裂，使胆汁进入胆囊壁，巨噬细胞聚集，吞噬胆汁中的胆固醇、磷脂及胆色素等，形成富含脂质的特异性泡沫细胞（即黄瘤细胞），导致慢性肉芽肿性炎症反应。

■ **影像学表现**

1.胆囊壁弥漫性或局限性胆囊壁增厚，常并存胆囊结石。

2.胆囊壁内结节或条状影（特征性表现）：壁内结节定义为增厚之胆囊壁内边界清楚的结节影，CT上呈低密度，T_2WI和T_1WI分别表现为高信号或低信号，增强后可见延迟强化。

3.胆囊黏膜线强化连续，约33.3%可见黏膜线局限性中断，而胆囊癌约82.2%发生黏膜线连续性中断。

4.MR同反相位有助于显示增厚的胆囊壁内脂质，表现为与同相位图像相比，反相位图像显示胆囊壁结节状或条状信号减低，发生率约77.7%。

5.其他征象包括：增强后黏膜面和浆膜面强化明显、连续，中间肌层弱强化，呈"三明治"征；胆囊周围脂肪浸润、胆囊邻近肝脏床一过性强化异常等。

【拓展病例一】

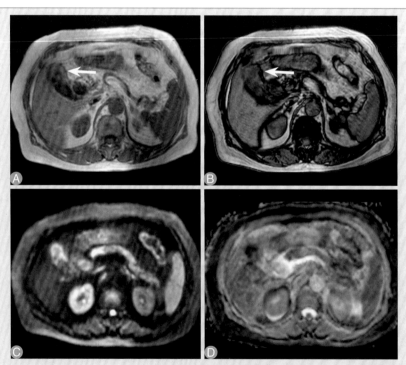

A. 横断位同相位 T_1WI 示胆囊局部增厚（箭头），呈稍高信号；B. 横断位反相位 T_1WI 示增厚的胆囊壁局部信号衰减，提示含脂（箭头）；C、D. 横断位 DWI 示增厚的胆囊壁呈明显高信号，ADC 图其信号减低。

图2-4-3　患者女性，74岁，黄色肉芽肿性胆囊炎

【拓展病例二】

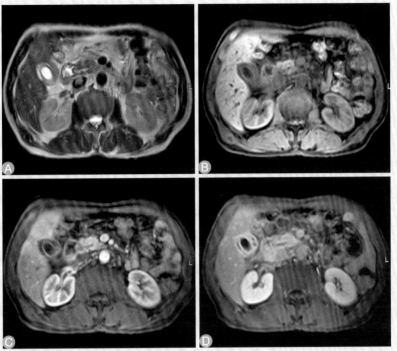

A.横断位 T_2WI 示胆囊壁明显增厚，局部见条状高信号；B.横断位 T_1WI 示胆囊壁明显增厚，局部见小圆形低信号；C、D.横断位 T_1WI 增强，胆囊壁黏膜面及浆膜面延迟强化明显，胆囊壁可见结节状无强化区，胆囊壁中间肌层强化较弱，呈"三明治"征。

图2-4-4　患者男性，60岁，黄色肉芽肿性胆囊炎

【诊断要点】

1.弥漫性胆囊壁增厚伴有胆囊结石。

2.胆囊黏膜线连续。

3.增厚的胆囊壁内低密度结节或条状影（T_1WI呈低信号），延迟强化。

4.含脂，反相位T_1WI较同相位局部信号减低。

5.周围炎症渗出。

—— 参考文献 ——

[1] BOLUKBASI H，KARA Y. An Important Gallbladder Pathology Mimicking Gallbladder Carcinoma：Xanthogranulomatous Cholecystitis：A Single Tertiary Center Experience[J]. Surg Laparosc Endosc Percutan Tech，2020，30（3）：285-289.

（贾　迪　胡翼江）

病例5　胆囊十二指肠内瘘

【临床资料】

● 患者女性，66岁，因间断性腹痛伴恶心呕吐3天入院。

● 实验室检查：白细胞6.9～7.7×10⁹/L，中性粒细胞比率76.90%，C-反应蛋白29.13 mg/L，降钙素原0.95 ng/mL，红细胞沉降率22 mm/h；肝肾功能及电解质：钠136.8 mmol/L，肌酐314 μmol/L，尿酸638 μmol/L，空腹葡萄糖14.08 mmol/L。

【影像学检查】

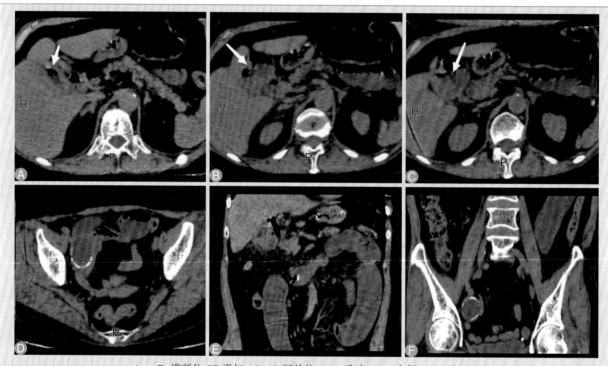

A～D.横断位CT平扫；E、F.冠状位MRP重建。R：右侧；P：下方。

图2-5-1　全腹部CT平扫

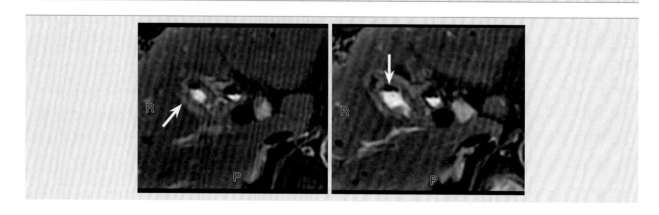

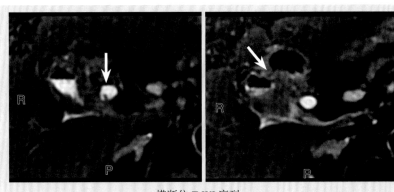

横断位 T$_2$WI 序列。

图2-5-2 上腹部MRI

【分析思路】

老年女性，急性病程，胆囊较小、形态不规则，胆囊壁增厚，胆囊腔内见气-液平面，胆囊壁局部与十二指肠肠壁相通，回肠内可见胆石，并继发性小肠梗阻，常规考虑胆囊十二指肠内瘘、胆囊穿孔、气肿性胆囊炎。

■ 胆囊十二指肠内瘘

本例支持点：胆囊内见积气，胆囊与十二指肠相通，并见胆囊结石进入小肠，导致肠梗阻（胆石性肠梗阻）。

■ 胆囊穿孔

本例支持点：胆囊十二指肠内瘘为胆囊穿孔的一种类型，胆囊内见积气，胆囊壁局部与十二指肠肠壁相通。

不支持点：急性或亚急性胆囊穿孔往往表现为胆囊周围脓肿或腹膜炎征象，本例无此征象。

■ 气肿性胆囊炎

本例支持点：可见胆囊内积气，往往为产气杆菌所致，肝内胆管有时也可见积气。

不支持点：无胆囊壁与十二指肠的交通关系。

【最后诊断】

胆囊十二指肠内瘘并胆石性肠梗阻。

【讨论】

■ 临床概述

胆囊十二指肠内瘘罕见、术前诊断较为困难，无特异性临床表现，多在术中明确诊断，容易出现漏诊。即使伴有胆石性肠梗阻早期胆囊十二指肠内瘘症状也不典型，多为间歇性机械性不全性肠梗阻表现，常表现为"滚动性肠梗阻"的特征：腹痛—缓解—腹痛。胆石性肠梗阻是胆石症的一种罕见并发症，也是机械性肠梗阻的罕见原因（约占3%）。胆石性肠梗阻主要发生于女性，死亡率较高。

治疗基于患者的手术风险，包括一个或两个阶段。低手术风险患者的一期手术通常包括肠结石切除术、胆囊切除术和瘘管修补术。高手术风险患者的两个阶段手术包括小肠取石术和随后的择期胆道手术。

■ 病理特征

胆囊穿孔有三种类型：Ⅰ型（急性）是指穿孔致胆囊内容物自由溢出进入腹腔、形成全身性腹膜炎；Ⅱ型（亚急性）是指胆囊穿孔，胆囊周围脓肿形成、包裹，形成局限性腹膜炎；Ⅲ型是指形成胆囊内瘘，为慢性过程，可发生于胆囊与十二指肠、结肠、胃等胃肠道中，也可以发生在胆道中。胆囊穿孔最常见的机制是胆囊管阻塞、感染、压迫，引起缺血、水肿、坏死等病理学改变，最终穿孔。由于血液供应不足，胆囊底部是最常见的穿孔部位。外伤也可导致急性胆囊穿孔。

■ 影像学表现

1.瘘口多位于胆囊与十二指肠球部或降部之间，呈裂隙状、管状或哑铃状。口服消化道对比剂由十二指肠经瘘口进入胆囊，可见气–液平面。

2.胆囊萎陷，壁不均匀增厚，胆囊周围脂肪间隙模糊，十二指肠局部肠壁水肿。

3.胆囊和（或）肝内外胆管积气。

4.胆石性肠梗阻。

【拓展病例一】

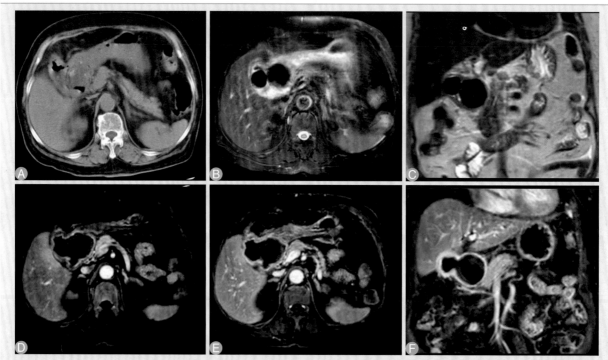

A. 横断位 CT 平扫示胆囊壁增厚，胆囊腔内积气，胆囊壁部分与十二指肠分界欠清；B. 横断位压脂 T_2WI 示胆囊腔内及邻近十二指肠腔内结石，呈低信号；C. 冠状位 T_2WI 示胆囊腔内及邻近十二指肠腔内结石，局部管壁相通；D ~ F.增强后各期示胆囊壁及邻近十二指肠壁形态欠规则，可见延迟强化，局部管壁相通。

图2-5-3　患者女性，83岁，胆囊十二指肠内瘘

【拓展病例二】

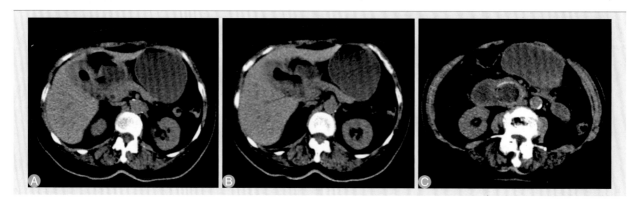

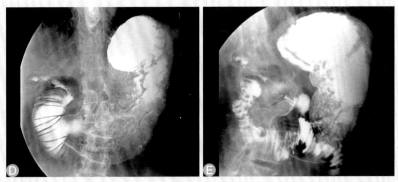

A. 横断位 CT 平扫显示胆囊壁增厚，胆囊腔内积气；B. 横断位 CT 平扫显示胆囊壁局部缺损并十二指肠分界欠清、局部相通；C. 横断位 CT 平扫显示十二指肠水平部肠腔内结石，近端肠管梗阻扩张；D、E. 胃肠造影示部分造影剂进入胆囊腔内。

图2-5-4　患者女性，79岁，胆囊十二指肠内瘘
（病例由西部战区空军医院叶伦老师老师提供）

【诊断要点】

1.胆囊壁局部缺损，胆囊壁增厚，胆囊壁与十二指肠局部相通，胆囊腔外结石、并发症包括腹腔内游离空气、胆瘘、胆囊窝或腹膜脓肿形成和小肠梗阻（胆石性肠梗阻）。

2.胆石性肠梗阻多为间歇性机械性不全性肠梗阻表现，常表现为"滚动性肠梗阻"的特征：腹痛—缓解—腹痛。

3.Rigler三联征，即胆道积气、肠梗阻和肠道内异位胆石影。

4.与前片比较胆囊内结石的突然消失，且无手术史有提示意义。

—— 参考文献 ——

[1] PATEL N B，OTO A，THOMAS S. Multidetector CT of Emergent Biliary Pathologic Conditions[J]. RadioGraphics，2013，33：1867-1888.

[2] SMITH E A，DILLMAN J R，ELSAYES K M，et al. Cross-Sectional Imaging of Acute and Chronic Gallbaldder Inflammatory Disease[J]. AJR，2009，192：188-196.

[3] 亚当（Adam.A.）. 格－艾放射诊断学第 6 版 [M]. 张敏鸣. 译. 北京：人民军医出版社，2015：775.

（贾　迪　胡翼江）

病例6 Mirizzi综合征

【临床资料】

● 患者女性，35岁，上腹部疼痛12天，腹部超声检查显示胆囊结石伴胆囊炎。

● 实验室检查：肿瘤指标全套阴性。

【影像学检查】

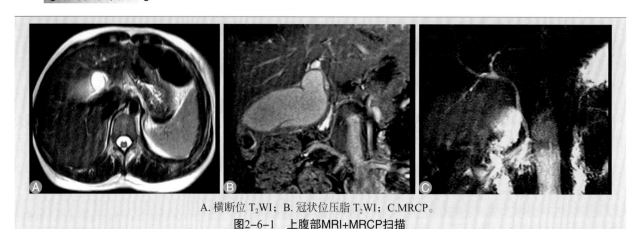

A. 横断位 T_2WI；B. 冠状位压脂 T_2WI；C.MRCP。
图2-6-1 上腹部MRI+MRCP扫描

【分析思路】

年轻女性，腹痛，胆囊结石，胆囊肿大，肝总管受压，肝内胆管轻度扩张，常见病变包括：Mirizzi综合征、肝门区胆管癌、原发性硬化性胆管炎。

■ Mirizzi综合征

本例支持点：年轻女性，腹痛，胆囊结石胆囊炎，肝总管受压，肝内胆管轻度扩张。

不支持点：未见结石嵌顿，可能系嵌顿后体位改变或呼吸运动致结石位置移动。

■ 肝门区胆管癌

本例支持点：肝门区胆管梗阻，肝内胆管扩张。

不支持点：年轻女性，肿瘤标志物阴性，肝门区胆管壁未见增厚，肝内胆管轻度扩张，未见典型"软藤征"。

■ 原发性硬化性胆管炎

本例支持点：肝内胆管扩张。

不支持点：肝内胆管未见节段性狭窄及扩张，缺乏典型的"串珠样"改变。

【最后诊断】

急性结石性胆囊炎，Mirizzi综合征。

【讨论】

■ 临床概述

Mirizzi综合征（Mirizzi syndrome，MS）是胆囊炎和慢性胆石症的罕见并发症，因胆囊颈或胆囊管结石嵌顿压迫或炎症波及，肝总管会出现不同程度的梗阻，导致胆管炎、梗阻性黄疸及肝功能损害的一系列症候群。

■ 临床分型

根据Mirizzi综合征病变累及范围的不同，1989年Csendes将其分为4种类型： Ⅰ 型，胆囊颈部结石嵌顿，胆总管狭窄； Ⅱ 型，胆囊颈部结石嵌顿，胆总管壁破损，瘘口小于胆总管周径的1/3； Ⅲ 型，瘘口大于胆总管周径的1/3，不足2/3； Ⅳ 型，瘘口几乎破坏了整个胆总管壁。

■ 影像学表现

1.MS直接征象：①胆囊-胆总管瘘：胆囊管以锐角汇入肝总管右侧壁。②胆-肠瘘：胆囊与胃肠道呈相通的瘘管或条索。

2.MS间接征象：①胆囊萎缩。②胆囊管或胆囊管与肝总管汇合部结石，紧贴胆囊壁。③结石以上胆管扩张。

3.MRCP：胆囊管充盈缺损，肝总管受压狭窄，胆管扩张、胆管炎。

【拓展病例一】

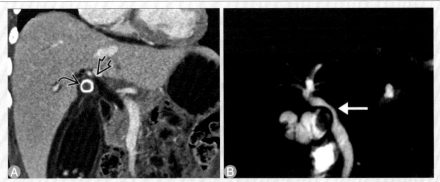

A. 冠状位 CT 增强示胆囊管内结石（弯箭头）嵌顿，肝总管受压（箭头）；B. 冠状位 MRCP 示胆囊结石嵌顿，肝总管受压，呈"反 C 征"（白箭头）。

图2-6-2　患者女性，54岁，Mirizzi综合征

【拓展病例二】

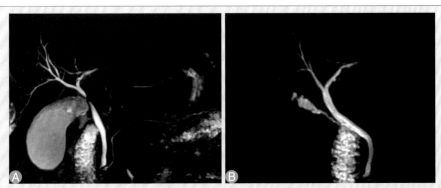

A. 冠状位 MRCP 示胆囊外形增大，肝总管外压狭窄；B.MRCP 示治疗 5 个月后复查，胆囊体积缩小，肝总管管径恢复正常。

图2-6-3　患者男性，43岁，Mirizzi综合征

【诊断要点】

1.胆囊颈/胆囊管结石嵌顿。

2.肝总管受压狭窄呈"反C征"，肝内胆管扩张。

3.结石以下胆总管管径正常。

4.超声检查：肝门区出现胆囊管、肝总管和门静脉三管并行的"三管征"。

—— 参考文献 ——

[1] 樊银杰，王巍，过灵香，等.腹腔镜治疗误诊的Ⅲ型Mirizzi综合征1例报道并文献回顾[J].解放军医学院学报，2016，37（3）：278-282.

[2] ESPARZA MONZAVI C A，PETERS X，SPAGGIARI M. Cholecystocolonic fistula：A rare case report of Mirizzi syndrome[J]. Int J Surg Case Rep，2019，63：97-100.

[3] 万仞，毛志群，贺李毅，等.Mirizzi综合征的多层螺旋CT和MRI表现[J].中国医学影像学杂志，2020，28（6）：441-444.

（贺秀莉　莫家彬）

病例7　胆汁瘤

【临床资料】

● 患者女性，63岁，反复寒战、发热1周。患者10余年前有胆囊切除术史，1年前因胆总管下段结石行胆道造影取石术。

● 实验室检查：白细胞总数18.78×10^9/L，中性粒细胞百分比79.90%，嗜酸性粒细胞百分比0.30%，嗜碱性粒细胞百分比0.10%。

【影像学检查】

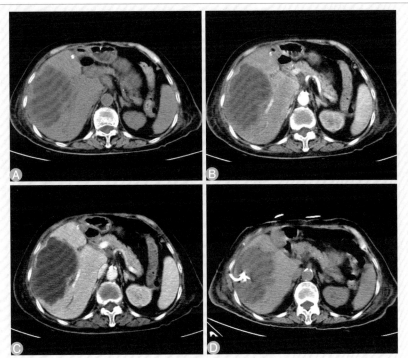

A. 横断位 CT 平扫；B、C. 横断位 CT 动脉期、门脉期；D. 经皮肝穿刺置管术后。

图2-7-1　上腹部CT平扫+增强

【分析思路】

老年女性，肝内囊样低密度，增强无强化，肝内胆管轻度扩张，有胆囊手术史，常见病变包括肝囊肿、肝脏黏液性囊性肿瘤、肝脓肿、胆汁瘤。

■ 肝囊肿

本例支持点：肝内囊性占位，无强化。

不支持点：病灶形态不规则，肝内胆管扩张。

■ 肝脏黏液性囊性肿瘤

本例支持点：老年女性，肝内囊性占位，胆管扩张。

不支持点：单囊少见，未见囊壁和分隔强化。

■ 肝脓肿

本例支持点：肝内囊性占位，发热，血象升高。

不支持点：囊壁无强化，肝内胆管扩张。

■ 胆汁瘤

本例支持点：肝内囊性占位，肝内胆管扩张，有胆囊手术史。

不支持点：临床血象升高，考虑合并感染。

【最后诊断】

超声引导下经皮–肝穿刺置管术后，引流出草绿色胆汁样液体。

最终诊断：胆汁瘤合并感染。

【讨论】

■ 临床概述

胆汁瘤（biloma）为胆道损伤后局限性的胆汁聚积，多位于肝实质内，也可局限于肝包膜下、腹腔小网膜囊或腹膜后形成包裹性胆汁淤积。内容物主要为淡黄色的胆汁，继发感染时合并血液及渗出物。根据形成原因分为：自发性、外伤性和医源性。单纯性胆汁瘤最常见的原因是肝动脉化疗栓塞术，肝实质接受肝动脉和门静脉双重血供，而胆道仅来自肝动脉。肝动脉化疗栓塞术中经肝动脉栓塞，可同时栓塞来自胆管周围毛细血管，导致胆管壁坏死，胆汁瘤形成。

临床表现：右上腹疼痛、腹胀、呕吐等不适症状。若压迫肝外胆管造成梗阻，可引起不同程度的黄疸等症状。如合并感染，则可有发热、白细胞计数及中性粒细胞百分比增高。

■ 影像学表现

1.位置：肝实质内或包膜下。

2.形态：柱状、软藤状、类圆形或新月形。

3.密度/信号：水样低密度/信号。

4.增强：囊内容物无强化，周边可有轻度强化。

5.肝内胆管扩张。

【拓展病例】

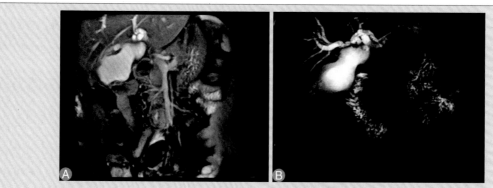

A. 冠状位 T_2WI 示肝 S7 段胆汁瘤，呈葫芦样液性高信号；B.MRCP 示胆汁瘤和扩张的肝内胆管。

图2-7-2 患者女性，57岁，胆囊切除术后胆汁瘤

【诊断要点】

1.肝实质内或包膜下柱状、类圆形水样密度/信号。

2.伴或者不伴有肝内胆管扩张。

3.增强扫描无强化。

4.临床腹部手术史。

—— 参考文献 ——

[1] 杨飞，姜建威，王鹏，等 . 介入治疗术后肝脏胆汁瘤的治疗分析 [J]. 中华肝胆外科杂志，2020，26（3）：177-179.

[2] 周长江，赵浩，黄振毅，等 . 自发性胆汁瘤的影像诊断及超声介入治疗价值 [J]. 医学影像学杂志，2019，29（3）：435-438.

[3] 亓皓亮，刁兴元，周长江，等 . 自发性胆汁瘤一例并文献复习 [J]. 中国临床新医学，2019，12（7）：790-794.

（贺秀莉　徐　雯）

病例8 胆道蛔虫病

【临床资料】

● 患者男性，62岁，上腹部疼痛7天。

● 影像学检查：超声提示胆囊及胆道蛔虫，胆囊腔内胆泥沉积，肝内外胆管扩张。

【影像学检查】

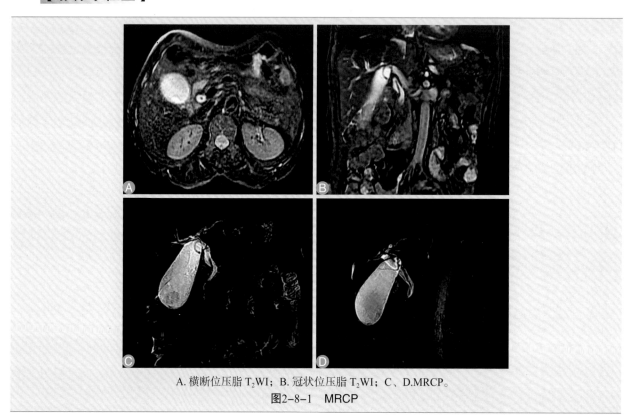

A. 横断位压脂 T_2WI ；B. 冠状位压脂 T_2WI ；C、D.MRCP。

图2-8-1　MRCP

【分析思路】

老年男性，腹痛病史，T_2WI示胆囊及胆总管内见长条状低信号，MRCP显示胆囊及胆总管内见长条状充盈缺损，肝内外胆管扩张，常见病变包括结石、沉积物、积气、蛔虫、胆囊癌/胆管癌、其他寄生虫（华支睾吸虫、肝片吸虫）。

■ 结石

本例支持点：T_2WI、MRCP低信号。

不支持点：多呈圆形、类圆形，本例呈长条状。

■ 沉积物

本例支持点：T_2WI、MRCP低信号。

不支持点：多为不定形，本例呈长条状。

■ 积气

本例支持点：T_2WI、MRCP低信号。

不支持点：一般呈类圆形，或见气-液平面，本例呈长条状。

■ 蛔虫

本例支持点：临床及影像学表现均支持。

■ 胆囊癌/胆管癌

本例支持点：胆道梗阻。

不支持点：胆管及胆囊壁未见增厚。

其他寄生虫（华支睾吸虫、肝片吸虫）

本例支持点：T$_2$WI、MRCP长条状低信号。

不支持点：华支睾吸虫长径为8～15 mm，肝片吸虫长径为8～40 mm，本例条状异常信号长径较长。

【最后诊断】

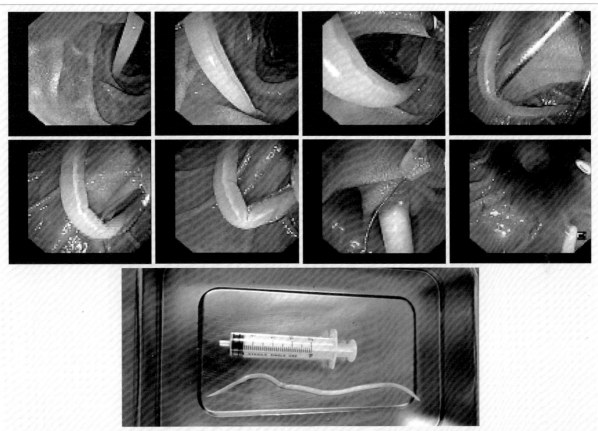

术前超声探查见胆囊、胆囊管和胆总管内蛔虫声影。经口进镜，通过食管、胃腔及幽门，达十二指肠降段，见肠腔内乳白色细长虫体，尾端位于肠腔远端，部分从十二指肠乳头内引出，使用内镜下圈套器将虫体套入，将圈套器交换至十二指肠乳头开口处，将虫体完整拖入肠腔，在内镜操作孔道取出虫体，蛔虫长度约35 cm，顺利退镜，再次超声探查见胆囊、胆囊管及胆总管内无蛔虫声影。文后彩图2-8-2。

图2-8-2　局麻下行经内镜下胆道蛔虫取出术

最后诊断：胆道蛔虫症。

【讨论】

■ 临床概述

胆道蛔虫病（biliary ascariasis，BA）是肠道蛔虫病中较为严重的一种并发症，近年来随着卫生环境的不断改善，发病率越来越低，但在经济较落后的地区，尤其是西部地区还较为常见。胆道蛔虫病多见于青少年，也可见于幼儿及老年人，典型临床表现为突然发作的剑突下剧烈"钻顶"样绞痛，呈阵发性，常伴有恶心、呕吐，疼痛可突然缓解而后又反复发作，发作时疼痛剧烈难忍，缓解后如正常人，少数患者有呕吐蛔虫或便蛔虫史，继发感染时可出现寒战、高热。粪便蛔虫卵检查阳性、结合影像学检查即可诊断胆道蛔虫病。

■ 病理特征

蛔虫成虫长径为15～30 mm，直径为3～6 mm，常寄生于空肠及中段回肠，正常情况下较少进入胆道系统，当Oddi括约肌功能障碍或者寄生肠内环境发生变化时，蛔虫则可能上行至十二指肠并经Oddi括约肌进入胆道，虫体则会刺激胆管，引起胆管痉挛、局部胆管阻塞，继发感染时则会出现胆管炎、胆囊炎，并可迅速发展成化脓性胆管炎或者肝脓肿；胆囊壁坏死、溃疡形成，引起胆道出血，胆管内虫卵、死亡虫体是形成胆管结石的重要因素。

■ 影像学表现

胆道蛔虫病在T₁WI呈条状稍高信号，冠状位T₂WI呈条状低信号，部分活体蛔虫吞入液体则可表现为低信号中见线状高信号，即"三线征"两边为低信号、中间为高信号，横断位则表现为"眼镜征"。MRCP上呈迂曲、长条状低信号充盈缺损。

【拓展病例】

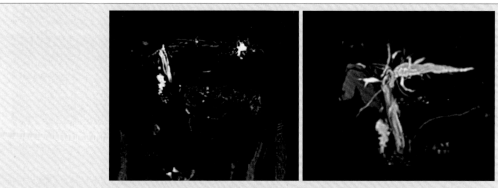

MRCP示胆总管内见长条状充盈缺损，肝内外胆管扩张。

图2-8-3　患者男性，52岁，胆道蛔虫病

（病例由空军军医大学西京医院唐永强老师提供）

【诊断要点】

冠状位T₂WI、MRCP示胆道内迂曲长条状低信号，部分见"三线征""眼镜征"。

—— 参考文献 ——

[1] 文宝红，程敬亮，张会霞，等．胆道蛔虫病的MRI及MRCP表现[J]．实用放射学杂志，2012，28
（4）：554-556.

（黄玮虹　张文坦）

病例9　IgG4相关性硬化性胆管炎

【临床资料】

● 患者女性，54岁，全身皮肤、黏膜及巩膜黄染1周，伴皮肤瘙痒，尿深黄色，偶有恶心。

● 实验室检查：AST 161 U/L，ALT 329 U/L，胆碱酯酶6010 U/L，TBIL 121 μmol/L，DBIL 98 μmol/L。CA19-9 62 U/mL。

【影像学检查】

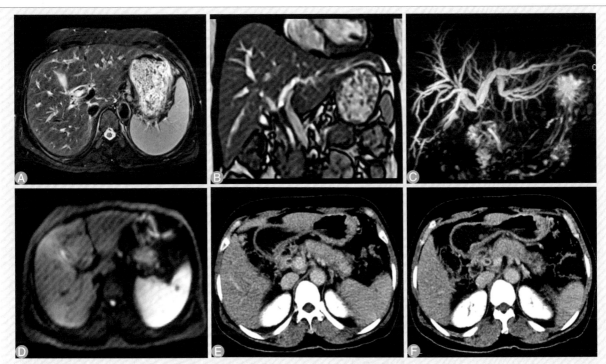

A. 横断位压脂 T_2WI；B. 冠状位 T_2WI；C.MRCP；D. 横断位 DWI；E、F. 横断位 CT 增强。

图2-9-1　上腹部MRI平扫、MRCP、上腹部CT增强

（病例由延边大学附属医院金春丽老师提供）

【分析思路】

中老年女性，肝门区胆管、胆总管壁增厚，T_2WI呈低信号，DWI呈高信号，增强扫描渐进性强化，肝内胆管扩张，常规考虑原发性硬化性胆管炎、胆管癌、IgG4相关性硬化性胆管炎。

■ **原发性硬化性胆管炎**

支持点：肝门区胆管、胆总管壁增厚，局部管腔狭窄。

不支持点：胆道广泛狭窄，呈"串珠状"改变。

■ **胆管癌**

支持点：肝门区胆管、胆总管壁增厚，局部管腔狭窄，扩散受限。

不支持点：肝内胆管扩张缺乏典型"软藤征"，胆管壁T$_2$WI信号偏低。

■ IgG4相关性硬化性胆管炎

支持点：胆道壁均匀增厚，范围较长，近端胆道扩张，远端胆道梗阻。

【病理诊断】

经外院检查确诊为IgG4相关性硬化性胆管炎。

【讨论】

■ 临床概述

IgG4相关性硬化性胆管炎（IgG4-related sclerosing cholangitis，IgG4-SC）是一种特殊类型的胆管炎，多伴有自身免疫性胰腺炎，目前认为IgG4相关性硬化性胆管炎是IgG4相关疾病的胆道表现。发病机制尚不明确，可能与自身免疫、遗传、感染等因素有关。男性多见，多数患者发病年龄＞50岁。临床上常无特异性，主要表现为黄疸、腹胀、纳差等不适，可伴有其他IgG4-RD并伴有相关临床症状，如泪腺炎、腮腺炎、腹膜后纤维化、胰腺炎、淋巴结肿大等。血清IgG明显升高是IgG4相关性疾病的特异性指标。

■ 病理表现

胆囊壁或胆管壁纤维组织呈广泛增生并伴大量慢性炎症细胞和浆细胞浸润，可见闭塞性静脉炎改变、席纹状硬化。免疫组化检测中，在胆管壁组织中显示为IgG4+浆细胞＞10/HPF。

■ 影像学表现

1.胆道壁增厚：管壁环形、较长节段均匀增厚。

2.胆管狭窄：节段性或弥漫性胆管狭窄，能够观察到管腔，并未闭塞，上游管腔扩张轻。

3.胆道壁信号：T$_2$WI低信号、等信号，T$_1$WI呈等信号，扩散受限。

4.增强扫描：动脉晚期强化，延迟均匀强化。

【拓展病例-】

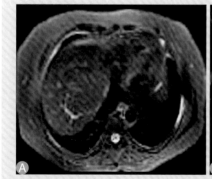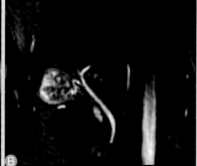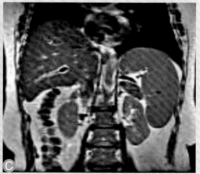

A.横断位压脂T$_2$WI示肝右叶胆管轻度扩张；B.MRCP肝右叶胆管轻度扩张，余肝内外管未见明显扩张；C.冠状位T$_2$WI示肝右叶胆管管壁轻度增厚。

图2-9-2　患者女性，IgG4相关性硬化性胆管炎

【拓展病例二】

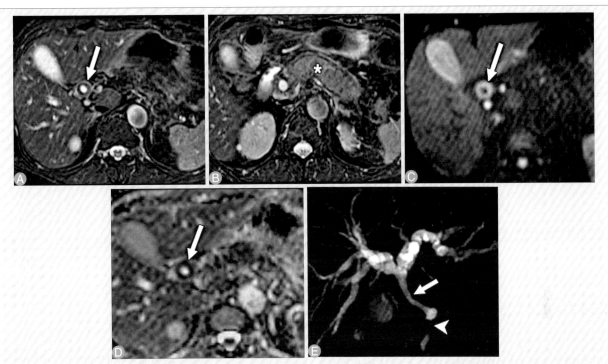

A. 横断位压脂 T$_2$WI 示胆总管管壁环形增厚，呈低信号（箭头）；B. 横断位压脂 T$_2$WI 显示胰腺肿胀（＊），周围胶囊样改变，提示 IgG4 相关性胰腺炎；C、D. 横断位 DWI、ADC 图示胆总管壁扩散明显受限（箭头）；E.MRCP 示胆总管近段管壁变窄（长箭头），壁较规整，胆总管下端管壁截断（短箭头）。

图2-9-3　患者男性，56岁，IgG4相关性硬化性胆管炎

［病例来源：Am J Roentgenol. 2019-12-01；213（6）：1221-1231.］

【拓展病例三】

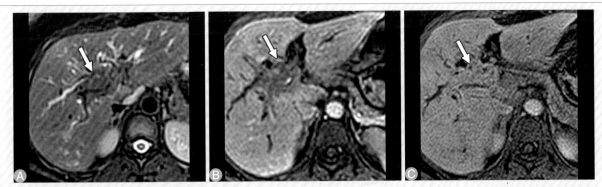

A. 横断位压脂 T$_2$WI 序列示肝门区肿块影（箭头），呈低信号，远端胆管扩张；B、C. 横断位 T$_1$WI 增强门脉期及延迟期示病灶呈渐进性强化（箭头），本例与肝门区胆管癌鉴别困难。

图2-9-4　患者女性，29岁，IgG4相关性硬化性胆管炎

［病例来源：Am J Roentgenol. 2019-12-01；213（6）：1221-1231.］

【诊断要点】

1.胆管壁节段性或弥漫性狭窄，管壁均匀增厚，上游胆管轻度扩张。

2.T_2WI等或低信号，扩散受限。

3.IgG4水平升高。

4.多合并有自身免疫性胰腺炎。

5.激素治疗有效。

—— 参考文献 ——

[1] 阿卜杜乃比·伊扎克.IgG4相关性硬化性胆管炎的临床特点分析及治疗的再探讨[D].新疆医科大学.
陈优，何来昌，谭永明，等.肝脾血管肉瘤的影像学表现及其病理基础[J].中国临床医学影像杂志，
2020（4）：267-270.

[2] 孙江阳，孔晓宇，肖朝文，等.IgG4相关性硬化性胆管炎误诊为胆管癌2例病例分析及文献复习[J].
肝胆胰外科杂志，2019，31（3）：168-171.

[3] MADHUSUDHAN K S，DAS P，GUNJAN D，et al. IgG4-Related Sclerosing Cholangitis：A Clinical
and Imaging Review[J]. AJR American journal of roentgenology，2019，213（6）：1221-1231.

（周阳阳　张文坦）

病例10　原发性硬化性胆管炎

【临床资料】

● 患者男性，61岁，因黄疸入院。

● 实验室检查：碱性磷酸酶超过正常值，总胆红素、γ-谷胺酰转移酶、谷丙转氨酶升高，白/球蛋白比值倒置。

【影像学检查】

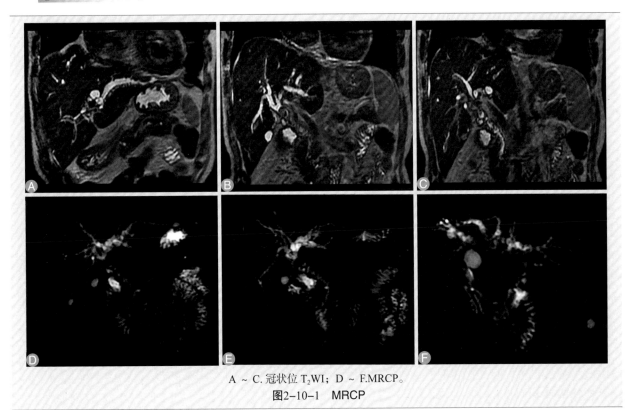

A ~ C.冠状位 T_2WI；D ~ F.MRCP。

图2-10-1　MRCP

【分析思路】

老年男性，黄疸，T_2WI示肝脏各叶形态改变呈分叶样轮廓、尾状叶体积增大及肝内外胆管呈串珠样改变，扩张与狭窄并存，胆总管局部可见"憩室样"外突，胆总管见结节状低信号结石，常规考虑原发性硬化性胆管炎、胆管癌、IgG4相关硬化性胆管炎。

■ 原发性硬化性胆管炎

支持点：肝内胆管呈跳跃样、串珠样改变，狭窄与扩张并存，胆总管局部可见"憩室样"外突，肝内外胆管同时受累。

■ 胆管癌

支持点：肝内外胆管扩张。

不支持点：胆管呈串珠样改变，未见明显偏心性增厚，局部未见明显肿块。

■ IgG4相关性硬化性胆管炎

支持点：肝内外胆管扩张。

不支持点：IgG4相关性硬化性胆管炎多数胆道壁均匀增厚，范围较长，近端胆道扩张，远端胆道梗阻，与本例不符。

【最后诊断】

穿刺病理：胆管纤维化、炎症及小胆管的增生，呈"洋葱皮样"的纤维性闭塞性胆管炎。

内镜逆行胰胆管造影检查：可见肝内胆管串珠样或剪枝样改变和肝外胆管憩室样凸出。

最后诊断：原发性硬化性胆管炎。

【讨论】

■ 临床概述

原发性硬化性胆管炎（primary sclerosing cholangitis，PSC）是一种原因不明的以胆管炎症和纤维化为特征的慢性进行性肝病。原发性硬化性胆管炎在北欧及美国的发病率为1∶10 000，但南欧及亚洲发病率较低，男女发病比例为2∶1，发病高峰年龄为30~40岁。原发性硬化性胆管炎与炎症性肠病高度相关，多数原发性硬化性胆管炎患者同时患有炎症性肠病，其中大部分为溃疡性结肠炎，小部分为克罗恩病。原发性硬化性胆管炎起病隐匿，症状无特异性，临床极易误诊为病毒性肝炎及梗阻性黄疸，以进行性黄疸、皮肤瘙痒、乏力、纳差为主。

■ 病理表现

病理组织学上将原发性硬化性胆管炎分为5期。Ⅰ期为门脉期，炎症改变仅局限于肝门区，典型征象为洋葱样向心性纤维组织增多，发现胆管上皮血管化和胆管增生。Ⅱ期为门脉周围期，病变发展到肝门周围实质出现肝细胞坏死、胆管稀疏和门脉周围纤维化。Ⅲ期为纤维隔形成期，纤维化及纤维隔形成和（或）桥接状坏死，胆管严重受损或消失。Ⅳ期为肝硬化期，出现胆汁淤积性肝硬化表现。

原发性硬化性胆管炎典型的病理组织学特征为伴有少量炎性细胞浸润的胆管周围"洋葱皮"样纤维化，仅在不到20%的病例中看到此表现，同时其他类型硬化性胆管炎也可出现该表现，因此在影像学表现为典型原发性硬化性胆管炎时，应排查其他继发性胆管炎，不应再行肝脏活检。

■ 影像学表现

1.多数同时累及肝内外胆管，少数仅累及肝内或者肝外胆管。

2."串珠样"改变：弥漫性多节段管腔狭窄、管腔扩张、正常胆管交替出现。

3.受累胆管壁纤维化T_2WI呈低信号。

4.增强扫描胆管壁延迟强化，活动期动脉期明显强化。

5.随着纤维化及狭窄进行性加重，周围胆管闭塞，MRCP显示困难，呈"枯树枝样"改变。

6.胆管"憩室样外突"是原发性硬化性胆管炎另一特征性表现。

7.部分病灶T_1WI、T_2WI显示肝脏边缘可见楔形、片状不均匀高信号，提示淤胆性炎症。

8.肝脏的轮廓呈分叶状，外侧段和后段萎缩，而尾叶肥大，在其周围可见壳样低密度影，从而衬托出肥大的尾叶而产生假肿瘤征，同时可见大量的肝内胆管钙化影。

【拓展病例】

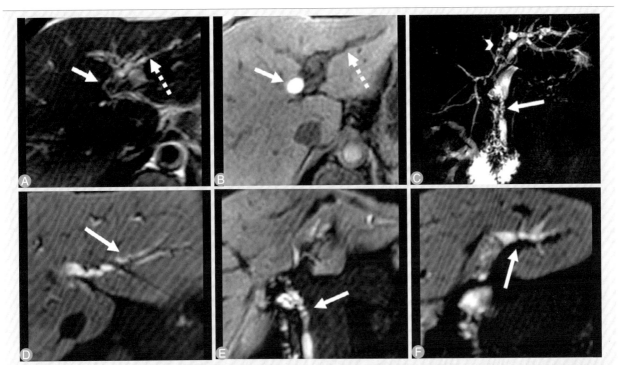

A、B.横断位 T_2WI、T_1WI 示肝左叶胆管不规则扩张（虚线箭头）及肝内胆管结石（箭头）；C.MRCP 示左侧肝管充盈缺损，胆总管变窄（箭头）；D ~ F.横断位肝胆道特异性对比剂增强示肝内外胆管不规则扩张（箭头），呈串珠状改变。

图2-10-2　患者女性，48岁，既往有克罗恩病及胆囊切除史

[病例来源：SEMIN ULTRASOUND CT. 2022-12-01；43（6）：490-509.]

【诊断要点】

1.MRCP示弥漫性多节段管腔狭窄、管腔扩张、正常胆管交替出现，"串珠样"改变。

2.胆管"憩室样外突"。

3.肝脏淤胆性炎症。

4.增强扫描胆管壁延迟强化，活动期动脉期明显强化。

—— 参考文献 ——

[1] 原发性硬化性胆管炎的临床研究进展 [J]. 临床超声医学杂志，2015，17（2）：112-114.

[2] PRIA H D，TORRES U S，FARIA S C，et al. Practical Guide for Radiological Diagnosis of Primary and Secondary Sclerosing Cholangitis[J]. Seminars in ultrasound，CT and MR，2022，43（6）：490-509.

（周阳阳　张文坦）

病例11 胆囊腺肌症

【临床资料】

- 患者男性，65岁，因体检发现胆囊占位1个月入院。
- 实验室检查：癌胚抗原6.38 ng/mL。

【影像学检查】

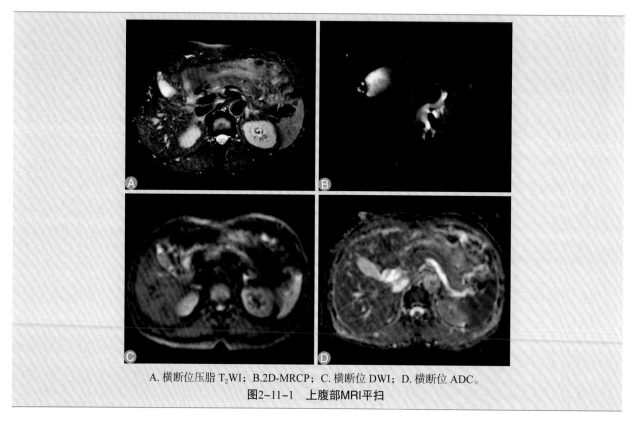

A. 横断位压脂 T_2WI；B.2D-MRCP；C.横断位 DWI；D. 横断位 ADC。

图2-11-1 上腹部MRI平扫

【分析思路】

胆囊局限性病变，境界清晰，T_2WI呈高、低混杂信号，内见小囊状结构，似可见罗—阿氏窦，扩散不受限，常规考虑胆囊腺肌症、胆囊腺瘤、胆囊癌。

■ 胆囊腺肌症

本例支持点：胆囊底壁局限性增厚，胆囊壁内见边界清楚小囊状T_2WI高信号影，厚层2D-MRCP示"珍珠项链征"。

■ 胆囊腺瘤

本例支持点：胆囊底壁结节状突起。

不支持点：壁内囊状影，厚层2D-MRCP示"珍珠项链征"。

■ 胆囊癌

本例支持点：胆囊壁局限性增厚，黏膜面欠光滑、整齐。

不支持点：胆囊黏膜线光滑、整齐、连续，壁内囊状影，厚层2D-MRCP示"珍珠项链征"，DWI示无扩散受限，胆囊壁外层边界清晰，与毗邻肝脏分界清楚，无肿大淋巴结。

【病理诊断】

病理结果：慢性胆囊炎，伴腺肌症，胆固醇沉积。

【讨论】

■ 临床概述

胆囊腺肌症（gallbaldder adenomyomatosis，GA）是一种胆囊良性病变，曾命名为腺肌瘤病、腺样增生性胆囊炎，在胆囊切除标本中胆囊腺肌症的发现率为9%，在胆囊良性病变中占40%左右，且高达90%的病例伴有胆囊结石。胆囊腺肌症女性多见，60%患者常无临床症状，也可出现消化不良、右上腹痛、发热及急慢性胆囊炎的症状，胆囊腺肌症的发病机制尚不完全清楚，一些文献认为与胆囊腔内压力增高相关，也有研究强调了胆囊腺肌症与胆囊结石和慢性炎症的关系；因其相对较高的发病率和影像学设备的提升，胆囊腺肌症在日常工作中常可遇到，影像学检查的主要目的是区分胆囊腺肌症和胆囊癌，从而选择恰当的治疗方法。

■ 病理特征

胆囊腺肌症病理上特征性表现为黏膜上皮及平滑肌增生所致的胆囊壁增厚，囊性上皮内陷入胆囊壁内形成罗-阿氏窦，窦内可含有小结石。腺肌症可分为3种或4种类型，即局限性（最常见）、环状和（或）节段性（常见于胆囊体中部）和弥漫性。

■ 影像学表现

1.局限性胆囊腺肌症：多局限于胆囊底部，呈帽状、结节状增厚，多数凸向胆囊外，边缘光滑、整齐，少部分胆囊黏膜层内陷入肌层，CT平扫呈小囊状低密度影，T_2WI呈高信号，即罗-阿氏窦，可与胆囊腔相通，增强中度强化，门脉期及延迟期渐进性强化。

2.节段性胆囊腺肌症：节段性增厚，胆囊局部缩窄呈葫芦状改变，胆囊壁见罗-阿氏窦，CT平扫胆囊壁内多发小囊状低密度影，T_2WI呈高信号，可与胆囊相通，增强扫描病变区黏膜层、黏膜下层明显强化，门脉期及延迟期强化逐渐向肌层、浆膜层蔓延，罗-阿氏窦未见强化。

3.弥漫性胆囊腺肌症：胆囊壁弥漫性广泛增厚，囊腔内黏膜欠光滑、整齐，壁内见多发罗-阿氏窦，可与胆囊相通，表现为特征性的珍珠项链征，增强扫描强化方式同节段型胆囊腺肌症。

【拓展病例一】

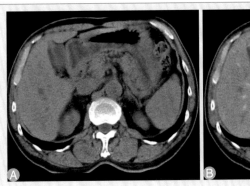
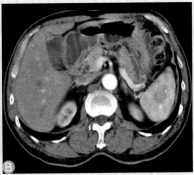

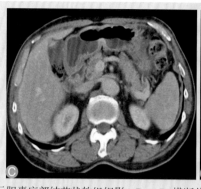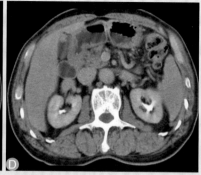

A.横断位CT平扫示胆囊底部结节状软组织影；B～D.横断位增强后各期病变呈轻度强化，以延迟强化为著，病灶黏膜面欠光滑、整齐，形态欠规则。局限性胆囊腺肌症在影像上（尤其是CT）有时无法与胆囊息肉样病变鉴别，MR有一定价值。

图2-11-2　患者男性，65岁，胆囊腺肌症

【拓展病例二】

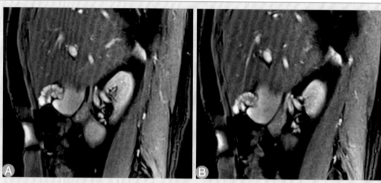

A、B.矢状位压脂T$_2$WI示胆囊底部壁增厚并多发囊状高信号（珍珠项链征），囊性灶与胆囊不相通。

图2-11-3　患者女性，53岁，胆囊腺肌症

【诊断要点】

1.胆囊腺肌症常累及50岁以上成年人。

2.超声是首选的检查方法，典型表现为"彗星尾征"，CT可见"串珠征""棉花球征"，MR对胆囊腺肌症的诊断价值较高，可表现为"珍珠项链征"。

3.胆囊腺肌症通常无须治疗，约6%的胆囊腺肌症患者合并胆囊癌，对于有症状者，或无法与胆囊癌鉴别时建议手术。

—— 参考文献 ——

[1] BONATTI M，VEZZALI N，LOMBARDO F，et al. Gallbladder adenomyomatosis：imaging findings, tricks and pitfalls[J]. Insights Imaging，2017，8（2）：243-253.

[2] YANG H K，LEE J M，YU M H et al. CT diagnosis of gallbladder adenomyomatosis：importance of enhancing mucosal epithelium，the "cotton ball sign" [J]. Eur Radiology，2018，28（9）：3573-3582.

（贾　迪　胡翼江）

病例12　门脉高压性胆病

【临床资料】

● 患者男性，51岁，乙肝病史10年余，加重伴皮肤、巩膜黄染3天。

● 实验室检查：乳酸脱氢酶258 U/L，总胆红素698.1 μmol/L，直接胆红素526.8 μmol/L，尿素23.8 mmol/L，肌酐36 μmol/L。

【影像学检查】

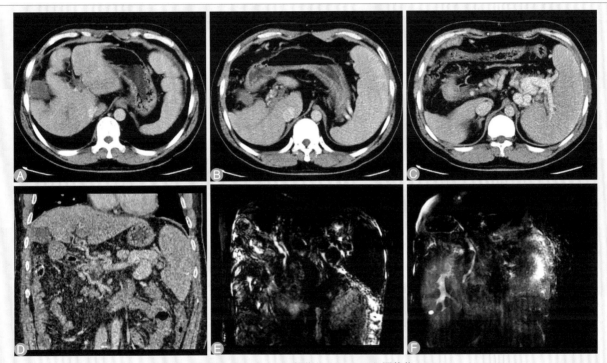

A ~ C. 横断位 CTPV；D. 冠状位 MIP；E ~ F. 冠状位 MRCP。

图2-12-1　上腹部CT增强、MRCP

（病例由天津市第一中心医院李莹老师提供）

【分析思路】

中年男性，肝硬化，门静脉及肠系膜上静脉栓塞，门静脉海绵样变，胆总管胰上段受压、狭窄，近端胆管轻度扩张，脾大。常见疾病有门脉高压性胆病、原发性硬化性胆管炎。

■ 门脉高压性胆病

本例支持点：门静脉及肠系膜上静脉栓塞，门静脉海绵样变，胆总管胰上段受压，弧形狭窄，近端胆管轻度扩张。

■ 原发性硬化性胆管炎

本例支持点：胆总管胰上段不规则狭窄，近端胆总管轻度扩张。

不支持点：肝内胆管未见节段性狭窄及扩张，缺乏典型的"串珠样"改变。

【最后诊断】

门脉高压性胆病。

【讨论】

■ 临床概述

门脉高压性胆病（portal hypertensive biliopathy，PHB）指门静脉阻塞或不明原因门静脉海绵样变，肝外门静脉阻塞，肝十二指肠韧带内形成多束向肝侧的侧支静脉，压迫胆管致胆管发生缺血性改变，纤维瘢痕形成，引起胆管梗阻和肝脏形态及功能异常。潜在的发病机制有：胆道曲张静脉丛压迫、胆道缺血、胆道感染及炎症等。

临床表现：少数患者有腹痛、黄疸、瘙痒或发热等症状。

■ 影像学表现

1.门静脉栓子形成或正常结构消失。

2.门静脉海绵样变，串珠样分布侧支血管，包绕肝内外胆管，肝内外胆管变形、狭窄及胆管壁增厚。

3.胆囊增大或胆囊静脉曲张及胆道结石。

4.脾大。

5.脾静脉、食管胃底静脉不同程度曲张。

■ 分型

Ⅰ型：病变仅累及肝外胆管。

Ⅱ型：仅肝内胆管受累。

Ⅲ型：同时累及肝外和一侧（左或右）肝内胆管。

Ⅳ型：肝外胆管和两侧肝内胆管同时受累。

MRCP不仅可以直观显示出胆道的异常变，而且在配合门静脉MRI成像时，可以同时显示门静脉系统情况。

【拓展病例】

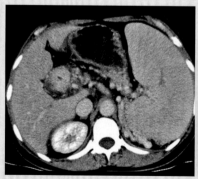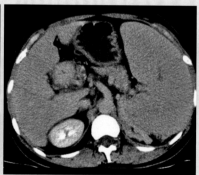

横断位CTPV示肝外胆管管壁弥漫增厚，呈"假性胆管癌征"，管腔狭窄。周围散在细小侧支静脉包绕。

图2-12-2　门脉高压性胆病

（病例由空军军医大学西京医院唐永强老师提供）

【诊断要点】

1.门静脉海绵样变，血栓形成，侧枝通路扩张。

2.肝外胆管受压狭窄，近端胆管扩张。

3.肝硬化、脾大。

—— 参考文献 ——

[1] 庞书杰，叶庆旺，施洋，等 . 门脉高压性胆病临床诊疗进展 [J]. 肝胆胰外科杂志，2015，27（5）：431-433.

（贺秀莉　高中辉）

病例13　胆囊腺瘤

【临床资料】

● 患者男性，60岁，因腹痛8小时入院。

● 实验室检查：铁蛋白1342 ng/mL。

● 腹部超声：胆囊息肉样病变。

【影像学检查】

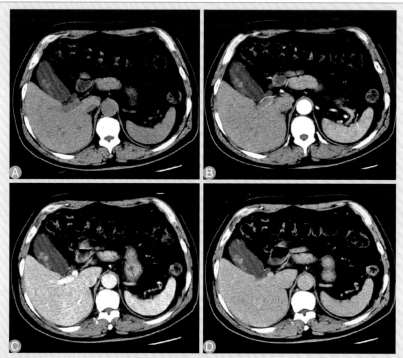

A.横断位CT平扫；B.横断位CT动脉期；C.横断位CT门脉期；D.横断位CT延迟期。

图2-13-1　上腹部CT平扫+增强

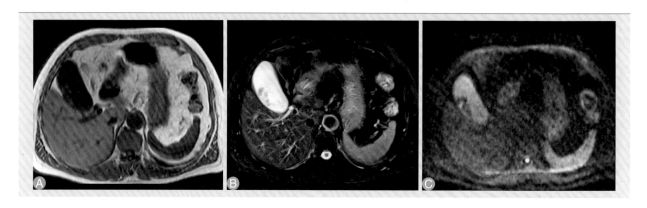

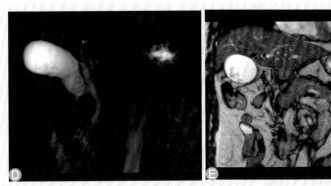

A. 横断位 T$_1$WI；B. 横断位压脂 T$_2$WI；C. 横断位 DWI；D.2D MRCP；E. 冠状位 T$_2$WI。

图2-13-2 上腹部MRI平扫

【分析思路】

老年男性，胆囊腔内息肉样病变，形态欠规则，呈分叶状，境界清晰，T$_1$WI呈等信号，T$_2$WI呈稍低信号，DWI呈低信号，CT增强呈中度渐进性强化。常规考虑胆囊腺瘤、胆囊息肉、胆囊癌。

■ 胆囊腺瘤

本例支持点：胆囊腔内单发息肉样病变，病灶与胆囊间分界清楚，增强后见中度强化，胆囊黏膜面连续，周围无肿大淋巴结影。

不支持点：形态不规则、呈分叶状。

■ 胆囊胆固醇息肉

本例支持点：胆囊腔内息肉样病变。

不支持点：单发、体积较大。

■ 胆囊癌

本例支持点：病灶体积较大，形态不规则，增强后病灶见动脉期高强化、延迟进一步强化明显。

不支持点：DWI低信号，毗邻肝脏无侵犯，胆囊黏膜面连续，周围无肿大淋巴结影。

【病理诊断】

病理结果：腺瘤型息肉，部分腺上皮轻度异型增生。诊断为慢性胆囊炎、胆石症。

【讨论】

■ 临床概述

胆囊息肉样病变（polypoid lesion of gallbladder，PLG）是胆囊壁向腔内呈息肉状突起的所有非结石性病变的总称，无论其是否具备发展为肿瘤的潜能；其中胆囊腺瘤是一种罕见的疾病，在所有胆囊切除术后标本中发生率为0.15%，占所有胆囊息肉样病变的4%~7%。一般认为胆囊腺瘤是肿瘤性息肉，中老年女性多见，其病因不明，多数无明显症状，常因合并胆囊结石、胆囊炎等就诊，多在超声检查胆囊时发现。

■ 病理特征

病理分为管状腺瘤、乳头状腺瘤和乳头状管状腺瘤3种，以管状腺瘤最常见；大体标本可有蒂或无蒂。管状腺瘤多呈分叶状，乳头状腺瘤多呈菜花状。

镜下管状腺瘤由胆道上皮被覆的幽门腺或肠腺、纤维、血管及基质组成，其腺体增生，部分腺腔扩张，腺管靠近，呈背靠背改变。乳头状腺瘤瘤体衬以立方上皮细胞或柱状上皮细胞，呈分支状或树枝状结构。

■ 影像学表现

1.数量、位置、大小：多数单发，胆囊体部多见，大小为5~20 mm。

2.形态：小于5 mm呈乳头状，随着体积增大，逐渐呈椭圆形、分叶状、菜花状，表面可出现"桑葚征"，即病灶边缘不光滑、整齐，可见多发小结节状突起，类似桑葚表面。与胆囊关系多数呈窄基底，多数附着处胆囊壁未见增厚。

3.CT平扫：呈等密度影，未见明显囊变、坏死、出血及钙化。

4.MRI：T_1WI略呈等信号，T_2WI略呈低信号，信号均匀，扩散未见受限。

5.增强扫描：动脉期轻中度强化，门脉期进一步强化，延迟期强化程度稍减低。

6.恶性胆囊息肉样病变的风险因素包括：病灶>1 cm，患者年龄>60岁，尤其是伴有胆石症和原发性硬化性胆管炎，及病灶邻近胆囊壁侵犯。

【拓展病例一】

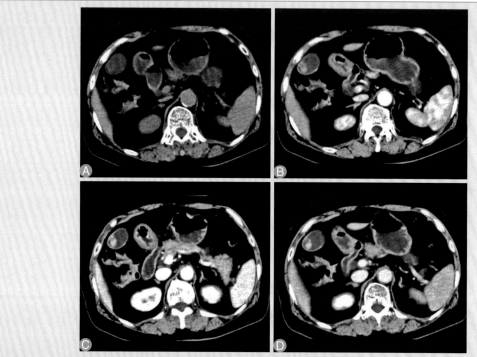

A. 横断位CT平扫示胆囊底部腔内结节状软组织影；B ~ D. 横断位CT增强后各期病变呈渐进性强化，以延迟强化为著，病灶境界清晰，边缘光滑、整齐。

图2-13-3　患者女性，67岁，胆囊管状腺瘤

【拓展病例二】

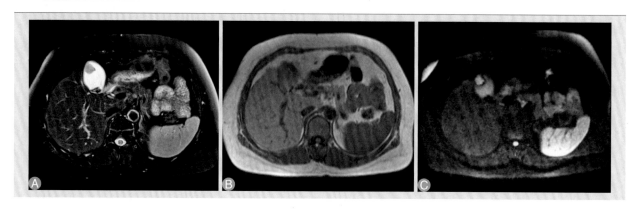

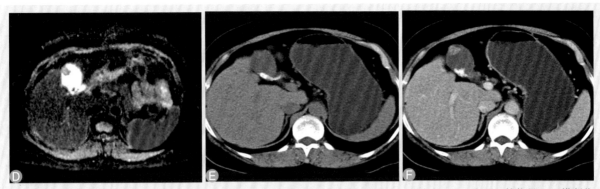

A.横断位压脂 T_2WI 示胆囊底部结节，呈稍高信号，另见胆囊结石，呈低信号；B.横断位 T_1WI 病灶呈等信号；C.横断位 DWI 病灶呈高信号；D.横断位 ADC 图病灶呈高信号，提示扩散不受限；E.横断位 CT 平扫病灶呈低密度影；F.横断位增强扫描病灶中等强化。

图2-13-4　患者女性，58岁，胆囊管状腺瘤
（病例由济宁医学院附属医院胡喜斌老师提供）

【诊断要点】

1.胆囊腺瘤往往表现为胆囊内单发、无蒂的息肉样腔内突起，彩色多普勒超声提示病灶内见血流信号，增强后病灶见强化，病灶与胆囊壁之间分界清楚，扩散加权成像不受限。

2.当病灶直径>1 cm，患者年龄>60岁，尤其是伴有胆石症和原发性硬化性胆管炎，以及病灶邻近胆囊壁侵犯时需注意恶性息肉样病变的可能性。

—— 参考文献 ——

[1] YU M H，KIM Y J，PARK H S，et al. Benigh gallbladder diseases：Imaging techniques and tips for differentiating with malignant gallbladder diseases[J]. World J Gastroenterol，2020，26（22）：2967-2986.

[2] HICKMAN L，CONTRERAS C. Gallbladder Cancer：diagnosis，surgical management，and adjuvant therapies[J]. Surg Clin N Am，2019，99（2）：337-355.

（贾　迪　胡翼江）

病例14　胆囊腺癌

【临床资料】

● 患者女性，67岁，患者于入院前2周超声检查发现胆囊占位。

● 肿瘤指标无明显异常。

【影像学检查】

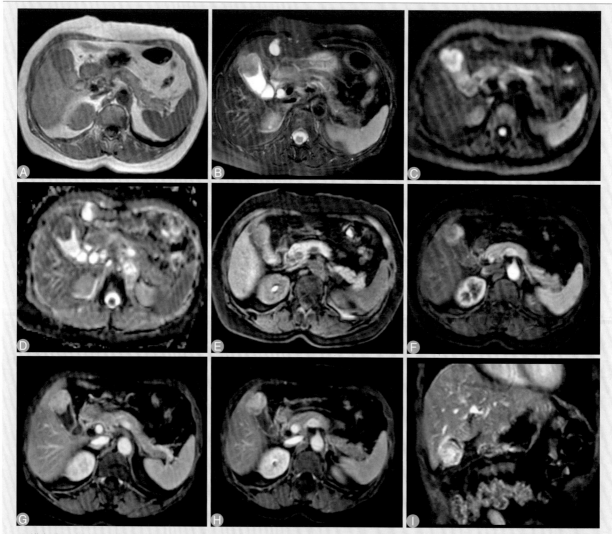

A. 横断位 T_1WI；B. 横断位 T_2WI；C. 横断位 DWI；D. 横断位 ADC 图；E. 横断位 T_1WI 平扫；F. 横断位 T_1WI 增强动脉期；
G. 横断位 T_1WI 增强门静脉期；H. 横断位 T_1WI 增强延迟期；I. 冠状位 T_1WI 增强。

图2-14-1　上腹部MRI平扫+增强

【分析思路】

　　胆囊腔内软组织影，形态欠规则，呈分叶状，T_1WI呈稍低信号，T_2WI呈稍高信号，扩散明显受限，病灶与胆囊窝邻近肝实质分界欠清，增强扫描不均匀强化，常规考虑胆囊癌、胆囊腺瘤、胆囊息肉及肝癌侵犯胆囊。

■ 胆囊癌

本例支持点：中老年女性，胆囊底部软组织肿块，凸向腔内，局部黏膜面不光滑、整齐，扩散受限，动态增强示病灶呈现早期强化，以延迟强化为著，邻近肝实质受到侵犯。

■ 胆囊腺瘤或息肉

本例支持点：胆囊腔内病灶，周围未见明显肿大淋巴结影。

不支持点：胆囊腔内病灶体积较大，局部黏膜面不光滑、整齐，扩散受限，动态增强示病灶呈现早期强化，以延迟强化为著；邻近肝实质受侵。

■ 肝癌侵犯胆囊

本例支持点：病灶部分与肝脏分界欠清，扩散受限，动态增强示病灶呈现早期强化。

不支持点：无明确肝炎、肝硬化病史及影像学表现，病灶主体位于胆囊内，增强后病灶见延迟强化，未见"快进快出"表现。

【病理诊断】

胆囊：低分化腺癌，癌组织浸润胆囊壁全层并侵犯肝脏组织，脉管内见癌栓，神经束见癌侵犯。

免疫组化结果：CK19（+），CKpan（+），CK7（+），vimentin（–），AFP（–），LCA（淋巴细胞+），Glypian-3（–），Hepa（–），Ki-67（密集区60%阳性）。

【讨论】

■ 临床概述

胆囊癌（gallbladder cancer，GBC）指发生于胆囊（包括胆囊底部、体部、颈部和胆囊管）的恶性肿瘤，是胆道系统最常见的恶性肿瘤，占胆道恶性肿瘤的80%~95%，其发病率居消化道恶性肿瘤第6位。胆囊癌往往发现较晚、预后较差，5年总体生存率仅为5%。胆囊癌多见于中老年女性，其危险因素包括胆囊结石、胆囊息肉样病变、胆囊慢性炎症和胆囊"保胆取石"术后，可能的危险因素有先天性胰胆管汇合异常、胆囊腺肌症、胆囊感染、肥胖与糖尿病、原发性硬化性胆管炎、吸烟等。胆囊癌临床症状无特异性，常被胆囊炎、胆囊结石及其并发症所掩盖，如腹部不适、食欲下降或体重减轻，一旦出现明显临床症状，多属中晚期，可表现为黄疸、发热及腹痛等。血清CA19-9和（或）癌胚抗原升高是最常用的诊断胆囊癌的肿瘤标志物。

■ 病理特征

胆囊癌最常见的病理类型为腺癌，占70%~90%，其他少见类型有乳头状腺癌、黏液癌、鳞癌和腺鳞癌等。腺癌又可分为浸润性、乳头状及黏液型。

■ 影像学表现

1.胆囊癌的形态大体类型可分为3种：①浸润型（厚壁型），最多见，占75%~80%，表现为胆囊壁局限性或弥漫性增厚和僵硬，可见不连续或不规则的黏膜增厚、不规则的浆膜增厚，或胆囊壁3层之间的分界丧失；②腔内生长型（息肉型），约占15%，肿瘤可呈息肉状、菜花状或结节状突入胆囊腔内，外周浸润少；③混合型（肿块型），表现为胆囊壁增厚、僵硬及萎缩，可侵犯周围组织及器官，同时向胆囊腔内生长形成肿块。

2.MRI：T_1WI呈等、低信号，T_2WI呈稍高或混杂信号，MR扩散加权成像有助于鉴别良恶性胆囊病变，胆囊癌更多的表现扩散受限、ADC值显著减低，另有学者发现加权成像定量分析ADC值信号减低与胆囊癌的病理分级有相关性。

3.增强扫描：动脉期明显强化，门脉期及延迟期持续强化。

4.间接征象：胆囊癌早期易扩散至门静脉周围淋巴结，随后可延伸至胰头部淋巴结，侵犯毗邻肝脏。

【拓展病例一】

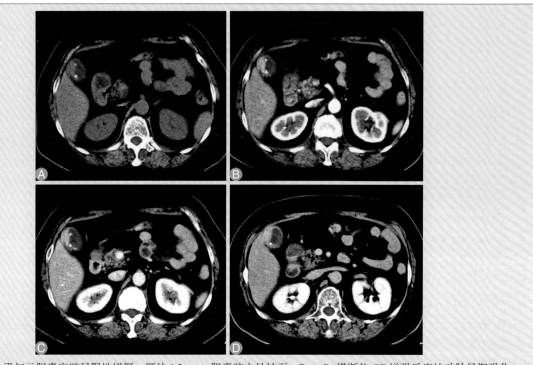

A. 横断位 CT 平扫示胆囊底壁局限性增厚，厚约 1.2 cm，胆囊腔内见结石；B ~ D. 横断位 CT 增强后病灶动脉早期强化，门脉期及延迟期持续强化，局部胆囊黏膜面较毛糙。

图2-14-2　患者女性，53岁，胆囊癌

【拓展病例一】

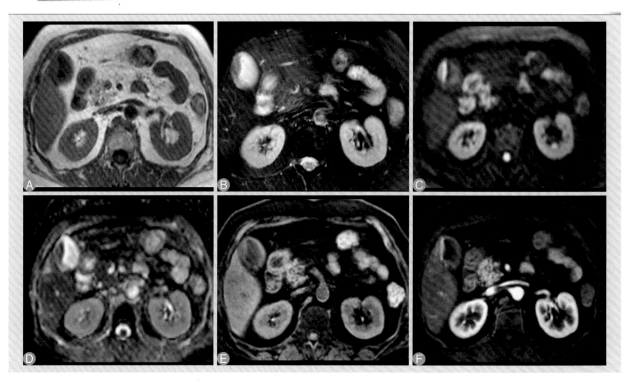

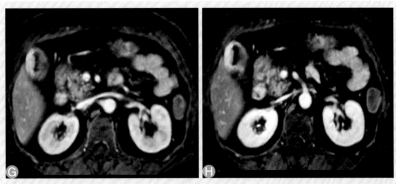

A. 横断位 T$_1$WI 示胆囊底壁局限性增厚，呈等信号；B. 横断位压脂 T$_2$WI 示胆囊底壁局限性增厚，呈稍高信号；C.DWI 示病灶呈高信号；D.ADC 图示病灶呈低信号；E ~ H. 横断位 T$_1$WI 增强示动脉早期强化，门脉期及延迟期持续强化，局部胆囊黏膜面较毛糙。

图2-14-3 患者女性，58岁，胆囊癌

【诊断要点】

1.胆囊癌可分为浸润型（最常见）、腔内生长型和混合型3种类型。

2.黏膜面不连续或者不规则增厚。

3.扩散明显受限。

4.增强早期明显强化，门脉期及延迟期持续强化。

5.周围侵犯、淋巴结转移。

6.中老年女性多见。

—— 参考文献 ——

[1] HICKMAN L，CONTRERAS C. Gallbladder Cancer：diagnosis，surgical management，and adjuvant therapies[J]. Surg Clin N Am，2019，99（2）：337-355.

[2] 中华医学会外科学分会胆道外科学组，中国医师协会外科医师分会胆道外科专业委员会.胆囊癌诊断和治疗指南（2019 版）[J]. 中华外科杂志，2020，58（4）：243-251.

（贾 迪 胡翼江）

病例15　胆囊神经内分泌癌

【临床资料】

● 患者女性，46岁，查体发现胆囊占位，4个月前偶有呕吐，呕吐物为胃液，含胆汁，无宿食。

● 实验室检查：癌胚抗原3.57 ng/mL，CA19-9 22.53 U/mL，AFP 3.29 ng/mL。

【影像学检查】

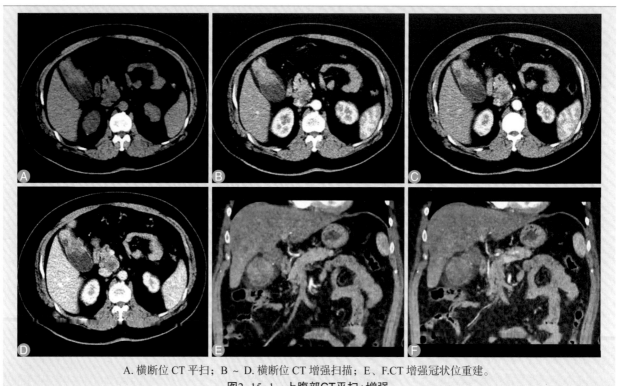

A. 横断位 CT 平扫；B ~ D. 横断位 CT 增强扫描；E、F.CT 增强冠状位重建。

图2-15-1　上腹部CT平扫+增强

【分析思路】

中年女性，胆囊富血供肿块，不均质强化，斑片状坏死，胆囊壁僵硬，黏膜线不完整，浆膜面局部欠连续，腹腔淋巴结肿大，定性为恶性，疾病谱有胆囊癌、胆囊神经内分泌癌。

■ 胆囊神经内分泌癌

本例支持点：胆囊富血供肿块，不均质强化，局部坏死，腹腔淋巴结转移。

不支持点：胆囊原发罕见。

■ 胆囊癌

本例支持点：不均质强化，黏膜面不完整，腹腔淋巴结肿大。

不支持点：癌胚抗原和CA19-9不高。

【病理诊断】

镜下：肿瘤组织大部分呈弥漫片状、部分呈乳头状排列，浸润性生长，细胞体积大，核异性明显，核分裂象多见，伴大量坏死。

免疫组化：乳头状腺癌区域细胞：AE1/AE3（+），CK19（+），CK20（局灶+），CA19-9（+），CK7（+），MIB-1（50%+）；小细胞癌区域细胞：AE1/AE3（+），CHG（局灶+），CD56（+），NSE（+），SYN（+），MIB-1（90%+）。

病理结果：胆囊底部及体部腺神经内分泌癌（小细胞癌伴乳头状腺癌），浸润胆囊壁全层。

【讨论】

■ 临床概述

胆囊神经内分泌癌（gallbladder-neuroendocrine carcinomas，GB-NECs）是一种非常罕见的疾病，发病率仅占所有神经内分泌肿瘤的0.2%～0.5%。混合性腺神经内分泌癌是指同时具有腺管形成的典型腺癌和神经内分泌肿瘤形态特点的上皮性肿瘤，每种成分至少各占肿瘤的30%。

病因：①胆囊部位的未分化干细胞分化为神经内分泌细胞；②胆囊黏膜慢性炎症导致胆囊黏膜发生病理性化生改变，如肠上皮或胃上皮化生，进而在病变部位产生神经内分泌细胞；③某些特殊情况下胆囊腺癌可发生转变，具有神经内分泌功能。

胆囊神经内分泌癌以中老年女性多见，临床表现无特异性，多为上腹痛、消瘦、黄疸等症状，而"类癌综合征"少见。其恶性程度高，进展迅速，预后差，多数确诊时已出现淋巴结和肝脏转移。

■ 病理特征

2019年世界卫生组织将神经内分泌癌分为5类，主要依据是Ki-67比例和有丝分裂指数：①G1：Ki-67<3%且有丝分裂指数<2/10HPF；②G2：Ki-67指数3%～20%且有丝分裂指数2～20/10HPF；③G3：Ki-67>20%且有丝分裂指数>20/10HPF；④混合型神经内分泌癌；⑤非瘤性病变。

根据形态学分类，神经内分泌癌可进一步分为大细胞型和小细胞型。

肿瘤细胞高度异型性，体积小或中等，境界欠清楚，坏死明显，可见血管或神经侵犯。免疫组化对NEN诊断有特异性，突触素和嗜铬粒素A是特异性的指标，分化好的NEN强表达突触素和嗜铬粒素A，而NEC则弱表达。

■ 影像学表现

1.胆囊腔或胆囊窝不规则肿块。

2.密度和信号不均，弥散受限，易出血、液化坏死，T_1WI低信号内夹杂斑片状高信号，T_2WI不均匀稍高信号。

3.富血供，不均质强化，部分病变中心斑片状延迟强化。

4.易肝内侵犯或转移，胆囊颈周围、肝门和腹膜后淋巴结转移。

【拓展病例一】

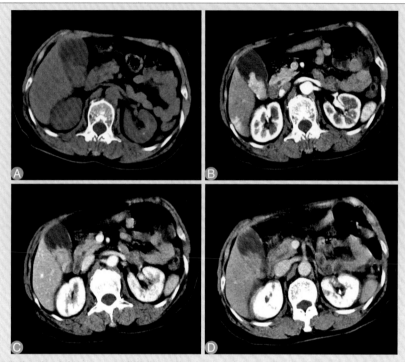

A.横断位CT平扫示胆囊不规则肿块；B ~ D.横断位CT增强扫描示肿块富血供，黏膜面凹凸不平，肝S6段见不规则高强化转移灶。

图2-15-2　患者女性，65岁，胆囊混合性腺神经内分泌癌（构成于大细胞神经内分泌癌和中—低分化腺癌，镜下以大细胞神经内分泌癌为主）

【拓展病例二】

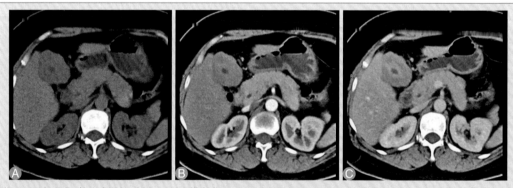

A.横断位CT平扫示胆囊壁弥漫性增厚；B、C.横断位CT增强示胆囊黏膜线完整、增厚，并渐进性强化，黏膜下肌层增厚、轻度强化，局部小斑片状坏死区。

图2-15-3　患者女性，50岁，胆囊小细胞神经内分泌癌
（病例由河南省人民医院宁培钢老师提供）

【诊断要点】

1.富血供，不均质强化，内出血、囊变及坏死。

2.黏膜线部分连续（胆囊神经内分泌肿瘤多起源于黏膜固有层深部或黏膜下层，故表层的黏膜上皮可部分保持完整而呈线样强化）。

3.较早发生肝脏浸润及淋巴结转移。

—— 参考文献 ——

[1] 刘飞，杨玉龙，刘波，等.胆囊神经内分泌肿瘤的临床特点和诊疗进展 [J].肝胆胰外科杂志，2018，30（6）：522-524，528.

[2] ASSARZADEGAN N，MONTGOMERY E. What is New in the 2019 World Health Organization（WHO）Classification of Tumors of the Digestive System：Review of Selected Updates on Neuroendocrine Neoplasms，Appendiceal Tumors，and Molecular Testing[J]. Arch Pathol Lab Med，2021，145（6）：664-677.

[3] 李智宇，毕新宇，赵宏，等.原发性胆囊神经内分泌肿瘤临床病理特点分析 [J]. 医学研究杂志，2018，47（12）：59-62.

[4] 刘荫荣，杨秀清，任伟霞，等.胆囊神经内分泌癌的CT表现分析 [J].医学影像学杂志，2020，30（8）：1437-1440.

（贺秀莉　席晶晶）

病例16 肝内胆管腺瘤

【临床资料】

● 患者男性，52岁，体检发现肝脏占位2周。无腹痛、恶心、呕吐等症状。

● 实验室检查：AFP、CA19-9、CEA阴性。

【影像学检查】

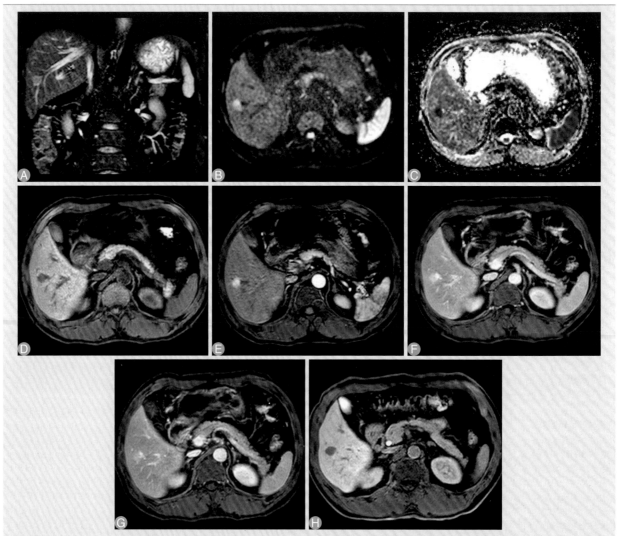

A. 冠状位压脂 T₂WI；B. 横断位 DWI；C. 横断位 ADC 图；D. 横断位 T₁WI 平扫；E. 横断位 T₁WI 动脉期；F. 横断位 T₁WI 门脉期；G. 横断位 T₁WI 延迟期；H. 横断位肝胆期。

图2-16-1 上腹部MRI平扫+增强

【分析思路】

中年男性，临床实验室检查阴性，肝右叶类结节，T₁WI呈低信号，T₂WI呈稍高信号，扩散明显受限，增强扫描动脉期明显强化，门脉期及延迟期持续强化，呈"快进慢出"强化方式，未见明显囊变、坏死，未见明显假包膜，肝胆期无摄取，疾病谱包括肝内胆管腺瘤、肝细胞腺瘤、肝细胞癌、肝脏局灶性结节性增生。

- **肝内胆管腺瘤**

本例支持点：中年男性，肝右叶富血供结节，"快进慢出"强化方式，信号均匀，无包膜。

不支持点：罕见。

- **肝细胞腺瘤**

本例支持点：肝内富血供，强化呈"快进慢出"。

不支持点：未见含脂。

- **肝细胞癌**

本例支持点：T$_2$WI呈稍高信号，扩散受限，肝内富血供，高分化肝细胞癌强化可呈"快进慢出"。

不支持点：无肝硬化背景，肿瘤标志物阴性，信号均匀，无明显假包膜。

- **肝脏局灶性结节性增生**

本例支持点：T$_2$WI呈稍高信号，肝内富血供，强化呈"快进慢出"。

不支持点：T$_1$WI呈低信号，肝胆期无摄取，扩散明显受限。

【病理诊断】

镜下：肝组织中见瘤细胞呈细梁状及腺管状排列，细胞形态一致，细胞核圆形及卵圆形，染色质稀疏，核仁不明显，核分裂罕见，间质多量淋巴细胞浸润，有的区域见淋巴滤泡形成。

免疫组化：Hepa（－），Galetin-3（＋），CD34（血管+），CK18（＋），CK19（＋），CD10（腔缘+），CD56（＋），CgA（－），PHH3（个别+），p53（30%弱+），Syn（－），Ki-67（1%强+）。原位杂交结果：EBER（－）。

病理结果：符合肝内胆管腺瘤。

【讨论】

- **临床概述**

肝内胆管腺瘤（intrahepatic bile duct adenoma，IBDA）是一种罕见的肝脏良性肿瘤，起源于肝内胆管上皮，为肝内小胆管的腺瘤性增生。发病年龄为20~70岁，大多无明显临床症状。

- **病理特征**

1.病变较小。

2.肝被膜下，单发，无包膜。

3.瘤内大量增生的小胆管，伴周围间质内多量慢性炎性细胞浸润。

4.随病程进展，纤维组织逐渐增多，晚期几乎完全由透明变性的胶原纤维取代。

5.无扩张胆管，管腔内无胆汁。

- **影像学表现**

1.位置形态：肝脏表面小结节。

2.密度信号特点：稍低密度，偶见钙化，信号均匀。

3.增强：丰富血管，"快进慢出"强化方式，无包膜，强化持续，周边炎性充血带。

4.肝胆期呈低信号。

【拓展病例】

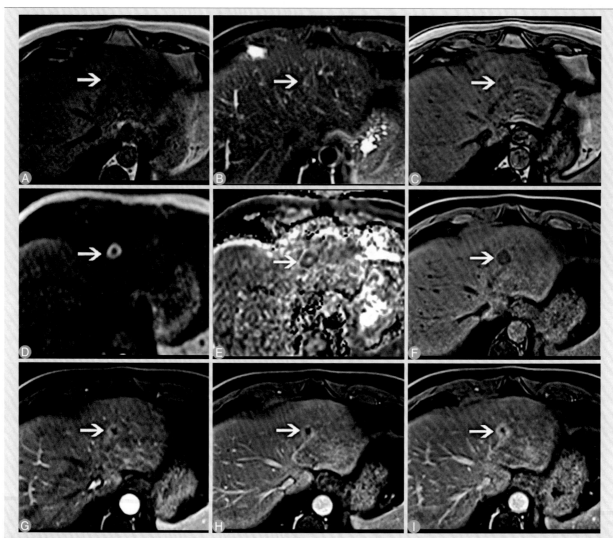

A.横断位 T₁WI 示肝左外叶结节（箭头），呈低信号；B.横断位 T₂WI 病灶呈稍高信号（箭头）；C.横断位反相位 T₁WI 未见明显信号减低，病灶中央区点状高信号（箭头）；D、E.横断位 DWI 及 ADC 图示病灶扩散环形受限（箭头）；F.横断位 T₁WI 平扫；G ~ I.横断位 T₁WI 增强病灶呈环形强化，并持续强化，中央区始终未见强化（箭头）。

图2-16-2　患者男性，41岁，肝内胆管腺瘤（1）

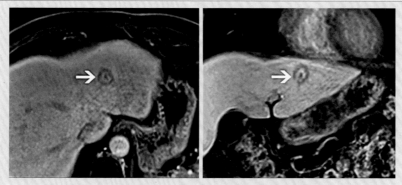

上述患者的肝胆特异期肿瘤呈环形高信号，其周围和中心呈低信号（箭头）。

图2-16-3　患者男性，41岁，肝内胆管腺瘤（2）

［病例来源：Cureus. 2022-07-01；14（7）：e27082.］

【诊断要点】

1.好发于肝内单发包膜下。

2.多数密度和信号均匀。

3.富血供，速进慢出，无包膜。

── 参考文献 ──

[1] 龙梅，张辉阳.肝内胆管腺瘤的影像与病理学分析 [J].华夏医学杂志，2018，31（1）：88-90.

[2] 刘光俊，杨新官，龙梅，等.肝内胆管腺瘤的 CT、MRI 表现特征（附 2 例报告并文献复习）[J].临床放射学杂志，2017，36（12）：1903-1906.

[3] QIN J，ZHOU G，SHENG X，et al. Imaging features of intrahepatic bile duct adenoma in MRI[J]. Translational cancer research，2020，9（3）：1861-1866.

[4] YUAN J，LIU K，LIU M，et al. Magnetic Resonance Imaging Findings of an Intrahepatic Bile Duct Adenoma：A Case Report[J]. Cureus，2022，14（7）：e27082.

（贺秀莉　黄　聪）

病例17　肝内胆管乳头状肿瘤

【临床资料】

● 患者女性，53岁，体检发现胆管占位1个月。

● 实验室检查：总胆红素31.8 μmol/L，肿瘤标志物（－）。

【影像学检查】

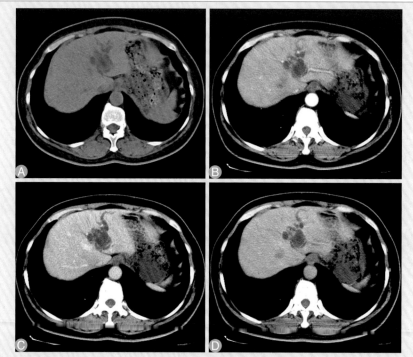

A. 横断位 CT 平扫；B. 横断位 CT 动脉期；C. 横断位 CT 门脉期；D. 横断位 CT 延迟期。

图2-17-1　上腹部增强CT扫描

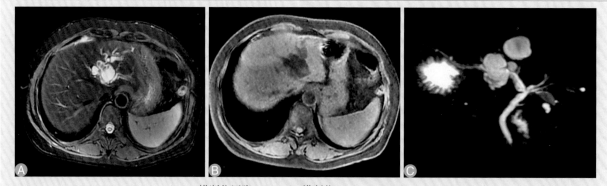

A. 横断位压脂 T_2WI；B. 横断位 T_1WI；C.MRCP。

图2-17-2　上腹部MRI扫描+MRCP

（病例由天津医科大学总医院赵芳石老师提供）

【分析思路】

中年女性，肝左叶囊实性占位，与胆管相通，囊内多发乳头状强化结节，MRCP示上下游胆管扩张，常见病变包括胆管内乳头状肿瘤、肝黏液性囊性肿瘤、胆管囊肿。

■ 肝内胆管乳头状肿瘤

本例支持点：肝内囊实性占位，与胆管相通，囊内多发乳头状强化结节，上下游肝内胆管扩张。

■ 肝黏液性囊性肿瘤

本例支持点：中年女性，肝内囊实性占位，胆管扩张。

不支持点：病灶与胆管相通。

■ 胆管囊肿

本例支持点：肝内胆管囊性占位。

不支持点：囊内多发乳头状结节强化。

【病理诊断】

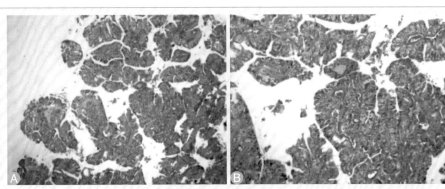

A.H&E染色，×100；B.H&E染色，×200。文后彩图2-17-3。

图2-17-3 病理检查

镜下：周围肝组织内见多灶性肉芽肿形成及纤维组织增生；扩张的胆管内上皮增生，呈乳头状及腺管状，伴有纤维血管结缔组织，表面覆盖柱状上皮，上皮细胞有轻度异型增生。

病理结果：肝内胆管内乳头状肿瘤伴高级别上皮内瘤变。

【讨论】

■ 临床概述

胆管内乳头状肿瘤（intraductal papillary neoplasm of bile duct，IPNB）是以胆管黏膜上皮细胞呈乳头状增生为特点的、具有高度恶性潜能的罕见肿瘤，常见于肝左叶，反复性化脓性胆管炎、先天性胆管囊肿、胆管结石、炎症及胰液的长期慢性刺激可致胆管上皮增生、组织异位并进一步引起乳头状增生和乳头状瘤。好发年龄为50~70岁，男性略多于女性。

■ 病理特征

胆管内乳头状肿瘤以胆管内肿瘤乳头状增生为特点，伴有特征性的纤维血管轴心；被覆细胞不同程度地分泌黏液，导致病变远端胆管扩张，所以临床表现常为腹痛、黄疸。

胆管内乳头状肿瘤分为胰胆管型、肠型、胃型、嗜酸细胞型，其中以胰胆管型和肠型占绝大多数。我国以肠型最为常见。

WHO根据异型增生的程度，将胆管内乳头状肿瘤分为：Ⅰ型，胆管内乳头状瘤伴低或中级别上皮内瘤变；Ⅱ型，胆管内乳头状瘤伴高级别上皮内瘤变；Ⅲ型，胆管乳头状原位癌和微观侵犯的腺癌；Ⅳ型，乳头状腺癌并间质侵犯，其发展存在从腺瘤演变至交界性肿瘤和原位癌，继而发展为侵袭性癌的过程。

■ 影像学表现

1.胆管区囊性占位，边界清晰。

2.囊内结节呈乳头、息肉状偏侧生长，等或稍低密度，T_1WI表现为等或稍低信号，T_2WI多呈等高信号，弥散受限，增强富血供，强化持续。

3.MRCP：病灶与胆管相通，胆管显著扩张与肿物大小不匹配，其上下游胆道均扩张为其特征性表现。

4.具有多中心起源、沿胆道播散种植特性，MRCP示胆道走行区多发病灶。

5.经内镜逆行胰胆管造影：十二指肠乳头开口处流出棕黄或者胶冻样物质；胆管造影示胆管多发圆形或卵圆形充盈缺损。

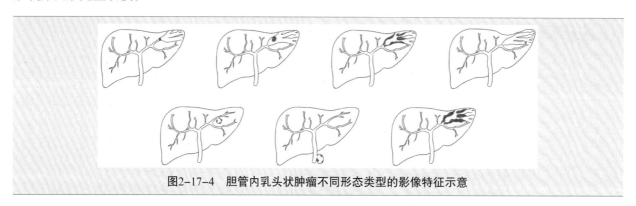

图2-17-4　胆管内乳头状肿瘤不同形态类型的影像特征示意

【拓展病例一】

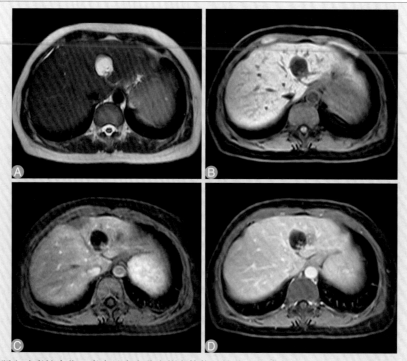

A.横断位 T_2WI 示肝左叶囊性占位，囊内见多个乳头状中等信号结节；B.横断位 T_1WI 示囊内结节呈中等信号；C、D.增强扫描示囊内结节动脉期明显强化，延迟期强化持续。

图2-17-5　患者男性，64岁，胆管内乳头状瘤伴局部高级别上皮样瘤变

【拓展病例二】

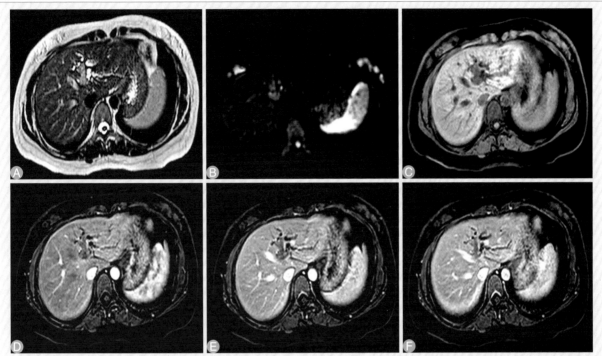

A. 横断位 T_2WI 示左肝内胆管内软组织影，呈稍高信号，远端胆管扩张；B. 横断位 DWI 示病灶呈稍高信号；C. 横断位 T_1WI 平扫病灶呈低信号；D. 横断位 T_1WI 增强动脉期病灶呈轻中度强化；E、F. 横断位 T_1WI 门脉期及延迟期病灶强化程度稍减低。

图2-17-6　患者女性，31岁，左肝内胆管内乳头状肿瘤伴高级别上皮内肿瘤

【诊断要点】

1.胆管区囊实性占位，边界清晰。

2.囊内乳头状结节明显强化，强化持续。

3.MRCP示病变与胆管相通，囊内可见多发乳头状及条状充盈缺损。

4.上下游胆管均扩张。

—— 参考文献 ——

[1] BALTAGIANNIS E G，KALYVIOTI C，GLANTZOUNI A，et al. Intrahepatic intraductal papillary cystic neoplasm of the bile duct：A case report[J]. Annals of Medicine and Surgery，2021，63：102167.

[2] 邱雷雨，郑军，朱铁明，等 . 肝内胆管乳头状肿瘤一例 [J]. 中华临床医师杂志（电子版），2020，14（6）：475-478.

[3] 杨潇，周晓，胡春阳，等 . 肝内胆管导管内乳头状肿瘤 1 例报道 [J]. 胃肠病学和肝病学杂志，2020，29（12）：1383-1385.

[4] 刘洪勇，顾腾，苏靖涵，等 . 肝内胆管乳头状瘤 1 例报告 [J]. 临床肝胆病杂志，2018，34（11）：2404-2405.

（罗晓东　贺秀莉）

病例18　肝外胆管黏液性囊性肿瘤

【临床资料】

● 患者女性，28岁，2周前无明显诱因出现上腹痛，体检发现胰头占位。

● 实验室检查：血常规、C-反应蛋白正常，CA19-9 55.62 U/mL。

【影像学检查】

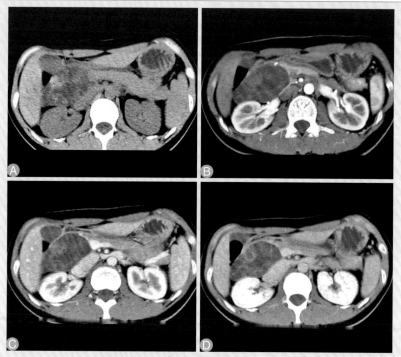

A. 横断位CT平扫；B. 横断位CT动脉期；C. 横断位CT门脉期；D. 横断位CT延迟期。

图2-18-1　上腹部CT平扫+增强CT

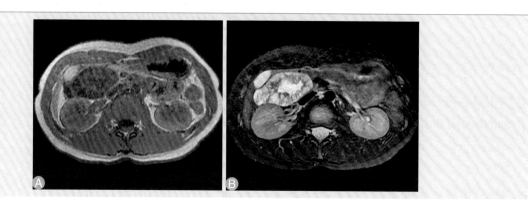

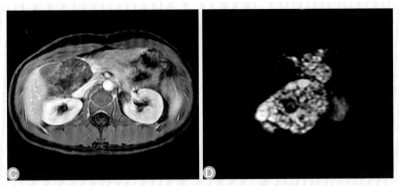

A. 横断位 T_1WI；B. 横断位压脂 T_2WI；C. 横断位 T_1WI 增强门脉期；D.MRCP。

图2-18-2　上腹部增强MRI+MRCP扫描

【分析思路】

年轻女性，左右肝管、肝总管和胆总管内多房囊性占位，囊内信号不一，囊内分隔渐进性强化，CA19-9升高，疾病谱有胆管黏液性囊性肿瘤、胆管内乳头状肿瘤。

■ 胆管黏液性囊性肿瘤

本例支持点：年轻女性，左右肝管、肝总管和胆总管内多房囊性占位，囊内信号不一，囊内分隔渐进性强化，CA19-9升高。

不支持点：肝外胆管罕见。

■ 胆管内乳头状肿瘤

本例支持点：左右肝管、肝总管和胆总管内囊性占位。

不支持点：罕见于年轻女性，囊内多发分隔，胆管扩张不显著。

【病理诊断】

镜下：纤维组织内见多房囊样结构，囊内壁衬覆单层柱状上皮或扁平上皮，细胞胞浆嗜酸性，形态温和，个别腺体轻度非典型增生，间质玻璃样变，局灶梭形细胞丰富。

免疫组化：细胞蜡块：CK7（＋），CK20部分细胞（＋），PR部分间质细胞（＋）；Inhibin-a（－）；Ki-67（＋），NSE（－）。

病理结果：胆管囊腺瘤。

【讨论】

■ 临床概述

胆管黏液性囊性肿瘤（原胆管囊腺瘤）为极少发生于肝脏的囊性上皮性肿瘤，发生率不足肝脏囊性肿瘤的5%，90%主要源于肝内胆管树，而发生在肝外胆管更少见。

2019年《WHO消化系统肿瘤分类》，将胆管黏液性囊性肿瘤明确定义为由立方或柱状上皮及上皮下卵巢样间质构成的囊性肿瘤，囊腔一般不与胆管系统连通。将产生黏蛋白的肝内胆管肿瘤分为两类：胆管黏液性囊性肿瘤和胆管内乳头状肿瘤。发病机制尚无定论，可能是患者在胚胎发育过程中由异位的内胚层未成熟基质或初级卵黄囊组织发育而来。

好发中年女性，临床常表现为腹痛、腹胀及肝区不适、黄疸等。实验室检查提示肝功能异常，CA19-9及CEA升高。

■ 病理特点

1.由立方形或柱状上皮组成。

2.分泌黏液。

3.含有卵巢样间质。

4.多房囊性。

■ 影像学表现

1.胆管多房囊性占位，囊壁及分隔可伴钙化，胆管扩张。

2.信号特点：当囊内出血或黏液蛋白含量较高时T_1WI表现为高信号，囊壁、分隔、壁结节呈稍低信号。

3.增强扫描：囊壁、分隔及结节轻中度渐进性强化，囊内容物无强化。

【诊断要点】

1.胆管内单房或多房囊性占位，囊内分隔，有壁结节。

2.囊壁及囊内分隔和壁结节轻中度渐进性强化。

3.胆管扩张。

4.临床CA19-9升高。

—— 参考文献 ——

[1] 陈诚，张成刚.肝外胆管黏液性囊腺瘤合并感染误诊为急性胆囊炎1例报告[J].中国微创外科杂志，2019，19（3）：281-282.

[2] 张婉玉，陈琼苹.夫顶术后复发的肝脏黏液性囊性肿瘤1例[J].临床与实验病理学杂志，2020，36（2）：248-249.

[3] 陈昆仑，叶健文，王瑄，等.肝外胆管囊腺瘤的诊断与治疗[J].中华消化外科杂志，2019，18（4）：400-402.

（贺秀莉　黄日升）

病例19 肝门区胆管癌

【临床资料】

● 患者女性，58岁，反复上腹部不适25天。

● 实验室检查：CEA 23.10 ng/mL，CA19-9 16 054 U/mL。

【影像学检查】

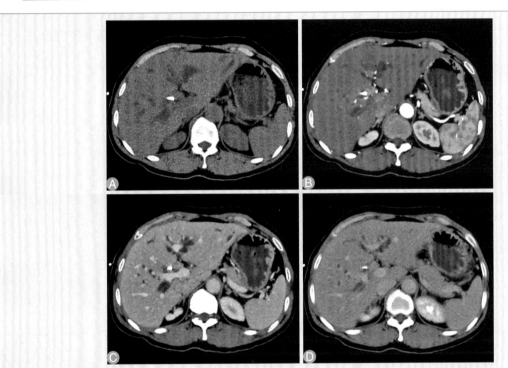

A. 横断位 CT 平扫；B. 横断位 CT 动脉期；C. 横断位 CT 门脉期；D. 横断位 CT 延迟期。

图2-19-1 上腹部CT平扫+增强

【分析思路】

中老年女性，肝门汇管区占位，中度渐进性强化，肝内胆管扩张，肿瘤指标升高，常见病变包括肝门区胆管细胞癌、胆管炎。

■ 肝门区胆管细胞癌

本例支持点：中老年女性，肝门汇管区占位，中度渐进性强化，胆管扩张，肿瘤标志物升高。

不支持点：肝内胆管扩张缺乏典型"软藤征"。

■ 原发性硬化性胆管炎

本例支持点：肝内胆管扩张。

不支持点：肿瘤标志物升高，胆管扩张缺乏典型的节段性分布特点和"串珠状"改变。

【病理诊断】

镜下：癌细胞排列呈腺样，浸润性生长，细胞异型明显，可见神经受累。

免疫组化：CK7（局灶+），CK19（+），CK8/18（+），Hepa-1（－），GPC-3（－），CK20（－），Villin（++），CDX2（－），Ki-67（约30%+）。

病理结果：肝门部胆管细胞癌（高—中分化），癌累及肝组织，神经受侵犯，未见明确脉管内癌性血栓。

【讨论】

■ 临床概述

肝门部胆管癌（hilar cholangiocarcinoma，HCCA）也称Klatskin瘤，指原发于胆囊管开口以上的肝总管与左、右二级肝管起始部之间，主要侵犯肝总管、肝总管分叉部和左、右肝管的胆管癌，占胆道系统恶性肿瘤的50%~70%，低分化腺癌及黏液腺癌所占比例较高。肝门部胆管癌好发于50~70岁中老年女性，临床以无痛性黄疸为首发症状，常伴有皮肤瘙痒、纳差、食欲下降、上腹胀闷不适等症状。

■ 生长特点

胆管黏膜下层沿胆管壁纵向生长，透壁性浸润并向胆管周围组织放射状扩散，同时造成淋巴结转移和神经侵犯。肝门部胆管癌分为浸润型、外生肿块型和管内结节乳头型，其中浸润型最为多见。

■ 影像学表现

1.肝门部胆管息肉样/结节状肿块。

2.T_1WI呈低信号，T_2WI呈稍高信号，扩散受限。

3.胆道梗阻、扩张，呈"软藤征"。

4.增强扫描呈轻中度渐进性强化。

【拓展病例一】

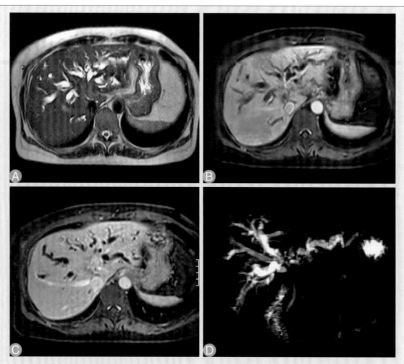

A. 横断位 T_2WI 示肝门汇管区管壁不规则增厚，呈中等稍高信号，肝内胆管扩张；B、C. 横断位 T_1WI 增强示病变呈中度不均质渐进性强化；D.MRCP 示肝门区胆管截断，肝内胆管扩张呈"软藤征"。

图2-19-2　患者女性，55岁，肝门部胆管细胞癌（中—低分化）

【拓展病例二】

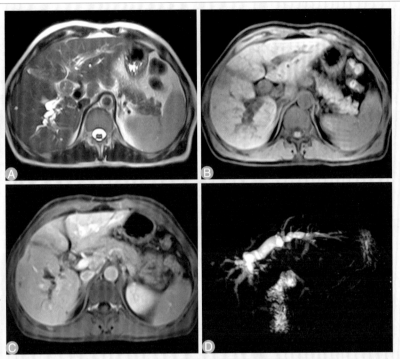

A. 横断位 T$_2$WI 示肝门区占位，胆管梗阻、扩张；B. 横断位 T$_1$WI 示汇管区稍低信号结节；C. 横断位 T$_1$WI 增强扫描示病灶不均质强化；D.MRCP 示肝门区胆管截断，肝内胆管扩张。

图2-19-3　患者男性，54岁，肝门区胆管细胞癌（低分化）

【诊断要点】

1.肝门汇管区肿块。

2.增强渐进性强化。

3.胆道梗阻、扩张，呈"软藤征"。

4.CA19-9升高。

——参考文献——

[1] 单连强，石士奎，王大巍.超声、MSCT及MRI对肝门部胆管癌的诊断价值比较[J].中国CT和MRI杂志，2019，17（6）：85-88.

（贺秀莉　曹铁欣）

病例20　胆总管淋巴瘤

【临床资料】

● 患者女性，59岁，因右上腹痛4天伴尿黄2天入院。

● 腹部超声（外院）：胆总管扩张。

● 实验室检查：CA19-9 966.0 U/mL，总胆红素220.7 μmol/L，直接胆红素101.5 μmol/L，前白蛋白125 mg/L，谷丙转氨酶288 U/L，谷草转氨酶212 U/L，碱性磷酸酶773 U/L，γ-谷氨酰转移酶1518 U/L，乳酸脱氢酶669 U/L，羟丁酸脱氢酶742 U/L，血糖9.56 mmol/L。

【影像学检查】

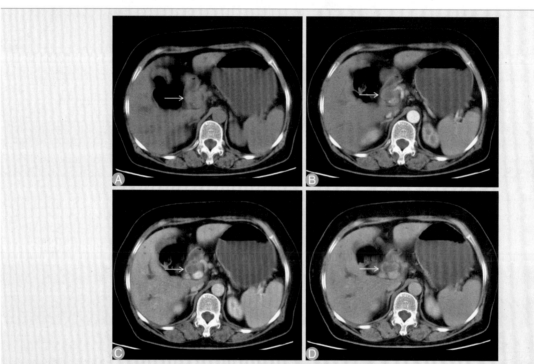

A. 横断位 CT 平扫；B. 横断位 CT 动脉期；C. 横断位 CT 门脉期；D. 横断位 CT 延迟期。箭头：胆总管腔内软组织影。

图2-20-1　上腹部CT平扫+增强

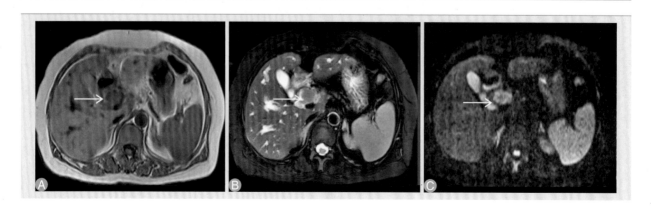

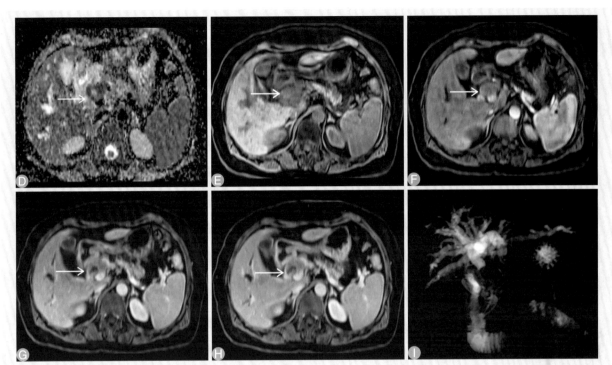

A. 横断位 T_1WI；B. 横断位压脂 T_2WI；C. 横断位 DWI；D. 横断位 ADC 图；E. 横断位 T_1WI 平扫；F. 横断位 T_1WI 动脉期；G. 横断位 T_1WI 门脉期；H. 横断位 T_1WI 延迟期；I.MRCP。箭头：胆总管腔内软组织影。

图2-20-2 上腹部MRI平扫+增强、MRCP

【分析思路】

老年女性，胆总管腔内软组织影（箭头），T_1WI呈低信号，T_2WI略呈等信号，DWI呈高信号，ADC呈明显低信号，提示扩散明显受限，增强后中度强化，局部管腔变窄，狭窄段以上胆管明显扩张，疾病谱有胆管癌、淋巴瘤、胆管炎。

■ **胆总管淋巴瘤**

本例支持点：胆总管腔内肿块，扩散受限，增强后明显不均匀强化，MRCP提示梗阻端边缘光滑锐利、管腔狭窄中断，无黏膜不规则，其上游胆管明显扩张呈枯枝状；沿胆管周围上下生长。

■ **胆管癌**

本例支持点：胆总管腔内肿块，扩散受限，增强后明显不均匀强化；MRCP示其上游胆管明显扩张、呈枯枝状。

不支持点：MRCP提示梗阻端边缘光滑锐利、管腔狭窄中断，无黏膜不规则。

■ **胆管炎**

本例支持点：胆总管壁增厚，沿胆管周围上下生长。

不支持点：胆管炎一般壁均匀厚，比较光滑、整齐，较少呈肿块样改变。

【病理诊断】

病理诊断：胆总管恶性B细胞性淋巴瘤（弥漫大B细胞型，活化亚型）。

免疫病理：癌细胞CD20、CD79a阳性，MM1、Bc1-6散在阳性，CD3、CD45-RO、CK、CK18、CyclinD1、CD5均阴性。

【讨论】

■ 临床概述

原发于胆囊和肝外胆管的淋巴瘤极其罕见，胆管淋巴瘤尤为罕见，截至2016年，英文文献仅报道了31例肝外胆管原发性非霍奇金淋巴瘤病例，最常见的原发性淋巴瘤类型为弥漫大B细胞淋巴瘤、结外边缘区淋巴瘤、B淋巴母细胞淋巴瘤和滤泡性淋巴瘤。

胆总管淋巴瘤一般均出现梗阻性黄疸，与原发性胆囊淋巴瘤相比，肝外胆管淋巴瘤的发病年龄相对年轻（47岁 vs.63岁），伴发胆结石和局部淋巴结肿均较少出现（发生率分别是17% vs.50%、6% vs.31%）。

■ 影像学表现

1.肝外胆管淋巴瘤的影像学表现几乎与胆管癌（Klatskin瘤）无法区分，有文献报道，若CT/MRI显示胆管壁弥漫性增厚、管腔狭窄中断，而胆道造影显示肝外胆管梗阻端平滑、轻度管腔狭窄，无黏膜不规则时应提示原发性胆管淋巴瘤的可能性。

2.有学者提出胆总管淋巴瘤可能出现一个特征性表现：横断面影像学显示梗阻程度重而胆道造影表现相对较轻的差异性有助于鉴别。

3.未有文献提到DWI对胆总管淋巴瘤的诊断价值，本例DWI示扩散受限明显、ADC值显著减低可能提示淋巴瘤。

【诊断要点】

1.胆囊与肝外胆管淋巴瘤极其罕见，最常见的病理类型是弥漫大B细胞淋巴瘤，梗阻性黄疸是其常见的临床表现。

2.影像学上胆总管淋巴瘤与胆管癌几乎无法鉴别；影像学表现为胆管壁弥漫性增厚、管腔狭窄中断，而胆道造影显示肝外胆管梗阻端平滑、管腔狭窄，无黏膜不规则，DWI示扩散受限，ADC值显著减低。

3.当梗阻性黄疸患者的CT或MRI和胆道造影显示梗阻严重程度不一致时，应考虑肝外胆管淋巴瘤的可能性。

—— 参考文献 ——

[1] KATO H，TSUJIE M，WAKASA T，et al. Primary diffuse large B cell lymphoma of the common bile duct causing obsturctive jaundice[J]. Int Cane Conf J，2016，5：107-112.

（贾 迪 胡翼江 潘灿玉）

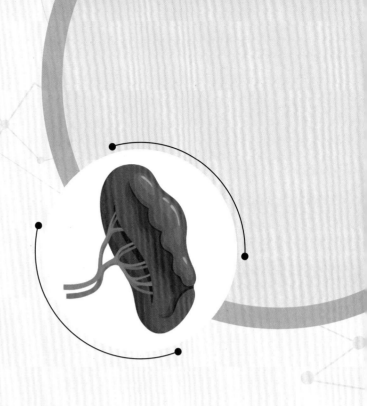

第三章

脾

病例1　多脾综合征

【临床资料】

● 患者男性，34岁，气喘乏力1个月。

● 实验室检查均阴性。

【影像学检查】

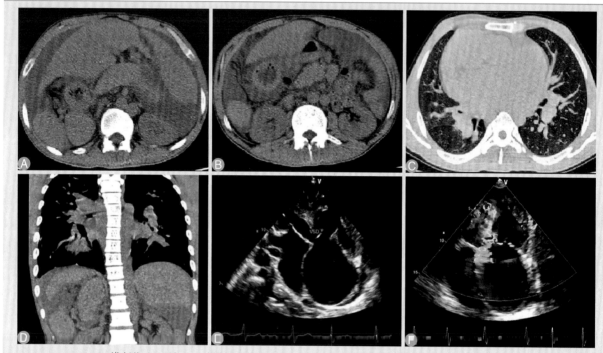

A、B.横断位CT平扫；C.横断位胸部CT平扫；D.冠状位胸腹部CT平扫；E、F.超声心动图。

图3-1-1　胸腹部CT平扫及超声心动图

【分析思路】

本例表现为多脾、胰脏短小、全内脏反位、对称性左肺、室间隔缺损、房间隔缺损、下腔静脉肝段缺如（由奇静脉连接）、严重的肺动脉高压、大量腹腔积液等。常见病变有副脾、单纯性内脏转位、无脾综合征、肿大淋巴结及多脾综合征。

■ 副脾

本例支持点：多发脾结节。

不支持点：本例多个小脾脏大小相差不大，局限于右侧，无正常大小脾脏，合并复杂的内脏、心血管畸形。

■ 单纯性内脏转位

本例支持点：内脏转位。

不支持点：多脾表现。

■ 无脾综合征

本例支持点：心血管畸形，双肺叶畸形。

不支持点：多脾表现，对称性左肺，无脾综合征表现双肺均为3叶。

■ **肿大淋巴结**

本例支持点：多发等密度结节。

不支持点：局限性的多发结节，脾血管供血，合并复杂的内脏、心血管畸形。

■ **多脾综合征**

本例支持点：多脾，胰脏短小、合并心血管及多脏器畸形，可以明确诊断为多脾综合征。

不支持点：青年男性（一般女性多见），腹腔积液。

【最后诊断】

多脾综合征。

【讨论】

■ **临床概述**

多脾综合征（polysplenia syndrome，PS）是一种罕见的先天性多系统发育畸形综合征，其发生与胚胎发育密切相关，胚胎第5周至第7周是脾脏发育、胃肠道自脐管回纳到腹腔进行旋转的阶段，同时也是房间隔、圆锥动脉干、房室瓣发育分隔及旋转阶段，此阶段发生障碍时就会出现多个系统的发育异常。多脾综合征以女性多见，表现为数目不等的多个小脾脏且没有主脾，多发脾结节通常位于右上腹。多脾综合征是以内脏左异构为特点的不对称性多器官畸形，常合并心血管及多脏器畸形，可伴腹部内脏异常（如水平肝、全内脏反位、部分内脏反位、肠旋转不良、胆囊中位或缺如、短胰、环状胰腺等），肺部异常（如双侧左侧肺叶形态），心血管异常（如房间隔缺损、室间隔缺损、单心房、右室双出口等先天性心脏病），下腔静脉肝段缺如（如由奇静脉连接）等。临床症状多与心血管畸形有关，生存期取决于先天性心脏病的畸形及严重程度。

■ **影像学表现**

多脾综合征的畸形主要表现为：①多个脾脏：有2~16个大小不一的小脾，但无主脾，脾组织总量并不增多，密度均匀，增强与正常脾脏相同，常位于右上腹，也可位于左上腹、两侧上腹部；②心血管畸形：下腔静脉肝内段及肝平面以下下腔静脉缺如，奇静脉或半奇静脉异常连接并扩张，肝静脉直接汇入右心房，以上畸形最常见，还可伴有双上腔静脉，房、室间隔缺损，对称左心房，右室双出口，完全性心内膜垫缺损及心脏位置异常等；③内脏异常：如对称性左肺、对称肝、肝脏转位、胆囊中位或无胆囊、右位胃、肠旋转不良、胰腺转位、短胰腺、胰腺部分细小、环状胰腺等。

【拓展病例】

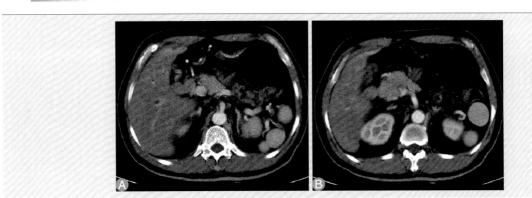

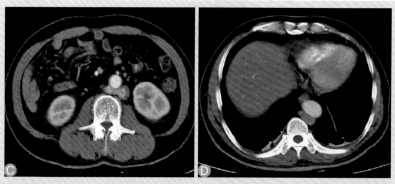

A.脾区多发小脾脏，强化同正常脾脏，见脾血管供血；B.胰头部呈球状，胰腺体尾部缺如；C.肠旋转不良，结肠全部位于左侧腹腔，小肠全部位于右侧腹腔；D.下腔静脉肝段缺如，由奇静脉扩张连接，回流入上腔静脉。

图3-1-2　患者男性，48岁，多脾综合征

【诊断要点】

1.正常脾脏形态消失，代之以多结节状、分叶状小脾脏。

2.合并或不合并心血管、内脏、肺等畸形。

3.腹腔空腔脏器异位。

—— 参考文献 ——

[1] 彭沧，王晓燕，肖继伟.多脾综合征伴短胰及腹腔肠管异位影像表现一例[J].中华放射学杂志，2017，51（7）：547-548.

[2] 吕冬亮，俞冠民，邵华，等.多脾综合征的CT诊断及鉴别诊断（附3例报告）[J].现代实用医学，2018，30（5）：589-590，610，701.

[3] 王豪，宋嫣.超声诊断多脾综合征1例[J].中国超声医学杂志，2018，34（12）：1145.

[4] 王丽娟，谢海柱，胡建滨.多脾综合征的CT、MRI表现（附5例报道及文献复习）[J].医学影像学杂志，2019，29（2）：257-260.

（王　鑫　施　彪　薛秀昌）

病例2　脾种植

【临床资料】

● 患者男性，28岁，体检发现左侧肾上腺占位，既往有外伤后行脾切除史。

● 实验室检查：肿瘤标志物及皮质醇等激素均阴性。

【影像学检查】

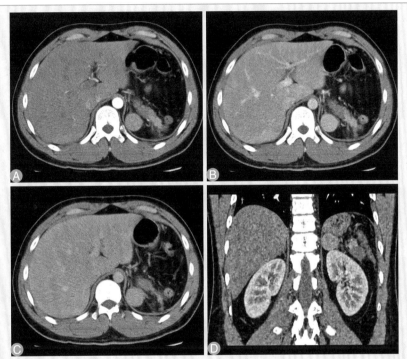

A. 横断位CT增强动脉期；B. 横断位CT增强静脉期；C. 横断位CT增强延迟期；D. 冠状位CT增强静脉期。

图3-2-1　上腹部CT增强

【分析思路】

青年男性，左侧肾上腺区均匀高强化肿块影，边界清晰；静脉期及延迟期呈持续明显强化，同时脾床区无正常脾结构，脾切除术后缺失。常见病变有肾上腺腺瘤、肾上腺嗜铬细胞瘤、皮质癌、脾种植。

■ 肾上腺腺瘤

本例支持点：年轻患者，动脉期富血供，强化均匀。

不支持点：无高血压病史，实验室化验正常，延迟未见明显廓清，强化程度偏高。

■ 肾上腺嗜铬细胞瘤

本例支持点：年轻患者，富血供。

不支持点：无高血压症状，实验室VMA阴性，病变质地过于均质，未见典型的出血及坏死导致的"破网征"改变。

■ 脾种植

本例支持点：外伤脾切除史，脾缺失，增强富血供，肿块质地均匀，边界清晰，基本符合脾种植的表现。本例少见或不典型表现：动脉期呈均匀强化，未见典型花斑样强化。

不支持点：少见部位，文献报道较小的脾种植病例可以无典型的花斑样强化方式。

【病理诊断】

病理结果：左侧肾上腺脾种植。

【讨论】

■ 临床概述

脾种植的概念在1939年被首次提出，指脾外伤或脾切除术后脾组织的异位种植病理过程。据文献报道，脾种植在脾外伤或脾切除术后的发生率达65%，多发生于腹盆腔，少数亦可位于胸腔、腹壁甚至实质脏器内。通常无明显临床症状，因此多数无须特殊治疗。需要指出的是，部分因血液系统性病变（如球形红细胞增生症）而行脾切除的患者，脾种植灶由于仍残留功能，会导致脾切除后症状的复发，有时甚至引起种植脾功能亢进，此时需手术干预。

■ 病理特征

病理上，镜下同正常脾组织，富含血窦，较正常脾组织结构松散、扭曲，缺乏小梁样结构，无脾门。

■ 影像学表现

CT通常表现为单发或多发结节样病灶位于腹腔或盆腔内，增强各期结节强化程度与脾实质相似；于MR各序列上信号特点接近正常脾实质。两种核医学检查手段，即^{99m}Tc硫胶体显影和变性红细胞显像是检测脾种植病灶的确诊性检查方式，具有显著的敏感性和特异性。

【拓展病例】

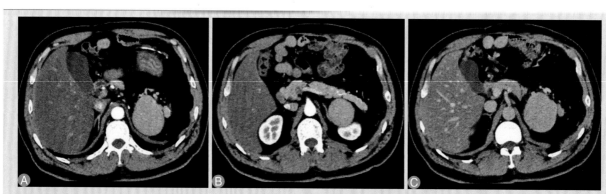

A. 横断位 CT 增强示左上腹脾床区空虚，未见脾结构影，左侧肾周间隙内可见实性软组织密度肿块影，呈明显均匀强化；B. 横断位动脉期左肾上极受压变形，局部实质凹陷；C. 横断位延迟呈持续明显强化。

图3-2-2　患者男性，34岁，外伤脾切除术后，腹膜后脾种植

【诊断要点】

1.脾外伤或手术史，正常脾结构受损或消失。

2.类圆形病灶，密度、信号特点及强化方式同脾实质。

3.^{99m}Tc硫胶体显影和变性红细胞显像为接近病理诊断的确诊检查方式。

—— 参考文献 ——

[1] VERNUCCIO F，DIMARCO M，PORRELLO G，et al. Abdominal splenosis and its differential diagnoses：what the radiologist needs to know[J]. Current Problems in Diagnostic Radiology，2021，50（2）：229-235.

[2] ERXLEBEN C，SCHERER R，ELGETI T.Diagnosis：Splenosis[J]. Dtsch Arztebl Int，2018，115：792.

[3] TANDON Y K，COPPA C P，PURYSKO A S. Splenosis：a great mimicker of neoplastic disease[J]. Abdominal Radiology，2018，43（11）：3054-3059.

[4] 郑星，阮志兵，段庆红，等 . 腹腔异位脾种植的影像学特征及误诊分析 [J]. 影像诊断与介入放射学，2021，30（2）：117-123.

（王长耿　崔建民）

病例3　游走脾伴脾扭转

【临床资料】

● 患者女性，22岁，急性下腹痛就诊，既往无外伤及手术史。

● 实验室检查：肿瘤标志物及皮质醇等激素均阴性。

【影像学检查】

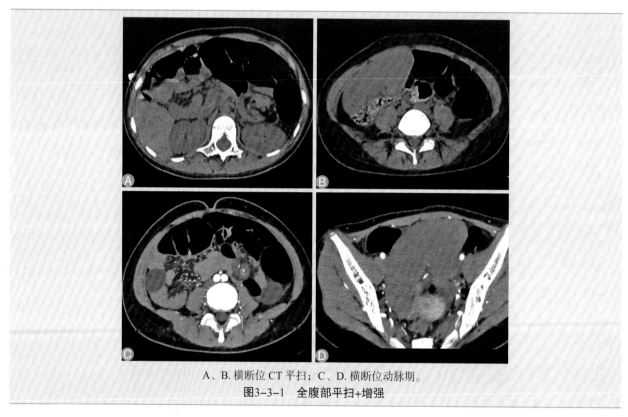

A、B.横断位 CT 平扫；C、D.横断位动脉期。

图3-3-1　全腹部平扫+增强

【分析思路】

青年女性，急性腹痛，脾床区空虚，下腹部可见类脾结构影，形态肿胀，并可见牵拉、旋转的脾血管蒂，增强游走脾未见明显强化，未见典型的花斑样强化。常见病变有脾种植、游走脾伴血栓/栓塞性梗死、脾扭转后继发脾组织缺血梗死。

■ 脾种植

本例支持点：类脾密度影，脾床区未见脾组织。

不支持点：无外伤及手术史、牵拉扭转的脾血管蒂与病变相连，脾脏无强化。

■ 游走脾伴血栓/栓塞性梗死

本例支持点：脾床区空虚、游走脾强化程度减低。

不支持点：青年女性，无高凝因素及血栓形成背景，未见脾血管内充盈缺损影，脾血栓/栓塞性梗死多为段性或楔形梗死，而非本例的球形脾梗死。

■ 游走脾伴脾扭转

本例支持点：青年女性，急性腹痛，脾床区空虚，下腹部可见类脾结构影，并可见牵拉、旋转的脾血管蒂，增强游走脾未见明显强化。

【病理诊断】

病理结果：游走脾伴脾扭转。

【讨论】

■ 临床概述

脾扭转为罕见的病理过程，每年的发生率不足0.2%。其发生与支持韧带的松弛或缺失而导致的脾活动度过大（游走脾）相关。在儿童病例中，其原因可能为胃背侧系膜的先天性发育异常而导致的脾胃韧带缺失或松弛；在成人病例中则是韧带松弛多为妊娠、既往脾手术或外伤、脾大导致的，包括脾胃韧带、脾结肠韧带、脾膈韧带、脾肾韧带等。游走脾伴脾扭转的症状多样，可无明显症状，有症状者多以急性腹痛就诊，少数以腹部包块就诊。

■ 病理特征

大体病理示脾体积肿大，强化程度减低，呈紫黑色，系扭转致脾缺血梗死导致的。

■ 影像学表现

脾床区空虚，缺乏正常的脾结构影，并可见异位的脾组织，增强后可清晰地显示扭转的血管蒂，呈旋涡状外观，并评价脾血流灌注情况。脾扭转所致的脾梗死表现为球形脾梗死，即整个脾实质强化消失，部分包膜下区由于包膜血管的分支供血，残留环状或带状的强化带，称为"皮质环征"，为脾扭转的特异性征象。

【拓展病例】

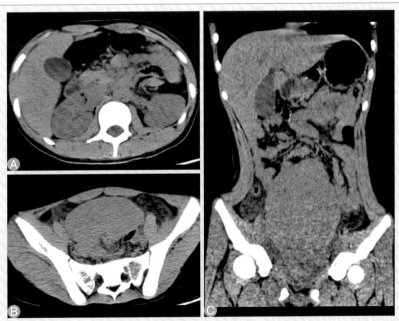

A.横断位 CT 平扫示左上腹脾床区未见脾结构影，并可见扭转的血管蒂；B.横断位 CT 平扫示盆腔内可见游走的脾结构，脾门区可见扭转血管影；C.冠状位重建示盆腔内缺血肿胀的脾。

图3-3-2　患者男性，15岁，游走脾伴脾扭转

【诊断要点】

1.脾床区空虚，脾结构移位。

2.扭转的旋涡状血管蒂。

3.增强后脾灌注消失，脾包膜下环形残存强化带。

—— 参考文献 ——

[1] PARADA BLÁZQUEZ M J，RODRÍGUEZ V D，GARCÍA F M，et al. Torsion of wandering spleen：radiological findings[J]. Emergency Radiology，2020，27（5）：555-560.

[2] WANG Z J，ZHAO Q，HUANG Y Y，et al. Wandering spleen with splenic torsion in a toddler：A case report and literature review[J]. Medicine（Baltimore），2020，99：e22063.

[3] 陈家骏，杨伟斌，李霞 . 游走脾伴蒂扭转梗死一例 [J]. 中华普通外科杂志，2020，35（2）：167-167.

（王长耿　崔建民）

病例4　脾脏结核

【临床资料】

- 患者男性，47岁，因持续低热2周就诊。
- 实验室检查：血常规示白细胞升高，单核细胞比例升高。

【影像学检查】

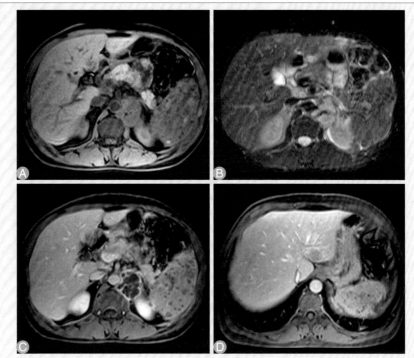

A. 横断位 T_1WI；B. 横断位 T_2WI 压脂；C、D. 横断位 T_1WI 增强。

图3-4-1　上腹部MR平扫+增强

【分析思路】

中年男性，脾实质多发小结节异常信号影，T_1WI结节呈高、低信号，T_2WI结节呈低信号，中心可见点状高信号，并可见腹主动脉旁增大淋巴结呈稍高信号，增强后脾内病灶呈环形强化，并可见环形强化的腹膜后肿大淋巴结，肝左外叶低强化病灶，强化及信号特点同脾实质病灶。常见病变有脾结节病、脾转移瘤、脾淋巴瘤、脾脏结核。

■ 脾结节病

本例支持点：多脏器受累，T_2WI呈低信号，腹膜后淋巴结肿大。

不支持点：增强后呈环形强化，T_1WI高信号，脾体积不大。

■ 脾转移瘤

本例支持点：多灶，环形强化，腹膜后淋巴结肿大。

不支持点：无原发肿瘤病史，T_2WI信号偏低，T_1WI高信号。

- **脾淋巴瘤**

本例支持点：多脏器受累，脾内多灶，T_2WI呈低信号，DWI呈高信号。

不支持点：病灶实质不均匀，增强后呈环形强化，脾体积不大。

- **脾脏结核**

本例支持点：多脏器受累，T_1WI多发高、低信号，T_2WI低信号，增强后环形强化，腹膜后多发环形强化淋巴结，基本符合。

【病理诊断】

镜下：肉芽肿性病灶伴干酪样坏死，周围炎性细胞浸润。

特殊染色结果：抗酸染色（＋），PAS染色（＋），六胺银染色（－），网状纤维染色（－）。

病理结果：脾脏结核。

【讨论】

- **临床概述**

脾脏结核多合并全身血行播散性粟粒性结核的背景，常发生在免疫功能受损的患者中，尤其是晚期艾滋病患者，表现为不同程度的感染症状。不合并其他脏器或系统结核，单纯的脾脏结核非常罕见，见于健康或免疫功能完全的患者，缺乏特异性的感染症状。脾脏结核临床罕见，由革兰氏阳性抗酸杆菌结核杆菌引起。结核杆菌主要通过3种途径进入脾脏：①血行播散；②经淋巴系统途径转移入脾；③邻近器官结核直接蔓延至脾脏。脾脏结核一般由肺结核通过血液循环播散至脾脏引起，一般为多脏器受累，本病多见于青壮年，临床表现无特异性，主要症状包括结核中毒症状（低热、盗汗、乏力、消瘦）、肝脾大；实验室检查PPD试验阳性。

- **病理特征**

脾脏结核的病理学表现与病程有关。病变早期主要是渗出性病变，并形成结核性肉芽肿，数个结核结节融合形成较大的结节，病灶可进一步发展为干酪样坏死；当机体抵抗力增强或者进行有效的抗结核治疗后，则会形成钙化灶；当机体抵抗力低下或延误治疗时，干酪样坏死灶发生软化或液化，则可形成结核性脓肿。

- **影像学表现**

影像上分为两种类型：微结节型和大结节型。微结节型表现为脾实质内弥漫、多发微结节，直径<10 mm，常伴粟粒性肺结核和脾大，CT表现为散在分布的低密度结节灶，MR上于T_1WI及T_2WI均表现为低信号，DWI上结节信号偏低，增强后呈环形强化或渐进性强化，慢性期表现为多发灶状或结节样钙化；大结节型非常罕见，通常结节体积较大，不合并脾大，无肺结核或消化道结核的背景，CT上表现为多发低密度肿块，径线介于1～3 cm，内部干酪样坏死更明显，MR上表现为"双低"信号，增强后呈边缘环形强化。鉴别诊断包括淋巴瘤、真菌感染、结节病、转移瘤。肺结核或淋巴结结核的既往病史有助于与其他病灶相鉴别。

【拓展病例】

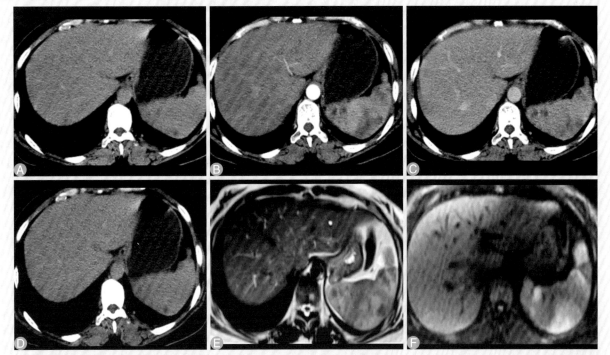

A.横断位 CT 平扫脾脏散在分布的多发低密度结节灶；B.横断位 CT 动脉期病灶不均质环形强化；C.横断位 CT 静脉期病灶轻度渐进性强化；D.横断位 CT 延迟期病灶呈渐进性填充强化，略低于脾脏实质密度；E.横断位 T_2WI 脾脏弥漫性结节稍低信号；F.DWI 示等高信号。

图3-4-2　患者女性，50岁，脾脏结核
（病例由深圳市罗湖区人民医院胡臣文老师提供）

【诊断要点】

1.肝脾大，多发病灶，部分可见钙化，增强后环形强化。

2.MR上T_1WI及T_2WI可表现为双低信号。

3.同时出现的多脏器结核或淋巴结结核有助于诊断确立。

—— 参考文献 ——

[1] 梁晓芸，李晖.脾结核的 MRI 与 CT 影像表现 1 例 [J].中国临床医学影像杂志，2021，32（8）：604-606.

[2] GABA S，DUA A，GABA N，et al. Tuberculosis Presenting as Hepatic and Splenic Microabscesses[J]. Cureus，2020，12（5）：e8247.

[3] 张飘尘.CT 对脾脏结核的诊断价值（附 12 例报告）[J].世界最新医学信息文摘，2017，17（16）：17-18.

（王长耿　崔建民）

病例5　脾脏窦岸细胞血管瘤

【临床资料】

● 患者女性，24岁，体检发现脾脏占位。

● 实验室检查：无明显异常。

【影像学检查】

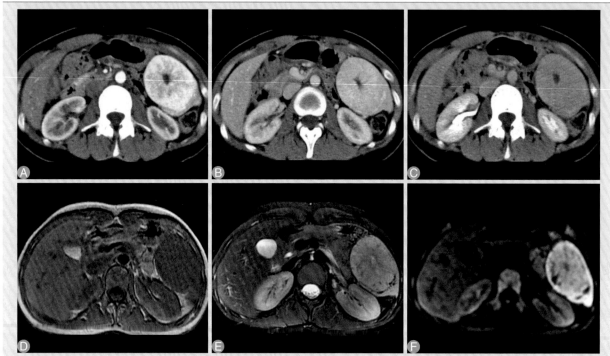

A. 横断位 CT 增强动脉期；B. 横断位 CT 增强静脉期；C. 横断位 CT 增强延迟期；D. 横断位 T_1WI；E. 横断位 T_2WI 压脂；F. 轴位 DWI。

图3-5-1　上腹部CT增强+上腹部MRI平扫

【分析思路】

青年女性，脾下极见巨大占位，动脉期增强扫描强化，以边缘强化明显，静脉期持续强化（中央强化明显），延时期病变与脾脏强化类似，中央见星芒状无强化区；病灶T_1WI稍低信号，T_2WI压脂呈等信号，中央见小片状星芒状高信号，DWI呈不均匀高信号，边界清晰，脾脏单发富血供病变，有包膜及瘢痕。常见病变有脾脏血管瘤、脾脏错构瘤、脾脏硬化性血管瘤结节样转化、脾脏窦岸细胞血管瘤。

■ 脾脏血管瘤

本例支持点：病灶高强化，延迟期填充均匀强化。

不支持点：T_2WI呈等稍高信号，病灶动脉期整瘤强化，病灶存在假包膜，血管瘤一般动脉期边缘环状强化。

- **脾脏错构瘤**

本例支持点：单发病灶，信号符合，强化方式符合渐进性高强化，强化程度高于脾脏组织。

不支持点：T_2WI高信号，高于脾脏实质信号。

- **脾脏硬化性血管瘤样结节性转化**

本例支持点：单发，假包膜，强化方式符合，中央瘢痕延迟强化。

不支持点：T_2WI病灶主体呈偏高信号。

- **脾脏窦岸细胞血管瘤**

本例支持点：病灶密度及信号方式，强化方式，中央瘢痕延迟强化。

不支持点：单发少见，典型征象T_2WI内见散在斑点状低信号影呈"雀斑征"。

【病理诊断】

大体：脾脏下极见一灰红灰白色肿块，肿块大小6 cm×5 cm×4.5 cm，切面灰红灰白色，质中。

镜下病变吻合成网状窦样腔隙组成，表面覆衬较多肥大单层内皮细胞，内皮细胞向腔内突起形成具有纤维血管轴心乳头状结构，部分细胞核小，染色质深。

免疫组化：CD31（＋），FⅧ（＋），ERG（＋），CD68（＋），CD4（＋），Lysozyme（＋），CD21（－），CD34（＋），CD8灶性（＋），Ki-67（约2%＋）

病理诊断：脾脏窦岸细胞血管瘤。

【讨论】

- **临床概述**

脾脏窦岸细胞血管瘤较罕见，是由FALK等于1991年首先提出的一种仅发生于脾脏的肿瘤，目前认为脾脏窦岸细胞血管瘤起源于脾脏红髓的窦岸细胞（又称衬细胞），窦岸细胞是脾红髓一种特殊类型的内皮细胞，肿瘤细胞在形态和免疫组化上都反映了其具有内皮细胞和组织细胞的双重分化特征，多见于30～50岁，无显著性别差异。

- **病理特征**

肿瘤起源于脾脏特有的红髓窦内的上皮细胞（窦岸细胞），故本病仅发生于脾脏，且常伴有内皮细胞和巨噬细胞的特点。组织学上，脾脏窦岸细胞血管瘤是由脾脏红髓相连的血管性腔道构成，通常它以多发结节的方式累及整个脾脏。病灶散在于脾实质内，结节切面呈海绵状，局部囊性扩张，镜下见结节病变位于红髓，与周围脾组织分界清晰，由大小不等的窦样腔隙构成，不规则的管腔呈乳头状突起。肿瘤细胞有两种形态，一种与周边正常脾窦内皮相似，主要衬覆于细小窦隙表面，另一种为柱状细胞，呈鞋钉状，主要衬覆于宽大窦隙及囊腔表面，部分脱落游离，部分胞质内可见含铁血黄素颗粒。

- **影像学表现**

脾脏窦岸细胞血管瘤多为多发病灶，单发少见，脾脏体积常增大。多发病灶为圆形或类圆形结节灶，结节数目不一，且体积较小，少数病例可弥漫分布而累及全脾，或表现为孤立结节，直径相对较大。平扫病灶多表现为等低密度，增强后动脉期病灶周边轻度强化而呈现低密度，而静脉期或延迟期对比剂逐渐向内充盈，延迟期病灶和周围正常脾脏组织相比为等或稍低密度。MRI表现：T_1WI病灶呈等、低信号，T_2WI病灶呈现高信号，病灶内部可见细小低信号影，呈现"雀斑"样（内皮细胞吞噬红细胞，导致病灶内铁质沉着，铁质的顺磁性效应使得T_2WI上出现局灶性的信号降低），DWI病灶呈现高信号，增强后，病灶强化模式同CT类似，呈现缓慢性、渐进性、向心性强化。

【拓展病例】

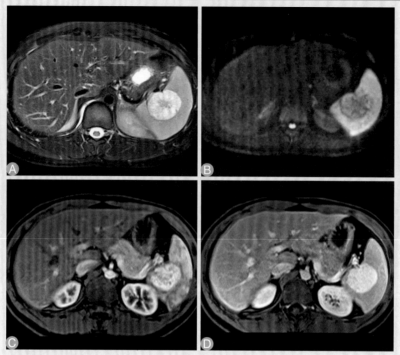

A.横断位 T₂WI 示脾脏内见团块状高信号，内见条状低信号影，边界清楚；B.DWI 示病灶呈稍高信号；C.横断位动脉期病灶明显不均质强化；D.横断位延迟期病灶渐进性高强化，强化均匀。

图3-5-2　患者男性，19岁，脾脏窦岸细胞血管瘤

（病例由济宁医学院附属医院胡喜斌老师提供）

【诊断要点】

1.多发常见，单发少见，T₂WI信号稍高，可见低信号"雀斑征"，DWI受限。

2.增强周边向中心缓慢填充的渐进性强化模式。

3.常有脾大，还可见脾功能亢进所致血小板减少和贫血等症状。

——参考文献——

[1] 吕东博，岳松伟，高剑波，等.脾脏窦岸细胞血管瘤影像表现及临床分析 [J]. 临床放射学杂志，2021，40（4）：732-736.

[2] 张俊，黄渊全，黄文杰，等.脾脏窦岸细胞血管瘤九例的诊断与治疗 [J]. 中华肝胆外科杂志，2017，23（10）：707-709.

[3] 程冰雪，周莉，杨晨，等.脾窦岸细胞血管瘤 CT 表现及多样强化方式特点分析 [J]. 临床放射学杂志，2019，38（7）：1229-1233.

[4] 海亮，黎良山.脾脏窦岸细胞血管瘤的 MDCT/MRI 特征分析 [J]. 肝胆胰外科杂志，2021，33（4）：227-230.

（胡俊华　施　彪）

病例6 脾脏硬化性血管瘤样结节性转化

【临床资料】

- 患者男性，60岁，体检发现脾脏占位。
- 实验室检查：肿瘤指标均阴性。

【影像学检查】

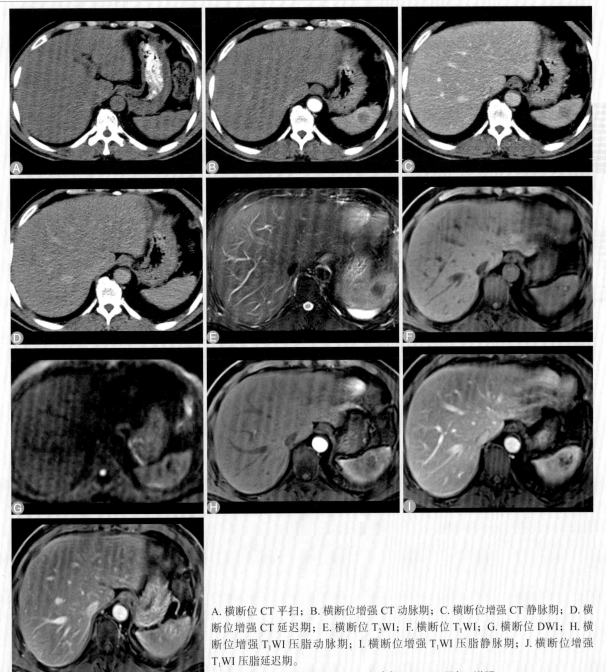

A. 横断位 CT 平扫；B. 横断位增强 CT 动脉期；C. 横断位增强 CT 静脉期；D. 横断位增强 CT 延迟期；E. 横断位 T_2WI；F. 横断位 T_1WI；G. 横断位 DWI；H. 横断位增强 T_1WI 压脂动脉期；I. 横断位增强 T_1WI 压脂静脉期；J. 横断位增强 T_1WI 压脂延迟期。

图3-6-1 上腹部CT、MR平扫+增强

【分析思路】

老年男性，脾内稍低密度结节病灶，T$_1$WI呈等低信号，T$_2$WI呈低信号，DWI未见高信号，增强后动脉期病灶边缘环状强化，静脉期周边渐进性强化，延迟期病灶密度、信号与脾脏实质强化相仿。常见病变有脾血管瘤、脾淋巴瘤、脾脏错构瘤、脾脏硬化性血管瘤样结节性转化。

■ 脾脏血管瘤

本例支持点：T$_1$WI信号符合，DWI未见高信号，渐进性填充式强化。

不支持点：T$_2$WI呈低信号，强化程度较低。

■ 脾脏错构瘤

本例支持点：单发实性肿块，边缘清楚，无坏死，T$_1$WI呈等信号，DWI呈低信号，渐进性填充式强化。

不支持点：T$_2$WI呈低信号，无脂肪信号，病灶动脉期未见明显强化。

■ 脾脏淋巴瘤

本例支持点：单发病灶，边界清楚，信号符合，未见出血及钙化灶，渐进性轻度强化。

不支持点：DWI呈低信号，无脾大、脾外脏器病变及淋巴结肿大，延迟强化程度低于脾脏实质。

■ 脾脏硬化性血管瘤样结节性转化

本例支持点：密度、信号符合，DWI呈低信号，渐进性填充式强化。

不支持点：未见典型轮辐状强化。

【病理诊断】

大体：肿块实性，切面灰白相间，质中等，内部未见明显囊变坏死。

镜下：病灶边界均清楚，无明显包膜，结节内见不规则灰白色星芒状瘢痕组织。镜检显示病变区正常脾脏结构破坏，脾脏纤维硬化性间质边缘及内部见多个血管瘤样结节，部分融合，周围为增生纤维组织包绕，结节内或周围见含铁血黄素沉积。

免疫组化：CD31（+），CD34（+），CD8（+），vimentin（+），SMA（+），CD21（-），desmin（-）。

病理诊断：脾脏硬化性血管瘤样结节性转化。

【讨论】

■ 临床概述

脾脏硬化性血管瘤样结节性转化（sclerosing angiomatoid nodular transformation，SANT）是近年来才被认识的一种少见的脾脏良性血管增生性病变。脾脏硬化性血管瘤结节样转化是2004年由Martel等首次提出的病理描述性诊断，命名反映了该病的组织学特征：即硬化的纤维间质中，间隔分布多发的血管瘤样结节。在此之前本病常被称为多结节性血管瘤、错构瘤的变形、血管内皮瘤等。脾脏硬化性血管瘤结节样转化的发病机制目前尚不明确，多数学者认为脾脏硬化性血管瘤结节样转化与脾内病变如血管瘤、错构瘤等关系密切，是脾内多种病变的最后转归。

■ 病理特征

脾脏硬化性血管瘤结节样转化的病理形态具有特征性，大体上常为单发类圆形的肿块，边界清楚，无明确包膜，一般肿块的中央为纤维瘢痕组织，周边为血管瘤样结节。镜下见脾脏纤维硬化性间质中分布着多个血管瘤样结节，结节周围围绕着向心性分布的纤维束。血管瘤样结节由裂隙样圆形或不规则形血管腔隙构成，结节内及结节周围可见散在分布的炎症细胞及含铁血黄素沉积。

■ 影像学表现

CT：多呈比较清楚的低密度灶，部分病例内可见斑点状钙化灶，增强扫描后动脉期及门脉期表现为低密度影，随后周边渐进性强化，病灶与周边脾组织分界清楚，延迟期病灶与脾脏呈等密度。

MR：有利于不同组织成分的鉴别，T_1WI、T_2WI均可呈低、稍低、等信号，甚至出现较高混杂信号，弥散多不受限，增强后向心性、渐进性强化，增强早期周边强化提示病灶周围区域存在较多的血管瘤样结节融合，延迟期有时病灶内可见结节状明显强化区。渐进性强化可能与肿块内存在血管腔隙，对比剂通过血管腔隙逐渐向中央的血管瘤样结节渗透有关。因此，中央区强化峰值出现迟于周围区。T_2WI上病灶内斑点状、短条状或星芒状低信号区在常规增强后无强化，病理上主要为纤维组织。典型者呈"轮辐状"改变，可视为脾脏硬化性血管瘤结节样转化的典型征象形态。

【拓展病例】

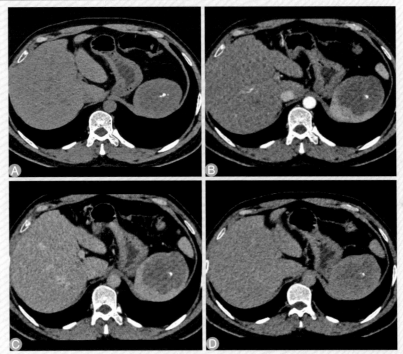

A. 横断位 CT 平扫脾脏局部膨隆，见类圆形稍低密度影，密度均匀，内可见斑点状钙化灶；B. 横断位动脉期病灶边缘不均质强化；C. 横断位静脉期渐进性轻度强化；D. 横断位延迟期病灶呈向心性填充强化，病灶与脾脏呈等密度。

图3-6-2　患者女性，56岁，脾脏硬化性血管瘤结节样转化

【诊断要点】

1.好发中年女性。

2.脾脏单发多见、偶见多发。

3.以脾脏单发类圆形低密度影多见，偶见钙化，T_1WI呈等或稍低信号，T_2WI呈不均匀低信号，DWI呈低信号。

4.增强扫描呈向心性、渐进性强化。

5.典型者可见假包膜、轮辐征。

—— 参考文献 ——

[1] 赵芳，马周鹏. 脾脏硬化性血管瘤样结节性转化的 CT 诊断与鉴别 [J]. 肝胆胰外科杂志，2020，32（8）：484-487.

[2] 杨大为，杨正汉，王振常，等. 脾脏硬化性血管瘤样结节性转化的 CT、MRI 表现 [J]. 医学研究杂志，2018，47（8）：54-57，62.

[3] 吴琼，苏俊，华正宇，等. 脾脏硬化性血管瘤样结节性转化临床病理特征分析并文献复习 [J]. 诊断病理学杂志，2019，26（5）：283-287.

[4] JIN Y，HU H，REGMI P，et al. Treatment options for sclerosing angiomatoid nodular transformation of spleen[J]. HPB（Oxford），2020，22（11）：1577-1582.

[5] 丁前江，汪建华，王玉涛，等. 脾脏硬化性血管瘤样结节性转化的核磁表现及病理基础 [J]. 中华普通外科杂志，2017，32（7）：589-591.

（王长耿　施　彪）

病例7　脾脏错构瘤

【临床资料】

● 患者男性，53岁，因胆源性胰腺炎治疗后2周，发现脾脏占位。

● 肿瘤指标全套阴性。

【影像学检查】

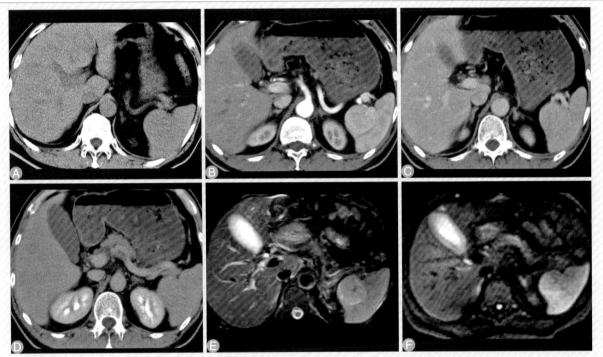

A. 横断位 CT 平扫；B. 横断位增强 CT 动脉期；C. 横断位增强 CT 静脉期；D. 横断位增强 CT 延迟期；E. 横断位 T₂WI；F.DWI。

图3-7-1　上腹部CT平扫+增强、上腹部MRI平扫
（病例由黄冈市中心医院周刚老师提供）

【分析思路】

中年男性，脾脏内见类圆形等高密度肿块，T₂WI呈稍高信号，DWI呈等信号，增强后病灶呈"快进慢出"，强化明显，高于背景脾脏强化，静脉期持续强化，强化均质，有假包膜。常见病变有脾脏硬化性血管瘤样结节性转化、脾脏炎性肌纤维母细胞瘤、脾脏窦岸细胞血管瘤、脾脏错构瘤。

■ 脾脏硬化性血管瘤样结节性转化

本例支持点：单发，肿块为富血供。

不支持点：病灶快进慢出强化，未见明显轮辐征。

■ 脾脏炎性肌纤维母细胞瘤

本例支持点：单发，有假包膜，T₂WI呈稍高信号。

不支持点：CT呈等高密度，DWI呈等信号，强化程度高于背景脾。

■ **脾脏窦岸细胞血管瘤**

本例支持点：影像征象较为符合。

不支持点：单发少见，多发比较常见，未见雀斑征，少部分可富血供，延迟期强化程度高于脾脏，与红髓型错构瘤鉴别有困难。

■ **脾脏错构瘤**

本例支持点：单发，富血供，快进慢出强化方式，强化程度高于背景脾。

不支持点：假包膜少见，少见钙化。

【 **病理诊断** 】

大体：切面呈灰红色，质地均匀稍韧。

镜下：瘤体由排列紊乱的裂隙状的血窦样腔隙和内含红细胞的小血管组成，以红髓为主，间质内分布数量不等的淋巴细胞和浆细胞及纤维组织。

病理结果：脾脏错构瘤。

【 **讨论** 】

■ **临床概述**

脾脏错构瘤非常罕见，同其他部位的错构瘤一样，是一种类肿瘤样病变，其本质是瘤体所在的器官正常组织异常错乱排序。可发生于任何年龄，男女发病比例无差异型，一般无临床症状，大部分通过体检发现，部分可出现腹痛、脾大、腹部包块等。少数可出现血小板减少或贫血表现。

■ **病理特征**

病理上主要分为红髓型、白髓型、混合型及纤维型，红髓型主要由失调的脾窦构成，白髓型主要由淋巴组织构成，混合型中红、白髓成分比例较为接近，纤维型病灶内部出现纤维化；以红髓型最多见。

组织形态学表现为无规则的血窦样、管腔状结构，并有紊乱的红髓样间质穿插其中，伴或不伴有淋巴样滤泡，偶见髓外造血灶，脾索、脾窦结构存在；少数病例可见异型间质细胞；无肿瘤血管生长。

■ **影像学表现**

脾脏肿块，CT平扫略呈等或稍低密度，增强扫描有两种方式，与肿瘤病理类型有关，红髓型动脉期明显强化，静脉期及延迟期强化程度减低，呈等或相对高密度影；白髓型动脉期轻度强化，静脉期及延迟期渐进性强化，呈等密度影。MRI上T_1WI呈等或稍低信号，T_2WI大部分呈等或稍高信号，纤维型以T_2WI低信号为主，与病灶内红髓脾窦扩张、纤维成分及含铁血黄素沉积有关，DWI信号与T_2WI信号相仿，增强强化同CT增强。

【 **拓展病例** 】

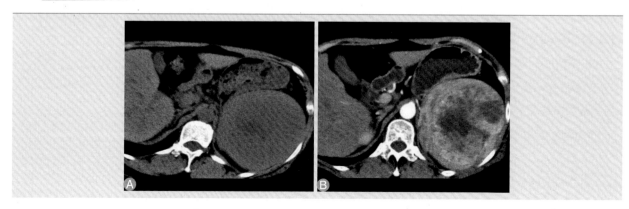

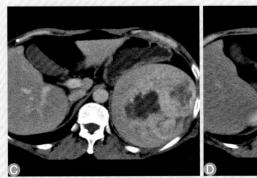
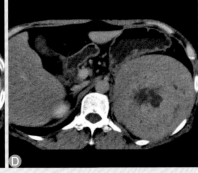

A.横断位 CT 平扫脾脏增大，见类圆形软组织肿块，密度不均匀；B.横断位动脉期病灶明显不均质强化，内可见斑片状无强化区；C.横断位静脉期病灶渐进性强化，强化程度高于背景脾；D.横断位延迟期病灶实性区等密度影，内部无强化区范围减小。

图3-7-2 患者女性，55岁，脾脏错构瘤

【诊断要点】

1.单发，成人好发。

2.脾脏肿块，相对均质，CT等或稍低密度影，MRI上T_2WI等/稍高信号较有特点，DWI呈等信号为主，少数可见钙化及脂肪。

3.增强动脉期不均质强化，静脉期及延迟期渐进性强化，密度或信号接近于背景脾。

—— 参考文献 ——

[1] 陈铜兵，赵伟，王辉，等.脾脏错构瘤2例临床病理观察并文献复习[J].诊断病理学杂志，2019，26（11）：763-766.

[2] 郑传彬.脾脏肿瘤的CT和MR表现及鉴别诊断[J].医学影像学杂志，2018，28（3）：440-443.

[3] KOMO T，HIHARA J，KANOU M，et al. Splenic hamartoma associat-ed with thrombocytopenia：a case report[J]. Int J Surg Case Rep，2017，39：172-175.

（王长耿 赵 欢）

病例8 脾脏血管瘤

【临床资料】

● 患者女性，45岁，体检发现脾脏占位。

● 实验室检查：肿瘤指标均阴性。

【影像学检查】

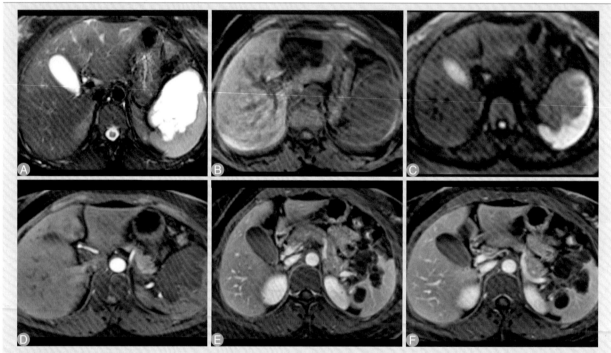

A. 横断位 T_2WI 压脂；B. 横断位 T_1WI；C.DWI；D. 横断位增强 T_1WI 压脂动脉期；E. 横断位增强 T_1WI 压脂静脉期；F. 横断位增强 T_1WI 压脂延迟期。

图3-8-1 上腹部MR平扫+增强

【分析思路】

中年女性，脾脏形态局部膨隆，内可见多房囊性信号影，边界清，内可见分隔，增强后囊性成分无强化，内部分隔强化。常见病变有脾脏淋巴管瘤、脾脏囊肿、脾脏转移瘤、脾脏血管瘤。

■ **脾脏淋巴管瘤**

本例支持点：大小不等的囊性病灶。

不支持点：中年女性，厚壁囊内分隔强化，若含有蛋白质或出血成分，可表现为 T_1WI 高信号。

■ **脾脏囊肿**

本例支持点：多为囊性水样密度，境界清楚，增强扫描无强化。

不支持点：囊内分隔强化，囊壁与脾实质等密度。多房性囊肿增强显示更清楚。囊肿可因自发或外伤引起囊内出血，平扫显示囊肿密度增高。

■ **脾脏转移瘤**

本例支持点：病灶边缘强化。

不支持点：无原发肿瘤病史支持，影像学表现多样化，多数肿瘤边界不清，增强扫描多为轻—中度强化，肿瘤坏死多见（典型表现：牛眼征或靶心征）。

■ 脾脏血管瘤

本例支持点：病灶T₂WI、DWI信号符合。

本例支持点：病灶T_2WI、DWI信号符合。

不支持点：多房囊性病灶少见，未见结节状及渐进性强化。

【病理诊断】

镜下：肿瘤主要由类似脾窦的吻合血管腔组成，血管具有不规则管腔，可见囊状腔隙，窦腔内可见含铁血红素沉积，肿瘤内衬高内皮细胞。

免疫组化：CD31（+++），CD34（+++），ERG（+++），CD68（+），网状纤维染色（血管壁+）。

病理诊断：脾脏血管瘤。

【讨论】

■ 临床概述

脾脏血管瘤（splenic hemangioma）是脾脏良性肿瘤中最常见的一种，通常患者无任何症状，部分表现为左上腹疼痛或无痛性包块，也可并发腹腔积液、贫血、血小板减少等，常在体检或行腹部超声检查时，发现肝脏血管瘤，也偶然发现脾血管瘤，也可出现自发性脾血管瘤破裂出血引起的急腹症。

■ 病理特征

脾脏体积正常大小或不同程度的增大，切面可呈单发或大小不一的多发结节，质软呈海绵状，镜下肿瘤组织多由大小不等的血管腔隙组成，血管腔可有不同程度的扩张，也可形成乳头状突起凸向管腔，管腔或乳头状突起衬覆单层立方或柱状上皮，细胞核呈圆形或卵圆形，胞质丰富、粉染，无异型性，部分细胞体积较小，呈锯齿状，部分细胞胞质可见含铁血黄素颗粒。

■ 影像学表现

脾脏血管瘤可以是孤立的或多个发病，后者常为全身血管瘤病的一部分。血管瘤病理类型可分为海绵状血管瘤、毛细血管血管瘤、血管淋巴管混合型血管瘤、衬细胞血管瘤、多结节性血管瘤、静脉血管瘤、良性（婴儿型）血管内皮瘤和弥漫性窦样血管瘤（整个脾充满着血管）。脾血管瘤以海绵状血管瘤最多见。发现脾血管瘤主要依赖超声、CT和MRI等影像学检查。该病例误诊率较高，多数血管瘤呈现脾血管瘤增强扫描周围可见明显结节状强化，其后逐渐向中央充填，延迟扫描绝大多数肿瘤与正常脾组织趋向密度均匀化。该例表现为病变呈囊性改变，内可见分隔，囊性成分无强化，内部分隔强化，这类型的血管瘤强化方式较为少见，容易误诊为淋巴管瘤。

【拓展病例】

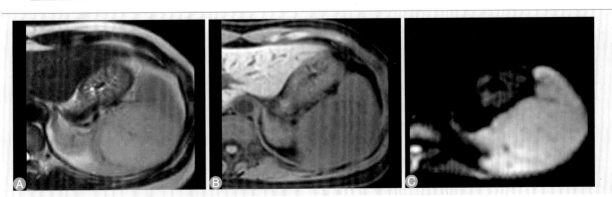

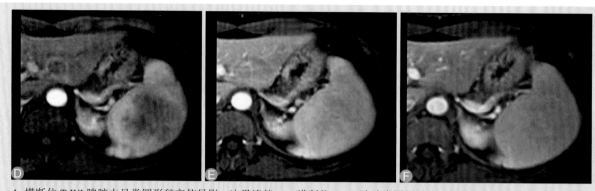

A.横断位 T_2WI 脾脏内见类圆形稍高信号影，边界清楚；B.横断位 T_1WI 脾脏类圆形肿块，呈等信号，信号均匀；C.横断位 DWI 无明显受限；D.横断位动脉期病灶明显不均质强化，强化程度低于脾脏组织；E.横断位静脉期病灶呈明显渐进性强化；F.横断位延迟期呈逐渐向内填充均匀，略高于背景脾。

图3-8-2 患者女性，56岁，脾脏血管瘤

【诊断要点】

1.脾脏内单发病灶，也可多发，边界清楚。

2.密度、信号、强化方式与肝脏血管瘤类似，部分血管瘤内部可见纤维瘢痕，中央瘢痕呈持续强化。

3.少见病灶呈囊性改变，内可见分隔，囊性成分无强化，内部分隔强化。

—— 参考文献 ——

[1] 井勇，付文荣，李刚锋，等.脾脏血管性病变与淋巴瘤CT鉴别诊断[J].延安大学学报（医学科学版），2021，19（3）：92-95.

[2] 刘传现，黄绍翠，黎良山，等.脾脏脉管瘤39例MRI表现[J].中国乡村医药，2020，27（3）：53-54.

[3] 李亭，李俊峰.常规超声和增强CT对脾脏占位性病变的诊断价值[J].泰山医学院学报，2018，39（5）：563-565.

[4] 付建，匡远黎.1例脾海绵状血管瘤囊性变合并破裂出血[J].临床普外科电子杂志，2022，10（1）：106-107.

（王长耿　施　彪）

病例9　脾脏上皮样血管内皮瘤

【临床资料】

● 患者男性，61岁，左上腹痛就诊。

● 实验室检查：肿瘤标志物及皮质醇等激素均阴性。

【影像学检查】

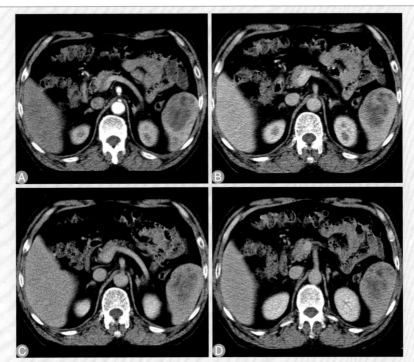

A. 横断位 CT 增强动脉期；B. 横断位 CT 增强静脉期；C、D. 横断位 CT 增强延迟期。

图3-9-1　上腹部CT增强

【分析思路】

老年男性，脾单发占位，动脉期脾实质内见轻度不均匀强化肿块，形态欠规则，边界不清，未见明显包膜，延迟期病灶渐进性填充强化，呈中等强化，强化程度接近脾实质，内部坏死区可见斑片状稍低强化区。常见病变有脾脏血管瘤、脾脏血管肉瘤、脾脏炎性肌纤维母细胞瘤、脾脏上皮样血管内皮瘤。

■ 脾脏血管瘤

本例支持点：单发病灶，增强后呈渐进性延迟强化。

不支持点：边界不清，延迟期强化峰值偏低，且强化不均匀，内部见斑片状低强化区。

■ 脾脏血管肉瘤

本例支持点：肿块较大，渐进性强化。

不支持点：未见明显包膜，无血管肉瘤的坏死及瘢痕样成分，缺乏血管肉瘤典型的贫血症状。

■ 脾脏炎性肌纤维母细胞瘤

本例支持点：单发，渐进性强化，强化轻度不均匀。

不支持点：病灶无包膜，强化程度偏低，无血管穿行及迂曲血管影。

■ 脾脏上皮样血管内皮细胞瘤

本例支持点：单发病灶，未见明显包膜坏死，增强后呈渐进性强化，强化欠均匀。

不支持点：老年男性，本病罕见。

【病理诊断】

脾脏肿块切除标本：血管源性肿瘤，肿瘤未侵犯脾被膜（肿瘤组织紧靠脾被膜）及脾门。

免疫组化：标记脾脏肿瘤细胞示 ERG（+++），CD31（+++），CD34（+++），Fli-1（+），CAMTA1（−），S-100（−）SMA（−），CD21/35（−），CD23（−），Ki-67（约10%+）。原位杂交示 EBER（−）。

病理诊断：脾脏上皮样血管内皮瘤。

【讨论】

■ 临床概述

上皮样血管内皮瘤为罕见的血管源性肿瘤，好发于女性，多发生在肝脏，但亦可发生于肺、骨、脾、皮肤、腹膜后等。其生物学行为各异，多数文献报道其侵袭性较血管肉瘤偏低，转移发生率约30%，5年生存率达60%。早期无明显临床症状，肿块较大时可牵拉脾包膜引起上腹痛，挤压、推移邻近脏器引起胃部饱胀、恶性、呕吐等症状；部分病例也可表现为贫血或血小板减少等血液过度破坏的表现。

■ 病理特征

组织学上，肿瘤由增生的血管内皮细胞通过带状、索状或巢状排列构成，无或有轻度的异型性，罕见核分裂象，具有侵袭性生长的潜能。另外肿瘤内部可见组织细胞和梭形细胞，肿瘤主要由排列良好的富细胞区构成，并可见透明样血栓形成、缺血性坏死和促纤维结缔组织反应增生。免疫组化表现为特征性的ERG、CD31、CD34阳性。

■ 影像学表现

通常表现为较大的缓慢生长的肿块，CT平扫呈类圆形低密度肿块，边界清晰，密度较均匀，增强扫描早期呈边缘环形强化，内部分隔强化后呈轮辐样外观，延迟扫描呈渐进性向心性填充，类似血管瘤样强化，内部可见斑片状低强化或无强化区，提示透明样变性或血栓形成。T_1WI呈低信号、T_2WI呈高信号，合并出血者于T_1WI信号增高，DWI呈高信号；增强后强化方式同CT增强。

【诊断要点】

1.好发女性。

2.脾单发或多发肿块，血常规提示贫血或血小板减少。

3.边界清晰的低密度肿块，渐进性向心性强化。

4.影像学表现及侵袭性介于血管瘤与血管肉瘤之间。

—— 参考文献 ——

[1] TAN Y，YANG X，DONG C，et al. Diffuse hepatic epithelioid he-mangioendothelioma with multiple splenic metastasis and delayed multifocal bone metastasis after liver transplantation on FDG PET/CT images A case report.Medicine，2018，97（22）：10728.

[2] 左志博，邹万新.脾脏上皮样血管内皮瘤一例并文献分析 [J]. 中国肿瘤外科杂志，2019，11（2）：133-135.

[3] 张斌，续晋铭.脾脏上皮样血管内皮瘤1例 MRI、病理表现并文献复习 [J]. 现代仪器与医疗，2019，25（6）：29-30，60.

[4] 管清春，王树鹏，郭亮，等.脾上皮样血管内皮细胞瘤一例 [J].中华医学杂志，2019（34）：2711-2712.

（王长耿　崔建民）

病例10　脾脏血管淋巴管瘤

【临床资料】

● 患者女性，60岁，左上腹疼痛1月余，发现脾脏占位1周。
● 实验室检查：肿瘤标志物均阴性。

【影像学检查】

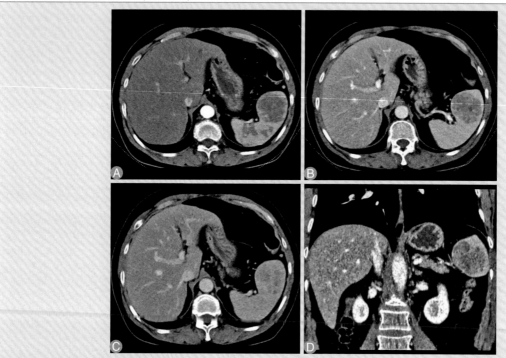

A. 横断位 CT 增强动脉期；B. 横断位 CT 增强静脉期；C. 横断位 CT 增强延迟期；D. 冠状位 CT 增强静脉期。

图3-10-1　上腹部CT增强

【分析思路】

老年女性，脾单发囊实性病灶，边界欠清晰，增强后动脉期边缘可见结节样高强化区；呈持续渐进性强化，似见分隔样强化，延迟期接近脾实质强化。常见病变有脾脏淋巴管瘤、脾脏血管瘤、脾脏血管淋巴管瘤、脾脏硬化性血管瘤结节样转化。

■ **脾脏淋巴管瘤**

本例支持点：病灶边界清晰，轻度分房样外观。

不支持点：病灶为单发，增强后病灶主体延迟强化明显。

■ **脾脏血管瘤**

本例支持点：病灶延迟向心填充式强化。

不支持点：病灶为单发，强化程度偏低，分房样外观。

■ **脾脏硬化性血管瘤结节样转化**

本例支持点：单发，强化偏低，渐进性强化。

不支持点：病史不支持，无贫血、血小板减低，强化未见轮辐征。

■ **脾脏血管淋巴管瘤**

本例支持点：病灶为分房样外观，延迟渐进性强化，分隔强化，同时兼具血管瘤和淋巴管瘤的特征。

不支持点：形态欠清晰，强化程度略低。

【病理诊断】

镜下：富含数量不等的淋巴管及扩张的血管。

免疫组化：CD31（＋），D2-40（＋），CD34（＋），Ki-67（3%+）。

病理诊断：脾脏血管淋巴管瘤。

【讨论】

■ **临床概述**

脾脏血管淋巴管瘤为起源于间胚叶组织的良性肿瘤，系脉管系统的先天发育畸形所致，可发生在人体的任何部位，包括胰腺、脾、食胃肠道、胸壁、纵隔、四肢、眼眶、颈部、腹膜后等。血管淋巴管瘤多为单发病灶，少数为多发。病理学上，肿瘤由囊状扩张的淋巴管和血管组成，囊腔部分相通，被覆内皮。

肿瘤早期通常无明显临床症状，多在体检过程中发现，体积较大者可引起压迫相关的症状。绝大多数病例的实验室检查结果均无显著异常。血管淋巴管瘤既含有血管成分，也含有淋巴管成分。

■ **病理特征**

血管淋巴管瘤是由扩张的血管、淋巴管间隔正常间质组织和血管结构构成的多囊性肿瘤，有较多被覆内皮的纤细分隔，囊内含有类似血性液体。CD31和CD34在淋巴管和血管内皮细胞中均有表达，但主要在血管内皮表达，D2-40是目前最新的特异性淋巴管内皮标志物，因此D2-40与CD31/CD34阳性可为血管淋巴管瘤的确诊提供重要依据。

■ **影像特征**

通常为单发，少数可表现为多发病灶。CT上表现为单发或多发结节/肿块样病灶，边界清晰，内部可见分隔影，增强后动脉期呈轻度强化，门脉期及延迟期呈渐进性强化，强化程度通常低于正常脾实质。MR表现由肿瘤内的血管和淋巴管成分比例而异。淋巴管成分为主者，表现类似于淋巴管瘤，呈边界清晰，T_1WI低信号，T_2WI高信号影，合并出血时T_1WI信号增高，增强扫描强化不明显；血管成分为主者，病灶于T_2WI呈高信号，内部分隔呈低信号，分隔较CT显示更清晰；增强扫描强化方式同海绵状血管瘤，动脉期可见边缘结节样强化，门脉期延迟期强化范围扩大。

【拓展病例】

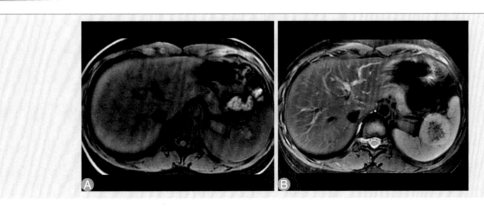

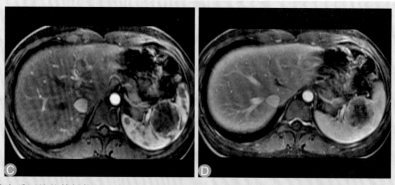

A. 横断位 T_1WI 示脾实质团块状等低信号，内见小片状稍高信号；B. 横断位 T_2WI 病灶稍高信号，内见片状低信号，提示出血成分；C、D. 增强后，动脉期呈整体强化不明显，边缘可见环状条带状强化，门脉期强化范围较前增大。

图3-10-2　患者女性，52岁，脾脏血管淋巴管瘤

【诊断要点】

1.脾单发或多发低密度结节，分房外观伴分隔影，钙化少见。

2.强化方式接近血管瘤，但强化程度低于血管瘤，兼具淋巴管瘤和血管瘤的影像特征。

3.通常血常规检查阴性，无贫血及血小板降低。

—— 参考文献 ——

[1] 任洪伟，朱震宇，刘渊，等.肝脾血管淋巴管瘤磁共振成像的影像学表现[J].中国医学装备，2019，16（5）：63-66.

[2] MAO C P，JIN Y F，YANG Q X，et al. Radiographic findings of hemolymphangioma in four patients：A case report[J]. Oncology Letters，2018，5（1）：69-74.

[3] 路涛，蒲红，陈光文，等.脾血管淋巴管瘤的CT表现及其病理特征[J].临床放射学杂志，2017，36（10）：1456-1459.

（王长耿　赵　欢）

病例11　脾脏血管肉瘤

【临床资料】

● 患者女性，64岁，面色苍白、乏力、发热1周。

● 实验室检查：白细胞8.09×10⁹/L，红细胞3.00×10¹²/L，血红蛋白91.00 g/L，血小板74.00×10⁹/L，网织红细胞百分比8.91%，网织红细胞绝对值274.4×10⁹/L，乳酸脱氢酶214.0 U/L。

● 妇科肿瘤标志物：甲状腺素194 nmol/L，糖类抗原72-4 48.0 IU/mL。

【影像学检查】

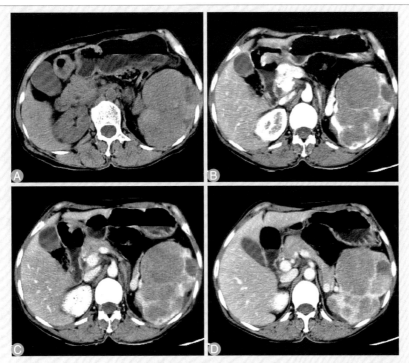

A. 横断位 CT 平扫；B. 横断位 CT 增强动脉期；C. 横断位 CT 增强静脉期；D. 横断位 CT 增强延迟期。

图3-11-1　上腹部CT平扫+增强

【分析思路】

老年女性，脾大，脾脏多发结节灶，呈混杂密度，边界不清，增强后呈向心性、渐进性轻中度强化，局部低密度区无明显强化，病灶边缘不规则明显强化，无明确包膜。常见病变有脾脏淋巴瘤、脾脏血管瘤、脾脏转移瘤、脾脏血管肉瘤。

■ **脾脏淋巴瘤**

本例支持点：多发，部分融合，病灶内部轻中度强化，临床提示发热，实验室检查乳酸脱氢酶升高。

不支持点：囊变坏死，渐进性、向心性中度强化，强化程度高于脾脏实质，无血管穿行，无脾门或腹膜后淋巴结肿大。

■ **脾脏血管瘤**

本例支持点：强化方式向心性强化。

不支持点：临床病史及实验室指标异常，脾大，病灶边界不清。

■ **脾脏转移瘤**

本例支持点：多发，向心性强化，陈旧性出血或含铁血黄素沉积，脾大。

不支持点：无其他原发恶性肿瘤病史支持。

■ **脾脏血管肉瘤**

本例支持点：老年女性，脾脏多发结节灶、团块状病灶，边界不清，见出血区及囊变区，增强动脉期边缘不规则明显强化，内部静脉期及延迟期呈向心性、渐进性轻中度强化；实验室检查红细胞及血红蛋白减少。

不支持点：未见其他部位的转移，血小板减少，白细胞未增多。

【病理诊断】

大体：脾脏较大不规则软组织肿块，表面结节灶，切面灰红实性，质软，伴弥漫出血，及多量坏死。

免疫组化：CD3（+++），CD34（+++），FⅧ（++），ERG（UMAB78）（+++），CD68（+），CD163（++），CD4（++），CD8（+），CD21（–），SMA（–），S-100（–），Desmin（–），Ki-67（30%–），VEGF（–），HHV8（–），CD61（血小板+），AE1/AE3（–），Fli-1（+++）。原位杂交：EBER（–）。

病理结果：脾脏血管肉瘤。

【讨论】

■ **临床概述**

血管肉瘤是一种罕见的起源于血管内皮细胞的软组织肿瘤，具有侵袭性，有局部复发和转移的倾向，预后一般较差。最常见的临床症状为腹痛，也可表现为疲乏、发热、体重减轻等症状，临床上较严重的并发症为自发性脾破裂出血，实验室检查表现为血细胞减少、白细胞增多、血小板增多等。70%患者可出现贫血。

■ **病理特征**

病理学表现不一，同一个病例及不同病例之间的表现都有差异，主要有4种不同的表现形式：①不典型的血管内皮细胞海绵状或蜂窝状增殖排列；②肿瘤细胞呈多孔状排列；③恶性内皮细胞增殖形成乳头状的分叶伸入到血管及囊变间隙；④片状增殖的内皮细胞到多角形的肿瘤细胞排列形成病变。肿瘤也可为纺锤状的内皮细胞增殖排列形成血管间隙。当视野内有坏死出血组织时，镜下可见片状红染的坏死区域及血管外间隙的红细胞。免疫组织化学表现为至少两个血管标志物（CD34，CD31，FⅧRAg及VEGFR3）阳性，部分波形蛋白（vimentin）及细胞角蛋白（cytokeratin，CK）阳性，少数患者也会出现CD68等组织细胞标志物阳性。

■ **影像学表现**

1.CT平扫：表现为脾脏增大，皮内类圆形或不规则低密度影，边界不清，多为单发，少数可多发，可发生出血、坏死、囊变及纤维化，有时病灶内可见散在点状钙化。

2.CT增强：多数病变增强后酷似海绵状血管瘤，增强早期病灶边缘呈不规则状明显强化，延迟期对比剂逐渐向病灶中央填充，部分病例只有边缘强化，也可表现为无明显强化。可伴有肝脏、腹膜后淋巴结等远处转移。

3.MRI：表现为T_1WI及T_2WI均可出现低信号和高信号，和出血、坏死相对应，增强后病灶呈不均质强化。

【拓展病例】

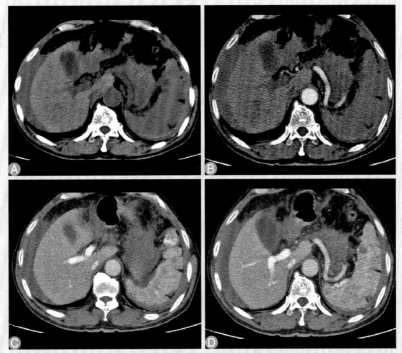

A. 横断位 CT 平扫示脾脏形态不规整，多发结节状稍低密度灶，密度不均，边界不清，脾周及腹腔积血；B. 横断位 CT 增强动脉早期脾脏多发病灶尚未强化；C、D. 横断位 CT 增强门脉期示脾脏多发病灶边缘强化，部分病灶边缘明显强化。

图3-11-2 脾脏血管肉瘤破裂出血

（病例由南通大学附属医院夏亦文老师提供）

【诊断要点】

1. 脾多发占位，血管瘤样强化，边界不清，侵袭性生长。

2. 出血、钙化、囊变。

3. 伴有肝脏、腹膜后淋巴结等远处转移。

—— 参考文献 ——

[1] 蒋诚诚，滕跃，董凤林，等. 原发性脾血管肉瘤的 CT 和超声及病理对照研究 [J]. 放射学实践，2017，32（6）：639-642.

[2] 谢品楠，陈芳，周海生，等. 腹部增强CT在脾血管肉瘤术前诊断中的应用价值[J]. 中华普通外科杂志，2021，36（1）：62-63.

[3] 陈优，何来昌，谭永明，等. 肝脾血管肉瘤的影像学表现及其病理基础 [J]. 中国临床医学影像杂志，2020，31（4）：267-270.

（王 鑫 施 彪）

病例12　脾脏弥漫大B细胞淋巴瘤

【临床资料】

- 患者男性，67岁，左侧腰痛10天余。
- 上腹部CT平扫：脾内多发低密度影，淋巴瘤可能。

【影像学检查】

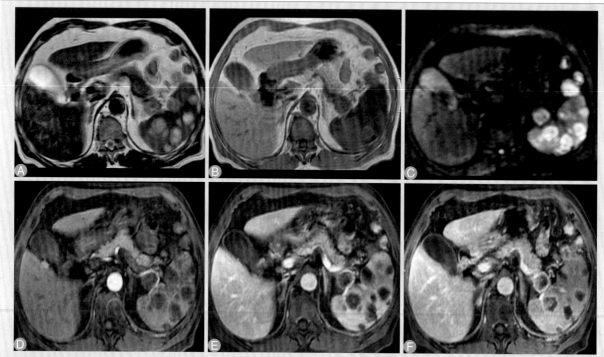

A. 横断位 T_1WI；B. 横断位 T_1WI；C.DWI；D. 横断位增强 T_1WI 压脂动脉期；E. 横断位增强 T_1WI 压脂静脉期；F. 横断位增强 T_1WI 压脂延迟期。

图3-12-1　上腹部平扫+增强MRI扫描

【分析思路】

老年男性，脾脏、脾周多发结节异常信号，T_1WI呈等信号，T_2WI呈高信号，信号不均质，DWI呈高信号，增强后病灶渐进性轻度强化，部分内部坏死区未见强化。常见病变有脾脏结核、脾脏转移瘤、脾脏窦岸细胞血管瘤、脾脏结节病、脾脏淋巴瘤。

■ 脾脏结核

本例支持点：脾内乏血供结节伴坏死，脾门区淋巴结伴坏死。

不支持点：本例T_2WI呈不均匀高信号，结核T_2WI序列一般呈低信号，弥散实性明显受限，增强扫描未见明显分隔样强化。

- **脾脏转移瘤**

本例支持点：多灶，弥散明显受限。

不支持点：无原发肿瘤病史支持，一般脾转移瘤比较罕见。

- **脾脏窦岸细胞血管瘤**

本例支持点：多灶，乏血供。

不支持点：无脾大，T$_2$WI未见明显雀斑征，脾周结节也不符合。

- **脾脏结节病**

本例支持点：多灶，低强化。

不支持点：无胸部结节病史，男性结节病比较少见，病灶大部分比较均质。

- **脾脏淋巴瘤**

本例支持点：老年人，乏血供，多灶，弥散明显受限，渐进性轻度强化。

不支持点：脾不大，病灶坏死比较明显。

【病理诊断】

免疫组化：CD20（+），Pax-5（+），CD10（+），Bcl-6（+），CD43（灶+），Bc1-2、mum-1、CD3、CD5、CD30、ALK、C-myc、Cyclin均阴性，Ki-67（约90%+）。FDC：CD21（+），CD23（+）。

病理诊断：脾脏高度侵袭性淋巴瘤伴坏死，考虑脾脏弥漫大B细胞淋巴瘤，伴脾门处瘤结节形成（GCB亚型）。

【讨论】

- **临床概述**

淋巴瘤是脾脏最常见的恶性肿瘤，分为原发性和继发性，绝大部分为后者。临床主要表现为左上腹疼痛、触及肿块，一部分患者伴有低热、食欲减退、恶心、呕吐、贫血、体重减轻或乏力，少数患者表现为胸腔积液、腹腔积液、呼吸困难等。

- **病理特征**

病理上可分为霍奇金淋巴瘤和非霍奇金淋巴瘤，原发性霍奇金淋巴瘤比较少见。脾脏原发性恶性淋巴瘤的病理分型以非霍奇金淋巴瘤为主，B细胞型多于T细胞型，病理类型以弥漫大B细胞淋巴瘤、脾边缘区淋巴瘤和滤泡淋巴瘤较常见，其余类型少见非霍奇金淋巴瘤。病理上可分为4型：①均匀弥漫型：表现为脾均质性增大，肉眼光滑不见结节，镜下瘤细胞弥漫分布或直径<1 mm的小结节；②粟粒结节型：脾均匀肿大，表现为直径1~5 mm的粟粒状结节；③多发肿块型：表现为脾内多发肿块,直径为2~10 cm；④巨块型：表现为脾内单发直径>10 cm的巨大肿块，与正常脾组织分界清楚。

- **影像学表现**

影像学上脾脏的改变与病理类型相关，一般弥漫型或粟粒结节型病灶，仅可见脾脏增大；而巨块型和多发肿块型淋巴瘤除了脾脏增大外，还可见病灶本身的改变。本例为脾脏及脾门区多发结节，信号不均匀，DWI呈不均匀高信号，增强扫描病灶呈轻—中度不均匀渐进性强化，中央可见无强化坏死区。

【拓展病例】

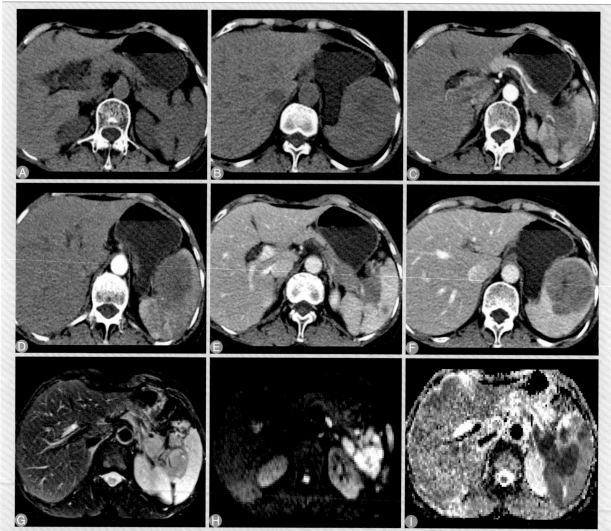

A、B.横断位 CT 平扫脾脏及脾门见多发类圆形稍低密度肿块；C、D.横断位动脉期病灶不均质强化，内部漂浮血管影；E、F.横断位静脉期呈轻度渐进性强化，中央可见少许无强化坏死区；G.横断位 T₂WI 脾脏、脾门见多发结节状稍低信号，H.DWI 病灶呈明显高信号；I.ADC 值明显减低。

图3-12-2　患者女性，65岁，脾脏弥漫大B细胞淋巴瘤（非生发中心型）

【诊断要点】

1.脾大。

2.脾脏及脾门单发或多发肿块型，部分可见坏死囊变，T₁WI呈等或等低混合信号，T₂WI肿块信号略低于脾实质信号，且实性成分弥散明显受限。

3.增强轻度渐进性强化，典型者呈"地图样"表现。

—— 参考文献 ——

[1] 史达，张序昌，章绪辉.脾脏肿瘤26例术前MSCT诊断分析[J].中国临床新医学，2019，12（8）：883-886.

[2] 路芸，白建明，陆小庆.原发性脾淋巴瘤的CT诊断及其鉴别诊断（附11例分析）[J].宁夏医科大学学报，2016，38（4）：426-428.

[3] 周俊芬，夏亮，刘纯宝，等.CT、MRI、18F-FDG PET-CT多模态影像检查在腹盆部结外淋巴瘤的诊断价值[J].中国临床医学影像杂志，2020，31（7）：507-511.

[4] 雍惠芳，王之平，凤旭苗，等.脾脏弥漫大B细胞淋巴瘤的CT和MRI特征[J].临床放射学杂志，2020，39（10）：1997-2002.

（王长耿 赵 欢）

病例13　脾脏炎性肌纤维母细胞瘤

【临床资料】

● 患者男性，41岁，发现脾脏占位10天余。

● 专科体检及实验室检查均阴性。

【影像学检查】

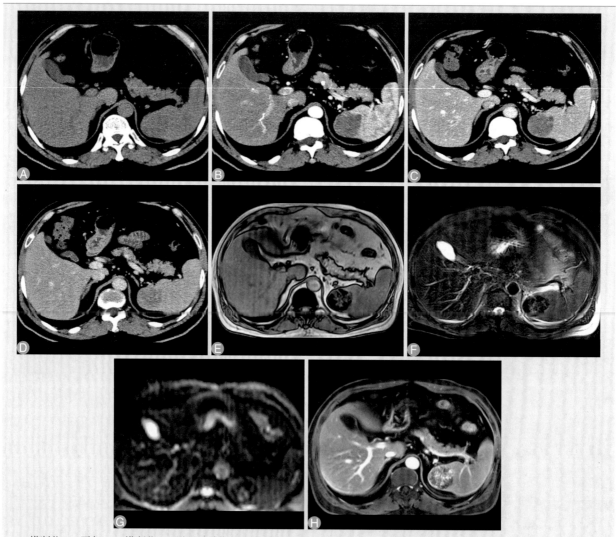

A.横断位CT平扫；B.横断位CT增强动脉期；C.横断位CT增强静脉期；D.横断位CT增强延迟期；E.横断位T₁WI；F.横断位T₂WI；G.横断位DWI；H.横断位T₁WI压脂增强。

图3-13-1　上腹部CT、MR平扫+增强

【分析思路】

青年男性，脾脏肿物，体检发现，平扫稍低密度，无包膜，轻度不均匀强化；MRI示T_1WI、T_2WI均周围低中央稍高信号，轻度弥散，增强中央明显强化，周围延迟强化。常见病变有脾脏错构瘤、脾脏窦

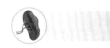

岸细胞血管瘤、脾脏炎性肌纤维母细胞瘤。

■ 脾脏错构瘤

本例支持点：早期不均匀强化，晚期延迟强化。

不支持点：T_2WI为低信号。

■ 脾脏窦岸细胞血管瘤

本例支持点：在T_2WI上可呈低信号改变，增强后明显强化，延迟后均匀充填。

不支持点：单发病灶，无雀斑征及轮辐状强化。

■ 脾脏炎性肌纤维母细胞瘤

本例支持点：单发多见，T_2WI可呈低或中低信号，增强呈中度强化。

不支持点：DWI不受限。

【病理诊断】

大体：切开一极后见4 cm×4 cm×3.5 cm灰白、灰褐色肿块。

镜下：梭形细胞肿瘤胶原化较明显，多层炎性淋巴细胞浸润，细胞分化尚好，轻度不典型性，局灶扩张疏松血管。

免疫组化：CD34（血管+），Desmin（−），SMA（+），S-100（−），Bcl-2（+），Ki-67（Li: <5%），CD21（−），ALK（−），STAT（−）。

病理结果：脾脏炎性肌纤维母细胞瘤。

【讨论】

■ 临床概述

炎性肌纤维母细胞瘤（inflammatory myofibroblastic tumors，IMT）常见于肺及眼眶，发生于脾脏的较罕见。患者相当长时间无明显症状。若出现症状主要表现为腹痛，左上腹为著。部分患者可出现发热、乏力、体重减轻和贫血等症状。而且脾脏炎性肌纤维母细胞瘤从临床影像学还是剖腹探查往往给人恶性印象居多，因此诊断上有难度。目前炎性肌纤维母细胞瘤的发病原因不易确定，可能是脾脏对感染、损伤、局部贫血及自身免疫等多因素产生的非特异性反应。预后一般良好。

■ 病理特征

1.黏液样/血管型：间质水肿及黏液样变，散在分布增生的薄壁血管，梭形细胞散在和炎性细胞浸润。

2.梭形细胞密集型：梭形细胞密集成束及其间质内丰富的薄壁毛细血管增生，炎性细胞穿插于之间。

3.少细胞纤维型：胶原纤维密集，类似硬化性纤维瘤或瘢痕组织丰富。

4.混合型：兼具上述两种以上病理类型。

■ 影像学表现

脾脏内病灶以单发为主，呈圆形或类圆形，边缘伴有包膜，内部信号/密度不均匀，可伴钙化或中心坏死，出血少见，实质部分呈渐进性强化。CT平扫表现为境界清楚的低密度病灶，中心液化坏死区呈更低密度；MRI平扫表现为边界清楚的异常信号，该信号特点与纤维组织、坏死、出血、含铁血黄素沉着、肉芽组织和炎症细胞浸润有关。实质成分以纤维组织为主时T_2WI呈明显低信号，若以肉芽组织和炎症细胞为主时T_2WI呈不均匀高信号，DWI呈高信号，增强后病灶动脉期可出现中度以上强化，实质部分呈渐进性强化，内部坏死区无强化（其强化特点与增生的梭形肌纤维母细胞、炎性细胞和丰富的不成熟新生毛细血管有关）。有学者发现炎性肌纤维母细胞瘤多见血管穿行或漂浮征，表现为增强扫描时瘤灶内可见少量明显强化的迂曲血管样影。部分病灶动脉期呈花环样强化。

【拓展病例】

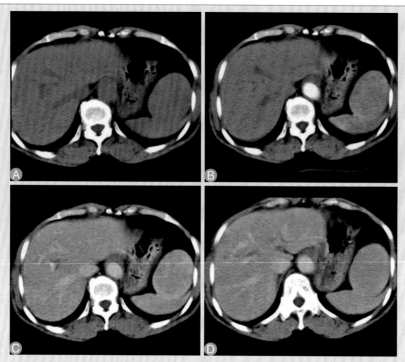

A. 横断位 CT 平扫脾脏前缘见巨大类圆形等低密度肿块，边界清楚；B. 横断位动脉期见病变呈中度不均匀强化；C. 横断位静脉期呈持续强化；D. 横断位延迟期强化程度略降低。

图3-13-2　患者女性，57岁，脾脏炎性肌纤维母细胞瘤

【诊断要点】

1.肿块体积较大。

2.常单发，实性成分为主。

3.T_2WI明显低信号。

4.延迟期持续强化，中央部分可见地图样坏死及周边低密度/信号包膜。

—— 参考文献 ——

[1] 李强，孙玲麟，陈孟达，等.脾脏炎性肌纤维母细胞瘤的 CT 和 MRI 特征分析 [J].中华普通外科杂志，2018，33（10）：857-860.

[2] WANG B，XU X，LI Y C. Inflammatory myofibroblastic tumor of the spleen：a case report and review of the literature [J]. Int J Clin Exp Pathol，2019，12（5）：1795-1800.

[3] BETTACH H，ALAMI B，BOUBBOU M，et al. Inflammatory myofibroblastic tumor of the spleen：a case report[J]. Radiol Case Rep，2021，16（10）：3117-3119.

（秦　雷　施　彪）

病例14 脾脏转移瘤

【临床资料】

● 患者女性，54岁，4年前行卵巢癌手术，术后规律化疗，入院复查，近期精神尚可，二便、睡眠正常，体重无明显变化。

● 实验室检查：CA125 204 U/mL。

【影像学检查】

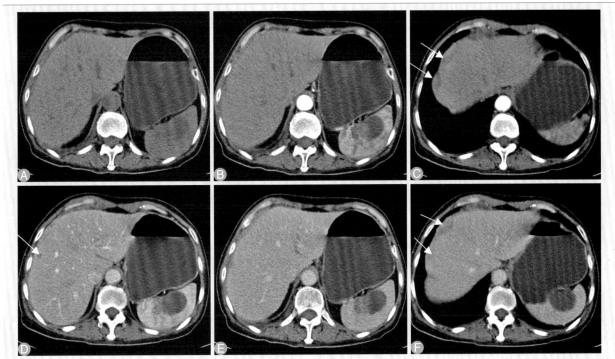

A. 横断位CT平扫；B、C. 横断位CT增强动脉期；D. 横断位CT增强静脉期；E、F. 横断位CT增强延迟期。

图3-14-1 上腹部CT平扫+增强

【分析思路】

中年女性，卵巢癌病史，脾脏内单发肿块，部分呈囊性，部分边界不清，实性部分渐进轻中度强化，囊性部分强化不明显，晚期实性部分与脾脏实质强化程度相似，肝脏及包膜下的结节状轻度强化灶（箭头），结合病变单发，囊性部分比例较大，强化较弱。常见病变有脾脏血管淋巴管瘤、淋巴瘤脾脏浸润、脾脏转移瘤。

■ 脾脏血管淋巴管瘤

支持点：脾脏囊实性病变，轻中度强化。

不支持点：病灶未见囊内分隔及钙化，原发肿瘤病史，肝脏及包膜多发病变。

■ 淋巴瘤脾脏浸润

支持点：囊实性病灶，实性成分有迂曲血管影，强化较低，可见肝脏浸润。

不支持点：病史未见长期发热以及骨髓浸润的征象，未见多处淋巴结肿大，尤其腹膜后淋巴结常见血管穿行的情况。

■ 脾脏转移瘤

支持点：原发肿瘤病史，多发脏器及肝脏包膜下病变，病灶轻中度强化方式。

不支持点：囊实性病灶（囊性部分比例较大）。

【最后诊断】

本例有明确的原发恶性肿瘤病史，并结合治疗情况临床确诊为脾脏转移瘤。

【讨论】

■ 临床概述

脾脏转移瘤较少见，且临床上无特异性表现，一般为多发，少数为单发，常伴有其他脏器转移瘤及腹膜后淋巴结转移，脾脏常肿大。

■ 发病机制

脾脏内含有大量淋巴组织，为体循环血液的滤过系统，但脾脏的转移瘤却相对少见，原因可能是脾脏含有特殊免疫功能的淋巴网状组织，脾动脉迂曲、脾淋巴输入管的缺乏，以及脾脏有节律地收缩均不利于肿瘤细胞的停留。以血行转移多见，少数经淋巴转移或种植转移。当脾脏发生转移时，其他部位多已发生广泛转移，常提示恶性肿瘤处于晚期阶段，原发肿瘤常见的有卵巢癌、黑色素瘤、消化系统肿瘤以及肺癌、乳腺癌等。

■ 影像学表现

脾脏转移瘤根据病理分型，在影像上表现为四种类型：粟粒型、囊肿型、结节型、巨块型。粟粒型较少见，CT平扫不易显示，表现为弥漫性粟粒状低密度影，增强后病灶强化不明显，结合MR弥散及多序列信号联合分析可以增加诊断的信心；囊肿型表现为单发或多发类圆形囊性灶，CT值0～25 HU，病灶边缘较清晰，增强后边缘常有轻度强化；结节型表现为单发或多发大小不等的实性结节，一般直径≤5 cm，增强后病灶轻度、不均匀或环形强化，边缘清楚或不清楚，偶可见边缘"晕征"；巨块型常表现为脾内巨大肿块，直径常≥5 cm，形态不规则，病灶内密度/信号不均，常伴有坏死、囊变，增强后轻中度不均匀强化。

【拓展病例】

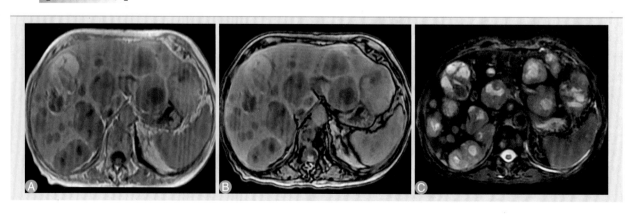

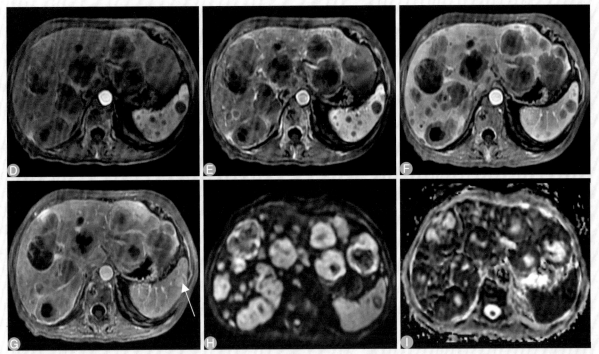

A. 横断位 T_1WI-inphase 显示脾脏多发低信号结节影；B. 横断位 T_1WI-outphase 脾脏结节未见信号改变；C. 横断位 T_2WI 显示脾脏内结节为等或略高信号；D、E. 横断位 MR 增强动脉早期及动脉晚期示病灶均轻度强化，边缘强化较内部明显，病灶与脾实质分界清楚；F、G. 横断位显示病灶静脉期及延迟期持续强化，病灶内实性成分强化程度接近脾脏实质，病变与正常脾组织分界不清（G 图箭头）；H、I.DWI 及 ADC 图脾脏内转移均为等低信号。本例同时伴有肝脏及椎体的多发转移。

图3-14-2 患者女性，53岁，乳腺癌术后5年，肝脏、脾脏及椎体多发转移瘤

【诊断要点】

1.具有原发恶性肿瘤的病史，常同时伴有其他部位的转移。

2.一般为多发病变，钙化少见，病灶较小时质地较均匀，病灶较大时密度/信号混杂。

3.增强后轻至中度渐进性强化，强化早期病变和周围脾组织分界清楚，延迟期病灶和脾脏实质对比度下降，分界变模糊。

—— 参考文献 ——

[1] 张飘尘 . CT 对脾脏转移瘤的诊断价值（附 10 例报告）[J]. 医学影像学杂志，2017，27（8）：1512-1514.

[2] 王守乾，李昌旭，任雪康，等 . 卵巢癌术后孤立性脾脏转移一例 [J]. 肝胆胰外科杂志，2020，32（2）：113-115.

[3] CHOI S Y，KIM S H，JANG K M，et al. The value of contrast-enhanced dynamic and diffusion-weighted MR imaging for distinguishing benign and malignant splenic masses[J]. Br J Radiol，2016，89（1063）：20160054.

（李欢欢 施 彪）

病例15 脾脏炎性假瘤样滤泡树突细胞肉瘤

【临床资料】

● 患者女性，62岁，体检发现脾脏占位1周。

● 肿瘤指标均阴性。

【影像学检查】

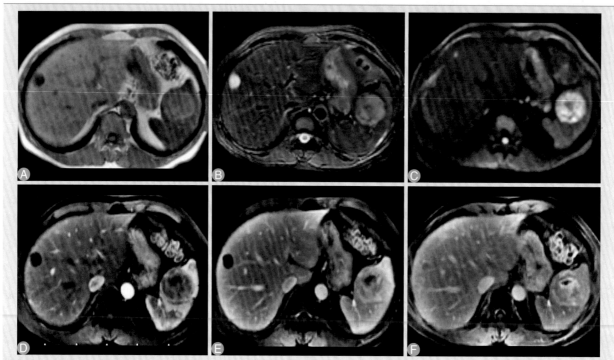

A. 横断位 T_1WI；B. 横断位 T_2WI；C. 横断位 DWI；D. 横断位增强 T_1WI 压脂动脉期；E. 横断位增强 T_1WI 压脂静脉期；F. 横断位增强 T_1WI 压脂延迟期。

图3-15-1 上腹部MRI平扫+增强

【分析思路】

老年女性，脾脏形态局部膨隆，内见实性肿块异常信号，T_1WI呈等高信号，T_2WI呈稍高信号，外周假包膜低信号，DWI呈高信号，增强后渐进性中度强化，内部纤维瘢痕延迟强化。常见病变有脾脏硬化性血管瘤样结节性转化、脾脏炎性肌纤维母细胞瘤、脾脏炎性假瘤样滤泡树突细胞肉瘤。

■ **脾脏硬化性血管瘤样结节性转化**

本例支持点：单发，T_1WI、T_2WI信号符合，T_2WI内部低信号纤维瘢痕，渐进性强化。

不支持点：DWI呈高信号。

■ **脾脏炎性肌纤维母细胞瘤**

本例支持点：病灶信号及强化方式符合。

不支持点：无，需要组织学病理鉴别。

■ 脾脏炎性假瘤样滤泡树突细胞肉瘤

本例支持点：好发女性，单发，T_2WI稍高信号，有假包膜，DWI高信号，渐进性延迟强化，内部纤维瘢痕延迟强化。

不支持点：T_1WI等高信号。

【病理诊断】

大体：肿块呈实性，灰白色，内见灶性坏死区。

镜下：瘤细胞呈梭形或卵圆形，呈漩涡状、束状排列或单个散在分布，胞质淡染或微嗜酸性，胞界不清，核卵圆形，染色质空泡状，间质见多量淋巴细胞、浆细胞浸润；可见泡沫样组织细胞、多核巨细胞和中性粒细胞，可伴局灶坏死、血管壁及间质纤维素沉积。

免疫组化：CD23（灶+），CD43（+），CD3（-），CD21（梭形细胞+），CD35（梭形细胞+），CD10（-），Bcl-6（梭形细胞灶+），Bcl-2（-），Ki-67（5%+），原位杂交：EBER（+）。

病理结果：脾脏炎性假瘤样型滤泡树突细胞肉瘤。

【讨论】

■ 临床概述

脾脏炎性假瘤样滤泡树突细胞肉瘤（inflammatory pseudo tumor like follicular dentritic cell sarcoma, IPT-likeFDCS）是一种十分罕见的树突细胞来源的低度恶性肿瘤，具备部分炎性假瘤的组织学特征。脾脏炎性假瘤样滤泡树突细胞肉瘤在2001年由CHEUK等命名，其病理组织学上不同于经典滤泡性树突细胞肉瘤，且与EB病毒感染关系密切，临床上极为罕见，女性多见，主要发病部位为肝脏和脾脏，一般无特异性临床症状，部分发生于脾脏的患者可出现脾功能亢进。

■ 病理特征

肿瘤一般与周围组织分界较清楚，组织学显示主要由梭形或卵圆形肿瘤细胞及大量淋巴细胞、浆细胞组成，瘤细胞多纵横交错呈席纹状，有时淋巴细胞聚集形成淋巴小结；若局部炎症反应明显，则更像肿瘤细胞散在分布于炎性细胞中。组织学上，脾脏炎性假瘤样滤泡树突细胞肉瘤的肿瘤组织多为实性或囊实性，边界清楚，肿瘤膨胀生长，推压周围组织，病灶边缘可有包膜，病灶内可见液化坏死、钙化或出血。肿瘤内血管常扩张，管壁有纤维素沉积。少见的病变：肉芽肿结节形成、嗜酸性粒细胞浸润，还可见一些扩张的囊样腔隙，内含淡伊红色的蛋白样液体。瘤细胞表达滤泡树突细胞标志物，CD21、CD35和CD23，肿瘤可仅表达一种或两种，或三种都表达；三种抗体联合应用，能提高诊断率、避免漏诊、误诊；也有研究表明Clusterin在脾脏炎性假瘤样滤泡树突细胞肉瘤中强而弥漫表达，但特异性不强，在多种肿瘤都表达，可用于不表达CD21、CD23、CD35的脾脏炎性假瘤样滤泡树突细胞肉瘤诊断。文献报道，97.2%的脾脏炎性假瘤样滤泡树突细胞肉瘤患者肿瘤细胞EBER阳性，背景反应性炎细胞EBER阴性。

■ 影像学表现

病灶多单发，呈较大类圆形，边界清晰，密度/信号欠均匀，CT呈低/等密度，MR-T_1WI呈等/稍低信号，T_2WI呈等/稍高信号，DWI高信号，ADC低信号，中心星芒状纤维瘢痕呈略低密度/低信号，部分病灶内见坏死、斑点状钙化，增强呈渐进性强化（大部分中—高强化），中心坏死无强化，纤维瘢痕延迟强化。

【拓展病例】

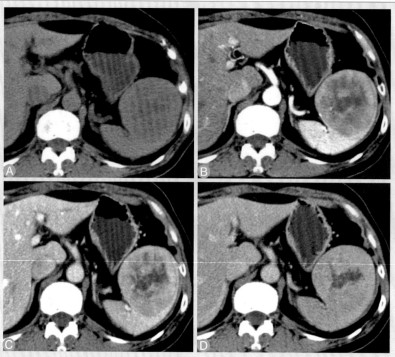

A. 横断位 CT 平扫脾脏局部膨隆，见类圆形软组织肿块，密度不均匀；B. 横断位动脉期病灶明显不均质强化，强化程度低于脾脏组织；C. 横断位静脉期病灶渐进呈轮辐状强化，并可见假包膜；D. 横断位延迟期病灶实性区等密度影，内部纤维瘢痕密度范围减小。

图3-15-2　患者女性，68岁，脾脏炎性假瘤样滤泡树突细胞肉瘤

【诊断要点】

1. 好发于女性，单发多见。

2. 脾脏常无肿大，密度/信号不均质，可存在坏死、钙化等。

3. T_1WI 等/稍低信号，T_2WI 稍高信号为主，DWI 高信号。

4. 富血供，渐进性延迟强化，可见纤维瘢痕强化。

5. 属于低度恶性肿瘤，仅有少数出现区域淋巴结或远处转移。

—— 参考文献 ——

[1] 吴友莉, 吴峰, 杨岚, 等. 肝脏/脾脏炎性假瘤样滤泡树突细胞肉瘤七例临床病理特征及预后 [J]. 中华病理学杂志, 2018, 47（2）: 114-118.

[2] 惠俊国, 王祖飞, 毛卫波, 等. 脾脏炎性假瘤样滤泡树突状细胞肉瘤 1 例 [J]. 温州医科大学学报, 2022, 52（1）: 74-76.

[3] 杜耀, 李卫平, 徐红星, 等. 脾脏炎性假瘤样滤泡树突状细胞肿瘤的临床特征分析 [J]. 中华普通外科杂志, 2018, 33（11）: 958-959.

[4] 袁小冬, 汪建华, 王玉涛, 等. 脾脏炎性滤泡树突细胞肉瘤的影像特征 [J]. 中华放射学杂志, 2019, 53: 375-380.

（李欢欢　施彪）

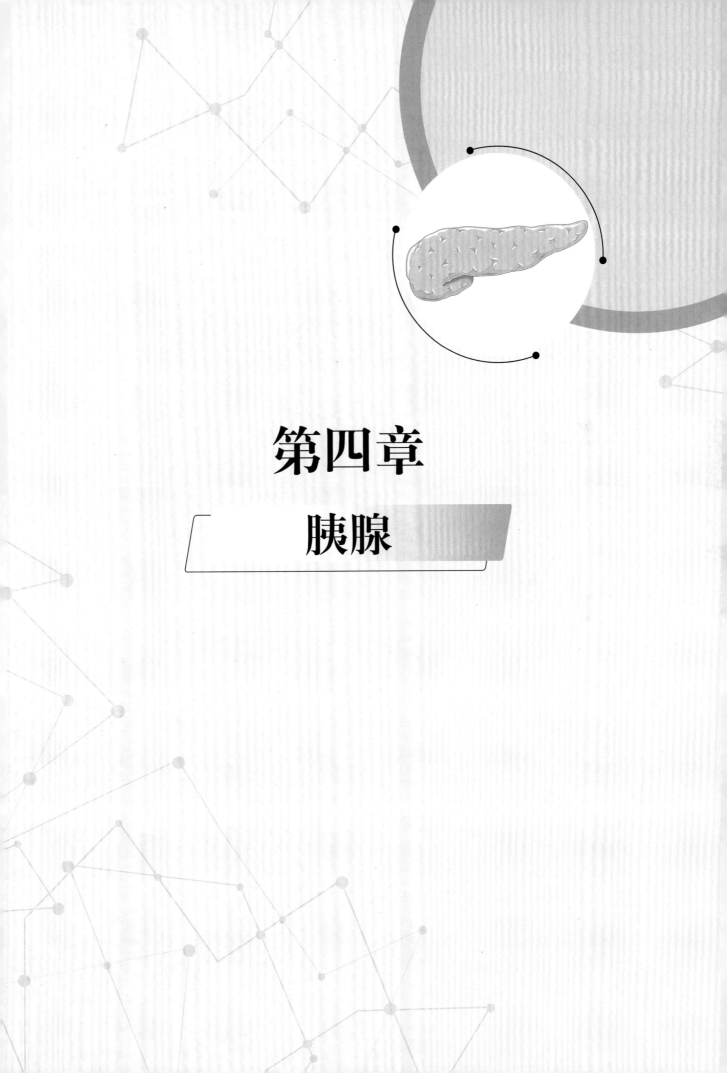

第四章

胰腺

病例1　坏死型胰腺炎

【临床资料】

● 患者男性，38岁，腹痛1天。

● 实验室检查：白细胞升高，淀粉酶升高。

【影像学检查】

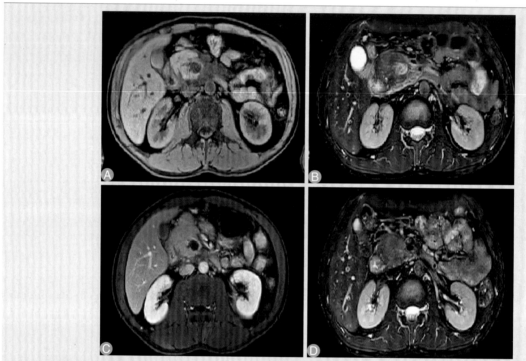

A. 横断位 T_1WI 压脂；B. 横断位 T_2WI 压脂；C. 横断位 T_1WI 压脂增强；D. 横断位 T_2WI 压脂（治疗后复查）。

图4-1-1　上腹部MRI平扫+增强

【分析思路】

年轻男性患者，急腹症表现。T_1WI压脂像示胰头部囊样低信号，信号不均；T_2WI压脂像示囊性灶呈高信号，囊壁不完整，内见斑片状稍高信号，胰头部周围渗出；增强后囊壁强化，囊内容物无强化。治疗11天后复查，横断位T_2WI压脂像示胰头囊性灶消失。常见病变有胰腺假性囊肿、胰腺黏液性囊性肿瘤、实性假乳头状肿瘤、坏死型胰腺炎。

■ **胰腺假性囊肿**

本例支持点：胰腺炎病史，囊性灶，环形强化。

不支持点：胰腺假性囊肿多继发于间质水肿型胰腺炎，常位于胰腺外周，囊壁较薄、均匀，囊内仅含液体，囊内呈水样低密度或呈均匀T_1WI低信号、T_2WI高信号（囊内出血时除外）。

■ **胰腺黏液性囊性肿瘤**

本例支持点：囊性灶，环形强化。

不支持点：男性极少见，囊壁不完整。

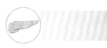

■ 胰腺实性假乳头状肿瘤

本例支持点："囊实性"病灶。

不支持点：男性少见，囊内容物无强化。

■ 坏死型胰腺炎

本例支持点：急性胰腺炎表现，胰腺内部（胰头部）囊性灶内见斑片状T₁WI低信号、T₂WI稍高信号，增强后病灶内部无强化，囊壁环状强化，囊壁不完整，后期治疗后病灶消失。

不支持点：急性胰腺炎伴包裹性坏死形成时间大约在急性胰腺炎发病后4周，患者就诊时即发现病灶，治疗后消失。

【最后诊断】

坏死型胰腺炎。

【讨论】

■ 临床概述

《中国急性胰腺炎诊治指南（2019年，沈阳）》针对急性胰腺炎不同时期的胰周积液加以分类，如急性期包括急性胰周液体积聚（acute peripancreatic fluid col-lection，APFC）和急性坏死物积聚（acute necrotic collection，ANC）两类；恢复期包括胰腺假性囊肿（pancreatic pseudocyst，PPC）和包裹性坏死（walled-off necrosis，WON）两类。包裹性坏死来自急性坏死型胰腺炎，通常发生在起病4周以后。

■ 病理特征

包裹性坏死由坏死组织及加强的壁构成，是一种成熟的、包含胰腺和（或）胰周坏死组织、具有界限分明炎性包膜的囊实性结构。

■ 影像学表现

1.囊壁通常较厚，厚薄不均，液体包裹不同量的脂肪碎片和（或）正常胰腺组织碎片，内容物呈混杂的、不均质表现，碎片呈絮状、藕丝状、条带状，在CT上呈等低密度，T₂WI压脂呈低信号，增强后不强化。

2.如果患者的病理分型是坏死性胰腺炎，按照新的命名规则，其继发的包裹性积聚（即使CT未见确切坏死碎片）也应诊断为包裹性坏死。

3.CT图像上，胰腺炎发病4周后出现的包裹性胰外液性积聚一旦延伸至胰腺实质内部，应被视为坏死性胰腺炎的病理类型，即使病变密度均匀、未见非液性成分，也需使用新术语——包裹性坏死形成。

【拓展病例】

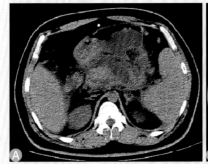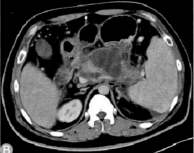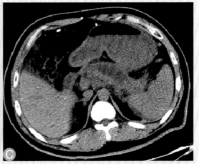

A. 横断位 CT 平扫示胰腺内及胰腺周围液体积聚，符合急性坏死性胰腺炎表现；B.25 天后复查，横断位 CT 增强静脉期，胰腺内及胰腺周围包裹性积液，伴多个小囊腔，囊内见斑片漂浮成分，囊壁可见强化；C.3 个月后复查，横断位 CT 平扫胰腺内及胰腺周围包裹性积液体积减小。

图4-1-2　患者男性，30岁，坏死型胰腺炎

第四章 胰腺

【诊断要点】

1. 急性胰腺炎病史。

2. 囊内含有非液性成分，且无强化。

3. 坏死型胰腺炎继发的包裹性积聚（即使CT未见确切坏死碎片）也应诊断为包裹性坏死。

4. CT图像上，胰腺炎发病4周后出现的包裹性胰外液性积聚一旦延伸至胰腺实质内部，也应诊断为包裹性坏死。

—— 参考文献 ——

[1] 中华医学会外科学分会胰腺外科学组. 中国急性胰腺炎诊治指南（2021）[J]. 中华外科杂志，2021，59（7）：578-587.

[2] 肖波，张小明，徐海波. 急性胰腺炎的影像术语：急性胰周液体积聚与急性坏死性积聚（一）[J]. 放射学实践，2019，34（10）：1096-1101.

[3] 肖波，张小明，徐海波. 急性胰腺炎的影像术语：胰腺假性囊肿与胰腺包裹性坏死（二）[J]. 放射学实践，2019，34（11）：1207-1211.

[4] 皋林，童智慧，李维勤. 美国胃肠病协会关于急性胰腺炎胰腺坏死处理临床实践专家共识更新解读[J]. 中国实用外科杂志，2019，39（12）：1257-1259，1264.

[5] 王铁功，李晶，曹凯，等. 基于CT影像特征预测模型对急性胰腺炎患者感染性包裹性坏死的预测[J]. 中华胰腺病杂志，2022，22（1）：39-47.

（王 鑫 施 彰）

病例2　间质水肿型胰腺炎

【临床资料】

- 患者男性，35岁，上腹部阵发性腹痛持续性加重，伴恶心、呕吐17小时。
- 体格检查：全腹柔软，上腹部压痛，反跳痛，Murphy征（＋）。
- 辅助检查：脂肪酶1613.68 U/L，酮体（＋＋＋），蛋白质（＋＋），葡萄糖（＋＋），血淀粉酶894.38 U/L。

【影像学检查】

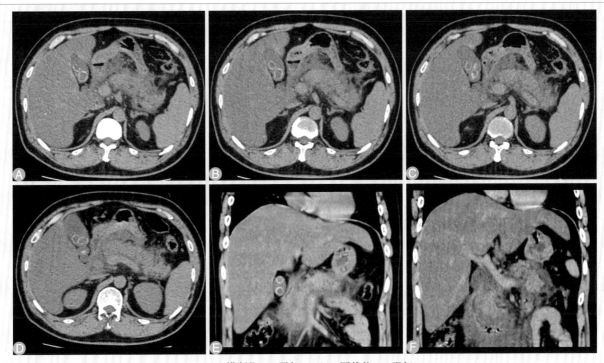

A～D.横断位CT平扫；E、F.冠状位CT平扫。

图4-2-1　上腹部CT平扫

【分析思路】

　　青年男性，上腹部持续性疼痛17小时，急诊尿脂肪酶及血淀粉酶明显增高。上腹部CT平扫示胰腺肿胀，胰周脂肪间隙模糊并液体积聚，胰腺实质密度尚均匀，左侧肾前筋膜增厚；扫描范围内弥漫性脂肪肝，胆囊多发结石。常见病变有坏死型胰腺炎、自身免疫性胰腺炎、间质水肿型胰腺炎。

■ 坏死型胰腺炎

　　本例支持点：青年男性，上腹痛，胰血淀粉酶、脂肪酶增高，胰腺肿胀伴渗出。

　　不支持点：胰腺实质密度尚均匀，无明显坏死征象。

■ 自身免疫性胰腺炎

　　本例支持点：胰腺肿胀伴渗出。

　　不支持点：自身免疫性胰腺炎为慢性胰腺炎，临床症状常不明显；胰腺正常"羽毛状"小叶结构存在，无"腊肠状"外观。

■ 间质水肿型胰腺炎

本例支持点：青年男性，上腹痛，胰血淀粉酶、脂肪酶增高，胰腺肿胀伴周围渗出，胰腺实质密度尚均匀。

【临床诊断】

与本病例发病相关的上腹部持续性疼痛；血清淀粉酶＞3倍正常值。

CT示胰腺肿胀伴周围渗出，胰腺正常小叶结构存在，密度尚均匀。

临床结果：间质水肿型胰腺炎。

【讨论】

■ 临床概述

急性胰腺炎（acute pancreatitis，AP）是因胰酶异常激活对胰腺自身及周围器官产生消化作用而引起的、以胰腺局部炎症反应为主要特征，甚至可导致器官功能障碍的急腹症。近年来，急性胰腺炎发病率呈上升趋势。在我国，胆石症、甘油三酯血症及过度饮酒是急性胰腺炎的常见病因。其他较少见原因包括药物、内镜逆行胰胆管造影术后、高钙血症、感染、遗传、自身免疫疾病和创伤等。急性胰腺炎的典型症状为急性发作的持续性上腹部剧烈疼痛，常向背部放射，伴有腹胀、恶心、呕吐，且呕吐后疼痛不缓解，部分患者可出现心动过速、低血压、少尿等休克表现，严重脱水，老年患者可出现精神状态改变。临床体征轻者仅表现为腹部轻压痛，重者可出现腹膜刺激征，偶见腰肋部皮下淤斑征（Grey-Turner征）和脐周皮下淤斑征（Cullen征）。

■ 诊断标准

急性胰腺炎的诊断标准包括以下3项：①上腹部持续性疼痛；②血清淀粉酶和（或）脂肪酶浓度高于正常上限的3倍；③腹部影像学检查结果显示符合急性胰腺炎影像学改变。上述3项标准中符合2项即可诊断为急性胰腺炎。

■ 影像学表现

1.影像分类：间质水肿型胰腺炎、坏死型胰腺炎。

2.累及部位：间质水肿型胰腺炎主要累及胰周，坏死型胰腺炎累及胰腺实质及胰周。

3.主要表现：间质水肿型胰腺炎主要表现为胰腺肿胀，胰腺周围脂肪间隙模糊，胰周间隙液体渗出，增强扫描可见胰腺均匀强化，结构完整。坏死型胰腺炎表现为胰腺实质密度不均匀伴周围渗出，增强扫描可见胰腺局部不强化，系胰腺实质的坏死部分。

4.并发表现：间质水肿型胰腺炎病程≤4周时，胰周围液体渗出称为急性胰周液体积聚；病程＞4周时可形成具有包膜样结构的假性囊肿。坏死型胰腺炎病程≤4周时，胰周液体积聚称为急性坏死物积聚；病程＞4周时称为包裹性坏死。

【拓展病例】

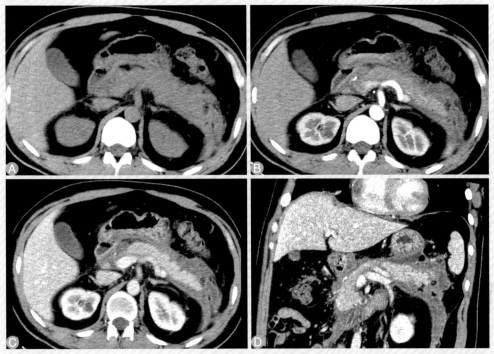

A. 横断位 CT 平扫胰腺弥漫性肿胀，周围渗出；B.横断位动脉期胰腺实质轻度强化，边缘条片状渗出密度影；C.横断位静脉期胰腺实质明显强化，形态规则，密度均匀；D.静脉期冠状位示胰腺肿胀明显，胰周积液，累及十二指肠，腹腔积液。

图4-2-2　患者男性，35岁，间质水肿型胰腺炎

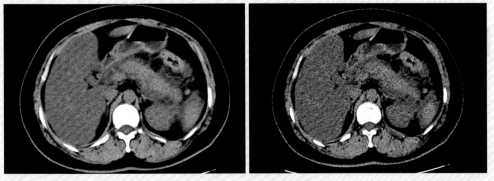

患者女性，35 岁。横断位 CT 平扫胰腺弥漫性肿胀伴周围渗出密度影（积液密度），脾周少量积液。

图4-2-3　间质水肿型胰腺炎

【诊断要点】

1.持续性上腹部疼痛。

2.实验室检查血淀粉酶/脂肪酶高于正常值3倍。

3.胰腺体积增大，胰周脂肪间隙模糊伴或不伴胰周液体积聚。

4.增强胰腺实质密度均匀（间质水肿型胰腺炎）/不均匀（坏死型胰腺炎）。

—— 参考文献 ——

[1] 李非，曹锋.中国急性胰腺炎诊治指南（2021）[J].中国实用外科杂志，2021，41（7）：739-746.

[2] 张迪，郭婧，王婷，等.急性胰腺炎患者的CT、MRI影像学表现及其诊断价值对比研究[J].现代生物医学进展，2021，21（9）：1687-1690.

[3] 郭喆，关键.重症急性胰腺炎预防与阻断急诊专家共识[J].中国急救医学，2022，42（5）：369-379.

（刘 帅 施 彪）

病例3　慢性胰腺炎伴假性囊肿

【临床资料】

● 患者男性，53岁，上腹隐痛不适伴纳差、乏力半年，近1个月感上述症状较前加重，出现面黄、尿黄，并且体重下降。既往长期酗酒，多次发作急性胰腺炎病史。血糖偏高。

● 实验室检查：血常规、血凝常规、胰岛功能类（餐前）、传染病四项无异常；CA19-9升高。

【影像学检查】

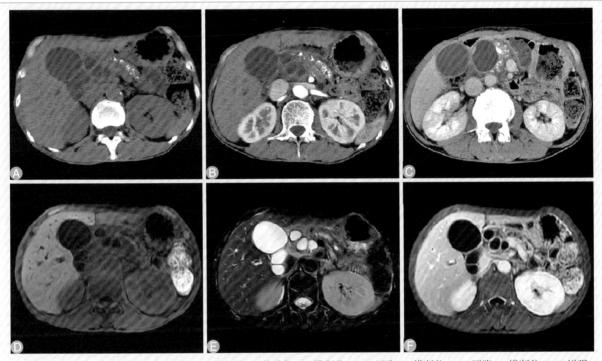

A.横断位CT平扫；B.横断位CT动脉期；C.横断位CT静脉期；D.横断位T1WI压脂；E.横断位T_2WI压脂；F.横断位T_1WI增强。

图4-3-1　上腹部CT、MR平扫+增强

【分析思路】

中年男性患者，反复胰腺炎病史，上腹部不适半年，加重1个月。影像示胰头部多发囊性灶，厚壁，主胰管扩张，胰管、分支胰管弥漫结石，胰腺实质萎缩，胰头部周围渗出，胰头部强化较胰腺体尾部弱，囊性灶呈T_2WI高信号，囊内壁光滑、整齐，囊壁轻度延迟强化。常见病变有慢性胰腺炎伴假性囊肿、慢性胰腺炎伴胰腺癌、胰腺导管内乳头状黏液肿瘤。

■ 慢性胰腺炎伴胰腺癌

本例支持点：慢性胰腺炎病史，胰头部肿大，胰腺体尾部萎缩，胰管扩张，CA19-9升高，胆管梗阻，体重下降。

不支持点：主胰管未见突然截断，胰腺头部未见强化软组织肿块。未出现周围血管和脏器受侵，未出现淋巴结转移和肝脏。

■ 胰腺导管内乳头状黏液肿瘤

本例支持点：胰头部多发囊性灶，"葡萄"样改变，胰管扩张。

不支持点：胰头部多发囊性灶未见与胰管相通，囊性灶及扩张胰管未见明显壁结节强化，囊壁较厚；胰腺导管内乳头状黏液肿瘤常不伴有胰管结石。

■ 慢性胰腺炎伴假性囊肿

本例支持点：反复发作急性胰腺炎病史，慢性胰腺炎临床症状，多发囊性灶，厚壁，囊内壁光滑、整齐，主胰管串珠样扩张，胰管及分支胰管弥漫结石，主胰管未见明显截断，胰腺实质萎缩，胰头部周围渗出等典型影像学表现。

不支持点：CA19-9升高，警惕有合并胰腺癌的可能性。

【最后诊断】

慢性胰腺炎伴多发胰腺假性囊肿形成。

【讨论】

■ 临床概述

慢性胰腺炎（chronic pancreatitis，CP）是指由于各种不同原因所致的胰腺局部、节段性或弥漫性的慢性进展性炎症，最终导致胰腺组织和（或）胰腺功能不可逆的损害。临床表现为反复发作性或持续性腹痛、腹泻或脂肪泻、消瘦、黄疸、腹部包块和糖尿病等。积极治疗可缓解症状，不易根治。晚期多死于并发症。极少数转变为胰腺癌。慢性胰腺炎假性囊肿包括胰腺内假性囊肿和胰腺外假性囊肿。我国慢性胰腺炎伴假性囊肿的发生率约为18%，男性风险高于女性。

■ 病理特征

胰腺假性囊肿呈圆形/卵圆形，并形成完整的包裹改变，囊壁为成熟的纤维肉芽组织壁，囊内含有大量的液性成分（胰液）和丰富的胰酶。

■ 影像学表现

1.慢性胰腺炎典型表现（下列任何一项）：①胰管结石；②分布于整个胰腺的多发钙化；③胆道造影显示主胰管不规则扩张和全胰腺散在不同程度的分支胰管不规则扩张；④胆道造影显示主胰管完全或部分梗阻(胰管结石或蛋白栓)，伴上游主胰管和分支胰管不规则扩张。

2.不典型表现（下列任何一项）：①ERCP显示全胰腺散在不同程度分支胰管扩张，或单纯主胰管不规则扩张，或存在蛋白栓；②CT显示主胰管全程不规则扩张伴胰腺形态不规则改变；③超声或EUS显示胰腺内高回声病变(考虑结石或蛋白栓)，或胰管不规则扩张伴胰腺形态不规则改变。

【拓展病例】

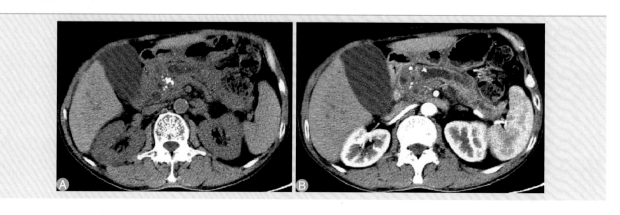

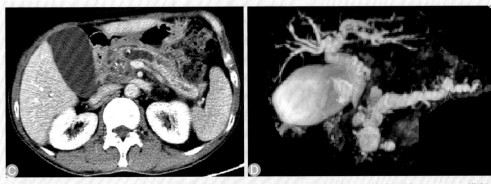

A.横断位 CT 平扫，胰头部肿大，内见多发小囊状水样低密度，胰管不规则扩张，胰管多发结石；B、C.横断位 CT 增强动脉期和静脉期，胰头部强化较胰腺体尾部低，胰腺头部低密度灶未见强化；D.MRCP 示胰管不规则扩张，胆总管狭窄，肝内胆管扩张，胆囊体积增大。

图4-3-2 患者男性，62岁，慢性胰腺炎

【诊断要点】

1.胰腺炎病史，病程长。

2.胰腺钙化，胰管结石，胰管串珠状扩张。

3.无胰管突然截断，慢性胰腺炎背景下无明确异常强化灶有提示意义的征象。

—— 参考文献 ——

[1] 廖飞，王明亮.胰腺癌合并胰腺炎的影像学进展 [J].中华消化杂志，2017，37（5）：289-292.

[2] 中国医师协会胰腺病专业委员会慢性胰腺炎专委会.慢性胰腺炎诊治指南（2018，广州）[J].临床肝胆病杂志，2019，35(1)：45-51.

[3] 陆建平.胰腺病理影像学 [M].上海：科学技术出版社，2019：147-197.

（王 鑫 施 彪）

病例4 沟槽状胰腺炎

【临床资料】

● 患者男性，37岁，腹痛数年，进食后明显。既往胰腺炎病史，少量饮酒。

● 实验室检查：血清淀粉酶轻度升高，肿瘤指标阴性。

【影像学检查】

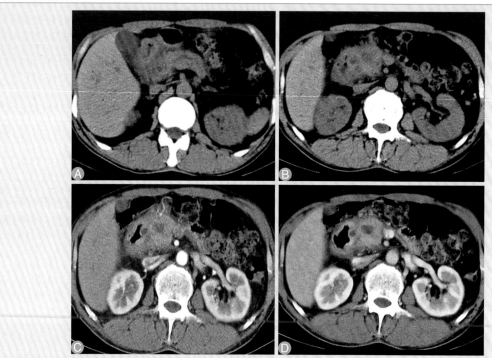

A、B.横断位CT平扫；C.横断位CT动脉期；D.横断位CT静脉期。

图4-4-1 上腹部CT平扫+增强

（病例由江西中医药大学附属医院张静坤老师提供）

【分析思路】

年轻男性，胰头区增大，胰腺头部与十二指肠间见斑片状密度减低影，周围见渗出，脂肪间隙模糊，胆总管及胰管扩张，增强扫描示病灶明显强化，邻近十二指肠壁可见增厚、水肿，十二指肠、胆总管及邻近胰腺的距离增宽。常见病变有胰腺癌、十二指肠癌，沟槽状胰腺炎。

■ 胰腺癌

本例支持点：胰头增大，胰管扩张，渐进性强化。

不支持点：胰腺癌一般无周围渗出，本例无明显血管侵犯，腹膜后未见明显增大淋巴结。

■ 十二指肠腺癌

本例支持点：十二指肠壁增厚，管腔狭窄，胆胰管扩张。

不支持点：十二指肠壁内囊肿，沟槽区周围渗出明显。

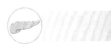

■ 沟槽状胰腺炎：

本例支持点：病史支持，沟槽区软组织密度影伴渗出，胰管及胆总管扩张，十二指肠壁可见增厚及小囊性灶，十二指肠、胆总管及邻近胰腺的距离常增宽，增强后渐进性强化。

【病理诊断】

大体：灰白色瘢痕组织，十二指肠壁不同程度增厚、管腔狭窄，十二指肠壁多发小囊肿，胆总管、胰管扩张。

镜下：十二指肠壁纤维化，十二指肠腺增生，壁内多发的囊性变，沟槽区广泛的纤维化和瘢痕形成，副胰管和胰管扩张，并管腔内见蛋白栓，十二指肠黏膜下肌层可见纤维细胞大量增生。

病理诊断：沟槽状胰腺炎。

【讨论】

■ 临床概述

沟槽状胰腺炎（groove pancreatitis，GP）是一种少见的慢性胰腺炎，因主要累及胰十二指肠沟槽区而得名。胰十二指肠沟槽区是由胰头背部、十二指肠降段和胆总管下段构成的潜在的解剖间隙，此部位的病变可累及胰头、十二指肠、胰胆管末端、十二指肠乳头，以及腹膜后间隙。沟槽状胰腺炎好发于40～60岁中年男性，患者多有重度饮酒史和吸烟史。常见的临床症状为腹痛、恶心、呕吐、体重减轻，部分患者有波动性黄疸。发生机制可能与以下因素有关：慢性酗酒史（最主要）、消化性溃疡、胃液过度分泌、胃切除术、十二指肠囊肿、胰腺十二指肠区变异所致的胰液排出障碍等，上述情况可以导致Brunner腺增生，背侧胰腺的胰液排除障碍、淤滞，长期作用下致胰腺组织纤维化和钙化，十二指肠小乳头功能障碍或结构异常，导致副胰管流出道梗阻，进而导致沟槽区的慢性胰腺炎。沟槽状胰腺炎发生在小乳头的特定区域提示该区域存在解剖性或功能性异常可能为沟槽状胰腺炎发生诱因。另外在相当一部分患者中，沟槽状胰腺炎的发生与副胰管的狭窄或缺失以及胰腺分裂密切相关，长期存在的胰液引流受阻导致胰腺组织损伤。部分病例可以发现十二指肠肠壁内的异位胰腺组织，反映了该区域背胰的不完全退化。实验室检查中血清胰酶及肿瘤标志物可轻度升高。

■ 病理特征

以沟槽状区域的炎症性病变为主。大体标本示沟槽状区域灰白色瘢痕伴邻近肠壁不同程度增厚，可伴有结节性、溃疡性及瘢痕性改变，胆管及胰管可轻度扩张。根据瘢痕组织是否累及胰头实质将沟槽状胰腺炎分为单纯型和节段型：单纯型指病变仅累及胰十二指肠沟，胰腺实质及主胰管未受累；节段型指病变累及沟部和胰头，主胰管狭窄、近段胰管扩张，胆总管下段常呈渐进性狭窄。显微镜下可见十二指肠布氏腺增生，壁内多发的囊性变和含黏蛋白的扩张管样结构。黏膜下肌层可见由平滑肌细胞或肌成纤维母细胞组成的肌样细胞增生，黏膜下层和固有肌层内有时可见异位的胰腺组织。

■ 影像学表现

CT平扫示沟槽区软组织密度影，边界不清。病灶呈T_1WI低信号，T_2WI信号多变，取决于病灶所在的时期。当病变为急性期和亚急性期时，病灶区域水肿较为明显，T_2WI显示以高信号为主。当病灶迁延不愈变成慢性灶时，因病灶的广泛纤维化呈T_2WI略低信号。增强扫描动脉期病灶以轻度强化为主，与邻近胰腺相比呈相对低密度，静脉期病灶持续性强化，可能是由于纤维组织广泛增生压迫邻近血管，影响了局部血供或异位胰腺囊性营养不良所致。邻近十二指肠壁可见增厚、水肿，十二指肠、胆总管及邻近胰腺的距离常增宽（沟槽内的炎性团块推移邻近组织所致），周围血管清晰，无明侵犯，腹膜后无明显淋巴结肿大。胰头部可见多发囊肿。十二指肠壁增厚伴壁内囊肿和胆总管渐进性狭窄是沟槽状胰腺炎的特征性表现。

【拓展病例】

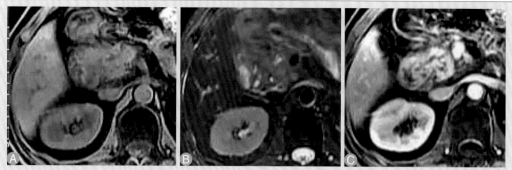

A.横断位 T_1WI 示胰头、十二指肠区软组织信号影，边界不清，呈稍低信号；B.横断位 T_2WI 病灶主体呈偏低信号，内见小囊状高信号，胰管轻度扩张；C.横断位 T_1WI 静脉期病灶渐进性强化，囊性区域不强化。

图4-4-2　患者男性，50岁，沟槽状胰腺炎

【诊断要点】

1.好发于中年男性。

2.沟槽部板层状软组织密度/信号影，周围渗出，脂肪间隙模糊，十二指肠、胆总管及邻近胰腺的距离常增宽，周围无明显组织侵犯。

3.增厚的十二指肠肠壁囊肿和胆总管渐进性狭窄。

4.增强扫描早期呈轻度强化，后呈渐进性强化。

—— 参考文献 ——

[1] 陈挺，胡红杰，李心海，等.沟槽状胰腺炎的CT、MRI影像学特征及临床表现[J].中华胰腺病杂志，2019，19(1)：55-57.

[2] 张晶晶，任帅，王中秋.沟槽状胰腺炎的影像学特征[J].中华胰腺病杂志，2019，19(3)：228-231.

[3] 刘智勇，朱泽民，邓飞杰，等.沟槽状胰腺炎的临床研究进展[J].中国普通外科杂志，2019，28(3)：343-349.

[4] AGUILERA F，TSAMALAIDZE L，RAIMONDO M，et al. Pancreaticoduodenectomy and outcomes for groove pancreatitis. Dig Surg，2018，35（6）：475-481.

（胡俊华　施　彪）

病例5　肿块型胰腺炎

【临床资料】

● 患者男性，55岁，患者半个月前无明显诱因出现全身皮肤、巩膜黄染，小便深黄，大便陶土样。无发热、腹痛。

● 体格检查：右上腹可触及肿大之胆囊，约肋缘下5 cm。

● 实验室检查：淀粉酶及肿瘤标志物不高。

【影像学检查】

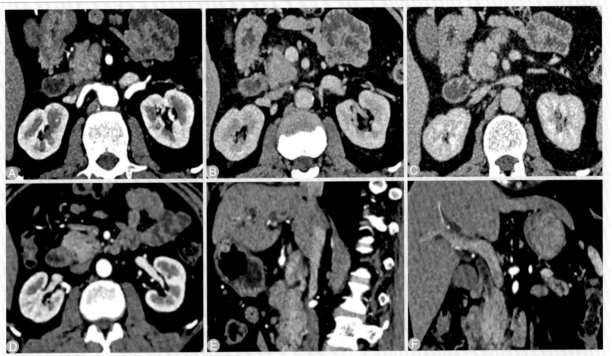

A. 横断位增强 CT 动脉期；B. 横断位增强 CT 静脉期；C. 横断位增强 CT 延迟期；D. 横断位增强 CT 动脉期；E. 矢状位增强 CT 动脉期；F. 冠状位增强 CT 动脉期。

图4-5-1　上腹部增强CT扫描

【分析思路】

中老年男性，黄疸就诊。CT增强示十二指肠降段管壁增厚，胰管扩张，胰腺头部增大，强化欠均匀，体尾部轻度萎缩。肝管、肝总管、胆总管扩张，胆总管近胰头部明显狭窄，狭窄处未见异常强化软组织影。常见病变有胰头癌、肿块型胰腺炎、十二指肠癌。

■ 胰头癌

本例支持点：胰头增大强化不明显，肝管、肝总管、胆总管扩张，患者有黄疸，查体可触及肿大胆囊。

不支持点：CT示胆总管于胰头处狭窄，未见完全截断，肿瘤标志物未见升高。

■ 十二指肠癌

本例支持点：患者有黄疸，CT示十二指肠壁增厚，肝管、肝总管、胆总管扩张。

不支持点：病变主要部位位于胰头，十二指肠肠腔壁未见增厚及异常强化。大便潜血试验为阴性。

■ 肿块型胰腺炎

本例支持点：患者有黄疸的表现，扩张胆管胰头处明显狭窄。

不支持点：患者无胰腺炎病史，淀粉酶不高，肿块内部未见钙化。

【病理诊断】

病理结果：胰头符合慢性炎症改变伴部分上皮不典型增生。

【讨论】

■ 临床概述

肿块型胰腺炎（mass forming pancreatitis，MFP）是慢性胰腺炎的一种特殊类型，占慢性胰腺炎的27%～50%。肿块型胰腺炎是慢性胰腺炎发展过程中因炎症迁延不愈而导致中性粒细胞浸润伴纤维组织增生局部形成的假瘤样肿块。

发病机制：酒精性、特发性（原因不明性）、其他（自身免疫性、胆源性、胰管梗阻、遗传性、营养不良）等。

临床表现：患者可表现为腹痛、腹胀、厌食、恶心、呕吐，梗阻性黄疸（一般黄疸较轻）。多数患者有嗜酒、吸烟病史，大部分有急性或慢性胰腺炎病史，CA 19-9多为阴性。

■ 病理特征

主要表现为小叶间或胰管周围慢性炎性细胞浸润、腺泡细胞减少、纤维结缔组织明显增多，常有局灶性坏死、假性囊肿形成或胰头实质钙化及主胰管结石、胰头部主胰管狭窄。

依据组织学特点分为两种：①导管中央急性炎性细胞修复过程，多为酒精性、特发性慢性胰腺炎。②淋巴细胞浆细胞浸润、间质纤维化，多为自身免疫性胰腺炎。

■ 影像学表现

1.位置：肿块好发于胰头（90%以上），胰腺体尾部少见。

2.平扫：CT平扫为低密度团块影，T_1WI和T_2WI分别呈不均匀低、高信号，DWI多呈等、略高信号影。病灶边界不清，内常见钙化，可伴有假性囊肿。

3.增强：呈轻度强化，持续性强化，可能与炎性细胞浸润和纤维组织增生有关。

4.胰管和胆管改变：主胰管及其分支串珠样扩张或扭曲，部分伴有胰管内钙化。沿主胰管走行的钙化是诊断胰头部炎性肿块的较可靠征象。①双管征：该征象常用来描述胰腺癌导致的胆总管与主胰管同时扩张，扩张的胆总管常于胰头或钩突水平突然狭窄中断。肿块型胰腺炎也常合并主胰管及胆总管扩张，但扩张的胆总管管壁光滑，自上而下逐渐变细，呈"鸟嘴状"，无突然中断、变形。②导管穿行征：肿块型胰腺炎引起胆道梗阻少见，胆道扩张程度轻，扩张的胆总管光滑，自上而下逐渐移行，中间无中断，即"导管穿行征"。同时主胰管穿过炎性肿块呈光滑的进行性狭窄或无异常改变，即"胰管穿透征"。该征象是肿块型胰腺炎的特异性改变。有研究报道"导管穿行征"鉴别肿块型胰腺炎的特异性高达93%。

5.肾前筋膜改变：由于胰腺缺乏包膜，肿块型胰腺炎胰腺组织坏死出血形成的炎性渗出物常向胰周及肾旁间隙扩散，导致肾前筋膜增厚。

【拓展病例】

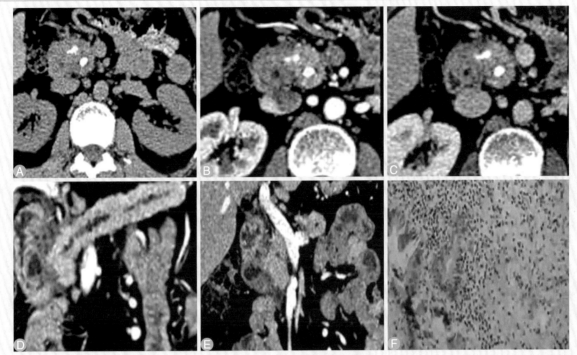

A. 横断位 CT 平扫胰腺头部增大，内见多发钙化；B. 横断位动脉期病灶不均质强化，边缘毛糙，呈相对低密度；C. 横断位静脉期病灶呈渐进性轻度强化，与十二指肠分界欠清；D、E. 冠状位病变处胆总管与胰管于病变处明显狭窄；F. 病理诊断为慢性胰腺炎，文后彩图 4-5-2F。

图4-5-2 患者男性，52岁，胰头部肿块型胰腺炎

【诊断要点】

1. 多数有慢性胰腺炎病史。

2. 胰腺头部肿块，尚光滑、整齐无分叶，密度可不均匀，多数肿块含有钙化。

3. 增强扫描渐进性强化。

4. 肿块区域胆总管、主胰管逐渐变细，显鸟嘴样改变；主胰管串珠样扩张，其内可见沿胰管分布钙化。

5. 导管穿行征是慢性肿块型胰腺炎的特异性改变。

—— 参考文献 ——

[1] WOLSKE K M，PONNATAPURA J，KOLOKYTHAS O，et al. Chronic Pancreatitis or Pancreatic Tumor？A Problem-solving Approach[J]. Radiographics，2019，39（7）：1965-1982.

[2] DENG Y，MING B，ZHOU T，et al. Radiomics Model Based on MR Images to Discriminate Pancreatic Ductal Adenocarcinoma and Mass-Forming Chronic Pancreatitis Lesions[J]. Front Oncol，2021，11：620981.

[3] SCHIMA W，BÖHM G，RÖSCH CS，et al. Mass-forming pancreatitis versus Pancreatic ductal adenocarcinoma：CT and MR imaging for differentiation[J]. Cancer Imaging，2020，20（1）：52.

（孟 巍 施 彪）

病例6 自身免疫性胰腺炎

【临床资料】

- 患者男性，67岁，上腹部胀痛不适月余，向腰背部放射，伴尿黄、皮肤巩膜轻度黄染。
- 实验室检查：癌胚抗原 3.91 ng/mL，CA19-9 84.86 U/mL；免疫球蛋白 IgG4 2901 μg/mL↑。

【影像学检查】

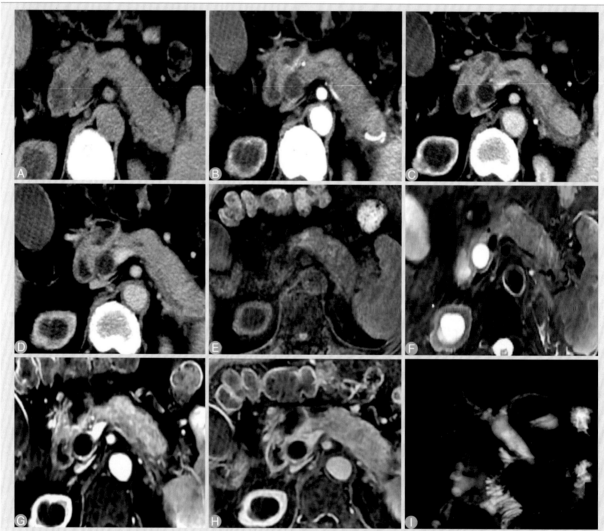

A. 横断位 CT 平扫；B. 横断位动脉期；C. 横断位静脉期；D. 横断位延迟期；E. 横断位 T_1WI；F. 横断位 T_2WI；G. 横断位 T_1WI 增强动脉期；H. 横断位 T_1WI 增强静脉期；I.MRCP。

图4-6-1 上腹部CT和MRI平扫+增强及MRCP

（病例由安徽医科大学第一附属医院杜丹丹老师提供）

【分析思路】

老年男性，平扫胰腺弥漫性肿胀，呈腊肠状改变，密度尚均匀，T_1WI-FS多呈不均匀稍低信号，T_2WI呈稍高信号，动脉期呈不均匀强化或"雪花"样强化，静脉期呈渐进性强化，延迟期强化程度等于邻近胰腺实质，胰管截断性狭窄，胰尾周围"鞘膜"征。胆总管下段被病变包绕、压迫，呈向心性狭窄，狭窄区细长。常见病变有胰腺癌、胆管癌、自身免疫性胰腺炎。

■ **胰腺癌**

本例支持点：患者有黄疸，胰头区似见不规则形肿块影，胆总管下段及胰管于胰头区截断。

不支持点：肿瘤标志物不高，胰腺病变在门脉期和延迟期均匀强化，胰腺周围有"鞘膜"征，病变旁血管无受侵征象。

■ **胆管癌**

本例支持点：患者有黄疸，胆总管下段于病变处截断。

不支持点：肿瘤标志物不高，病变包绕胆总管下段，胰腺病变在门脉期和延迟期均匀强化，胰腺周围有"鞘膜"征，病变旁血管无受侵征象。

■ **自身免疫性胰腺炎**

本例支持点：患者有黄疸，胰腺体积弥漫性增大、增粗，胆总管及胰管狭窄，肿瘤标志物不高，实验室指标IgG4升高。

不支持点：患者胰外器官未见受累。

【**病理诊断**】

镜下：胰头部镜检为血凝块及腺泡上皮，胰尾部组织镜检部分腺泡上皮及破碎腺上皮。

病理结果：自身免疫性胰腺炎。

【**讨论**】

■ **临床概述**

自身免疫性胰腺炎（autoimmune pancreatitis，AIP），是一种罕见的特殊类型的慢性胰腺炎，约占慢性胰腺炎发病率的7%。自身免疫性胰腺炎患者缺乏特异性临床表现，我国自身免疫性胰腺炎患者常见的临床表现依次为梗阻性黄疸、腹部不适、体重减轻和血糖升高等，而无症状患者由影像学检查发现的则相对较少。Ⅰ型自身免疫性胰腺炎由于常合并IgG4相关性硬化性胆管炎，因黄疸就诊的患者较为多见，约50%以上的患者合并胰外器官受累。Ⅱ型自身免疫性胰腺炎由于形成了胰腺肿块或引起胰管狭窄，偶尔也有诱发急性胰腺炎的病例，另有少部分自身免疫性胰腺炎患者（包括Ⅰ型和Ⅱ型）合并炎症性肠病，尤其是Ⅱ型自身免疫性胰腺炎合并溃疡性结肠炎多见。

■ **病理特征**

间质席纹状纤维化、大量淋巴细胞浆细胞浸润及闭塞性静脉炎为自身免疫性胰腺炎最具特征性的改变。IgG4+、CD38+、CD138+浆细胞大量浸润且每高倍视野大于30个具有高度特异性。自身免疫性胰腺炎可伴嗜酸粒细胞、中性粒细胞等浸润，而组织坏死及肉芽肿样改变未见。腺泡萎缩、导管排列紊乱及上皮细胞非典型增生、纤维母细胞增生、淋巴滤泡形成、黏液变性及胶原化等改变可见于自身免疫性胰腺炎，但是不具有特异性。胰石可能是自身免疫性胰腺炎复发的结果和标志。

■ **影像学表现**

1.患者胰腺表现为腊肠状，且这种改变呈现为弥漫均匀形态，羽毛征几乎完全消失。

2.CT多为等及稍低密度，密度均匀。T_1WI为等信号或低信号，T_2WI呈稍高信号，DWI为高信号。

3.动脉期呈轻度不均匀强化或"雪花"样强化，静脉期呈渐进性强化，延迟期强化程度等于或高于邻近胰腺实质。

4.胰腺周围存在带状或线状的包膜征，呈延迟强化，同时其强化的程度低于相近的胰腺实质。胰腺实质与包膜征存在较为明显的边界。

5.胆总管胰腺段管壁显著增厚，胆总管和肝总管出现不成比例的扩张，胆总管的扩张程度显著高于肝总管，胰管没有扩张，主要表现为不规则的狭窄。

6.从形态学上可分为弥漫性和局灶性：①弥漫性最常见，呈典型的"腊肠状"改变：胰腺小叶轮廓消失，沿长轴方向不同程度弥漫性肿胀、增粗，边界清楚，周围"包鞘样"改变。②局灶性表现为局灶性肿块，以胰头部常见，表现类似胰腺癌，病灶边界多清晰。

7.自身免疫性胰腺炎一般会导致胰腺外器官受累，主要是肾脏受累和免疫球蛋白IgG4相关性胆管炎等。

【拓展病例】

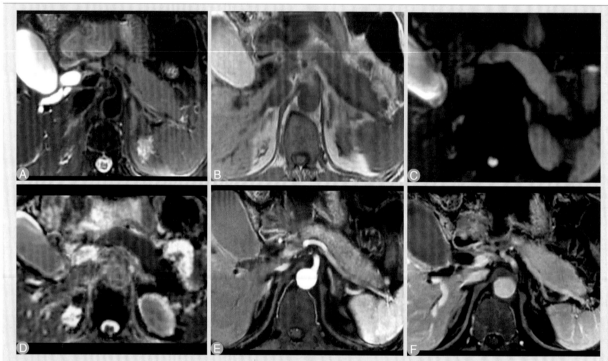

外检免疫球蛋白IgG4明显升高，根据自身免疫性胰腺炎的国际诊断标准诊断为自身免疫性胰腺炎。A.T₂WI胰腺体尾部增粗，呈稍高信号，胰管显示不清；B.T₁WI病灶呈稍低信号；C.DWI呈高信号；D.ADC示低信号；E.动脉期胰腺不均质强化；F.静脉期病灶渐进性明显强化。

图4-6-2　患者男性，64岁，自身免疫性胰腺炎

【诊断要点】

1.影像学检查（2条必备）：①胰腺实质影像学：腺体弥漫性/局限性/局灶性增大，有时伴有包块（或）低密度边缘；②胰胆管影像学：弥漫性/局限性/局灶性胰管狭窄，常伴有胆管狭窄。

2.血清学（可仅具备1条）：①血清高水平的IgG或IgG4；②其他自身抗体阳性。

3.组织学：胰腺病变部位活检示淋巴浆细胞浸润伴纤维化，有大量IgG4阳性细胞浸润。

4.可选择的标准：对激素治疗的反应。

5.其他：胰腺外组织器官受累。

6.影像学2条为必备条件，血清学和组织学可仅具备其一；当手术切除的胰腺标本组织学表现为淋巴

组织细胞性胰腺炎时，也可做出自身免疫性胰腺炎诊断；在患者仅满足影像学2条必备条件，且胰胆肿瘤检查指标均为阴性的情况下，可在临床监督下进行激素实验性治疗。

—— 参考文献 ——

[1] 王佳妮，靳二虎．影像学诊断及鉴别诊断自身免疫性胰腺炎 [J]．中国医学影像技术，2021，37（7）：1102-1105．

[2] 郭廷贞，王莉，郭锡城，等．MRI 对自身免疫性胰腺炎的诊断价值 [J]．中国实用医刊，2018，45（14）：27-29．

[3] CASTILLO ALMEIDA N E，MUPPA P，ABU SALEH O. Deciphering the "Sausage" Pancreas[J]. Gastroenterology，2021，161（6）：e4-e5．

[4] 刘振，谢放，王成，等．自身免疫性胰腺炎的诊断与治疗 [J]．中华普通外科杂志，2021，36（2）：93-97．

[5] 雷丽，马剑方，牛雁军．磁共振平扫与扩散加权成像对自身免疫性胰腺炎的诊断价值比较 [J]．中国基层医药，2019，26（11）：1289-1292．

（孟 巍 施 彪）

病例7　自身免疫性胰腺炎（局灶性）

【临床资料】

- 患者男性，54岁，体检发现胰腺占位。
- 实验室检查：IgG4升高，肿瘤指标阴性。

【影像学检查】

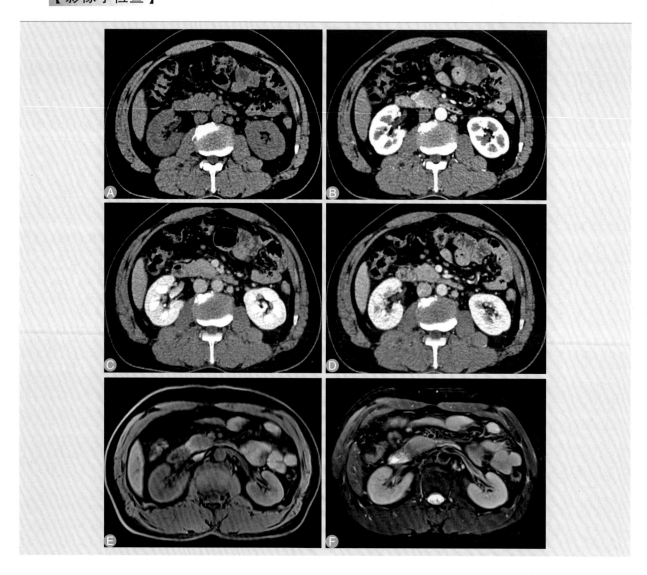

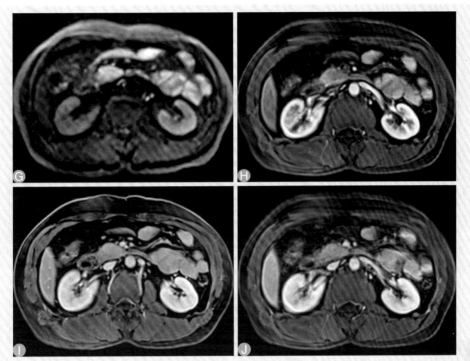

A. 横断位 CT 平扫；B. 横断位动脉期；C. 横断位门静脉期；D. 横断位延迟期；E. 横断位 T_1WI；F. 横断位 T_2WI；G. 横断位 DWI；H. 横断位 T_1WI 压脂动脉期；I. 横断位 T_1WI 压脂门静脉期；J. 横断位 T_1WI 压脂延迟期。

图4-7-1 胰腺CT和MRI平扫+增强

【分析思路】

中年男性，CT平扫示胰头部稍低密度影，边界模糊，CT增强示动脉期胰头部病灶轻度强化，呈低密度，静脉期和延迟期病灶渐进性延迟强化。T_1WI示胰头部病灶呈稍低信号，边界模糊，T_2WI示胰头部病灶呈稍高信号，DWI示病灶弥散受限，MRI增强示动脉期胰头部病灶轻度强化，静脉期和延迟期病灶渐进性延迟强化，远端胰管未见扩张，周围血管未见受侵犯。常见病有胰腺癌、胰腺淋巴瘤、局灶性自身免疫性胰腺炎。

■ 胰腺癌

本例支持点：病灶边界模糊，DWI弥散受限，增强动脉期轻度强化。

不支持点：静脉期和延迟期呈渐进性延迟强化。

■ 胰腺淋巴瘤

本例支持点：密度或信号均匀，增强后均匀强化。

不支持点：体积较小，周围未见肿大淋巴结。

■ 局灶性自身免疫性胰腺炎

本例支持点：增强后呈渐进性延迟强化，IgG4升高。

不支持点：相对少见。

【病理诊断】

病理诊断（穿刺）：胰头部自身免疫性胰腺炎（局灶性）。

【讨论】

■ 临床概述

自身免疫性胰腺炎（autoimmune pancreatitis，AIP）是一种自发性慢性胰腺炎，1961年被首次报道，

1995年发现该病经类固醇类激素治疗后好转，故命名"自身免疫性胰腺炎"。

■ **病理表现**

根据不同组织学类型可将自身免疫性胰腺炎分为 I-AIP和Ⅱ-AIP型。I-AIP型即淋巴浆细胞硬化性胰腺炎，特点为病变组织有大量富含免疫球蛋白IgG4浸润的浆细胞。Ⅱ-AIP型即导管中心型胰腺炎，以胰腺导管为中心、粒细胞上皮内浸润且不伴系统性疾病为特征。2011年日本胰腺研究学会对I-AIP型制定了最新的诊断标准：具有典型影像学表现、血清IgG4升高或相互印证的组织学表现，可做出I-AIP诊断。自身免疫性胰腺炎根据病变范围分为弥漫性和局灶性，以前者多见。

■ **影像学表现**

弥漫性自身免疫性胰腺炎为胰腺弥漫性肿大，形态饱满，胰周假包膜结构，呈"腊肠样"改变，具有较为特征性的影像学表现，故诊断不难。局灶性自身免疫性胰腺炎占所有自身免疫性胰腺炎的33%～41%，常被误诊为胰腺癌，并行不必要的手术切除。

局灶性自身免疫性胰腺炎多发生于胰头部，可伴有胆管和远段胰管扩张，出现梗阻性黄疸，与胰头癌难以鉴别，但胰头癌的肿块侵犯胰管是截断性的，完全阻塞伴上游胰管扩张。而局灶性自身免疫性胰腺炎的肿块累及胰管是炎症狭窄性，并无截断阻塞，在MRCP上可显示胰管纤细，表现为"胰管穿行征"。当局灶性自身免疫性胰腺炎发生于胰尾部无法通过胰管的表现来鉴别时，可通过病灶的强化方式来鉴别，相比胰腺癌增强后呈弱强化，局灶性自身免疫性胰腺炎病灶具有渐进性延迟强化的特征。同时，自身免疫性胰腺炎可伴有胰腺外的IgG4相关性疾病表现，如胆管狭窄、硬化性胆管炎、肾小管肾炎、肾衰竭、腹膜后纤维化及尿路梗阻等并发症。所以肿块的强化方式和胰腺外表现，对局灶性自身免疫性胰腺炎提供了更有力的诊断和鉴别依据。

【拓展病例】

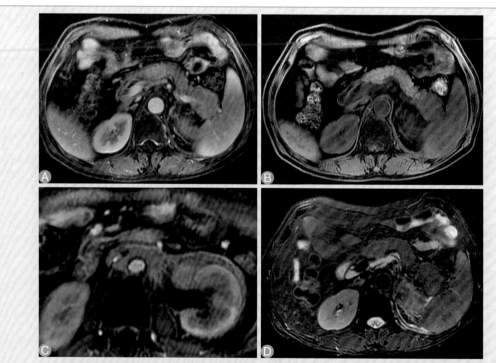

A.横断位T₁WI示胰尾部肿胀，呈低信号，边界模糊；B.横断位T₂WI示病灶呈稍高信号；C.横断位增强静脉期示病灶均匀强化，强化程度略高于正常胰腺实质；D.横断位增强静脉期示腹膜后纤维化，累及左侧输尿管，并引起尿路梗阻。

图4-7-2 胰尾部局灶性自身免疫性胰腺炎，伴腹膜后纤维化、尿路梗阻

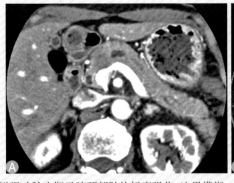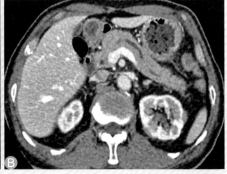

A.横断位CT增强动脉晚期示胰颈部肿块轻度强化,边界模糊,上游胰管扩张; B.横断位CT增强静脉期示胰体尾部胰管扩张,左肾皮质多发片状低密度影。

图4-7-3 胰颈部局灶性自身免疫性胰腺炎并累及肾脏

【诊断要点】

1.胰管穿行征。

2.增强后渐进性延迟强化。

3.胰腺外的IgG4相关性疾病表现。

—— 参考文献 ——

[1] 李莎莎 .CT 征象联合影像组学特征对局灶性自身免疫性胰腺炎与胰腺癌鉴别的价值 [D]. 太原:山西医科大学,2021.

[2] 方旭,边云,王莉,等 .局灶性自身免疫性胰腺炎影像误诊二例分析 [J]. 中华胰腺病杂志,2019,19(3):207-209.

[3] 李新宇,朱继业,黄磊,等 .局限性 IgG4 相关胆胰疾病的临床分析 [J]. 中华普通外科杂志,2017,32(2):149-152.

（施 彪 方 旭）

病例8　胰腺结核

【临床资料】

● 患者男性，30岁，皮肤、巩膜黄染10天。

● AFP轻度升高，CA19-9正常。

【影像学检查】

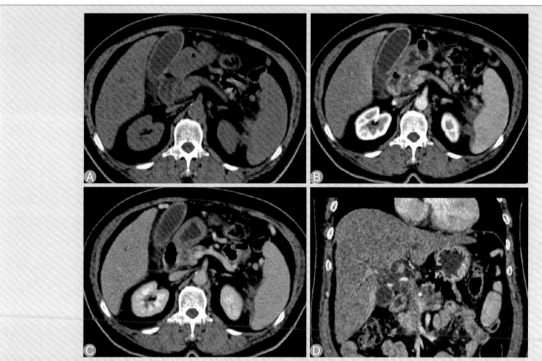

A. 横断位 CT 平扫；B. 横断位 CT 增强动脉期；C. 横断位 CT 增强静脉期；D. 冠状位 CT 增强延迟期。

图4-8-1　上腹部CT平扫+增强

（病例由四平市中心人民医院焦桥老师提供）

【分析思路】

青年男性，胰腺头部局限性肿胀，内见多发小囊状低密度影，边缘少许渗出影，脾周积液，增强后病灶渐进性轻度强化，胆总管下端、十二指肠降部受压，周围多发轻度肿大淋巴结，见环形强化。常见病变有胰腺淋巴瘤、胰腺癌、肿块型胰腺炎、胰腺结核。

■ 胰腺淋巴瘤

本例支持点：轻度强化，胆总管轻度扩张。

不支持点：年龄偏轻，病灶呈蜂窝状，坏死及渗出少见，胰周器官浸润，血管漂浮征。

■ 胰腺癌

本例支持点：病灶位置，边缘渗出，渐进性轻度强化，强化程度低于胰腺组织，局部累及胆总管，包埋血管。

不支持点：年龄偏轻，未见胰管中断及远端胰管扩张。

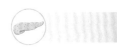

- **肿块型胰腺炎**

本例支持点：胰周渗出，病灶渐进性轻度强化，胰管穿通征。

不支持点：胰周淋巴结肿大少见。

- **胰腺结核**

本例支持点：好发年龄，胰腺头部肿胀渗出呈蜂窝状改变，病灶渐进性轻度强化，胰周淋巴结环形强化，脾周渗出。

不支持点：原发少见，无其他部位结核病史。

【病理诊断】

镜下：胰腺组织间质纤维增生，见有类上皮细胞结节及朗汉斯巨细胞，淋巴细胞浸润，符合肉芽肿性炎；十二指肠乳头间质内见有肉芽肿性病变；送检多组淋巴结反应性增生，纤维脂肪组织内见有肉芽肿性病变。

病理结果：胰腺结核。

【讨论】

- **临床概述**

胰腺结核是肺外结核中少见的疾病，其临床症状无特异性，影像上亦缺乏特异性。患者常以发现胰腺肿瘤或特殊体征（如全身黄染）就诊，术前诊断困难且常被误诊为胰腺肿瘤而手术治疗。胰腺结核常继发于其他部位结核。有文献统计报道，其发病年龄80%集中在20～35岁。

- **病理特征**

包括干酪样肉芽肿和朗汉斯巨细胞、周围淋巴细胞浸润，局部可见较多伊红色无结构坏死物，边缘可见多核巨细胞及类上皮细胞等。

- **影像学表现**

胰腺结核好发于胰头，体尾部也可以发生，也可累及整个胰腺。影像学表现为胰腺局灶性肿块、胰腺内多发结节病灶或胰腺弥漫性肿大。胰腺局灶性肿块主要表现为位于胰头部的低密度肿块，可囊变、坏死，增强后病灶呈轻—中度环形强化或蜂窝状强化。上述影像学表现形成的机制为：病灶中心为干酪样坏死物质，缺乏血供，周围为富含血供的肉芽组织。增强后病灶与正常胰腺分界清晰，不侵犯胰周血管及脂肪间隙，通常不伴有胰管远端的扩张，一般无钙化。胰腺结核常伴有胰腺周围淋巴结肿大，增强后呈环形强化。部分有腹腔积液表现。MRI上T_1WI呈稍低信号，T_2WI呈稍高信号，DWI呈高信号，强化方式类似于CT增强。

【拓展病例】

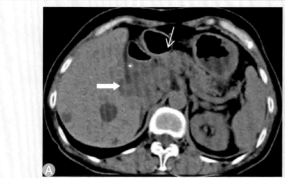
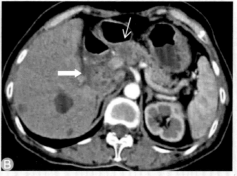

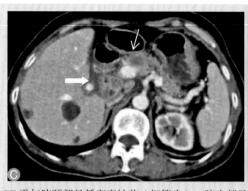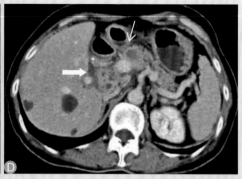

A.横断位CT平扫胰颈部见低密度结节（细箭头），胰头部见多发结节状稍低密度影，边界不清（粗箭头）；B.横断位动脉期胰颈部结节未见明显强化（细箭头），内部密度减低，胰头部周围见多发结节状、环状轻度强化密度影，边界不清（粗箭头）；C.横断位静脉期胰颈部病灶呈环状轻度强化（细箭头），胰腺头部周围见多发环状渐进性强化密度影（粗箭头）；D.延迟期胰颈部病灶渐进性环状强化，内部坏死区未见强化，强化程度低于正常胰腺组织（细箭头），胰头部病灶呈蜂窝状持续强化（粗箭头）。

图4-8-2　患者女性，66岁，胰腺结核
（病例由华中科技大学同济医学院附属梨园医院周红梅老师提供）

【诊断要点】

1.好发于胰腺头部。

2.病灶可囊变、坏死，呈环状强化或蜂窝状渐进性强化。

3.一般不伴有胆胰管扩张。

4.常伴有淋巴结肿大，可出现坏死，呈环状强化。

5.不侵犯胰周血管及脂肪间隙。

── 参考文献 ──

[1] 徐力，谭海东，刘立国，等.胰腺结核10例临床特征及其诊治[J].中华结核和呼吸杂志，2019，42(5)：357-360.

[2] 苟丽，郭辉，王佳，等.胰腺结核患者的多层螺旋CT表现[J].中华实验和临床感染病杂志（电子版），2017，11(2)：172-175.

[3] 张菊，梁蕊，刘佩，等.胰腺结核MRI表现一例及文献复习[J].磁共振成像，2020，11（10）：920-921.

（施　彪　方　旭）

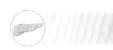

病例9　胰腺导管腺癌伴潴留囊肿

【临床资料】

● 患者女性，73岁，自觉腹部疼痛半月余，无恶心、呕吐、黄疸及皮肤瘙痒。

● 实验室检查：CA19-9 4302 U/mL，CA50升高＞500 IU/mL，CA242升高＞200 U/mL，CEA 60.97 ng/mL。

【影像学检查】

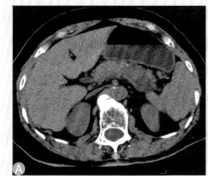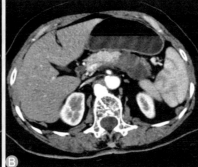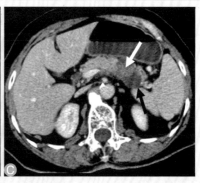

A. 横断位 CT 平扫；B. 横断位 CT 增强动脉期；C. 横断位 CT 增强静脉期。

图4-9-1　上腹部CT平扫+增强

【分析思路】

老年女性，胰腺体尾部囊实性病变，边界欠清，增强扫描示主病灶（白箭头）轻中度渐进性强化，强化程度低于胰腺实质，边界欠清，主病灶左后方胰尾部呈现囊性密度影（黑箭头），边界光整，未见强化。常见病变有胰腺神经内分泌肿瘤伴囊变、胰腺浆液性囊腺瘤、胰腺癌伴潴留囊肿。

■ 胰腺神经内分泌肿瘤伴囊变

本例支持点：病灶位于胰腺体尾部，有囊变、坏死，部分囊实性成分表现为轻—中度强化，实性部分边界欠清。

不支持点：CA19-9、CA50明显增高，实性成分的强化不够典型，强化程度始终低于胰腺实质。

■ 胰腺浆液性囊腺瘤

本例支持点：囊实性密度灶，实性部分的强化方式可符合浆液性囊腺瘤。

不支持点：单囊为主，形态未见花瓣状。

■ 胰腺癌伴潴留囊肿

本例支持点：多项肿瘤指标显著升高，肿块总体呈乏血供，实性部分强化程度始终低于胰腺实质，实性病变位于囊性病灶的主胰管下游，符合胰腺癌伴潴留囊肿。

不支持点：胰腺癌侵袭性、嗜血管生长的特点本例表现不典型。

【病理诊断】

大体：胰腺体尾部囊实性肿块，切面灰白、灰黄色，质硬，边界不清，伴有囊腔。

病理结果：胰腺体部中分化导管腺癌伴潴留囊肿。

【讨论】

■ 临床概述

胰腺导管腺癌（pancreatic ductal adenocarcinoma，PDA）多发生于老年人，男性略多于女性。胰腺导管腺癌发病隐匿，早期临床症状不明显，随着疾病进展可有腹痛、黄疸、消瘦、食欲减退等症状。发生于胰头部最多（60%～70%），胰体部次之，胰尾部少见。由于胰腺导管腺癌常伴随高凝状态，可导致静脉和动脉血栓。实验室检查CA19-9升高。

■ 病理表现

胰腺导管腺癌一般为实性肿块，内部含大量纤维胶原和不同比例的肿瘤性腺管（泡）组织，肿瘤呈硬性结节突出于胰腺表面或埋藏于胰腺内。胰腺导管腺癌占胰腺肿瘤的85%～95%。胰腺导管腺癌起源于胰腺导管上皮，当肿瘤浸润性生长阻塞胰管，导致远端导管胰液潴留聚积，囊状扩张形成潴留性囊肿，后者为单囊或多囊，镜下见囊内壁残留胰管上皮细胞，囊内为含蛋白的黏液，囊外常有纤维组织包裹，可合并出血、感染。

■ 影像学表现

1.胰腺肿块，平扫多为等密度或低密度肿块，伴或不伴胰腺轮廓改变，增强后胰腺正常组织明显强化，而胰腺癌是少血供组织，表现为相对低密度。

2.胰胆管扩张，癌肿侵犯压迫胆总管下端，或阻塞胰管造成梗阻部位以上的胆管及主胰管扩张，即所谓的"双管征"。

3.胰周血管受侵，转移性淋巴结。

4.继发性潴留囊肿，为肿瘤阻塞、破坏胰管造成，多位于胰管内，少数可位于胰周间隙。

【拓展病例】

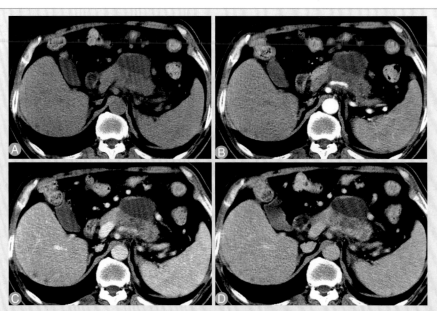

A.横断位CT平扫胰腺体部囊实性肿块，边界不清，肝右叶多发低密度结节；B.横断位动脉期病灶不均质轻度强化，脾动脉受侵犯，累及肠系膜上动脉根部，肝右叶病灶强化不明显；C.横断位静脉期胰腺体部病灶渐进性强化，囊壁有强化，囊内部分未见强化，肝右叶结节低强化，边界模糊；D.横断位延迟期胰腺体部病灶强化程度低于正常胰腺实质，肝右叶结节延迟强化，边界不清。

图4-9-2　患者男性，62岁，CA19-9增高，胰腺导管腺癌伴潴留囊肿、肝脏多发转移

（病例由上海中医药大学附属曙光医院张敏老师提供）

【诊断要点】

1.好发于中老年人，临床症状出现晚，CA19-9增高。

2.无包膜，乏血供肿块，噬血管侵犯。

3.胰腺肿块伴囊性病变时，绝大部分为肿瘤引发的假性囊肿或潴留性囊肿，当囊性病变的下游出现边界不清且弱强化的肿块时，可提示导管腺癌伴潴留囊肿。

—— 参考文献 ——

[1] 方旭，边云，蒋慧，等.胰腺常见肿瘤不典型影像学表现 [J].中华消化外科杂志，2021，20（9）：1018-1024.

[2] 俞婕妤，周健，李娜，等.基于多排螺旋 CT 的胰腺导管腺癌神经浸润评分与胰腺外神经侵犯的关系 [J].中华胰腺病杂志，2021，21（6）：455-460.

[3] PATEL B N, OLCOTT E, JEFFREY R B.Extrapancreatic perineural invasion in pancreatic adenocarcinoma[J]. Abdom Radiol（NY），2018，43（2）：323-331.

[4] 杨野梵，赵莎，翟博雅，等.胰腺导管腺癌临床病理特征与预后的关系 [J].中华病理学杂志，2021，50（8）：924-928.

（李欢欢　施　彪）

病例10　胰腺导管腺癌

【临床资料】

● 患者男性，60岁，眼黄、尿黄1个月伴消瘦。

● 肿瘤指标CA19-9升高，为734.28 IU/mL。

【影像学检查】

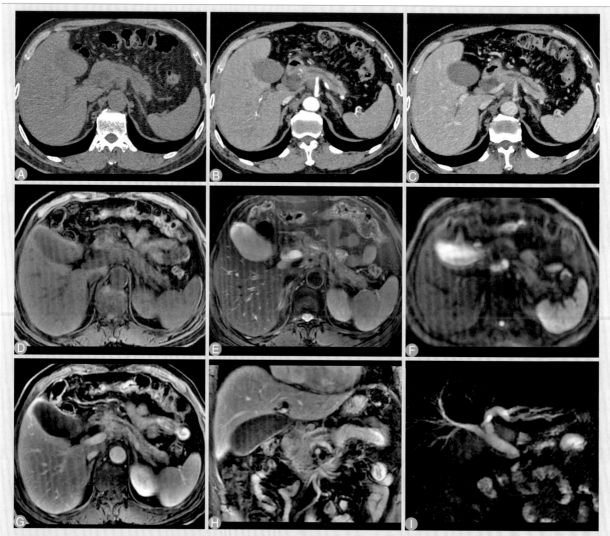

A. 横断位 CT 平扫；B. 横断位 CT 增强动脉期；C. 横断位 CT 增强静脉期；D. 横断位 T_1WI；E. 横断位 T_2WI；F.DWI；G. 横断位 T_1WI 压脂静脉期；H. 冠状位 T_1WI 压脂延迟期；I.MRCP。

图4-10-1　上腹部CT、MRI平扫及增强

【分析思路】

老年男性，胰腺颈部见不规则异常信号肿块，边界不清，T_1WI呈稍低信号，T_2WI呈稍高信号，DWI示扩散受限，增强动脉期病灶轻度强化，延迟期呈持续性强化，胰管截断并远段胰管扩张，胆总管扩

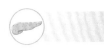

张，胰体尾萎缩，病灶包绕侵犯腹腔干，周围未见明显肿大淋巴结。常见病变包括胰腺腺泡细胞癌、肿块型胰腺炎、胰腺癌。

■ **胰腺腺泡细胞癌**

本例支持点：胰腺颈部实性肿块，病灶轻度渐进性强化，胆总管及远端胰管扩张。

不支持点：病变膨胀性生长，未见到囊性成分，未见明确包膜强化。

■ **肿块型胰腺炎**

本例支持点：胰腺颈部实性肿块，T_1WI呈稍低信号，T_2WI呈稍高信号。

不支持点：无慢性胰腺炎病史，未见到导管穿行征，病变可见扩散受限，肿瘤标志物升高。

■ **胰腺癌**

本例支持点：CA19-9升高，病变为乏血供，扩散受限，双管征，渐进性延迟强化，嗜血管生长。

不支持点：无。

【病理诊断】

穿刺病理结果：胰腺中分化导管腺癌。

【讨论】

■ **临床概述**

胰腺癌（pancreatic cancer，PC）是胰腺最常见的肿瘤，多发于40岁以上的中老年人，男性多于女性，预后极差。临床表现主要为腹部胀痛不适、胃纳减退、体重减轻、黄疸和腰背部疼痛。胰腺癌好发于胰头部，胰体部次之，胰尾部最少。胰头部肿块常侵及胆总管下段而引起梗阻性黄疸，因而发现相对较早，而体部及尾部肿瘤早期多无明显症状，发现时常已是晚期。实验室检查血清中CEA、CA19-9升高。

■ **病理特征**

1.胰腺癌癌细胞来自导管上皮，排列成腺样，有腔，称腺管型腺癌（tubular adenocarcinoma），此型占大部分，其中有的为乳头状腺癌或乳头状囊腺癌；也有的来自腺泡称腺泡型腺癌。分化较高的病例可见癌细胞呈楔形或多角形，胞浆含嗜酸性颗粒，形成腺泡或小团块，极似正常胰腺腺泡。有时腺癌细胞产生黏液，胞浆透明。

2.单纯癌癌细胞呈圆形或多角形，有时可出现多形性癌细胞或癌巨细胞，无腺体结构。有的癌细胞形成细条索状胞巢，被间质结缔组织分隔，呈硬癌构型。有的癌细胞多，间质少，形成髓样癌，这样的癌组织易发生坏死而形成囊腔。

3.鳞状细胞癌少见，来自胰腺管上皮的鳞状化生。有时可见鳞状细胞癌和产生黏液的腺癌合并发生（腺鳞癌）。

■ **影像学表现**

1.胰腺肿块：CT上呈均匀或不均匀的低密度影，与间质纤维增生有关的出血、坏死少见，更低密度为黏液或小导管扩张。压脂T_1WI上，胰腺癌为低信号。DWI上为高信号，与肿瘤细胞多、间质少有关。若瘤体更大，更易侵犯周围血管和脏器。

2.增强扫描：动脉期轻度强化的低密度/信号，病变边缘可见不均匀环形强化，病灶静脉期呈轻度强化的低密度/信号，延迟期病灶延时强化，病灶边缘强化更明显，甚至超过正常胰腺组织。

3.间接征象：胰腺炎，胰腺体尾部萎缩，双管征，周围血管及脏器受侵，腹膜后淋巴结肿大，肝脏、肺、肾上腺等脏器转移。

第四章　胰腺

4.不典型表现：等密度或等信号；外生性生长，类似胰腺炎改变；富血供肿瘤；只见腹腔干周围神经丛侵犯，不见胰腺癌原发灶；多发病灶，可伴其他肿瘤。

【拓展病例】

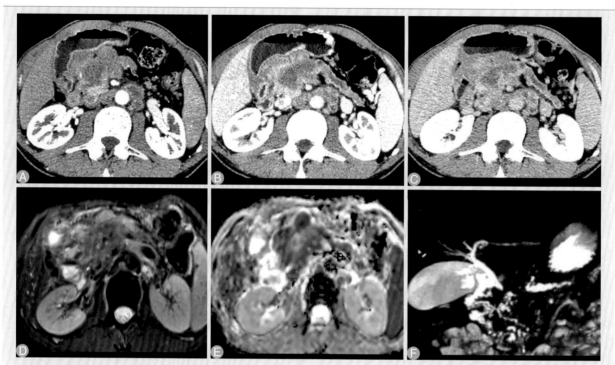

A.横断位动脉期示胰腺头颈部肿块不均质轻度强化，腹膜后多发淋巴结环形强化；B.横断位静脉期病灶不均质强化，内见坏死，远端胰管扩张，胰腺体尾部萎缩；C.横断位延迟期病灶渐进性强化；D.横断位 T$_2$WI 胰腺头颈部肿块呈略高信号，信号不均质；E.ADC 图示病灶及腹膜后淋巴结呈明显低信号；F.MRCP 示胰管及胆总管截断，远端胰管及近端胆总管扩张。

图4-10-2　患者男性，65岁，胰腺中分化腺癌

【诊断要点】

1.好发于中老年男性，多数伴有CA19-9升高。

2.胰腺肿块：呈局限性或弥漫性肿大，可导致胰周脂肪线消失，胰管和胆管扩张，出现"双管征"。

3.多为乏血供，增强扫描后不均匀渐进性强化，强化程度低于正常胰腺实质，可合并潴留囊肿。

4.病灶嗜血管侵犯、淋巴结转移及远处脏器转移。

—— 参考文献 ——

[1] 解添淞，翁微微，刘伟，等.基于CT图像影像组学的机器学习模型预测胰腺癌免疫细胞浸润及预后的初步研究 [J]. 中华放射学杂志，2022，56（4）：425-430.

[2] 杨健，樊知遥，李永政，等.胰腺癌患者的血脂谱特点及其与临床和病理学特征的相关性分析 [J]. 中华外科杂志，2022，60（7）：681-689.

[3] 张浩，朱蒙蒙，周健，等.基于CT影像特征用于鉴别具有慢性胰腺炎病史的胰腺癌与肿块型慢性胰腺炎的列线图构建 [J]. 中华胰腺病杂志，2021，21（6）：441-447.

[4] SIEGEL R L, MILLER K D, JEMAL A.Cancer statistics, 2019[J]. CA Cancer J Clin, 2019, 69（1）: 7-34.

病例11　外生型胰腺癌

【临床资料】

- 患者男性，54岁，腹痛。
- 实验室检查：CA19-9升高，CEA升高。

【影像学检查】

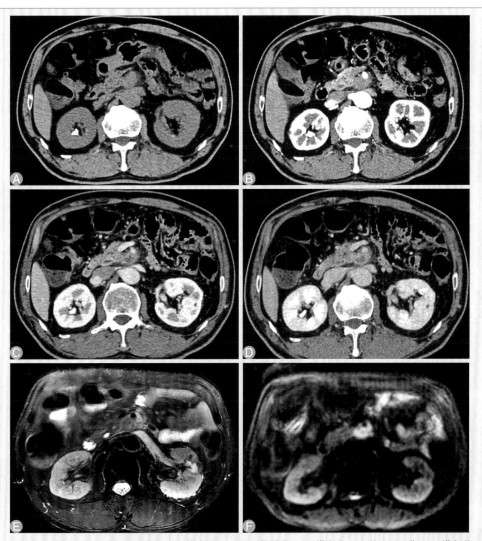

A. 横断位 CT 平扫；B. 横断位 CT 增强动脉期；C. 横断位 CT 增强静脉期；D. 横断位 CT 增强延迟期；E. 横断位 T$_2$WI；F. 横断位 DWI。

图4-11-1　胰腺CT平扫+增强、胰腺MRI平扫

【分析思路】

中年男性，胰腺钩突旁稍低密度肿块，边缘模糊，CT增强示病灶轻度强化，与肠系膜上动脉接触面＞180°，并与胰头钩突部相连。T$_2$WI示病灶呈稍高信号，DWI示病灶明显弥散受限。常见病变有胰周

淋巴结、腹膜后纤维化、外生型胰腺癌。

■ **胰周淋巴结**

本例支持点：血管旁结节。

不支持点：单发，边界模糊呈浸润性生长。

■ **腹膜后纤维化**

本例支持点：包绕血管。

不支持点：增强后轻度强化。

■ **外生型胰腺癌**

本例支持点：增强后轻度强化，沿动脉浸润性生长，局部与胰头钩突部相连，未累及胰管。

不支持点：无。

【病理诊断】

病理诊断（穿刺）：胰腺导管腺癌。

【讨论】

■ **临床概述**

外生型胰腺癌目前暂无严格的定义，仅为形态学名称，即肿瘤大部或整体位于胰腺外并向外浸润生长。多起源于胰头钩突部，少数起源于胰体部。其特征是嗜神经、嗜血管生长，肿瘤受周围血管神经的滋养，不断向血管神经走行区延伸。外生型胰腺癌常侵犯邻近的腹腔神经丛引起腹痛，侵犯肠系膜上动脉引起腹泻症状。与常规胰腺癌不同，多数外生型胰腺癌不累及胰、胆管，所以没有典型胰头癌教科书式的"双管征"，无黄疸、阻塞性胰腺炎临床表现。由于缺乏对外生型胰腺癌的认识，常被误诊为腹膜后淋巴结、腹膜后纤维化等。大多数外生型胰腺癌患者CA19-9明显升高。所以影像学检查若能准确提示外生型胰腺癌，可指导临床医师进一步行穿刺活检病理学检查确诊疾病，从而制定正确的治疗方案。

■ **病理表现**

肉眼观察胰腺导管腺癌，肿块通常是灰白、灰黄色，质偏硬，与周围组织边界不清。其组织学特点：导管排列不规则、细胞极性消失、同一导管内细胞核的大小差异在3~4倍或以上、核分裂象>4/10HPF，出现病理性核分裂象、不规则的导管侵犯神经，以及肌性血管旁出现不规则的导管结构。另外肿瘤细胞通常可以分泌黏液，间质纤维组织显著增生是它的特点之一。

■ **影像学表现**

影像诊断时需要通过多种重建技术并结合临床表现和实验室指标进行综合诊断。外生型胰腺癌多表现为腹膜后软组织肿块，浸润性生长，形态不规则。薄层CT检查可见肿块部分与胰腺相连，但整体胰腺实质无异常，多数不累及胰、胆管。肿块与周围腹腔干动脉、肠系膜上动脉、肝总动脉接触范围>180°，术前评估多为局部进展期、不可切除，需辅助化疗降期。

【拓展病例】

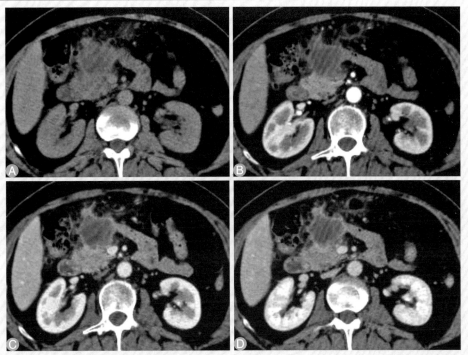

A. 横断位平扫胰头旁不规则软组织密度影，内见坏死密度影，邻近网膜增厚、密度增高；B. 横断位动脉期病灶边缘轻度强化，与胰腺分界不清；C. 横断位静脉期病灶局部实性成分尖角及环状强化，与空肠分界不清；D. 横断位延迟期病灶渐进性环状强化，强化程度低于胰腺组织，内部坏死不强化，肠系膜上静脉受侵犯。

图4-11-2　患者女性，60岁，外生型胰腺癌
（病例由银川市第二人民医院虎玉平老师提供）

【诊断要点】

1.沿腹腔干动脉、肠系膜上动脉、肝总动脉浸润性生长。

2.形态不规则，边界模糊，多数不累及胰、胆管。

3.增强后轻度渐进性强化，强化程度低于正常胰腺组织。

—— 参考文献 ——

[1] 陆建平 . 胰腺病理影像学 [M]. 上海：上海科学技术出版社，2019：382-383.

[2] 方旭，边云，王莉，等 . 胰腺影像学检查在临床决策中的意义及鉴别诊断 [J]. 中华消化外科杂志，2020，19（4）：449-454.

[3] LIU C，TIAN X，XIE X，et al. Comparison of Uncinate Process Cancer and Non-Uncinate Process Pancreatic Head Cancer[J]. Journal of Cancer，2016，7（10）：1242-1249.

（施　彪　方　旭）

病例12　胰腺腺鳞癌

【临床资料】

● 患者男性，62岁，因进食后恶心、呕吐4月余，腹痛1月余入院。

● 腹部超声：脾肾之间混合回声团，考虑胰尾部占位伴脾脏及左肾侵犯可能。肝内低回声团及脾内混合回声团，考虑转移灶可能。

【影像学检查】

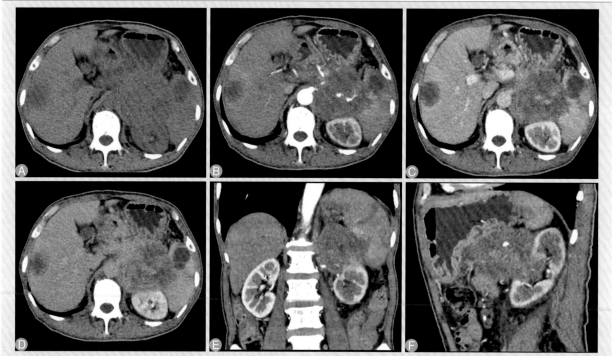

A.横断位CT平扫；B.横断位CT增强动脉期；C.横断位CT增强静脉期；D.横断位CT增强延迟期；E.冠状位CT增强动脉期；F.矢状位CT增强动脉期。

图4-12-1　上腹部CT平扫+增强

【分析思路】

胰腺不规则病灶，内部有明显囊变、坏死，增强后呈不均质强化、持续性强化。病灶与周围结构分界不清，侵犯邻近血管。肝及脾脏出现转移灶。常见病变有胰腺神经内分泌肿瘤、胰腺导管腺癌、胰腺腺泡细胞癌、胰腺腺鳞癌。

■ 胰腺神经内分泌肿瘤

本例支持点：囊变坏死明显，病灶不均质强化，侵及周围结构。

不支持点：动脉期强化偏弱，渐进性强化。

■ 胰腺导管腺癌

本例支持点：年龄性别、临床症状；不规则病灶，病灶呈不均质强化，与周围结构分界不清，侵犯血管，肝内转移。

不支持点：多为乏血供、囊变坏死较少见。

■ **胰腺腺泡细胞癌**

本例支持点：囊变坏死，不均质强化。

不支持点：病灶膨胀性生长，病灶内未见血管穿行。

■ **胰腺腺鳞癌**

本例支持点：影像学表现基本符合。

不支持点：无。

【病理诊断】

胰腺穿刺活检镜下：不规则巢状、条索状结构，局部弥漫片状，存在坏死。

免疫组化：p53（-）、Ki-67（90%+）、CK8/18（少量+）、CK19（少量+）、p63（大部分+）、p40（大部分+）、CK5/6（大部分+）、CK14（-）、CD4（40%+）、CD8（20%+）。

病理结果：胰腺中—低分化腺鳞癌。

【讨论】

■ **临床概述**

胰腺腺鳞癌是一种罕见的胰腺恶性外分泌肿瘤，恶性程度高，预后较胰腺导管腺癌差。胰腺腺鳞癌临床表现无特异性，可表现为腹胀痛、食欲减退、体重减轻、黄疸等。肿瘤指标CA19-9升高多见，CEA不同程度升高。

■ **病理特征**

腺鳞癌是伴有显著鳞状分化的胰腺癌，其通常可见腺管分化或产生黏液。大体上，大部分腺鳞癌呈浸润性生长的肿物，切面呈黄白色到灰色，质稍硬，常见中央性坏死和囊性变。腺癌组织形成腺体结构，常伴有胞内或管腔黏液，鳞状细胞分化是由多边形细胞组成的实心簇，边界清晰，间桥明显，胞浆浓染嗜酸性，角质化程度不一，鳞状细胞成分通常表达p63、p40和低分子量的细胞角蛋白。病理上导管腺癌、鳞癌混杂，比例不一。免疫组织化学法检测示CK7、CK19阳性，提示胰管来源；CK8/18阳性提示有腺癌成分。

■ **影像学表现**

1.位置：肿瘤多位于胰头部。

2.形态：一般体积较大，有文献报道直径平均约3.5 cm。

3.密度/信号：瘤体中央的坏死囊变是胰腺腺鳞癌的特征表现，其常与实性部分夹杂分布。囊变坏死区T_2WI呈明显高信号，实性成分T_1WI呈低信号，T_2WI呈稍高信号，DWI呈高信号，ADC值降低。

4.强化方式：病灶呈环状渐进性轻中度强化，强化程度低于周围胰腺组织，囊变坏死区不强化。有笔者推测肿瘤内部发生囊变坏死，边缘组织发生炎症反应，肉芽组织吸收坏死部分，逐渐纤维化的同时血管通透性增加，导致病灶表现为环状强化。

5.转移：呈侵袭性生长，容易早期转移，出现局部浸润、神经血管受侵和淋巴结转移。

【拓展病例】

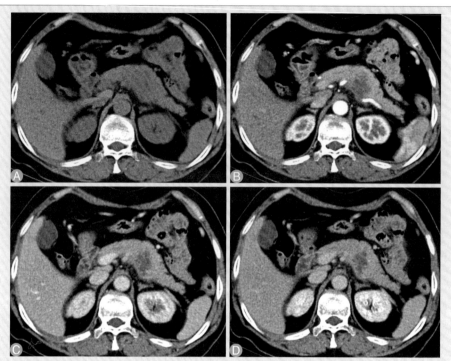

A. 横断位 CT 平扫胰腺体部局部膨隆，内见小片状稍低密度影，边界不清；B. 横断位动脉期病灶不均质强化，脾动脉受侵犯；C. 横断位静脉期病灶渐进性轻度强化，低于胰腺实质强化；D. 横断位延迟期病灶坏死区未见强化，远端胰管未见明显扩张。

图4-12-2　患者女性，65岁，胰腺腺鳞癌（中—低分化）

【诊断要点】

1.老年男性，胰腺肿块，胰头部较多见。

2.病灶形态不规则，常见囊变坏死。

3.病灶不均质渐进性环状强化。

4.侵袭性强，易侵犯周围结构。

—— 参考文献 ——

[1] 丰云峰，方旭，边云，等.胰腺腺鳞癌与胰腺导管腺癌的临床和影像学特征对照研究 [J].中华消化杂志，2021，41（10）：699-704.

[2] ITO T, SUGIURA T, OKAMURA Y, et al. Long-term outcomes after an aggressive resection of adenosquamous carcinoma of the pancreas[J]. Surg Today, 2019, 49（10）: 809-819.

[3] 陆建平.胰腺病理影像学 [M].上海：上海科学技术出版社，2019：395-409.

[4] SCHAWKAT K, MANNING M A, GLICKMAN J N, et al. Pancreatic ductal adenocarcinoma and its variants：pearls and perils[J]. Radiographics, 2020, 40（5）: 1219-1239.

[5] BOECKER J, FEYERABEND B, TIEMANN K, et al.Adenosquamous carcinoma of the pancreas comprise a heterogeneous group of tumors with the worst outcome：a clinicopathological analysis of 25 cases identified in 562 pancreatic carcinomas resected with curative intent[J]. Pancreas, 2020, 49（5）: 683-691.

（顾基伟　赵　欢）

病例13　胰腺腺泡细胞癌

【临床资料】

患者男性，54岁，2个月前无明显诱因出现左侧腹部胀痛，伴有后背部酸胀感。

肿瘤指标：CA19-9升高，AFP轻度升高。

【影像学检查】

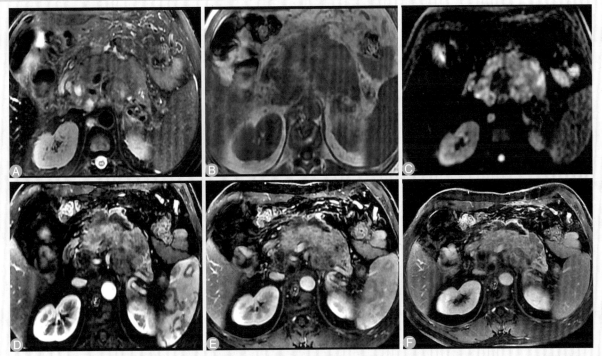

A. 横断位 T_2WI 压脂；B. 横断位 T1WI；C. 横断位 DWI；D. 横断位压脂 T_1WI 增强动脉期；E. 横断位压脂 T_1WI 增强静脉期；

F. 横断位压脂 T_1WI 增强延迟期。

图4-13-1　上腹部MRI平扫+增强

【分析思路】

中老年男性，胰腺不规则病灶，沿着胰腺长轴生长，中央裂隙状坏死，渐进性强化，延迟强化有假包膜。腹膜后多发肿大淋巴结。常见病变有胰腺神经内分泌肿瘤、胰腺实性假乳头状肿瘤、胰腺导管腺癌、胰腺腺泡细胞癌、胰腺淋巴瘤。

■ 胰腺神经内分泌肿瘤

本例支持点：渐进性强化病灶伴坏死，腹膜后多发肿大淋巴结，侵及脾静脉。

不支持点：病灶中央仅有裂隙状坏死，范围较小；临床症状不支持；强化方式不符合，神经内分泌肿瘤通常强化较明显，囊变坏死比较明显；一般级别较高时，可表现为乏血供。

■ 胰腺实性假乳头状肿瘤

本例支持点：有延迟强化的假包膜，增强扫描渐进性强化方式。

不支持点：发生于男性比较罕见，病灶形态沿胰腺长轴生长，病灶裂隙样坏死；淋巴结转移也不支持。

■ 胰腺导管腺癌

本例支持点：年龄、性别、临床症状，弥散及强化方式符合，腹膜后多发淋巴结转移。

不支持点：本例有假包膜，胰腺导管腺癌境界不清，体尾部萎缩不明显；胰管也未见扩张。

■ 胰腺淋巴瘤

本例支持点：病灶沿着胰腺长轴生长，呈渐进性强化，腹膜后多发肿大淋巴结。

不支持点：有假包膜，淋巴结可见坏死，并且未见融合，脾静脉受侵。

■ 胰腺腺泡细胞癌

本例支持点：影像学表现基本符合。

不支持点：无。

【病理诊断】

腹腔淋巴结穿刺：淋巴组织内见转移癌，癌细胞大小一致，弥漫排列，部分细胞核仁较明显，结合临床及免疫组化结果，符合胰腺腺泡细胞癌转移。

免疫组化：Syn（弱+），AAT（+），CD56（-），CK7（-），CK20（-），Ki-67（>75%+），ACT（++）。

病理结果：胰腺腺泡细胞癌淋巴结转移。

【讨论】

■ 临床概述

胰腺腺泡细胞癌（acinar cell carcinoma，ACC）是一种罕见的胰腺恶性外分泌肿瘤，是具有实性和腺泡结构的恶性上皮性肿瘤。好发于老年男性，也可见于儿童及青少年，平均发病年龄约为56岁。胰腺腺泡细胞癌通常无特异性临床症状，常表现为腹痛、腹胀、腹部包块等非特异性症状。由于肿瘤可分泌脂肪酶，小部分患者可能出现皮下脂肪坏死、多关节痛、非细菌性血栓性心内膜炎、外周血嗜酸性粒细胞增多等脂肪酶升高综合征。

■ 病理特征

胰腺腺泡细胞癌往往排列成腺泡结构和实性结构，腺样和小梁状结构少见。分化良好的肿瘤细胞由腺泡细胞组成，这是最具特征的模式，细胞呈圆形，大小中等，胞浆富含嗜酸性，实质丰富，细胞核均匀一致，核分裂象少见；分化较差的肿瘤细胞多呈实性和小梁状，细胞排列成片状结构和线状结构，细胞较小，胞浆缺乏嗜酸性，细胞核分裂象不均匀，特征不明显。B淋巴细胞瘤-10蛋白和Trypsin联合检测胰腺腺泡细胞癌的灵敏度和特异度分别为90.0%、97.1%。

■ 影像学表现

1.位置：可累及胰腺任何部位，常发生于胰头部、胰体尾。

2.形态：一般较大，肿瘤平均直径5 cm。肿块沿着胰腺长轴生长。

3.密度/信号：CT平扫上肿瘤呈低密度影，以实性或囊实性为主，囊变、坏死及出血常见，钙化少见。肿块可有包膜，边界清楚或不清楚，边界模糊代表肿块侵袭性生长。T_1WI呈均匀或轻度低信号影，T_2WI压脂呈略高于胰腺高信号影，DWI呈高或稍高信号，部分呈晕环征。

4.强化方式：CT及MRI增强扫描强化方式相似，大部分呈渐进性轻度强化，可见延迟强化的假包膜，完整或者不完整。体积较大病灶中心可见囊变坏死成分，这可能与肿瘤体积较大、肿瘤中心缺血有关。

5.转移：胰腺腺泡细胞癌具有侵袭性，邻近器官易受侵犯，诊断时常已存在肝和淋巴结转移。

【拓展病例】

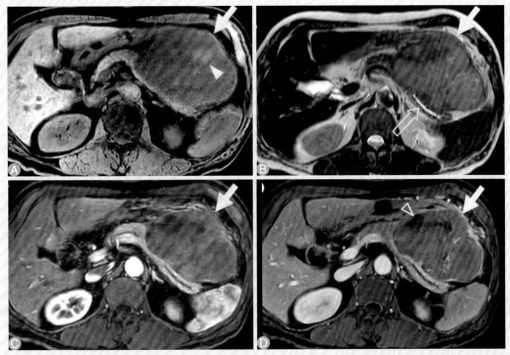

A.横断位 T_1WI 示肿块呈不均匀低信号（箭头），病灶内部见出血（三角箭头）；B.横断位 T_2WI 示肿块呈混杂中等高信号（箭头），病灶内部见坏死及扩张胰管（空箭头）；C.动脉期强化程度低于正常胰腺（箭头），呈乏血供表现；D.平衡期可见线状包膜强化（箭头）及片状坏死区（空三角箭头）。

图4-13-2　患者男性，73岁，胰腺体尾部ACC

【诊断要点】

1.胰腺巨大肿块，增强扫描轻中度渐进性强化，强化程度低于胰腺实质。

2.囊变坏死多见。

3.有延迟强化的假包膜。

4.可侵犯周围组织，常伴有肝和淋巴结转移。

—— 参考文献 ——

[1] BAEK K A，KIM S S，LEE H N. Typical CT and MRI Features of Pancreatic Acinar Cell Carcinoma：Main teaching point：Typical imaging features of pancreatic acinar cell carcinoma are relatively large，with a well-defined margin，exophytic growth，and heterogeneous enhancement[J]. J Belg Soc Radiol，2019，103（1）：43-47.

[2] LI H，WU Y，XIANG X，et al. Pancreatic Acinar Cell Carcinoma Presenting with Diffuse Pancreatic Enlargement[J]. J Coll Physicians Surg Pak，2022，32（3）：398-400.

[3] NISHIMURA M，WADA H，EGUCHI H，et al.A Case Report of Acinar Cell Carcinoma of Pancreas with Extensive Intraductal Growth to the Branch-Main Pancreatic Duct[J]. Gan To Kagaku Ryoho，2017，44（12）：1568-1570.

（顾基伟　赵　欢）

第四章

胰腺

病例14　胰腺实性假乳头状肿瘤（男性）

【临床资料】

● 患者男性，31岁，发现消瘦2月余。

● 超声提示胰腺占位。

【影像学检查】

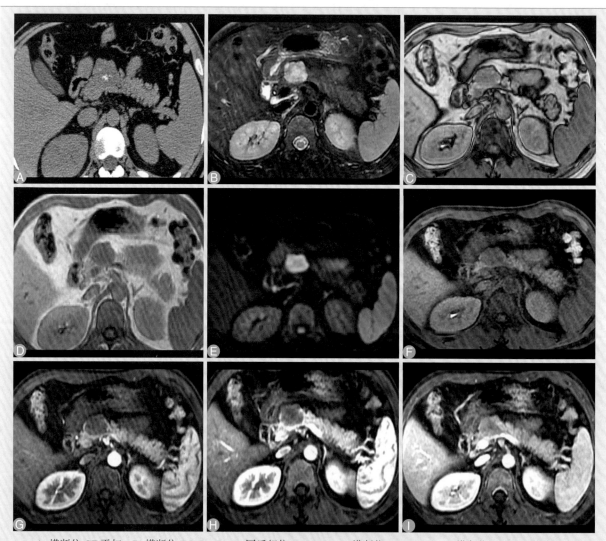

A. 横断位 CT 平扫；B. 横断位 T$_2$WI；C、D. 同反相位；E.DWI；F. 横断位 T$_1$WI；G ~ I. 横断位 T$_1$WI 压脂增强。

图4-14-1　上腹部CT平扫、上腹部MRI平扫+增强

【分析思路】

青年男性，胰腺囊实性病变，病灶中央有钙化，T$_1$WI呈稍低信号，T$_2$WI呈高信号，DWI呈高信号，信号不均质。同反相位病灶未见信号减低。增强后病灶呈不均匀轻度渐进性强化。常见病变有胰腺浆液性囊腺瘤、胰腺导管腺癌、胰腺神经内分泌肿瘤、胰腺实性假乳头状肿瘤。

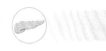

■ **胰腺浆液性囊腺瘤**

本例支持点：形态、T_2WI呈不均匀高信号符合。

不支持点：本例年龄、性别不符合，病灶呈渐进性强化；实性浆液性囊腺瘤钙化少见，T_2WI也未见低信号纤细分隔，强化特征呈快进快出或持续性强化。

■ **胰腺导管腺癌**

本例支持点：临床症状，弥散及强化方式符合。

不支持点：本例患者年龄偏小，T_2WI信号偏高，胰腺癌钙化比较少见，胰体尾部未见萎缩，胰管未见扩张。

■ **胰腺神经内分泌肿瘤**

本例支持点：病灶中央钙化、弥散符合。

不支持点：强化方式为渐进性轻度强化，神经内分泌肿瘤低级别一般强化程度高于胰腺实质。

■ **胰腺实性假乳头状肿瘤**

本例支持点：影像学表现基本符合。

不支持点：胰腺实性假乳头状肿瘤发生于男性比较罕见。

【病理诊断】

大体：肿瘤大小$3 cm \times 2.5 cm \times 2.5 cm$，瘤组织侵及被膜，局部侵蚀胰腺腺泡。

镜下：核分裂象0～1个/10HPH。

免疫组化：vimentin（＋），CD10（＋），CD56（＋），β-catenin（细胞核＋），CgA（－），Syn（散在＋），Ki-67（<2%＋），CK（灶＋）。

病理结果：胰腺实性假乳头状肿瘤。

【讨论】

■ **临床概述**

胰腺实性假乳头状肿瘤（solid pseudopapillary tumor，SPT）是一种少见的胰腺肿瘤，2010版WHO消化系统肿瘤分类中将其定义为具有恶性生物学行为的肿瘤。胰腺实性假乳头状肿瘤好发于青年女性，男性患者比较少见。

■ **病理特征**

胰腺实性假乳头状肿瘤由形态温和、大小一致的肿瘤细胞形成实性及假乳头状结构，内部常见坏死、钙化、胆固醇结晶沉积及泡沫细胞聚集等继发性改变，核分裂象少见。免疫组化可检测与胰腺实性假乳头状肿瘤有关的标志物，如β-catenin、Vim、NSE、CA19-9等。

■ **影像学表现**

1.位置：好发于胰体尾部，其次为胰头。

2.形态：男性胰腺实性假乳头状肿瘤以实性为主，病灶内囊变少见。有文献报道，男性患者肿瘤平均最大径较女性患者的平均最大径大。病灶大小与恶性程度有关，即病灶越大，恶性概率越高。

3.密度/信号：典型的胰腺实性假乳头状肿瘤在CT上表现为包膜完整、边界清楚的肿块，内部有变性、钙化、出血、坏死等征象。MRI显示肿瘤实性部分T_1WI呈等/稍低信号，T_2WI呈稍高信号。DWI呈高信号，推测与肿瘤内有假乳头或假菊团状结构，以及细胞排列紧密有关。

4.强化方式：多期增强扫描实性成分、包膜呈渐进性强化，与实性区域肿瘤细胞呈小片状、假乳头状或假菊团状围绕血管周围生长，之间形成以纤维血管为轴心的网状血窦结构有关，导致对比剂慢进慢出。

5.不典型表现：包括胰周脂肪侵犯，浸润邻近组织、脏器和血管，淋巴结或远处转移，以及病灶形态较大压迫近端胰管可以引起胰管扩张等。

【拓展病例】

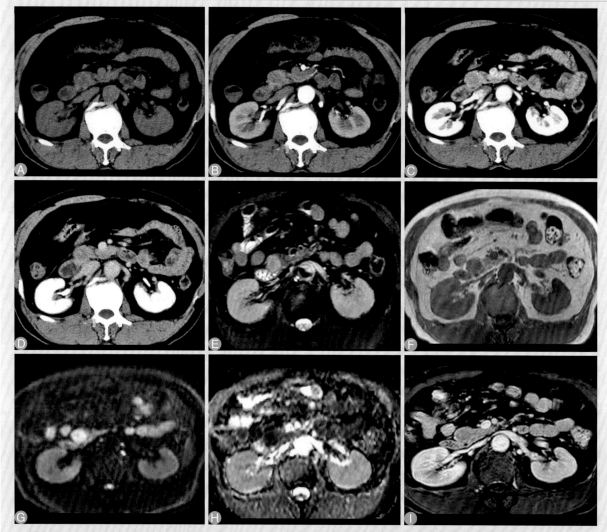

A.横断位CT平扫示胰头部结节状稍低密度影，内见点状钙化，边界尚清；B.横断位动脉期病灶轻度强化；C.横断位静脉期病灶强化程度低于胰腺实质，包膜强化；D.横断位病灶强化程度有退出；E.横断位胰头部结节 T_2WI 呈稍高信号；F.横断位 T_1WI 病灶呈稍低信号；G.DWI示高信号；H.ADC示低信号；I.横断位 T_1WI 增强示病灶轻度强化，包膜有强化。

图4-14-2　患者男性，53岁，胰腺实性假乳头状肿瘤

（病例由中国科学院合肥肿瘤医院周燕飞老师提供）

【诊断要点】

1.以实性为主，病灶内囊变少见，部分可见出血、钙化。

2.增强扫描呈轻中度渐进性强化，强化峰值位于静脉期，强化程度低于胰腺实质。

3.有强化的假包膜。

4.较大肿瘤可压迫近端胰管引起胰管扩张，也可侵犯周围组织，也可出现淋巴结及远处转移。

—— 参考文献 ——

[1] 赵永刚，王明亮，黄素明，等. 男性胰腺实性假乳头状肿瘤的 CT 特征分析 [J]. 中华胰腺病杂志，2020，20（5）：389-392.

[2] 钟燕，王海屹，令狐恩强，等. 男性患者胰腺实性假乳头状肿瘤的临床和磁共振成像特点 [J]. 中国医学科学院学报，2017，39（4）：471-476.

[3] 马艳，朱跃强，王凤奎，等. 胰腺实性假乳头状肿瘤良恶性影像学鉴别诊断 [J]. 临床放射学杂，2019，38（8）：1423-1427.

[4] 朱碧莲，余日胜，王新宇. 男性胰腺实性假乳头状肿瘤与无功能性神经内分泌肿瘤的 MSCT 鉴别诊断 [J]. 临床放射学杂志，2017，36（12）：1803-1806.

[5] WANG C，CUI W，WANG J，et al. Differentiation between solid pseudopapillary neoplasm of the pancreas and hypovascular pancreatic neuroendocrine tumors by using computed tomography[J].Acta Radiol，2019，60（10）：1216-1223.

（顾基伟 赵 欢）

病例15　胰腺实性假乳头状肿瘤（女性）

【临床资料】

● 患者女性，15岁，腹部外伤伴疼痛3日余，有发热病史。外院彩色多普勒超声检查提示左上腹包块，血供丰富。

● 实验室检查：CA125 36.70 mL↑，超敏CRP 176.72 mg/L↑，WBC 15.44×109↑，Neu 11.60×109/L↑。

【影像学检查】

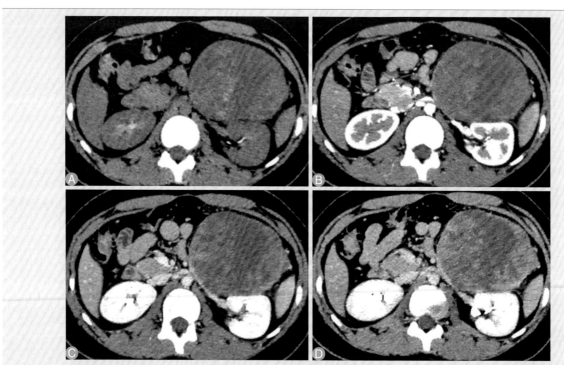

A. 横断位 CT 平扫；B. 横断位 CT 增强动脉期；C. 横断位 CT 增强静脉期；D. 横断位 CT 增强延迟期。

图4-15-1　上腹部CT平扫+增强

【分析思路】

青年女性，胰尾部一巨大囊实性肿块，边缘光整，其内见片絮状稍高密度影，无明显强化，提示病灶内出血，增强扫描病灶实性部分渐进性强化，呈"浮云征"改变，以病变外围分布较著，其内囊性区无明显强化；病灶下方见少量液性集聚，结合实验室检查超敏CRP、WBC及Neu均升高，患者有发热症状，提示肿瘤出血后并周围炎性反应。常见病变有胰腺神经内分泌肿瘤、胰腺浆液性囊腺瘤、胰腺实性假乳头状肿瘤。

■ 胰腺神经内分泌肿瘤

本例支持点：病灶边界清晰，合并囊变。

不支持点：出血少见，强化程度低于胰腺正常实质。

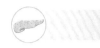

■ **胰腺浆液性囊腺瘤**

本例支持点：囊实性病灶，包膜强化。

不支持点：形态规则，未见分叶状改变，未见放射状纤维瘢痕及钙化。

■ **胰腺实性假乳头状肿瘤**

本例支持点：巨大囊实性肿块，内部出血，呈"浮云征"改变，包膜强化，强化程度较低。

不支持点：未见钙化。

【病理诊断】

大体：外观肿瘤体积较大，界限清楚，切面灰黄囊实性，囊性区域通常为坏死及出血。

镜下：实性区肿瘤细胞排列呈絮状或片块状，瘤细胞大小、形态一致，呈圆形或卵圆形，边界清晰，胞质丰富。假乳头区单形性瘤细胞围绕纤维血管轴心形成假乳头结构。

免疫组化：β-catenin核浆染色阳性。

病理结果：胰腺实性假乳头状肿瘤。

【讨论】

■ **临床概述**

胰腺实性假乳头状肿瘤是一种组织起源不确定、具有独特组织学改变的低度恶性肿瘤。肿瘤由形态一致的上皮样细胞构成，黏附性差，以不同比例存在的实性、假乳头状结构伴出血坏死及囊性变为特征。胰腺实性假乳头状肿瘤多发生在青春期的女孩和年轻女性中（90%），在男性中很少见。患者可无明显临床症状，或仅为腹部不适，也可在腹部创伤后肿瘤内出血产生急腹症。根治性手术切除预后良好，极少有术后复发、转移。

■ **病理特征**

组织学形态独特，生长方式多样，由形态均匀一致、黏附性差的瘤细胞构成，大部分呈实性结构，间质有不同程度透明变、黏液变，其间可见薄壁小血管；远离血管的肿瘤细胞退变、脱落，形成假乳头状结构，没有明确腺管结构形成。实性区域瘤细胞具有泡沫样胞质或被胆固醇结晶及异物巨细胞包绕。透明变的纤维组织内可见灶性钙化，甚至骨化。

■ **影像学表现**

1.发病部位：胰尾＞胰头＞胰体部，轮廓规则，边界清晰。亦可见于肠系膜、腹膜后、肝脏、卵巢和睾丸中有胰外实性假乳头状肿瘤的报道。

2.大小：肿瘤多较大，2～20 cm，平均约10 cm。

3.形态及密度：实性或囊实性肿物，囊变、出血多见，无分隔。病灶呈高低混杂信号或密度。钙化多见，发生率达30%。包膜或囊壁可见线状或弧形钙化。

4.血供：实性成分动脉期轻度强化，门静脉期及延迟期呈渐进性中度强化（低于胰腺实质强化），囊性部分不强化，实质部分呈低或低密度，漂浮在更低密度的囊性部分中，形成典型"浮云征"改变。

【拓展病例】

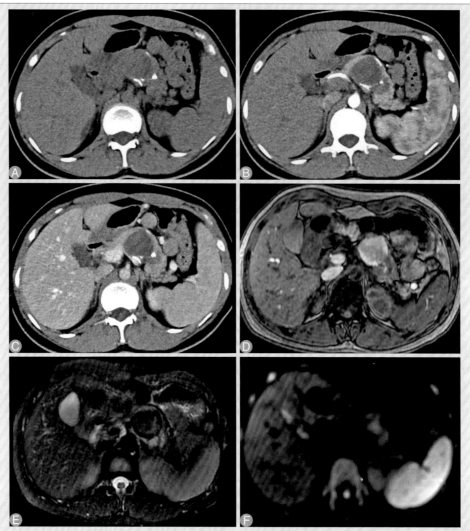

A.横断位 CT 平扫示胰腺体部囊实性病灶，密度不均，边缘弧形、点状钙化；B.横断位动脉期实性成分轻度强化，囊性成分不强化；C.横断位静脉期实性部分持续强化，强化程度低于正常胰腺组织；D.横断位 T_1WI 胰腺体部高信号病灶，边缘局部呈稍低信号；E.横断位 T_2WI 病灶主体呈低信号，边缘小囊状偏高信号；F.横断位 DWI 示局部略高信号。

图4-15-2　患者女性，24岁，胰腺实性假乳头状肿瘤
（病例由仁怀市人民医院曾凡俊老师提供）

【诊断要点】

1.好发于青年女性，男性罕见。

2.可有恶变。

3.实性、囊实性、囊性均可发生。

4.易坏死囊变、出血及钙化。

5.实性部分渐进性轻中度强化（强化程度低于胰腺组织），呈"浮云征"改变；T_1WI 内见高信号，弥散受限。

——参考文献——

[1] 王忠耕，宋瑞敏，甄亚平.西门子双源 CT 对胰腺实性假乳头状肿瘤与神经内分泌肿瘤的鉴别价值 [J].实用癌症杂志，2021，36（11）：1877-1880.

[2] GUO M，LUO G，JIN K，et al. Somatic Genetic Variation in Solid Pseudopapillary Tumor of the Pancreas by Whole Exome Sequencing [J]. Int J Mol Sci，2017，18（1）：81.

[3] DIN N U，RAHIM S，ABDUL-GHAFAR J et al. Clinicopathological and immunohistochemical study of 29 cases of solid-pseudopapillary neoplasms of the pancreas in patients under 20 years of age along with detailed review of literature [J]. Diagn Pathol，2020，15：139.

（秦　雷　施　彪）

病例16　胰腺实性假乳头状肿瘤伴转移

【临床资料】

- 患者男性，41岁，腹部不适1个月。
- 实验室检查：游离三碘甲状腺原氨酸4.72 pg/mL↑，余阴性。

【影像学检查】

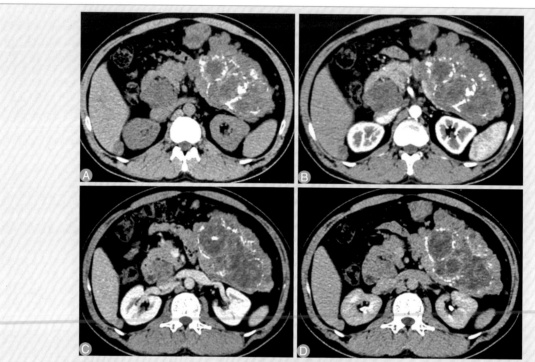

A. 横断位 CT 平扫；B. 横断位 CT 增强动脉期；C. 横断位 CT 增强静脉期；D. 横断位 CT 增强延迟期。

图4-16-1　上腹部CT平扫+增强扫描

（病例由萍乡市第二人民医院江发良老师提供）

【分析思路】

中年男性，胰尾部一巨大囊实性肿块，边缘不光整，分叶状改变，局部包膜不连续，局部血管受侵犯，其内见多发点条状钙化，增强扫描病灶实性部分渐进性强化，其内囊性区无明显强化；有淋巴结转移及肝内转移。常见病变有胰腺癌、胰腺神经内分泌肿瘤、胰腺实性浆液性囊性肿瘤、胰腺实性假乳头状肿瘤。

■ 胰腺癌

本例支持点：中老年男性多见，轻度强化，有淋巴结及肝脏转移，局部血管受侵。

不支持点：多发点状、弧形钙化。

■ 胰腺神经内分泌肿瘤

本例支持点：病灶边界尚清晰，合并囊变及钙化灶，肝脏及淋巴结转移。

不支持点：病灶强化程度较低。

■ **胰腺实性浆液性囊性肿瘤**

本例支持点：囊实性病灶，分叶状形态及多发钙化。

不支持点：分叶状改变，局部血管受侵，肝脏及淋巴结多发转移。

■ **胰腺实性假乳头状肿瘤**

本例支持点：病灶囊实性肿块，囊壁弧形钙化，强化程度较低。

不支持点：男性少见，淋巴结转移少见，血管受侵犯。

【病理诊断】

免疫组化：CgA（－），Syn（弱+），CD56（+），Ki-67（约40%+），CD10（+），vimentin（+），β-catenin（核+），CD117阴性对照（+），ER（－），PR（+）。

穿刺病理结果：胰腺实性假乳头状肿瘤。

【讨论】

■ **临床概述**

胰腺实性假乳头状肿瘤是低度恶性潜能的肿瘤，多发生在胰尾部。好发于年轻女性，平均年龄约22岁（女儿瘤）。临床症状缺乏特异性。恶性比例约占15%，7%~9%的病例发现时已出现转移。提示恶性的征象：年龄<20岁或>50岁、男性、分叶状边缘、局部包膜不连续、胰管扩张、血管侵犯、淋巴结及远隔转移。

■ **病理特征**

肿瘤体积通常较大（直径>6 cm），瘤内易出血、坏死及囊变。肿瘤具有特征性的假乳头状结构，即肿瘤细胞围绕纤维血管中心形成菊形团样外观。囊液为低黏度血性液体，细胞学为出血及坏死物背景下的分支状嗜酸性乳头状细胞。

■ **影像学表现**

1.发病部位：胰尾>胰头>胰体部，胰腺外实性假乳头状肿瘤可见于肠系膜、腹膜后、肝脏、卵巢和睾丸。

2.肿瘤多较大，2~20 cm，平均约10 cm。

3.实性或囊实性肿块，囊变、出血多见，无分隔。有囊变时肿瘤呈高低混杂信号或密度。

4.钙化多见，发生率达30%。包膜或囊壁可见线状或弧形钙化。

5.实性成分动脉期轻度强化，门静脉期及延迟期呈渐进性中度强化（低于胰腺实质强化），囊性部分不强化，实质部分呈低或低密度，漂浮在更低密度的囊性部分中，形成典型"浮云征"改变。

6.恶性表现：病变形态不规则，呈分叶状改变，坏死更多，邻近血管受侵，淋巴结转移，远处脏器转移（以肝脏常见）。

【拓展病例】

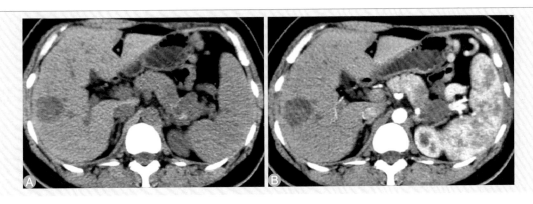

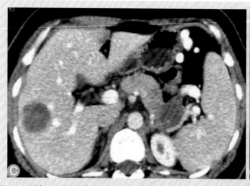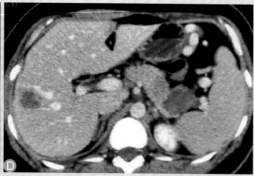

A. 横断位 CT 平扫示胰腺体部囊实性病灶，形态不规则，边缘弧形钙化；肝右叶类圆形低密度影，边界不清。B. 横断位动脉期病灶不均质强化，肝脏病灶轻度强化；C. 横断位静脉期病灶渐进性轻度强化，邻近脾血管受侵；D. 横断位延迟期病灶延迟强化，囊性成分不强化，肝脏病灶可见边缘强化。

图4-16-2　患者女性，32岁，胰腺实性假乳头状肿瘤伴肝转移

【诊断要点】

1.好发于青年女性，男性罕见。

2.可有恶变。

3.实性、囊实性、囊性均可发生。

4.易坏死、囊变、出血及钙化。

5.实性部分渐进性轻中度强化（强化程度低于胰腺组织），呈"浮云征"改变；T$_1$WI内见高信号，弥散受限。

6.恶性表现：病变形态不规则，呈分叶状改变，坏死更多，邻近血管受侵，淋巴结转移，远处脏器转移（肝脏常见）。

——参考文献——

[1] YAO J，SONG H. A Review of Clinicopathological Characteristics and Treatment of Solid Pseudopapillary Tumor of the Pancreas with 2450 Cases in Chinese Population[J]. Biomed Res Int，2020，2020：2829647.

[2] YOU L，YANG F，FU D L. Prediction of malignancy and adverse outcome of solid pseudopapillary tumor of the pancreas[J]. World J Gastrointest Oncol，2018，10（7）：184-193.

[3] XU X，CHEN D，CAO L，et al.Spontaneous rupture of solid pseudopapillary tumor of pancreas：A case report and review of literature[J]. Medicine（Baltimore），2019，98（44）：e17554.

[4] 赵永刚，王明亮，黄素明，等.男性胰腺实性假乳头状肿瘤的CT特征分析[J].中华胰腺病杂志，2020，20（5）：389-392.

[5] 刘玉红，马亮，郭晓妍，等.不同性别胰腺实性假乳头状肿瘤的MRI表现特征[J].中国中西医结合影像学杂志，2022，20（1）：59-63.

（秦雷 施彪）

病例17　胰腺神经内分泌肿瘤（G1）

【临床资料】

- 患者女性，44岁，因口唇发麻4年，间断心慌、乏力、意识恍惚3年入院。
- 门诊查生化示血糖2.4 mmol/L。

【影像学检查】

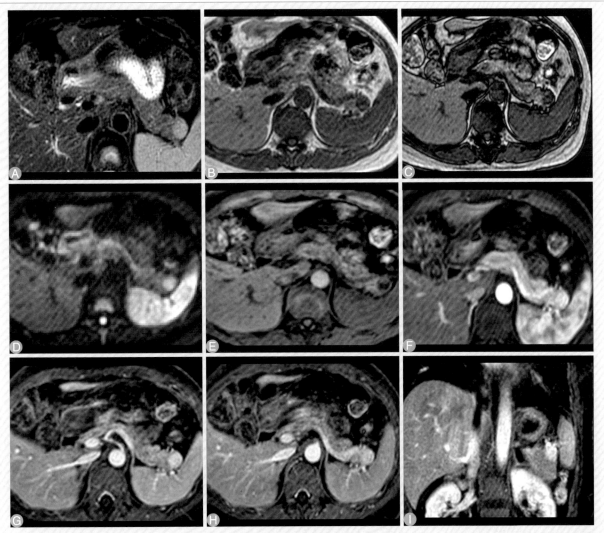

A. 横断位 T_2WI 压脂；B、C. 横断位 T_1WI 同反相位；D.DWI；E. 横断位 T_1WI 压脂平扫；F. 横断位 T_1WI 压脂动脉期；G. 横断位 T_1WI 压脂静脉期；H. 横断位 T_1WI 压脂延迟期；I. 冠状 T_1WI 压脂静脉期。

图4-17-1　上腹部MRI平扫+增强

【分析思路】

中年女性，胰尾部结节，T_1WI稍低信号，T_2WI稍高信号，边界清楚，DWI呈高信号，增强扫描快进慢出，呈高强化。常见病变有胰腺内副脾、胰腺实性浆液性囊腺瘤、胰腺透明血管型Castleman病、胰腺转移瘤（如肾透明细胞癌）、胰岛素瘤。

■ 胰腺内副脾

本例支持点：T_2WI压脂序列、T_1WI、DWI与脾脏信号相仿，增强扫描动脉期明显强化也支持。

不支持点：强化程度高于同层面脾脏；临床病史不支持。

■ 胰腺实性浆液性囊腺瘤

本例支持点：年龄、性别、T_2WI压脂序列高信号，增强动脉期明显强化。

不支持点：本例形态比较规则，有张力，浆液性囊腺瘤一般呈分叶状，T_2WI高信号内未见低信号纤维分隔也不符合。

■ 胰腺透明血管型Castleman病

本例支持点：信号比较均质，DWI呈高信号，增强高强化。

不支持点：病灶内未见镶嵌征，未见淋巴门，增强后病灶周围未见增粗血管；临床表现不支持。

■ 肾透明细胞癌胰腺转移

本例支持点：增强扫描明显强化符合。

不支持点：没有肾透明细胞癌原发病史支持。

■ 胰岛素瘤

本例支持点：临床表现及影像学表现基本符合，首先考虑。

不支持点：无。

【病理诊断】

大体：肿瘤大小2.2 cm×2.2 cm×1.1 cm，胰腺断端未见肿瘤。

镜下：肿瘤细胞大小、形态较一致，形似胰岛细胞，排列呈梁状、腺泡状、管状、假菊形团状，染色质呈细颗粒状，核分裂象少见，核轻度异型。

免疫组化：CD10（-），β-catenin（包膜+），vimentin（-），Ki-67（<1%+），Syn（+），CgA（-），CK7（-），CD56（+），CK（+）。

病理结果：胰腺神经内分泌肿瘤（G1）。

【讨论】

■ 临床概述

胰岛素瘤为最常见的功能性神经内分泌肿瘤，以分泌胰岛素为特征，患者由于胰岛B细胞功能异常，导致胰岛素分泌过多，典型临床表现为Whipple三联征，包括低血糖、交感神经兴奋及中枢神经障碍。

■ 病理特征

胰腺神经内分泌肿瘤（pancreatic neuroendocrine tumor，PNET）可分为G1（<2个有丝分裂/2 mm^2，Ki-67增殖指数<3%）、G2（2~20个有丝分裂/2 mm^{2}或Ki-67增殖指数3%~20%）和G3（>20个有丝分裂/2 mm^{2}或Ki-67增殖指数>20%）。胰腺神经内分泌肿瘤多为单发、边界清楚的小结节（约50%<1.5 cm）。镜下见肿瘤细胞大小、形态较一致，形似胰岛细胞，排列呈梁状、腺泡状、管状、假菊形团状，染色质呈细颗粒状，核分裂象少见，核为轻至中度异型。低分化的肿瘤体积通常较大（中位直径4 cm），分界欠清，镜下见肿瘤细胞小或中等大，多排列成巢或弥漫片状，核深染，有显著异型性，核质比例增大，核分裂象多见，常伴坏死。CgA是目前诊断胰腺神经内分泌肿瘤最特异性的免疫组织化学指标，其阳性程度取决于分泌颗粒的数目，部分分化差的胰腺神经内分泌肿瘤或者标本固定

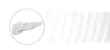

不当时可能为阴性。Syn是一种跨膜糖蛋白，敏感性高，特异性较CgA差，不受分泌颗粒数目的影响，对于诊断分泌颗粒较少或低分化的胰腺神经内分泌肿瘤优于CgA，故常与CgA联合应用。

■ 影像学表现

1.位置：胰腺各部位均可发病。

2.大小：肿瘤大小是影响胰腺神经内分泌肿瘤病理分级最主要的特征之一。肿瘤<2 cm，尤其是<1 cm，G1的可能性较大；肿瘤>2 cm，尤其>3 cm，强化不均匀或弱强化则提示更高级别可能。

3.形态：以类圆形为主，绝大部分单发，部分可多发。

4.信号：T_1WI呈低信号，大部分T_2WI呈高或稍高信号，少数为等信号，极少数病灶为低信号，提示肿瘤内伴钙化或出血可能；其中T_2WI高亮信号较多见于低级别肿瘤，级别越高的肿瘤较多表现为稍高信号。胰腺神经内分泌肿瘤可以发生部分囊变或大部分囊变，囊性胰腺神经内分泌肿瘤发生率约为10%。胰腺神经内分泌肿瘤一般DWI呈高信号，ADC呈低信号。

5.强化方式：增强扫描动脉期胰腺神经内分泌肿瘤既可以表现为富血供，也可以表现为等或弱强化，G1与G2强化方式类似，多表现为持续性高强化特征，肿瘤呈均匀、环形或不均匀强化；总的来说血供越丰富，血流灌注越高，级别越低，G1的可能性越大。

【拓展病例】

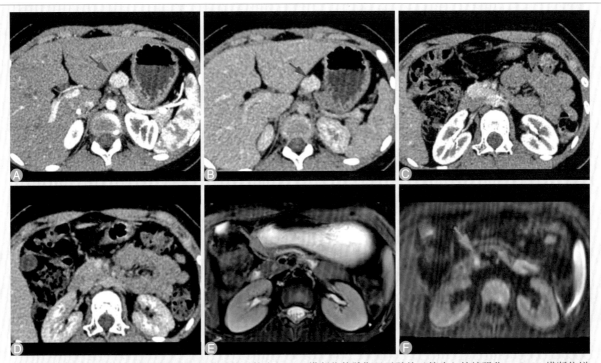

A.横断位动脉期示胰腺颈部不均匀明显强化肿块（箭头）；B.横断位静脉期显示肿块（箭头）持续强化；C、D.横断位增强动脉期及静脉期胰腺头部表现正常；E.横断位T_2WI显示胰腺头部稍高信号结节（箭头）；F.DWI示结节呈高信号（箭头）。

图4-17-2　患者女性，13岁，发现低血糖2个月，胰腺多发性胰岛素瘤

【诊断要点】

1.胰腺内富血供结节，病灶直径比较小，一般不超过2 cm。

2.增强扫描快进慢出。

3.临床表现为Whipple三联征。

—— 参考文献 ——

[1] SONG P，YAN JY，WANG Y，et al. Value of multi-detector computed tomography during intra-arterial infusion of contrast medium for locating insulinomas[J]. Journal of International Medical Research，2020，48（3）：1-8.

[2] ZHU L，XUE H，SUN Z，et al.Prospective comparison of biphasic contrast-enhanced CT，volume perfusion CT，and 3 Tesla MRI with diffusion-weighted imaging for insulinoma detection[J]. J Magn Reson Imaging，2017，46（6）：1648-1655.

[3] SUN M，LUO Y，YOU Y，et al. Ectopic insulinoma：case report[J]. BMC Surg，2019，19（1）：197.

（顾基伟　赵　欢）

病例18　胰腺神经内分泌肿瘤（G2）

【临床资料】

- 患者男性，39岁，体检发现胰腺占位性病变3周。
- 实验室检查：常规肿瘤指标阴性。

【影像学检查】

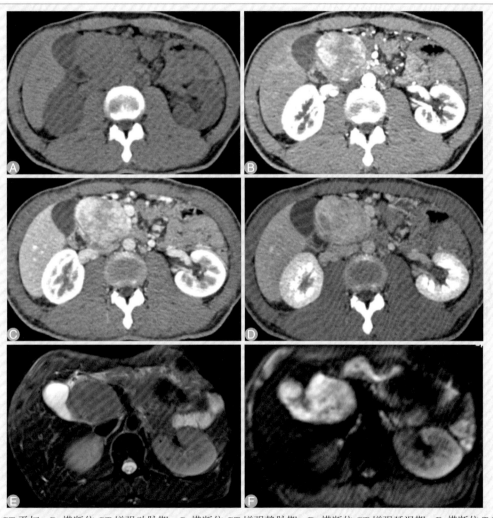

A.横断位CT平扫；B.横断位CT增强动脉期；C.横断位CT增强静脉期；D.横断位CT增强延迟期；E.横断位T₂WI；F.横断位DWI。

图4-18-1　上腹部CT平扫+增强、上腹部MRI平扫

【分析思路】

中年男性，胰头部稍低密度类圆形肿块，边界清晰，密度尚均匀，T₂WI呈偏低信号，病变无明显坏死囊变，DWI呈高信号，增强后病灶不均匀明显强化，延迟期强化密度趋于均匀。胰头部富血管占位性病变，常见病变有胰腺实性浆液性囊腺瘤、胰腺实性假乳头状肿瘤、胰腺内副脾、胰腺神经内分泌肿瘤。

■ **胰腺实性浆液性囊腺瘤**

本例支持点：富血供高强化方式，延迟期局部退出。

不支持点：T_2WI信号偏低，DWI受限。

■ **胰腺内副脾**

本例支持点：病灶密度及信号均匀，病灶动脉期高强化，延迟强化相对均匀。

不支持点：胰腺头部少见，病灶形态较大。

■ **胰腺实性假乳头状肿瘤**

本例支持点：不均匀强化，延迟强化。

不支持点：年轻男性，强化程度较高，高于正常胰腺组织，信号均匀，无出血信号。

■ **胰腺神经内分泌肿瘤**

本例支持点：病变动脉期明显强化，局部延迟强化，强化程度高于正常胰腺组织。

不支持点：病灶形态较大且信号较均质，T_2WI信号偏低。

【病理诊断】

大体：胰腺头部区直径约5 cm肿物，界限尚清，包膜尚完整，切面灰白色，局部暗红色，质软，细腻。

镜下：肿瘤呈实性，条索状、巢团状，部分区域胞浆丰富，富含血窦，胞浆呈细颗粒状，细胞核呈圆形至椭圆形，异型性极小，核居中，核分裂4/10HPF。

免疫组化：AE1/AE3（+），CK5/6（−），CK7（−），CK19（+），Ki-67（约5%+），β-catenin（胞膜+），CgA（+），Syn（+），CD56（+），Trypsin（−），Vim（+）。

病理结果：胰腺神经内分泌肿瘤（G2）。

【讨论】

■ **临床概述**

胰腺神经内分泌肿瘤（pancreatic neuroendocrine tumors，PNET）在胰腺肿瘤中的相对发病率为2%～5%。它分为功能性和无功能性肿瘤。功能性（症状性）胰腺神经内分泌肿瘤是指由肿瘤异常分泌激素引起相关临床综合征的肿瘤，包括胰岛素瘤、胃泌素瘤、胰高血糖素瘤和VIPoma，以及其他不常见的肿瘤，它们可产生5-羟色胺、ACTH、GHRH、PTHrP和CCK。无功能性（无症状性）肿瘤与临床激素过度分泌无关，可能与分泌肽激素和生物物质有关，例如，PP、生长抑素和嗜铬粒蛋白，但分泌水平较低，不会引起症状。

无功能性（无症状性）胰腺神经内分泌肿瘤（NF-PNET）一般分化良好，大小≥0.5 cm，无明显的激素综合征。约2/3好发于胰腺头部位置，男女发病比例大致相仿，年龄范围较广（12～79岁）。

■ **病理表现**

胰腺神经内分泌肿瘤的组织学表现特点是器官样生长，细胞有序排列，伴数量不一的纤维性间质，无功能性（无症状性）胰腺神经内分泌肿瘤具有分化良好的器官样生长模式，与大多数功能性的胰腺神经内分泌肿瘤类型没有区别。胰腺神经内分泌肿瘤形态学包括实性巢状和类实性副神经节瘤样生长模式、小梁和编织状模式，以及腺状模式。坏死并不常见。间质变化很大，具有丰富的血管。在肿瘤细胞巢之间存在单一的、细的毛细血管和密集的透明化胶原蛋白的区域。一些肿瘤表现出间质钙化（有时包括砂粒体）。胞浆呈细颗粒状，细胞核呈圆形至椭圆形，异型性极小，核居中或偏位，染色质呈团簇状（胡椒盐样）。在大多数情况下，<5个核分裂/2 mm²，几乎总是<20个核分裂/2 mm²。因富含线粒体，嗜酸性

无功能性胰腺神经内分泌肿瘤而含有大量致密嗜酸性胞浆。核通常增大，并常含明显的核仁。

推荐采用WHO 2019年发布的第5版分类和分级标准对胰腺神经内分泌肿瘤的组织分化程度和细胞增殖活性进行分类和分级，细胞增殖活性采用有丝分裂计数和Ki-67指数两项指标。

表4-18-1 2019年WHO第5版胃肠胰神经内分泌肿瘤病理学分类和分级标准

命名	分化程度	分级	有丝分裂计数[a] (/2 mm^2)	Ki-67指数 (%) [a]
神经内分泌瘤，G1级	高分化	低	<2	<3
神经内分泌瘤，G2级	高分化	中	2 ~ 20	3 ~ 20
神经内分泌瘤，G3级[b]	高分化	高	>20	>20
神经内分泌癌，小细胞型	低分化[c]	高[c]	>20	>20
神经内分泌癌，大细胞型	低分化[c]	高[c]	>20	>20
混合性神经内分泌-非神经内分泌肿瘤	高或低分化	多样[d]	多样[d]	多样[d]

[a]有丝分裂计数表示为有丝分裂计数/2 mm^2（该面积等于40倍放大倍数及每个视野最大径0.5 mm情况下的10个高倍镜视野），计数50个0.2 mm^{2}的视野；Ki-67增殖指数通过计数高染色区域（即热点区）至少500个细胞获得；最终分级采用两种增殖指数所对应分级中的较高者。

[b]G3级神经内分泌瘤的有丝分裂计数和Ki-67指数未设上限，其理由是G3级神经内分泌瘤（尤其G3级胰腺神经内分泌瘤）的Ki-67指数偶可为70%~80%，故不能仅根据Ki-67指数的高低进行分级，还需结合其形态学分化良好的特点；对难以区分的G3级神经内分泌瘤和神经内分泌癌，需进行TP53、RB1、ATRX和DAXX染色协助鉴别诊断。

[c]神经内分泌癌根据定义为高级别，无须再分级。

[d]在大部分混合性神经内分泌-非神经内分泌肿瘤中，神经内分泌肿瘤和非神经内分泌肿瘤成分均为低分化，且神经内分泌肿瘤成分的增殖指数与其他神经内分泌癌一致，但该类型肿瘤亦允许这两种成分均为高分化，在这种情况下，应分别对两种成分进行分级；胰腺的混合性神经内分泌-非神经内分泌肿瘤包括4个亚型：混合性导管癌-神经内分泌癌（小细胞或大细胞）、混合性导管癌-神经内分泌瘤、混合性腺泡细胞癌-神经内分泌癌和混合性腺泡细胞癌-导管癌-神经内分泌癌。

■ 影像学表现

胰腺神经内分泌肿瘤常单发，可发生于胰腺的任何部位，但以体尾部最常见。病灶多为实性肿瘤，囊实性、囊性较少见。CT平扫根据肿瘤内成分的不同一般为等或稍低密度，形态规则，边界清晰。MRI平扫一般T$_1$WI呈低信号，大多数病灶T$_2$WI呈高或稍高信号，少数为等信号，DWI呈高或稍高信号，ADC呈低信号。病灶较小信号均匀，较大病灶囊变坏死常见，并可见钙化，胰腺神经内分泌肿瘤一般为富血供肿瘤，G1与G2强化方式类似，多表现为持续性高强化特征，肿瘤呈均匀、环形或不均匀强化，强化程度可高于胰腺实质，也可以出现不典型表现如动脉期多为轻—中度强化，延迟期较明显强化（肿瘤病理分级越高，肿瘤纤维组织成分较多）。肿瘤病理分级越高，发生脏器及淋巴结转移的概率越高。

【拓展病例】

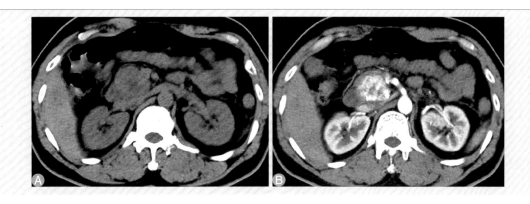

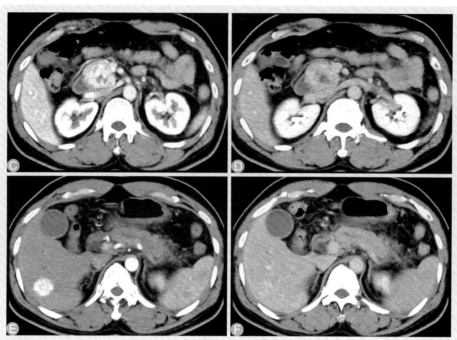

A. 横断位 CT 平扫示胰头部可见结节状稍低密度影，边界不清；B. 横断位动脉期病灶明显强化；C. 横断位静脉期病灶渐进性强化；D. 横断位延迟期病灶强化程度减低，内部坏死不强化；E. 横断位动脉期肝脏结节状高强化；F. 横断位延迟期肝脏结节强化减低，呈等密度影。

图4-18-2　患者男性，49岁，胰腺神经内分泌肿瘤（G2级）伴肝转移

【诊断要点】

1.大部分胰腺神经内分泌肿瘤表现为T$_2$WI高或稍高信号，少数为等信号，DWI信号增高；可以发生部分囊变或大部分囊变。

2.G1、G2级病灶增强后明显强化，肿瘤呈均匀、环形或不均匀强化，强化程度高于正常胰腺组织。G3级肿瘤往往＞3 cm，边缘不规则，动脉期中低度强化，门静脉期呈相对低信号（密度），肿瘤不均质，可伴有坏死、囊变、导管侵犯，胰周淋巴结和肝脏转移很常见，但G1级肿瘤少见出现转移。

—— 参考文献 ——

[1] 缪飞，林晓珠.胰腺神经内分泌肿瘤影像学分级再认识[J].中华医学杂志，2022，102（14）：988-991.

[2] 刘芳，朱蒙蒙，王铁功，等.胰腺实性假乳头状肿瘤与无功能性神经内分泌肿瘤磁共振成像预测模型的建立[J].中华胰腺病杂志，2021，21（6）：418-425.

[3] 吴文铭，陈洁，白春梅，等.中国胰腺神经内分泌肿瘤诊疗指南（2020）[J].协和医学杂志，2021，12（4）：460-480.

[4] 李晓坤，温大勇.非功能性胰腺神经内分泌肿瘤CT诊断的价值[J].宁夏医学杂志，2020，42（1）：70-72.

[5] SALAHSHOUR F，MEHRABINEJAD M M，ZARE DEHNAVI A，et al. Pancreatic neuroendocrine tumors（pNETs）：the predictive value of MDCT characteristics in the differentiation of histopathological grades[J]. Abdom Radiol（NY），2020，45（10）：3155-3162.

（胡俊华　施　彪）

病例19　胰腺神经内分泌癌（G3）

【临床资料】

● 患者男性，77岁，上腹部胀痛不适14天。

● 肿瘤指标：CEA 54.22（ng/ml）↑，CA19-9：483.83（IU/ml）↑，CYFRA21-1 4.48（ng/ml）↑，FPSA 0.56（ng/ml）↑，CA50 121.70（U/ml）↑。

【影像学检查】

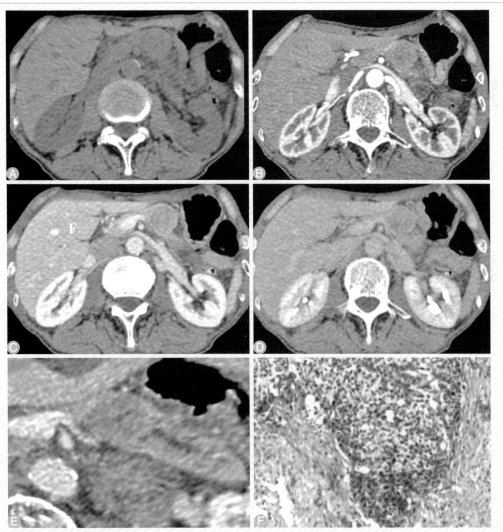

A.横断位CT平扫；B.横断位CT增强动脉期；C.横断位CT增强静脉期；D.横断位CT增强延迟期；E.曲面重建；F.病理（H&E染色，×100），文后彩图4-19-1F。

图4-19-1　上腹部CT平扫+增强、病理图

【分析思路】

中老年男性，多项肿瘤标志物增高。CT增强示胰体部类圆形软组织肿块，边界较清晰，平扫密度相对均匀，增强扫描呈中度渐进性强化，各期强化均低于胰腺实质；曲面重建示肿块远端胰管扩张，脾静脉局部与肿块分界不清。常见病变有胰腺导管腺癌、胰腺实性假乳头状肿瘤、胰腺神经内分泌肿瘤（G2/G3）。

■ 胰腺导管腺癌

本例支持点：中老年男性，肿瘤标志物CEA、CA19-9增高，胰腺实性肿块伴上游胰管扩张，局部与脾静脉分界不清。

不支持点：胰腺癌为乏血供肿瘤，增强各期均轻–中度强化，边界不清，形态不规则，肿块远端胰腺萎缩，更易侵犯周围结构及淋巴结转移。

■ 胰腺实性假乳头状肿瘤

本例支持点：胰体部类圆形实性肿块，边界较清，中等程度强化。

不支持点：好发于青年女性，囊实性多见，肿瘤内出血及增强"浮云征"是其较特异征象。

■ 胰腺神经内分泌肿瘤（G2/G3）

本例支持点：中老年男性，胰腺体部类圆形实性肿块，边界清楚，增强扫描呈中等程度强化。

不支持点：肿瘤标志物NSE不高，较少引起胰管扩张。

【病理诊断】

手术标本（胰体尾+脾脏）：大部分为低分化，局灶中分化，肿块大小约3 cm×3.5 cm×2.5 cm，可见脉管内癌栓，未见明确神经侵犯，胰周淋巴结4/11见癌转移。脾脏未见癌转移。

免疫组化：Syn（＋），CgA（＋），CD56（＋），CK8/18（＋），CK7（＋），CK19（＋），CK20（–），β-catenin（膜+），AFP（–），Ki-67（约40%+）。

病理结果：结合HE形态和免疫组化结果考虑为神经内分泌癌（G3）。

【讨论】

■ 临床概述

胰腺神经内分泌肿瘤（neuroendocrine tumor，NET）为第二常见的胰腺肿瘤，占胰腺原发肿瘤的2%～5%。组织病理学可分为高分化神经内分泌肿瘤（G1级、G2级、G3级）和低分化神经内分泌癌（neuroendocrine carcinoma，NEC）。根据患者是否出现由肿瘤激素分泌导致的相应症状，可将胰腺神经内分泌肿瘤分为功能性和无功能性肿瘤。根据患者的肿瘤家族史及肿瘤遗传学特点，可将胰腺神经内分泌肿瘤分为散发性和遗传相关性肿瘤（多发性内分泌肿瘤综合征1型、VHL综合征、神经纤维瘤病1型、结节性硬化症）。胰腺神经内分泌肿瘤好发年龄为40～70岁，无明显性别差异。功能性胰腺神经内分泌肿瘤患者常合并激素分泌增多引起的相应临床症状或特征性体征，如胰岛素瘤多引起"Whipple 三联征"，胰高血糖素瘤可引起皮肤坏死游走性红斑，促肾上腺皮质激素腺瘤可导致满月脸、水牛背、皮肤紫纹等库欣综合征表现。无功能性胰腺神经内分泌肿瘤患者多无特异性症状，常以肿瘤的占位效应、侵犯邻近器官、出现远处转移所导致的相关症状为首发表现。遗传相关性胰腺神经内分泌肿瘤患者常发病年龄小、存在肿瘤家族史、合并其他器官肿瘤或存在相关异常表现。

■ 病理特征

大体黄白或红棕色，质软或致密纤维化，可伴出血、坏死和囊变，功能性神经内分泌肿瘤通常较小，无功能性神经内分泌肿瘤/神经内分泌癌通常＞2 cm。镜下具有"器官样"特点，呈巢状、小梁、腺样、脑回状、腺泡状、假菊形团样排列。神经内分泌癌常伴有广泛地图样坏死，根据肿瘤大小、核仁是否明显、胞浆数量可分为大细胞NEC和小细胞神经内分泌癌，大细胞型多见，核分裂10个高倍镜下大于20个。免疫组化染色：Syn、CgA、CD56、PGP 、CK8、CK18、CK19、CDX2、 CEA 、CA19-9阳性，表达相应的神经内分泌表型。神经内分泌癌 Ki-67阳性指数大于20%。

■ 影像学表现

1.位置：头部和体尾部均可发病，无明显差异。

2.大小：功能性神经内分泌肿瘤一般体积较小，常小于2 cm；无功能性神经内分泌肿瘤及神经内分泌癌体积常较大。

3.形态：胰腺神经内分泌肿瘤常为圆形或类圆形，常有纤维性假包膜，包膜完整；神经内分泌癌形态可不规则，分叶状，常侵犯邻近结构，可伴有淋巴结转移及远处转移。

4.密度/信号：功能性胰腺神经内分泌肿瘤平扫为等密度/信号，无功能性胰腺神经内分泌肿瘤和神经内分泌癌常伴有钙化、出血及囊变导致其密度/信号不均匀。

5.血供：功能性胰腺神经内分泌肿瘤多明显强化，动脉期强化程度可高于胰腺。无功能性胰腺神经内分泌肿瘤及神经内分泌癌大多数为中等程度强化。

【拓展病例】

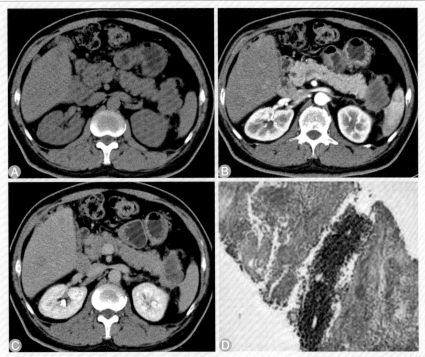

A. 横断位 CT 平扫示胰尾部不规则稍低密度肿块，边界欠清。B. 横断位动脉期示病灶不均质轻度强化。C. 横断位静脉期示肿块轻度强化，中心见片状无强化区；扫描范围内肝实质见多发结节状轻度强化。D. 病理示肿瘤细胞呈不规则条状及腺样排列（H&E 染色，×100），文后彩图 4-19-2D。

图4-19-2　患者男性，47岁，胰腺神经内分泌肿瘤（G3级）伴肝脏多发转移

【拓展病例】

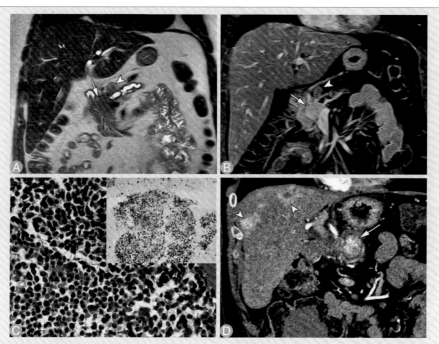

A、B.冠状位 T_2WI 及 T_1WI 增强示胰腺钩突部轻度强化软组织肿块（箭头），伴主胰管扩张及胰周淋巴结肿大（三角箭头），边界不清，患者行胰十二指肠切除术（Whipple 手术）。C.镜下示肿瘤细胞排列不规则，胞浆稀少，核多形性，核仁模糊，核浆比高（HE，×40），文后彩图 4-19-3C。插入显微照片显示，免疫组化显示 Ki-67 增殖指数为 80%。病理结果与低分化神经内分泌癌一致。D.随访冠状位增强 CT 图像显示术区不均匀强化肿块（长箭头），肝脏多发强化病变（短箭头），其结果与复发和转移性疾病一致。

图4-19-3 患者男性，42岁，胰腺低分化神经内分泌癌伴肝转移

【诊断要点】

1.胰腺实质性肿块，边界较清楚/不清，可侵犯邻近结构。

2.一般不伴有胰腺局部萎缩及上游胰管扩张。

3.T_1WI 呈等/低信号，T_2WI 以高信号为主，钙化、出血及囊变多见，DWI扩散受限。

4.富血供，持续性强化，常伴有血行转移（肝、肺多见）及淋巴结转移。

—— 参考文献 ——

[1] 朱鹏飞，刘璐璐，江海涛，等.胰腺神经内分泌肿瘤的影像学表现与病理分级 [J].肝胆胰外科杂志，2022，34（1）：50-53.

[2] CHITI G，GRAZZINI G，COZZI D，et al. Imaging of Pancreatic Neuroendocrine Neoplasms[J]. Int J Environ Res Public Health，2021，18（17）：8895.

[3] KHANNA L，PRASAD S R，SUNNAPWAR A，et al. Pancreatic Neuroendocrine Neoplasms：2020 Update on Pathologic and Imaging Findings and Classification[J]. Radiographics，2020，40（5）：1240-1262.

（刘 帅 施 彪）

病例20 胰腺浆液性囊腺瘤（微囊型）

【临床资料】

- 患者男性，62岁，发现胰腺占位2天。
- 肿瘤指标阴性，血常规、肝功能、甲状腺功能未见明显异常。

【影像学检查】

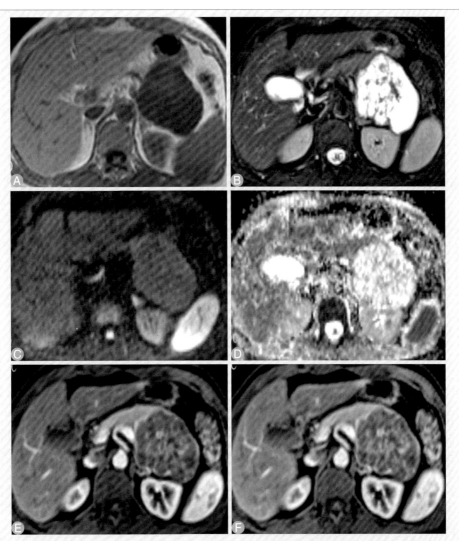

A. 横断位 T_1WI；B. 横断位 T_2WI；C. DWI；D. ADC 图；E. 横断位增强 T_1WI 压脂动脉期；F. 横断位增强 T_1WI 压脂静脉期。

图4-20-1 上腹部MRI平扫+增强MRI

【分析思路】

老年男性，胰尾部多房囊性肿块，边界清晰，平扫T_1WI呈低信号，信号相对均匀，T_2WI呈明显高信号，肿块内见多发低信号分隔，DWI无明显扩散受限，增强后动脉期可见囊壁及分隔明显强化，囊性区域无明显强化，呈蜂窝状改变。常见病变有胰腺黏液性囊性肿瘤、胰腺导管内乳头状黏液瘤、胰腺实性假乳头状肿瘤、胰腺浆液性囊腺瘤（微囊型）。

■ 胰腺黏液性囊性肿瘤

本例支持点：多房囊性肿块，增强囊壁及分隔可见强化。

不支持点：中年女性多见（妈妈瘤），男性罕见；单房多见，可伴有壁结节，囊壁钙化多见。

■ 胰腺导管内乳头状黏液瘤

本例支持点：老年男性，囊性肿块。

不支持点：主胰管型表现为胰管弥漫性扩张伴胰腺实质萎缩，分支胰管型胰头部囊性肿块与胰管相通，呈"葡萄串状"改变。

■ 胰腺实性假乳头状肿瘤

本例支持点：囊性肿块，边界清楚，内见实性成分。

不支持点：好发于年轻女性，通常表现为囊实性混合性肿块，囊内可见斑片状实性成分，囊壁可见壁结节、乳头状突起；出血较常见，增强扫描实性部分呈云絮状渐进性强化（浮云征）。

■ 胰腺浆液性囊腺瘤（微囊型）

本例支持点：多房囊性肿块，边界清楚，可见纤维分隔，扩散不受限，增强囊壁及分隔明显强化，呈现"蜂窝状"外观。

不支持点：老年女性多见。

【病理诊断】

大体：呈海绵状，切面灰白色，由众多小囊及周边较大囊腔围绕致密纤维状瘢痕组成，囊内含有浆液性液体，囊腔与较大胰管无交通，纤维分隔瘢痕呈放射状排列。

镜下：囊壁衬以单层立方上皮，胞质透明，核居中，圆形。大小一致，核仁不明显，缺乏核分裂，细胞无异型性，中心纤维瘢痕由透明变的纤维组织构成。

病理结果：胰腺浆液性囊腺瘤（微囊型）。

【讨论】

■ 临床概述

胰腺浆液性囊腺瘤（serous cystadenoma，SCA）是起源于胰腺外分泌腺的良性肿瘤，占胰腺囊性病变的16%。好发于中老年女性，发病率是男性的3倍，平均发病年龄约60岁，被称为"祖母瘤"。按照病变内囊的大小和数目，分为微囊型、寡囊型（大囊型）和混合型，其中微囊型浆液性囊腺瘤最多见。本病罕见恶变，病变较小常无明显症状，较大时因肿瘤压迫可出现腹痛、呕吐、上腹部肿块等症状与体征。如果影像学表现典型，患者年龄大，无明显临床症状，可以不必手术，选择临床观察。

■ 病理特征

大体：分叶状肿块，切面海绵状，中央瘢痕、钙化。

镜下：囊壁衬覆单层立方或扁平上皮，胞界清楚；部分细胞胞浆透明（富含糖原）；细胞核圆形，居中，大小一致，核仁不明显；细胞无明显异型；核分裂象罕见；中央瘢痕由透明质间质和少量小囊肿组成；1/3病例可见卫星结节；微囊、寡囊和VHL相关型浆液性囊腺瘤镜下形态相似，实体型镜下由背靠背的小腺泡组成。免疫组化显示Inhibin、GLUT1、MUC6为阳性。

■ 影像学表现

1.位置：胰腺各部均可发病，以体尾部多见（50%）。

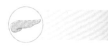

2.大小：小囊直径<2 cm，数目>6个。

3.形态：多房囊性肿块，壁薄、光滑，中心瘢痕，内部分隔，边缘分叶。

4.密度/信号：囊性部分呈低密度，瘢痕呈软组织密度，可伴钙化；T_1WI为低信号，T_2为明显高信号，瘢痕及分隔呈双低信号。

5.血供：囊性部分无强化，瘢痕及分隔多呈明显延迟强化。

【拓展病例】

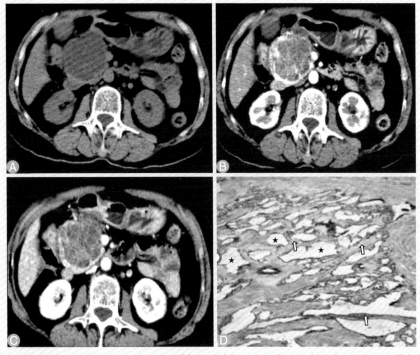

A.横断位 CT 平扫示胰头部囊性肿块，内见分隔；B.横断位动脉期示病灶囊壁及分隔明显强化；C.横断位静脉期示肿块囊壁及分隔强化减低，可见多发小囊状无强化区；D.镜下：众多小囊（星号）间可见纤维组织分隔（箭头），H&E 染色（×400），文后彩图 4-20-2D。

图4-20-2　患者女性，65岁，胰腺浆液性囊腺瘤（微囊型）

（病例由云浮市人民医院崔凌老师提供）

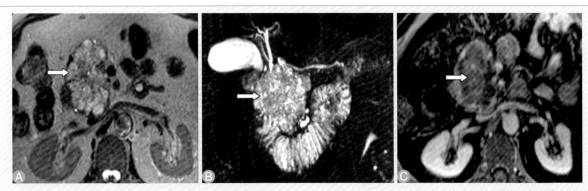

A.横断位 T_2WI 显示一大小约 8.6 cm 胰头部分叶状高信号肿块（箭头）；B.MRCP 显示众多小囊和中间隔组成的分叶状肿块（箭头），主胰管口径正常，未见病灶与胰管沟通；C.横断位 T_1WI 增强示可见分隔强化（箭头），囊性区无强化。

图4-20-3　患者男性，79岁，胰腺浆液性囊腺瘤（微囊型）

【诊断要点】

1.胰腺体、尾部囊性肿块，好发于老年女性。

2.众多小囊积聚（蜂窝状、海绵状），中央放射状瘢痕（钙化多见）及分隔。

3.分叶状（花环状）轮廓，与胰管不相通。

4.增强分隔及囊壁明显强化，扩散不受限。

—— 参考文献 ——

[1] 吴梦龙.胰腺浆液性微囊型囊腺瘤的影像学及病理对照分析[J].中国中西医结合影像学杂志，2019，17（1）：41-43.

[2] 叶枫，张红梅，赵心明.胰腺囊性肿瘤的影像诊断思路[J].中华放射学杂志，2020，54（7）：723-726.

[3] MILLER F H，LOPES VENDRAMI C，RECHT H S，et al. Pancreatic Cystic Lesions and Malignancy：Assessment，Guidelines，and the Field Defect[J]. Radiographics，2022，42（1）：87-105.

[4] JAIS B，REBOURS V，MALLEO G，et al. Serous cystic neoplasm of the pancreas：a multinational study of 2622 patients under the auspices of the International Association of Pancreatology and European Pancreatic Club（European Study Group on Cystic Tumors of the Pancreas）[J]. Gut，2016，65（2）：305-312.

（刘　帅　施　彪）

病例21　胰腺浆液性囊腺瘤

【临床资料】

● 患者女性，62岁，体检发现胰体占位14天，无任何不适症状。

● 实验室指标未见异常。

【影像学检查】

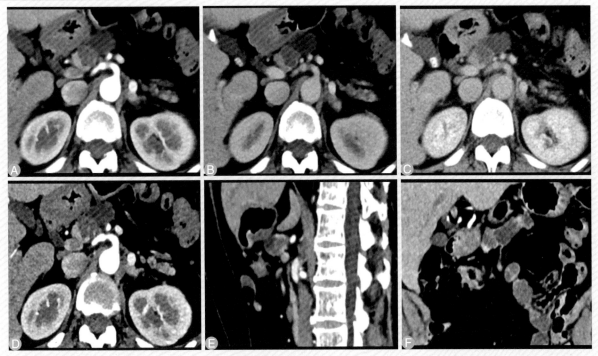

A. 横断位动脉期；B. 横断位静脉期；C. 横断位延迟期；D. 横断位动脉期薄层图像；E. 矢状位动脉期；F. 冠状位动脉期。

图4-21-1　上腹CT增强

【分析思路】

老年女性，胰颈部见类圆形稍低密度结节影，大小约18 mm×15 mm，增强后轻度强化，强化程度低于胰腺实质，远端胰管明显扩张，胰体尾部实质萎缩，胰头部未见异常密度。常见病变有胰腺导管内乳头状黏液性肿瘤、胰腺癌、胰腺浆液性囊腺瘤。

■ 胰腺导管内乳头状黏液性肿瘤

本例支持点：密度较低，强化程度低于胰腺实质。

不支持点：本例胰管为受压改变，导致远端胰管扩张，未见与胰管相通。

■ 胰腺癌

本例支持点：老年患者，相对乏血供，强化程度低。

不支持点：无临床症状，CA19-9未见异常，未见双管征等胰腺癌影像学征象。

■ 胰腺浆液性囊腺瘤

本例支持点：老年患者，胰腺稍低密度病灶，未见与胰管相通，轻度强化。

不支持点：浆液性囊腺瘤寡囊型常不压迫胰管，囊壁未见持续性强化。

【病理诊断】

大体：肿物切面灰白、灰褐色，质硬，界限不清。

免疫组化：AE1/AE3（+），CK7（+），CD10（−），CP53（−），WT1（−），Ki-67（约1%+），ER（−），CEA（局灶+），PAX8（−）。

病理结果：胰腺浆液性囊腺瘤。

【讨论】

■ 临床概述

浆液性囊腺瘤约占胰腺囊性病变的16%，好发于中老年（＞60岁），女性多见。最常发生在胰腺头颈部，以及体、尾部。多无症状，或表现为腹痛（黄疸少见）。血清肿瘤标志物正常。浆液性囊腺瘤为良性，极少恶变（约0.2%）。

■ 病理特征

大囊（寡囊）型：界限不清，子囊数≤6个，最大囊直径＞2 cm，缺乏中央瘢痕；镜下囊壁衬覆单层立方或扁平上皮，胞界清楚；部分细胞胞浆透明（富含糖原）；细胞核圆形，居中，大小一致，核仁不明显；细胞无明显异型；核分裂象罕见；囊壁偶尔形成简单乳头结构（缺乏复杂乳头）；中央瘢痕由透明质间质和少量小囊肿组成；1/3病例可见卫星结节；微囊、寡囊和VHL相关型浆液性囊腺瘤镜下形态相似。实体型镜下由背靠背的小腺泡组成。

■ 影像学表现

浆液性囊腺瘤表现为类圆形或不规则形囊性或囊实性肿块，境界清或不清，边缘分叶状；囊腔呈水样信号或密度，当囊液浓度较高时，T_1WI信号可略增高；分隔较纤细，强化明显；部分可见中央瘢痕，部分可以见钙化；与胰管不相通；瘢痕和钙化比较有特征性。寡囊型为典型的单囊或多房囊性病灶（6个以内）；囊性灶较浆液性微囊腺瘤大，病灶均与周围胰腺分界清，边缘显示光整。囊腔内容物的信号及与胰胆管关系等特征均与浆液性微囊腺瘤大致相仿。病灶囊腔与胰管无沟通征象，邻近胆总管常无明显受压及梗阻现象，可见花瓣征（多房囊肿簇拥形成）。

【拓展病例】

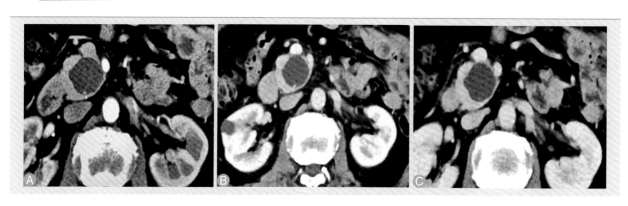

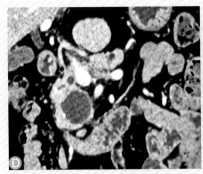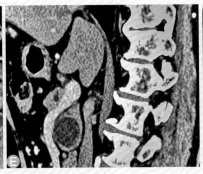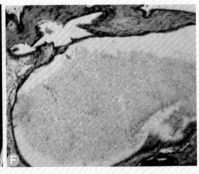

A.横断位动脉期示胰头部类圆形低密度，增强后未见强化，大小约28 mm×26 mm；B.横断位静脉期示囊壁有强化；C.横断位延迟期示病灶囊内分隔未见强化；D.冠状位静脉期示囊壁钙化点；E.矢状位示病灶远端胰管轻度扩张；F.镜下见立方上皮细胞，纤维囊壁样结构，病理结果示浆液性囊腺瘤（H&E染色，×100），文后彩图4-21-2F。

图4-21-2　患者男性，57岁，胰腺浆液性囊腺瘤（寡囊型）

【诊断要点】

1.胰腺头颈部多见，好发于中老年女性。

2.囊性、囊实性病变，边缘分叶状，CT低密度影，MRI示T_1WI低信号、T_2WI高信号。

3.偶见肿瘤中心星状瘢痕和（或）钙化（特征）。

4.增强实性部分及纤维间隔强化。

5.与胰管不通。

—— 参考文献 ——

[1] 王志强，许京轩，邱乾德.胰腺浆液性囊腺瘤MSCT表现与病理特征[J].中国临床医学影像杂志，2020，31（4）：271-275.

[2] 梁文杰，田昊炜，王聿必琭，等.基于CT检查影像组学在术前鉴别诊断胰腺浆液性囊腺瘤和黏液性囊腺瘤中的临床价值[J].中华消化外科杂志，2021，20（5）：555-563.

[3] 王慧慧，赵心明，鲁海珍，等.胰腺浆液性微囊性囊腺瘤CT和MRI表现[J].实用放射学杂志，2017，33（9）：1368-1370，1374.

[4] 叶枫，张红梅，赵心明.胰腺囊性肿瘤的影像诊断思路[J].中华放射学杂志，2020，54（7）：723-726.

[5] XIE H，MA S，GUO X，et al. Preoperative differentiation of pancreatic mucinous cystic neoplasm from macrocystic serous cystic adenoma using radiomics：preliminary findings and comparison with radiological model[J]. Eur J Radiol，2020，122：108747.

（孟巍 施彪）

病例22　胰腺实性浆液性囊性肿瘤

【临床资料】

● 患者女性，64岁，腹胀。

● 实验室检查：无明显异常。

【影像学检查】

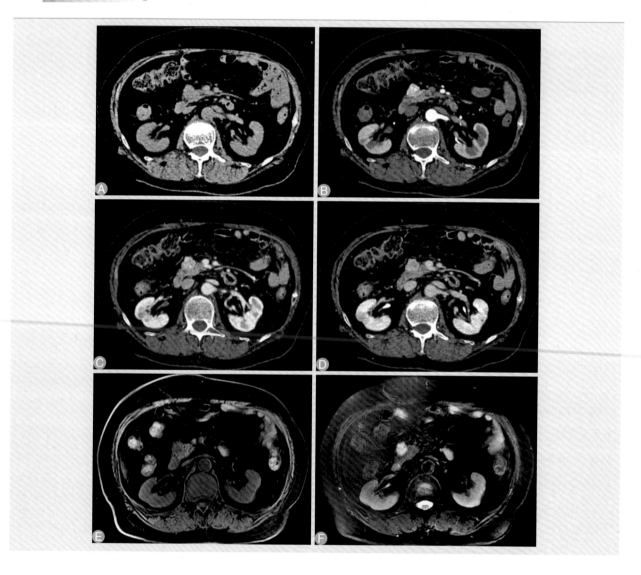

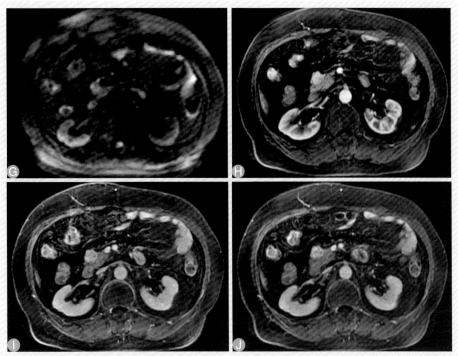

A.横断位CT平扫; B.横断位CT动脉期; C.横断位CT静脉期; D.横断位CT延迟期; E.横断位T₁WI; F.横断位T₂WI; G.DWI; H～J.横断位T₁WI增强。

图4-22-1　上腹部CT和MRI平扫+增强

【分析思路】

中老年女性，胰头部类圆形稍低密度影，边缘光整，T_1WI示病灶呈低信号，T_2WI示病灶呈明显高信号，弥散轻度受限，增强后动脉期胰头部病灶明显强化，静脉期和延迟期强化程度相对减退。常见胰腺富血供病变有胰腺神经内分泌肿瘤、胰腺副脾、胰腺实性浆液性囊性肿瘤。

■ **胰腺神经内分泌肿瘤**

本例支持点：增强后动脉期明显强化，延迟强化有退出。

不支持点：T_2WI明显高信号，DWI弥散受限不明显。

■ **胰腺副脾**

本例支持点：体积小，增强后明显强化，并持续强化。

不支持点：位于胰头部，强化与脾脏不一致。

■ **胰腺实性浆液性囊性肿瘤**

本例支持点：体积小，增强后明显强化，T_2WI明显高信号。

不支持点：无。

【病理诊断】

大体标本：肿瘤瘤体与周围胰腺组织分界清晰，切面呈实性无囊腔，质地中。

镜下：微小囊腔，间质血管丰富，囊内壁细胞呈复层生长，排列紧密，部分见乳头形成，无坏死和核分裂象。

免疫组化：PAS、AE1/AE3、CAM5.2、EMA、CK7、CK8、CK18、CK19阳性。

病理诊断：胰头部实性浆液性囊性肿瘤。

第四章　胰腺

【讨论】

■ 临床概述

根据我国多中心数据显示，胰腺浆液性囊性肿瘤是第二大常见的胰腺囊性肿瘤，约占30.1%。胰腺浆液性囊性肿瘤属于良性肿瘤，无症状者可定期观察，无须手术治疗。根据不同形态可为微囊或蜂窝型、寡囊型或少囊型、多囊型、实性型4种类型，其中实性浆液性囊性肿瘤极易被误诊为胰腺神经内分泌肿瘤，从而接受不必要的手术切除。实性浆液性囊性肿瘤非常罕见，约占所有胰腺浆液性囊性肿瘤的1%，各年龄段均可发病，好发于中老年女性。早期多数患者无临床症状，多因体检时经影像学检查意外发现，如肿块较大时，可出现上腹部不适、隐痛等症状。肿瘤指标均在正常范围内。

■ 病理特征

病理肉眼观缺乏囊性外观，呈边界清晰的灰白色实性肿块。镜下由紧密排列的胰腺腺泡组成，内衬典型的浆液细胞上皮，之间有胶原纤维分隔，部分病灶中央纤维分隔出现钙化。由于细胞排列紧密和胶原纤维成分使其类似实性肿块，同时富含微小囊腔，类似"吸水的海绵"，看似实性却富含液体。肿瘤细胞含有丰富糖原，PAS染色阳性；肿瘤细胞上皮标记阳性，如AE1/AE3、CAM5.2、EMA、CK7、CK8、CK18、CK19。

■ 影像学表现

胰腺实性浆液性囊性肿瘤可发生在胰腺任何部位，体尾部相对多见。肿瘤体积较小，大多数直径小于3 cm。CT平扫表现为稍低密度实性肿块，边界清晰，呈类圆形或浅分叶状。部分肿块中央内可见点状钙化。肿块与胰管不相通，也极少引起胰胆管扩张，但不等于没有，当肿块较大时压迫邻近胰胆管，导致上游胰胆管扩张。由于纤维分隔内有丰富的毛细血管网，增强后病灶显著强化。MRI上T_1WI呈稍低信号，由于富含微小囊腔及囊液的病理特征，T_2WI呈明显高信号，类似水样信号。文献报道，T_2WI明显高信号、DWI弥散不受限、增强后呈"快进快出"强化模式是胰腺实性浆液性囊性肿瘤的特征表现。

【拓展病例】

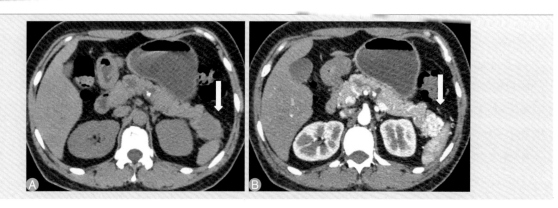

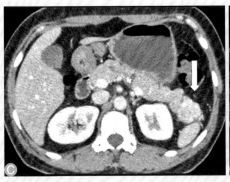
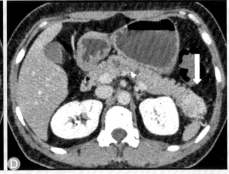

A. 横断位 CT 平扫胰腺内见多发结节状囊性、实性（箭头）密度影，边界尚清，体部病灶内见点状钙化；B. 动脉期胰腺颈部及体部病灶强化不明显，胰腺尾部实性病灶明显强化（箭头）；C. 静脉期胰腺颈部及体部病灶似有轻度强化，胰腺尾部病灶强化局部有减低（箭头）；D. 延迟期尾部实性病灶相对强化减低，内部有填充强化（箭头）。

图4-22-2　患者女性，40岁，胰腺多发浆液性囊腺瘤

【诊断要点】

1. 增强后明显强化，呈"快进快出"强化模式。

2. T_2WI明显高信号。

3. DWI弥散不受限。

—— 参考文献 ——

[1] 孙伟，方旭，边云，等. 胰腺实性浆液性囊性肿瘤的 CT 与 MRI 特征 [J]. 放射学实践，2020，（9）：1143-1146.

[2] 中华外科青年医师学术研究社胰腺外科研究组. 中国胰腺囊性肿瘤外科诊治现状分析：2251 例报告 [J]. 中华外科杂志，2018，56（1）：24-29.

[3] PARK H S，KIM S Y，HONG S，et al. Hypervascular solid-appearing serous cystic neoplasms of the pancreas：Differential diagnosis with neuroendocrine tumours[J]. Eur Radiol，2016，26（5）：1348-1358.

（施彪　方旭）

病例23 胰腺黏液性囊性肿瘤

【临床资料】

● 患者女性，34岁，体检发现胰腺肿瘤1月余。

● 实验室检查：无异常。

【影像学检查】

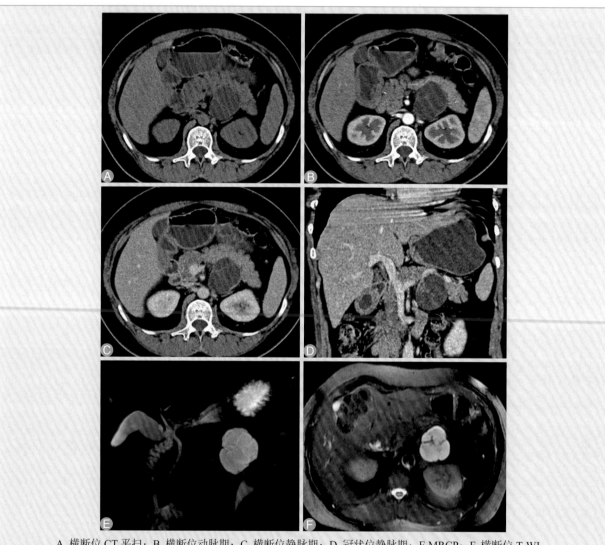

A. 横断位 CT 平扫；B. 横断位动脉期；C. 横断位静脉期；D. 冠状位静脉期；E.MRCP；F. 横断位 T₂WI。

图4-23-1 上腹部CT平扫+增强、上腹部MRI平扫+MRCP

【分析思路】

年轻女性，胰腺体尾部类圆形囊性低密度灶，边界清，囊壁较薄，内见多发分隔，增强后囊壁及内部分隔轻度强化，囊性部分均未见明显强化，MRCP示胰腺体尾部区域见囊性肿物，为类圆形浅分叶状，内呈液性高亮信号，未见与胰管相通，T₂WI示肿瘤呈多囊多房状，囊与囊间见多条低信号分隔，未

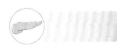

见明确的壁结节。常见病变有胰腺浆液性囊腺瘤、胰腺实性假乳头状肿瘤、胰腺黏液性囊性肿瘤。

■ **胰腺浆液性囊腺瘤**

本例支持点：胰腺体尾部囊性病变，囊内纤维分隔，囊性部分无强化。

不支持点：多囊多房，类圆形，无放射状纤维瘢痕及钙化。

■ **胰腺实性假乳头状肿瘤**

本例支持点：年轻女性，胰腺囊性病灶，边缘光滑，壁略厚伴强化。

不支持点：囊壁薄，囊内密度/信号均匀，无出血，无实性成分。

■ **胰腺黏液性囊性肿瘤**

本例支持点：女性，胰腺体尾部多房囊性病变，边界清楚，增强后囊壁及分隔轻度强化，囊性部分未见明显强化，未见明显的壁结节。

不支持点：本例为多房囊性灶，较少见，典型表现为孤立的单囊。

【病理诊断】

大体：肿瘤表面光整，可见纤维假包膜，切面见多个子囊，内含黏液，整个肿瘤不与胰管相通，肿瘤大小4 cm×2.5 cm×2.5 cm。

镜下：囊内壁为柱状上皮细胞，富含黏蛋白，其外层为致密的卵巢样间质层。

免疫组化：CK7（+），CK20（灶弱+），CK（+），Mucin 5AC（+++），MUC2（－），MUC6（+），p53（个别+），Ki-67（活跃区10%+），ER（间质+），PR（间质+）。

病理结果：胰腺黏液性囊性肿瘤。

【讨论】

■ **临床概述**

胰腺黏液性囊性肿瘤（mucinous cystic neoplasm，MCN）好发于中老年女性，生长缓慢，具有恶性潜能，手术切除是首选的治疗手段。临床无明显症状，但随着肿瘤慢慢增大，可压迫胃、十二指肠、横结肠等，出现消化系统症状，如腹痛、恶心、呕吐、消化不良和体重下降等。

大多数黏液性囊性肿瘤发生在胰腺的体尾部，小肿瘤通常偶然发现（<3 cm），较大的肿瘤可能由于邻近结构受压而产生症状，通常伴有明显的腹部肿块。术前进行囊液CEA水平和分子分析，可以协助评估黏液性囊性肿瘤中患癌风险。

■ **病理特征**

为胰腺外分泌囊性肿瘤，病理形态上由高柱状、产生黏液的上皮细胞构成囊壁，上皮细胞层下的卵巢样间质为胰腺黏液性囊性肿瘤的特征表现，是诊断的必要条件；间质内常见到上皮样细胞簇，核为圆形到卵圆形，胞浆丰富，透明或嗜酸性，类似于黄素化细胞。约15%的黏液性囊性肿瘤具有相关的浸润性癌成分，其通常发生在具有乳头状结节的大（>5 cm）肿瘤中。侵袭性成分通常是小管型腺癌。

肿瘤上皮细胞与CK7、CK8、CK18、CK19、EMA、CEA和MUC5AC阳性。卵巢型间质表达SMA、MSA、结蛋白、PR（60%~90%）和ER（30%）。黄体化的细胞对酪氨酸羟化酶、钙网蛋白和a-抑制素染色阳性反应。

■ **影像学表现**

典型的黏液性囊性肿瘤表现为卵圆形或圆形肿块，囊内由于出血或黏液成分，可呈低密度或高密度。大多为单囊，无明显分隔，少数为几个最大径>2 cm的囊腔组成，典型呈单囊多房表现，囊壁厚薄不均，10%～25%可见囊壁或分隔的蛋壳样钙化，囊腔一般与胰管无关联。提示相关浸润癌的特征包括大肿瘤（＞5 cm），囊壁不规则增厚，囊内壁结节和血清CA19-9水平升高（＞37 kU/L）。

【拓展病例】

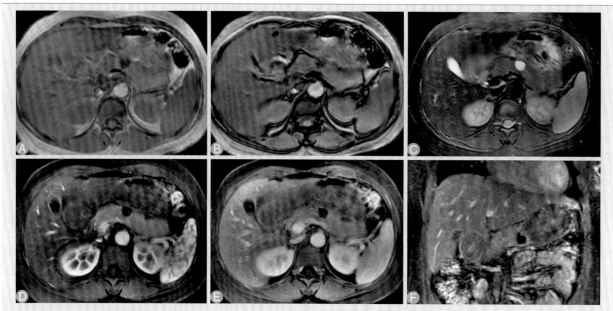

A.T₁WI-in phase 显示胰腺体部低信号病灶；B.T₁WI-out of phase 显示病灶未见明显信号改变；C.T₂WI 显示病变为孤立性囊性高信号，信号较均匀；D～F.横断位及冠状位静脉期病灶边界清楚，未见明显强化，内部未见明显分隔。

图4-23-2　患者女性，31岁，胰腺体部黏液性囊性肿瘤

【诊断要点】

1.年龄：好发于中老年女性。

2.位置：胰腺体尾部（95%）。

3.形态：圆形/卵圆形，单囊多房多见。

4.密度/信号：T₂WI高信号，内部分隔低信号，少见囊壁钙化。

5.与胰管关系：一般与胰管不通。

—— 参考文献 ——

[1] 白德波，孟宪平，朱建新.胰腺黏液性囊性肿瘤和浆液性囊腺瘤的多层螺旋CT鉴别诊断[J].现代医用影像学，2018，27（8）：2715-2717，2728.

[2] BOLLEN T L，WESSELS F J. Radiological Workup of Cystic Neoplasms of the Pancreas. Visc Med，2018，34（3）：182-190.

[3] 李婉菱，徐亚东，韩序，等.胰腺黏液性囊性肿瘤的临床特征及恶变的相关因素分析[J].中华外科杂志，2020，58（3）：225-229.

（李欢欢　施　彪）

病例24　胰腺黏液性囊性肿瘤伴浸润癌

【临床资料】

● 患者女性，42岁，上腹部胀痛不适3个月，呈间断性，可自行好转。

● 实验室检查：CA19-9、CA125、AFP阴性。

【影像学检查】

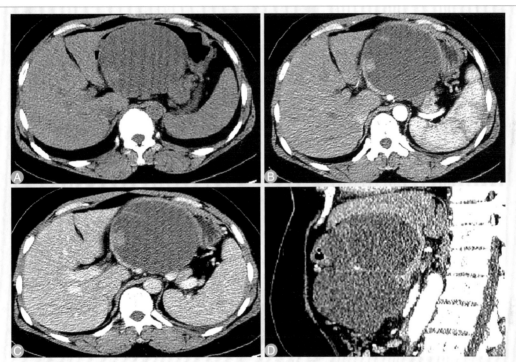

A. 横断位 CT 平扫；B. 横断位 CT 增强动脉期；C. 横断位 CT 增强静脉期；D. 矢状位 CT 增强动脉期。

图4-24-1　上腹部CT平扫+增强

【分析思路】

中年女性患者，胰腺尾部巨大囊实性占位，见分隔、壁结节、钙化，增强后壁结节及分隔强化。常见病变有胰腺假性囊肿、胰腺浆液性囊腺瘤、胰腺实性假乳头状肿瘤、胰腺黏液性囊性肿瘤伴浸润癌。

■ 胰腺假性囊肿

本例支持点：薄壁囊性病灶。

不支持点：无胰腺炎病史，病灶少有分隔及壁结节强化。

■ 胰腺浆液性囊腺瘤

本例支持点：囊性病变，囊内分隔钙化。

不支持点：病灶类圆形，无分叶状、中央纤维瘢痕，增强后病灶未见包膜及分隔中度强化，中央瘢痕明显强化。

■ **胰腺实性假乳头状肿瘤**

本例支持点：中年女性，囊实性，包膜，钙化。

不支持点：病灶未见出血密度。

■ **胰腺黏液性囊性肿瘤伴浸润癌**

本例支持点：中年女性，胰腺尾部巨大囊实性病灶，囊内分隔呈囊内囊表现，周边可见钙化，壁结节较大，壁结节和分隔中度强化，囊壁延迟强化，囊液密度不一，与胰管不通。

不支持点：无。

【最后诊断】

胰腺黏液性囊性肿瘤伴浸润癌。

【讨论】

■ **临床概述**

黏液性囊性肿瘤几乎均发生于成年女性，男性极少见。发病年龄跨度大，从青少年到老年均有发病，平均年龄40～50岁。当肿瘤≤3 cm时，一般无症状，多为偶然发现；当肿瘤＞3 cm时，主要表现为腹部不适、疼痛、恶心或呕吐，腹部扪及包块等。黏液性囊性肿瘤癌变时可伴有癌胚抗原升高。

■ **病理特征**

黏液性囊性肿瘤为囊性上皮性肿瘤，胰尾部最多见，为单囊或多囊，内衬产黏液的上皮细胞，并由卵巢样间质支撑。病灶通常与胰管系统不相通，囊内含黏稠的黏液。少数可见出血、水样液体或坏死碎屑。伴有浸润性癌的病灶体积大，囊壁较厚，多房结构，囊内乳头状凸起及壁结节形成，切面灰白色，质稍硬，有时肉眼即可见明确侵犯胰腺及相邻结构，罕见淋巴结转移。镜下，囊内衬上皮一般为高柱状黏液上皮，形态类似胃型上皮，当肠型分化时可见杯状细胞，甚至潘氏细胞。免疫组化并非是诊断黏液性囊性肿瘤所必需的，但孕激素受体表达有助于明确散在的卵巢样间质细胞。

■ **影像学表现**

1.囊内实性成分增多。

2.有明显强化的壁结节。

3.囊壁不规则增厚，大囊附近出现多个子囊，肿瘤直径≥3 cm。

4.胰周局部淋巴结增大。

5.肿瘤边界不清，肝内转移灶和肿块周围血管侵犯。

【拓展病例】

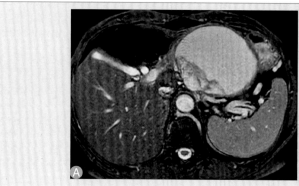
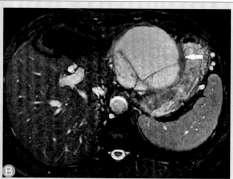

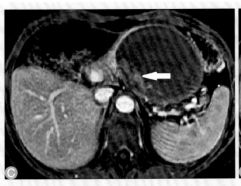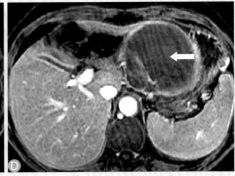

A、B.横断位 T_2WI 胰腺体部可见囊实性高信号，局部囊壁增厚（箭头），内见条片状低信号软组织影，并可见条状低信号分隔；C、D.横断位 T_1WI 增强示囊内实性成分不均质强化（箭头），囊壁厚有强化（箭头）。

图4-24-2　患者女性，59岁，胰腺黏液性囊性肿瘤伴浸润癌

【诊断要点】

1.女性好发，胰尾部多见。

2.囊内囊表现，囊液密度/信号不一，囊壁增厚并蛋壳样钙化，囊壁、实性成分不均质强化。

3.实性成分增多。

4.肿瘤标志物升高。

—— 参考文献 ——

[1] 陆建平.胰腺病理影像学 [M].上海：科学技术出版社 .2019：147-197.

[2] 李婉菱，徐亚东，韩序，等.胰腺黏液性囊性肿瘤的临床特征及恶变的相关因素分析 [J].中华外科杂志，2020，58（3）：225-229.

[3] 李金山，杨玉洁.胰腺黏液性囊性肿瘤伴浸润性癌的术前预测因子 [J].中华胰腺病杂志，2018,18（6）：393-398.

[4] VULLIERME M P，GREGORY J，REBOURS V，et al. MRI is useful to suggest and exclude malignancy in mucinous cystic neoplasms of the pancreas[J]. Eur Radiol，2022，32（2）：1297-1307.

[5] CARR R A，YIP-SCHNEIDER M T，SIMPSON R E，et al. Pancreatic cyst fluid glucose：rapid，inexpensive，and accurate diagnosis of mucinous pancreatic cysts[J].Surgery，2018，163（3）：600-605.

（王　鑫　施　彪）

病例25 胰腺导管内乳头状黏液性肿瘤

【临床资料】

● 患者女性，73岁，因中上腹疼痛1天余入院。

● 肿瘤指标正常。

【影像学检查】

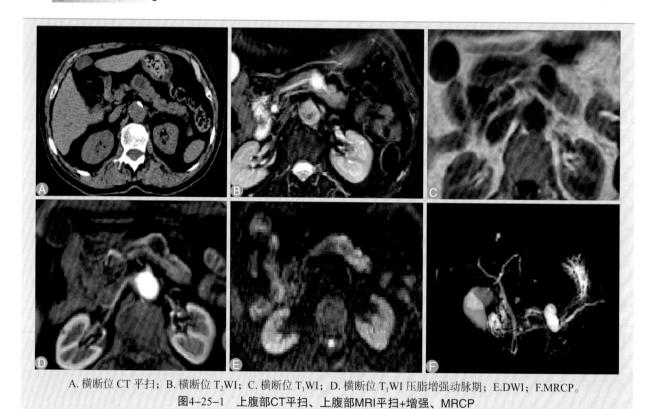

A. 横断位 CT 平扫；B. 横断位 T_2WI；C. 横断位 T_1WI；D. 横断位 T_1WI 压脂增强动脉期；E.DWI；F.MRCP。

图4-25-1 上腹部CT平扫、上腹部MRI平扫+增强、MRCP

【分析思路】

老年女性，胰腺体部囊性灶，病灶边缘有强化，病灶与胰管相通，胰管规则扩张，胰周未见明显渗出。常见病变有胰腺浆液性囊腺瘤、胰腺假性囊肿、胰腺导管内乳头状黏液性肿瘤（主胰管型）。

■ **胰腺浆液性囊腺瘤**

本例支持点：老年女性，囊性病灶，界限清晰。

不支持点：病灶无分隔，病灶与胰管相同，胰管扩张。

■ **胰腺假性囊肿**

本例支持点：临床症状，胰体囊性病灶。

不支持点：无胰腺炎及腹部外伤病史，胰周未见渗出，病灶与胰管相通，胰管扩张。

■ **胰腺导管内乳头状黏液性肿瘤（主胰管型）**

本例支持点：囊性病灶，界限清晰，边缘有强化，病灶与胰管相通，胰管扩张。

不支持点：无。

【病理诊断】

胰腺导管内乳头状黏液性肿瘤伴低级别上皮内瘤变，切缘阴性，周围胰腺组织伴局灶脂肪坏死，炎性细胞浸润及泡沫样组织细胞反应。

【讨论】

■ 临床概述

胰腺导管内乳头状黏液性肿瘤（intraductal papillary mucinous neoplasm，IPMN）是胰腺导管上皮来源的良性、交界性或低度恶性肿瘤，约占胰腺囊性肿瘤的10%，男性多于女性，50～70岁常见。病灶常产生大量黏液而引起胰管明显扩张，并且可见其内的乳头状肿瘤结构。临床表现缺乏特异性，多表现为腹胀、腹部隐痛、腰背部放射痛等。

■ 病理特征

导管内乳头状黏液性肿瘤的病理改变十分复杂，但最基本的病理改变是胰腺导管内的乳头状肿瘤结构分泌黏液，导致主胰管及分支胰管不同程度扩张。根据肿瘤的发生部位将其分为：①主胰管型（相对少见，并有恶性倾向）；②分支胰管型（良性居多）；③混合型（最常见）。

■ 影像学表现

1.位置：①导管内乳头状黏液性肿瘤主胰管型位于胰头者，由于黏液阻塞多为弥漫型；位于胰体和胰尾者多为节段型。②分支胰管型好发于胰头钩突部。③混合型表现为胰腺钩突分支胰管扩张合并主胰管扩张，也可表现为体尾部分支胰管和主胰管扩张的组合。

2.形态：①主胰管型主要表现是主胰管扩张，直径均大于3 mm，管壁光滑连续，少有串珠样改变。扩张胰管内可见壁结节，壁结节可以单发也可以多发。②分支胰管型为多房或者单房囊性肿块，呈分叶状、哑铃状或葡萄状，病灶边界清晰，邻近的主胰管常出现扩张改变。③混合型，分支胰管和主胰管均伴有扩张，并可见多囊状的囊性结构。

3.信号：导管内乳头状黏液性肿瘤在MRI上表现为囊实性肿块，T_1WI呈低信号，T_2WI呈高信号。良性导管内乳头状黏液性肿瘤为多房囊状肿瘤，恶性导管内乳头状黏液性肿瘤为单房囊状肿瘤，增强扫描可见壁结节明显强化。

【拓展病例】

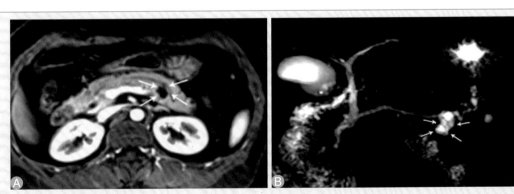

A.横断位增强示病灶囊壁和分隔增强后强化均匀（箭头），未见强化壁结节，胰管扩张；B.MRCP示病灶呈葡萄串状囊性高信号影（箭头），病灶与胰管相通。

图4-25-2 患者女性，53岁，胰腺尾部导管内乳头状黏液性肿瘤伴中级别上皮内瘤变

【诊断要点】

1.胰腺囊性灶，呈分叶或多囊状，囊壁轻中度强化。

2.主胰管弥漫或节段性扩张＞5 mm，扩张胰管内见乳头状结节。

3.MRCP可清晰显示病灶与胰管相通。

—— 参考文献 ——

[1] YAMADA D，KOBAYASHI S，TAKAHASHI H，et al. Pancreatic CT density is an optimal imaging biomarker for earlier detection of malignancy in the pancreas with intraductal papillary mucinous neoplasm[J].Pancreatology，2022，20(3)：488-496.

[2] LIU X J，XU W B，LIU Z H，et al. MRI Combined with Magnetic Resonance Cholangiopancreatography for Diagnosis of Benign and Malignant Pancreatic Intraductal Papillary Mucinous Neoplasms[J]. Current Medical Imaging，2019，15：504-510.

[3] MIN J H，KIM Y K，KIM S K，et al. Intraductal papillary mucinous neoplasm of the pancreas：diagnostic performance of the 2017 international consensus guidelines using CT and MRI[J]. Eur Radiol，2021，31（7）：4774-4784.

（顾基伟　施　彪）

病例26　胰腺导管内乳头状黏液性肿瘤（混合型）

【临床资料】

● 患者男性，48岁，上腹部不适1个月。

● 实验室检查：肿瘤标志物阴性。

【影像学检查】

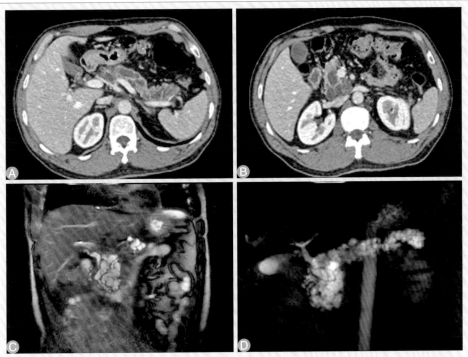

A. 横断位 CT 动脉期；B. 横断位 CT 静脉期；C. 冠状位 T_2WI；D.MRCP。

图4-26-1　上腹部CT增强、上腹部MRI平扫+MRCP

【分析思路】

增强扫描主胰管及分支胰管扩张，胰头部呈葡萄状改变，内部未见明显强化。常见疾病有慢性胰腺炎伴假性囊肿、胰腺导管腺癌、胰腺黏液性囊性肿瘤、胰腺导管内乳头状黏液性肿瘤。

■ 慢性胰腺炎伴假性囊肿

本例支持点：胰管全程扩张、胰头部囊性病灶。

不支持点：胰管扩张边缘光整，未见呈串珠状及粗大钙化。

■ 胰腺导管腺癌

本例支持点：胰腺头部囊性病灶，内部分隔强化，主胰管扩张。

不支持点：胰头部未见明显强化软组织密度影，未见胰周血管侵犯。

■ **胰腺黏液性囊性肿瘤**

本例支持点：壁结节、分隔及钙化。

不支持点：性别不支持，囊性病灶位于胰头部，与胰管相通，主胰管扩张。

■ **胰腺导管内乳头状黏液性肿瘤**

本例支持点：胰管及分支胰管扩张，呈葡萄串状改变，囊性病灶与胰管相通。

不支持点：年龄偏轻。

【病理诊断】

病理结果：胰腺混合型导管内乳头状黏液性肿瘤，伴低度异型增生。

【讨论】

■ **临床概述**

胰腺导管内乳头状黏液性肿瘤（intraductal papillary mucinous tumor，IPMN）是指发生于主胰管和（或）分支胰管并可产生大量黏液的一类上皮乳头状增殖性病变，其起源于胆管上皮细胞，是胰腺相对较为少见的囊性或囊实性肿瘤，其发病率占胰腺肿瘤的1%～3%，占胰腺囊性肿瘤的20%～33%。多数胰腺导管内乳头状黏液性肿瘤患者起病隐匿，约20%的患者无明显临床症状，有症状的患者主要表现为恶心、呕吐、腹痛、背部疼痛、体质量下降等非特异性症状。

■ **病理特征**

导管内乳头状黏液性肿瘤以导管内柱状黏液细胞增生为特点。

典型的大体表现：主胰管型或分支胰管扩张，扩张的胰管内充满黏液，部分可见胰管内乳头样结节。

导管内乳头状黏液性肿瘤分类：上皮细胞种类分为胰胆管型、肠型、胃型、嗜酸细胞型。异型增生程度分为低度、高度异型增生和导管内乳头状黏液性肿瘤伴浸润型癌、管状腺癌。受侵部位分为分支胰管型、主胰管型、混合型。

■ **影像学表现**

典型影像学表现是主胰管和（或）分支胰管不同程度扩张（囊腔与主胰管相通），囊性病变内有或无实性成分（分隔和壁结节），囊性成分无增强，实性成分轻中度增强。

主胰管型胰腺导管内乳头状黏液性肿瘤通常位于胰腺近端并以主胰管受累为特征，主胰管呈弥漫性或节段性扩张，其直径常≥10 mm，内壁光整，胰腺实质常有萎缩，胰管内黏液密度较高，可无或伴有乳头结节影，也可见多个，增强后见结节强化。分支胰管型好发于胰头和钩突部，表现为胰管侧支单发分叶状或多发呈葡萄串状囊性病变聚合而成，伴有分隔，与主胰管相交通，一般主胰管无明显扩张，但当主胰管受累时可伴有主胰管不同程度扩张。混合胰管型最为常见，该型包括主胰管及分支胰管扩张，病变位于胰腺导管内，常伴有胰腺导管的明显扩张，表现为囊性病变与扩张的主胰管同时存在且相通，部分囊壁见壁结节。十二指肠乳头增大并向腔内突出。MRCP能清楚显示发病部位、大小、胰管扩张程度、肿瘤与周围组织的关系，尤其是在显示分支型肿瘤和主胰管的交通方面有优势。

【拓展病例】

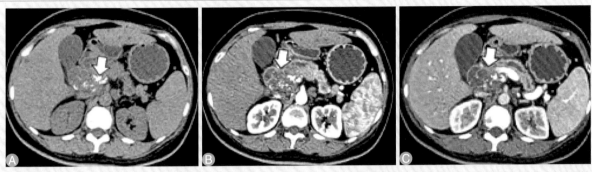

A.横断位CT平扫示胰头部可见不规则软组织肿块影,表现为多个囊状聚合成葡萄状改变,其内可见分隔,肿块内伴有钙化(箭头);B.横断位动脉期示病灶分隔强化(箭头);C.横断位静脉期示分隔及实性成分渐进性呈中等强化,胰管扩张,边缘血管受侵犯(箭头)。

图4-26-2 患者女性,42岁,混合型IPMN浸润癌

【诊断要点】

1.主胰管/分支胰管扩张≥10 mm。

2.部分见壁结节。

3.囊腔与主胰管相通。

—— 参考文献 ——

[1] VAN HUIJGEVOORT N,DEL CHIARO M,WOLFGANG C L,et al. Diagnosis and management of pancreatic cystic neoplasms:current evidence and guidelines[J]. Nat Rev Gastroenterol Hepatol,2019,16(11):676-689.

[2] 曾妮,黄子星,宋彬.胰腺导管内乳头状黏液肿瘤的影像学研究现状及进展[J].中国普外基础与临床杂志,2020,3(27):353-356.

[3] NAGTEGAAL I D,ODZE R D,KLIMSTRA D,et al. The 2019 WHO classification of tumours of the digestive system[J].Histopathology,2020,76(2):182-188.

[4] 方旭,李晶,王铁功,等.胰腺导管内乳头状黏液性肿瘤MRI影像特征及恶变风险预测模型建立[J].中华胰腺病杂志,2021,21(6):426-432.

(胡俊华 贾云生)

病例27 胰腺导管内乳头状黏液性肿瘤伴浸润腺癌

【临床资料】

● 患者男性，77岁，腹泻1年余。

● 实验室检查：肿瘤标志物阴性。

【影像学检查】

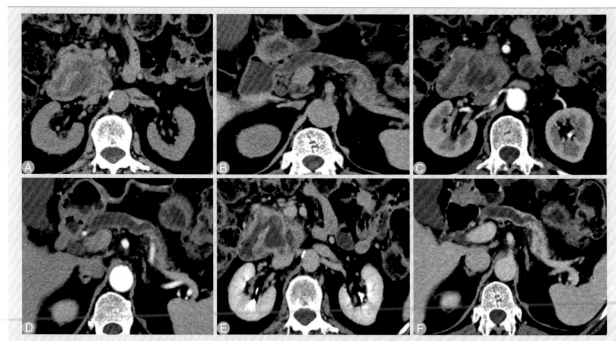

A、B.横断位 CT 平扫；C、D.横断位动脉期；E、F.横断位静脉期。

图4-27-1 上腹部CT平扫+增强

【分析思路】

老年男性，胰头、颈部见囊实性肿块影，实性部分呈低密度，增强扫描实性部分渐进性轻度强化，胰管可见扩张，与病灶相通，局部壁结节有强化，远端胰腺萎缩。常见病变有胰腺癌、胰腺浆液性囊腺瘤、胰腺导管内乳头状黏液性肿瘤伴导管腺癌变。

■ 胰腺癌

本例支持点：病变为囊实性肿块，增强扫描轻度渐进性强化，远端胰管扩张，远端胰腺萎缩。

不支持点：胰管与囊性病灶相通，未见胰周血管侵犯及淋巴结肿大，肿瘤标志物不高。

■ 胰腺浆液性囊腺瘤

本例支持点：病变为囊实混合型肿块，囊内厚壁分隔。

不支持点：胰管扩张与病变相通，未见到特征性瘢痕及钙化。

■ 胰腺导管内乳头状黏液性肿瘤伴导管腺癌变

本例支持点：老年男性，胰腺囊性病变，囊性病灶与胰管相通，并可见壁结节，增强实性部分渐进性轻度强化。

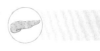

不支持点：病变含有厚壁分隔。

【病理诊断】

病理结果：胰腺导管内乳头状黏液性肿瘤伴浸润腺癌。

【讨论】

■ 临床概述

胰腺导管内乳头状黏液性肿瘤（intraductal papillary mucinous neoplasm，IPMN）是一种较少见的胰腺囊性肿瘤，具有一定的恶变潜能。其起源于胰腺导管上皮，呈乳头状生长，分泌过多的黏液，引起主胰管和（或）分支胰管进行性扩张或囊变。导管内乳头状黏液性肿瘤好发于老年人，男性多见。临床症状和体征取决于导管扩张程度和产生黏液的量，可表现为上腹部疼痛、乏力，消化不良等症状，也可因胰液流出受阻产生慢性胰腺炎，甚至急性发作的临床表现。

■ 病理特征

导管内乳头状黏液性肿瘤的特征在于黏液细胞的增殖，倾向于胰腺导管内播散，而且扩张的胰管由乳头状肿瘤上皮覆盖。

根据侵犯胰管的类型可以分为主胰管型导管内乳头状黏液性肿瘤、分支胰管型导管内乳头状黏液性肿瘤及混合型导管内乳头状黏液性肿瘤。主胰管型导管内乳头状黏液性肿瘤可见主胰管及主要分支胰管均有不同程度的扩张，病变区衬以分泌黏液的高柱状上皮，扩张成囊性变的胰管内可见黏液栓及呈扁平或乳头状的壁结节。混合型导管内乳头状黏液性肿瘤累及主胰管时也可见主胰管扩张。

从组织学上将其分为良性（导管内乳头状黏液性肿瘤）、交界性（中度不典型增生的导管内乳头状黏液性腺瘤）和相关侵袭性癌三类。据文献报道，主胰管型导管内乳头状黏液性肿瘤术后病理40%～92%提示高异型增生或侵袭性癌，而混合型导管内乳头状黏液性肿瘤为4%～46%。分支胰管型导管内乳头状黏液性肿瘤恶性程度近似于主胰管型导管内乳头状黏液性肿瘤。

根据上皮形态，胰腺导管内乳头状黏液性肿瘤在组织学上分为肠型、胰胆管型、胃型及嗜酸细胞型。

■ 影像学表现

1.主胰管型导管内乳头状黏液性肿瘤：表现为节段性或弥漫性主胰管扩张＞5 mm，且无其他梗阻原因。

肿瘤表现为单个或多发小圆形低密度影，可见等密度条状间隔，囊壁结节样突起，增强可见分隔及壁结节轻中度强化。典型表现为主胰管扩张、壁结节，胰腺囊性灶与胰管相通，MRCP诊断较为可靠，可见主胰管扩张及腔内充盈缺损。

2.混合型导管内乳头状黏液性肿瘤：分支型好发于钩突，亦可见于体尾部，伴随主胰管不同程度的扩张，主要是由于黏液阻塞主胰管中胰液的排出造成的。胰腺萎缩明显。

3.分支胰管型导管内乳头状黏液性肿瘤：常钩突部分支胰管及主胰管均扩张。部分病例为胰体尾部的分支胰管和主胰管扩张。

4.恶变（主胰管型及混合型多见）的影像学特征主要包括导管累及的类型、肿瘤发生的部位及大小、主胰管的直径、是否存在厚的间隔及壁结节。囊肿直径≥3 cm、强化附壁结节≥5 mm、主胰管内径≥10 mm是判断恶性的重要指标。文献报道，主胰管受累、弥漫或多发病灶、胰管阻塞、胰周界限不清等均可能为判断恶性的指标，可伴有胆总管扩张。

【拓展病例】

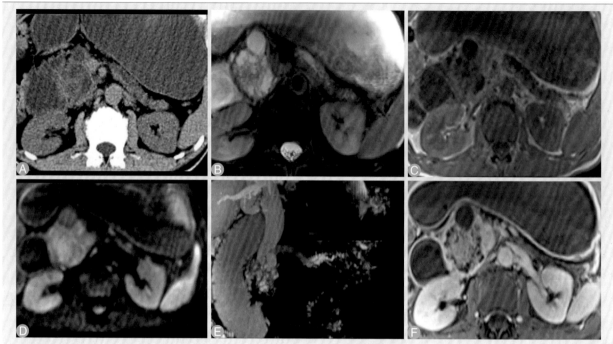

A.横断位 CT 平扫示胰头区见囊实性肿块，边界不清，胰管扩张，胰腺体尾部萎缩；B.T₂WI 示病灶主体呈高信号，内见多发小囊状信号影，并可见斑片状稍低信号；C.横断位 T₁WI 示病灶呈多发囊状低信号；D.DWI 呈高信号影；E.MRCP 示胰管及胆总管明显扩张，胰头部多发囊状高信号影与胰管相通；F.横断位增强扫描示胰腺头部实性成分渐进性强化，囊内未见强化，胰管扩张，胰腺体尾部萎缩。

图4-27-2　患者男性，67岁，CA19-9 248.5 U/mL，胰腺导管内乳头状黏液性肿瘤伴浸润腺癌

【诊断要点】

1.中老年男性多见。

2.以胰腺主导管和（或）分支的扩张为主，内见黏液栓或肿瘤乳头状的充盈缺损。

3.病变与主胰管相通是关键诊断依据，是导管内乳头状黏液性肿瘤影像特征性表现。

4.行ERCP时，扩张的十二指肠主乳头和（或）副乳头见黏液溢出。

5.由于过多的黏液阻碍胰液的分泌，患者临床症状类似慢性胰腺炎或复发性急性胰腺炎。

—— 参考文献 ——

[1] 柴丽，王晴柔，朱乃懿，等．动态增强MRI评估胰腺导管内乳头状黏液性肿瘤恶性潜能的价值[J].放射学实践，2019，34（12）：1370-1374.

[2] TANAKA M，FERNANDEZ-DEL CASTILLO C，K AMISAWA T，et al. Revisions of international consensus Fukuoka guidelines for the management of IPMN of the pancreas[J]. Pancreatology，2017，17（5）：738-753.

[3] PARK H J，KIM H J，PARK S H，et al. JOURNAL CLUB：Primary Anorectal Melanoma：MRI

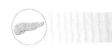

Findings and Clinicopathologic Correlations[J]. AJR Am J Roentgenol，2018，211（2）：W98-W108.

[4] 方旭，李晶，王铁功，等.胰腺导管内乳头状黏液性肿瘤 MRI 影像特征及恶变风险预测模型建立 [J].
中华胰腺病杂志，2021，21（6）：426-432.

[5] 孙勤学，陈振东，赵亦军，等.胰腺导管内乳头状黏液性肿瘤恶变的影像表现 [J].临床放射学杂志，
2020，39（1）：81-85.

（孟 巍 施 彪 林 霖）

病例28　胰腺导管内乳头状黏液性肿瘤伴胶样癌

【临床资料】

- 患者女性，66岁，间断腹痛2月余。
- 实验室检查：CA19-9 337.5 U/mL，CA72-4 2.0 IU/mL。

【影像学检查】

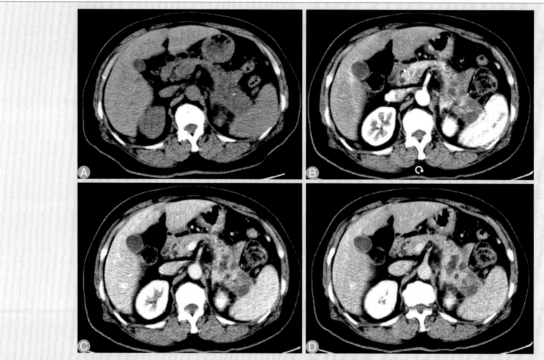

A. 横断位 CT 平扫；B. 横断位 CT 动脉期；C. 横断位 CT 静脉期；D. 横断位 CT 延迟期。

图4-28-1　上腹部CT平扫+增强

【分析思路】

老年女性患者，胰腺尾部囊实性病灶，多发小囊，部分囊性区呈管道样，内壁不光整，见分隔及钙化，实性及分隔中度持续强化，周围组织脏器侵犯。常见病变有胰腺导管腺癌、胰腺黏液性囊性肿瘤伴浸润癌、胰腺导管内乳头状黏液性肿瘤伴胶样癌。

■ 胰腺导管腺癌

本例支持点：侵袭性生长，脾脏及周围组织侵犯，肿瘤标志物高。

不支持点：病灶未见明显嗜血管神经生长的特点，病灶可见多发囊变、坏死、钙化。

■ 胰腺黏液性囊性肿瘤伴浸润癌

本例支持点：老年女性，胰腺尾部囊实性病灶，钙化。

不支持点：病灶与胰管相通，沿胰管浸润性生长，黏液性囊性肿瘤常呈多房囊性病灶，呈囊内囊表现，可伴有较大壁结节，黏液性囊性肿瘤伴浸润癌常表现为囊内实性成分增多，囊壁不规则增厚，与胰管不相通，呈膨胀性生长。

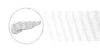

■ 胰腺导管内乳头状黏液性肿瘤伴胶样癌

本例支持点：囊实性，多发小囊，囊性区呈管道样（考虑残存胰腺导管内乳头状黏液性肿瘤），囊内壁不光整，见分隔及钙化，实性及分隔中度持续强化，脾脏及周围组织侵犯，血管侵犯不明显，肿瘤标志物高

不支持点：胰腺导管内乳头状黏液性肿瘤男性稍多，胰腺导管内乳头状黏液性肿瘤伴胶样癌发病率低，好发于胰头部，本例胰腺导管内乳头状黏液性肿瘤背景破坏，影像学表现不典型。

【病理诊断】

大体：肿块呈白色奶酪样物质、胶冻样物质及散在钙化。

镜下：黏液池呈结节样分布，并可见分隔，边界较清楚，结节周围有纤维间质包裹，黏液池内可见异型上皮细胞，细胞呈高柱状，呈簇状或散在分布于黏液池中。

病理结果：胰腺导管内乳头状黏液性肿瘤伴胶样癌。

【讨论】

■ 临床概述

胰腺导管内乳头状黏液性肿瘤（intraductal papillary mucinous neoplasm，IPMN）是一种胰腺导管系统上皮源性的胰腺外分泌囊性肿瘤，约占胰腺囊性肿瘤的22%。导管内乳头状黏液性肿瘤伴浸润性癌时可分为导管腺癌、胶样癌及其他类型。胰腺胶样癌又称胰腺黏液非囊性癌，极为罕见，好发于胰头，约占所有胰腺肿瘤的1%，多见于中老年男性。临床表现主要为上腹部疼痛及黄疸。

■ 病理特征

导管内乳头状黏液性肿瘤根据累及范围分为主胰管型、分支胰管型和混合型；根据不同免疫组化亚型，分为肠型、胃型、胰胆管型及嗜酸细胞型。胶样癌与导管内乳头状黏液性肿瘤尤其是肠型导管内乳头状黏液性肿瘤关系十分密切，囊性区是胶样癌的癌前病变，实性区是肿瘤主体。单纯胰腺胶样癌大体标本呈乳白色"奶酪"或"凝胶"样改变伴散在钙化，肿块较大、边界较清晰，无分叶，无包膜。镜下见较清晰的黏液池呈结节样分布，大部分黏液池结节内呈分隔状，结节周围有纤维间质包裹，黏液池内可见异型上皮细胞或腺体，细胞呈立方状或印戒样，呈簇状或散在分布于黏液池中为其特征，肿瘤内也可存在普通的管状腺癌成分，但黏液癌成分至少占肿瘤的80%。免疫组化阳性表达CDX2、MUC2、CK20、CEA和CA19-9，不表达MRC1，这一点有别于胰腺导管腺癌。

■ 影像学表现

CT表现多为导管内乳头状黏液性肿瘤背景，囊实性，多发小囊,黏液区可见点状和条形钙化，增强后可见边缘及中间网状分隔渐进性强化。增厚的囊壁、囊腔内分隔和实性成分T_1WI呈等信号，T_2WI呈大小不一、弥散的小结节状不均匀稍高信号，内见絮状等信号。发生于胰头部可合并胰腺萎缩。

【拓展病例】

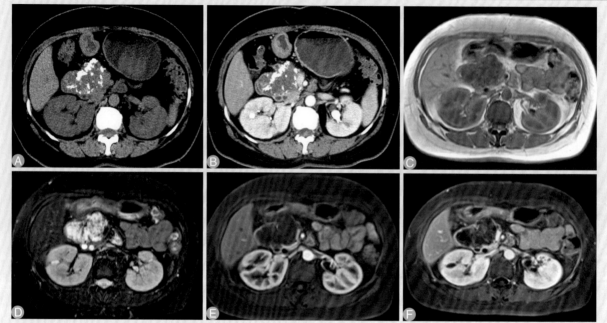

A. 横断位 CT 平扫，胰头部囊实性病灶，见斑片状、条片状钙化灶；B. 横断位 CT 增强延迟期，病灶内部轻度强化；C. 横断位 MRI T_1WI 呈稍低信号为主的混杂信号；D. T_2WI 压脂像呈明显高信号为主的混杂信号；E、F. 横断位 T_1WI 增强，病灶分隔及实性成分轻度渐进性强化。

图4-28-2　患者女性，53岁，胰腺胶样癌
（病例由厦门市中医院影像科张鹏老师提供）

【诊断要点】

1. 胰头部常见，导管内乳头状黏液性肿瘤背景或残存。

2. 囊实性、分隔，内部条状钙化，边缘及分隔渐进性强化。

3. 存在周围组织、脏器侵犯等恶性征象。

4. 肿瘤标志物升高。

—— 参考文献 ——

[1] 陆建平 . 胰腺病理影像学 [M]. 上海：上海科学技术出版社，2019：409-415.

[2] 何莎莎，曾蒙苏，聂洪婷，等 . 胰腺胶样癌11例的计算机断层扫描和磁共振成像特征分析 [J]. 中华消化杂志，2021，41（2）：128-130.

[3] 方旭，边云，蒋慧，等 . 胰腺导管内乳头状黏液性肿瘤胶样癌恶变的影像学特征及其与导管腺癌恶变鉴别 [J]. 中华放射学杂志，2021，55（7）：758-763.

[4] JAYAKRISHNAN T，PANDYA D，MONGA D.Colloid carcinoma of pancreas in the setting of intraductal papillary mucinous neoplasm （IPMN）[J]. J Gastrointest Cancer，2020，51（2）：658-662.

（王　鑫　施　彪）

病例29 胰腺导管内管状乳头状肿瘤

【临床资料】

- 患者女性，56岁，腹痛。
- 实验室检查：CA19-9升高，CEA正常。

【影像学检查】

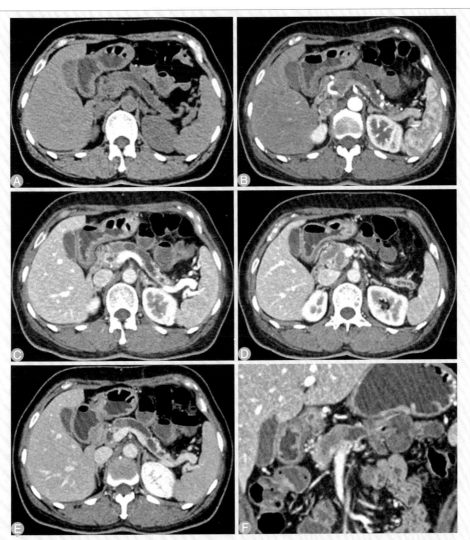

A. 横断位CT平扫；B. 横断位动脉期；C. 横断位静脉期；D、E. 横断位延迟期；F. 冠状位静脉期。

图4-29-1 上腹部CT平扫+增强

【分析思路】

中年女性，胰头部稍低密度影，胰体尾部胰管扩张，胰腺实质萎缩，增强动脉期示胰头部病灶轻度延迟强化，并填充于主胰管内，延迟期示扩张主胰管内的病灶与胰液呈双色征，并见病灶呈酒瓶塞征。常见病变包括胰腺导管内乳头状黏液性肿瘤、慢性胰腺炎、胰腺导管内管状乳头状肿瘤伴浸润癌。

■ **胰腺导管内乳头状黏液性肿瘤**

本例支持点：主胰管扩张。

不支持点：双色征和酒瓶塞征。

■ **慢性胰腺炎**

本例支持点：主胰管扩张，胰腺实质萎缩。

不支持点：无胰管结石，胰管内实性成分。

■ **胰腺导管内管状乳头状肿瘤伴浸润癌**

本例支持点：CA19-9增高，主胰管扩张，双色征及酒瓶塞征，实性结节病灶呈轻度延迟强化。

不支持点：无。

【病理诊断】

大体：肿瘤局限在胰腺导管内，内呈乳头状或息肉样实性肿块，胰管扩张，无明显黏液，周围胰腺实质萎缩。

镜下：肿瘤堵塞胰管，形成周围包绕纤维间质且边界清晰的细胞巢。

免疫组化：MUC2和MUC5AC均阴性。

病理诊断：胰头部导管内管状乳头状肿瘤伴浸润癌（浸润成分为导管腺癌）。

【讨论】

■ **临床概述**

胰腺导管内管状乳头状肿瘤（intraductal tubulopapillary neoplasm，ITPN）属于胰腺导管内肿瘤的一种罕见类型，仅占导管内肿瘤约3%。2010年第4版消化系统肿瘤WHO分类中正式命名为导管内管状乳头状肿瘤，与导管内乳头状黏液性肿瘤并列，同属癌前病变。研究表明，导管内管状乳头状肿瘤与导管内乳头状黏液性肿瘤的基因学表达具有较大差异，所以2019年第5版消化系统肿瘤WHO新分类中将导管内管状乳头状肿瘤与导管内乳头状黏液性肿瘤脱离并列，成为一个独立肿瘤。导管内管状乳头状肿瘤在男性、女性中发生率几乎无差异，发病年龄为25~80岁，平均55岁。临床表现无特异性，通常表现为胰腺炎引起的腹痛、腹泻。实验室检查无特异性，胰腺炎发生时血清淀粉酶或脂肪酶可升高，恶变时肿瘤指标可升高。

■ **病例特征**

由于导管内管状乳头状肿瘤病理特征为瘤细胞呈重度异型增生，约50%的导管内管状乳头状肿瘤与浸润癌相关，浸润成分为导管腺癌。导管内管状乳头状肿瘤和导管内乳头状黏液性肿瘤在病理学存在较多重叠，区别在于导管内乳头状黏液性肿瘤有大量黏液产生并聚集在管腔内，以乳头状生长为主，免疫组化MUCIN5AC阳性、肠型MUCIN2阳性，而导管内管状乳头状肿瘤几乎无黏液，以管状生长为主，肿瘤填充于胰管内，免疫组化MUCIN5AC和MUCIN2阴性。

■ **影像学表现**

导管内管状乳头状肿瘤可发生在胰腺任何部位，以胰头部多见。肿瘤局限或填充在胰管内，很少突破胰腺轮廓，胰管扩张。CT平扫表现为稍低密度，MRI上T_1WI呈低信号，T_2WI呈稍高信号，DWI弥散受限，增强后轻度强化。双色征和酒瓶塞征是导管内管状乳头状肿瘤的影像学特征，双色征即扩张的主胰管内肿瘤和胰液分别呈两种不同颜色，即CT上肿瘤呈稍低密度、胰液呈低密度；T_1WI上肿瘤呈等或低信号、胰液呈低信号，T_2WI上肿瘤呈等或高信号、胰液呈明显高信号。酒瓶塞征即肿瘤局限或填充在胰管内，被扩张胰管内胰液所包围，酒瓶壁代表胰液，瓶塞代表肿瘤。

【拓展病例】

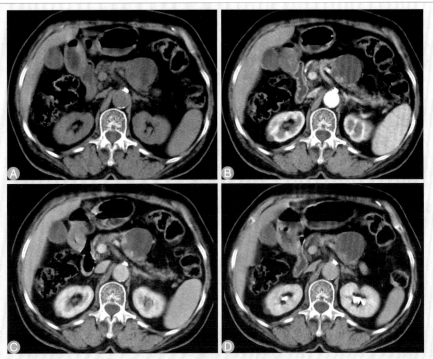

A. 横断位 CT 平扫示胰腺体部囊实性病灶，密度不均匀；B. 横断位动脉期示病灶囊壁及边缘实性区有强化；C. 横断位静脉期示胰腺体部实性成分渐进强化，远端胰管扩张；D. 胰腺体部囊实性病灶强化减低。

图4-29-2　患者女性，78岁，胰腺导管内管状乳头状肿瘤伴高级别上皮内瘤变（原位癌）

【诊断要点】

1.好发于胰腺头部。

2.主胰管扩张。

3.肿瘤局限或填充在胰管内，呈双色征和酒瓶塞征。

—— 参考文献 ——

[1] 陆建平 . 胰腺病理影像学 [M]. 上海：上海科学技术出版社，2019，593-598.

[2] 蒋慧，郑建明 . 2019 版 WHO 胰腺肿瘤分类解读 [J]. 中华胰腺病杂志，2020，20（1）：1-7.

[3] BASTURK O，ADSAY V，ASKAN G，et al. Intraductal Tubulopapillary Neoplasm of the Pancreas：A Clinicopathologic and Immunohistochemical Analysis of 33 Cases[J]. Am J Surg Pathol，2017，41(3）：313-325.

（施　彪　方　旭）

病例30　胰腺淋巴瘤

【临床资料】

- 患者女性，68岁，右上腹疼痛不适1周余。
- 腹部超声提示：肝右叶低回声包块，考虑占位性病变。胰尾部、右肾无回声区，多考虑囊肿。
- 肿瘤指标阴性。

【影像学检查】

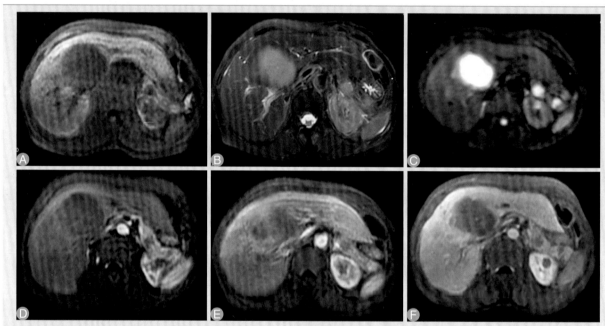

A. 横断位 T₁WI；B. 横断位 T₂WI；C.DWI；D. 横断位动脉期；E. 横断位静脉期；F. 横断位延迟期。

图4-30-1　上腹部MRI平扫+增强

【分析思路】

老年女性，胰腺尾部多发实性肿块，边界较清，平扫T₁WI低信号，T₂WI高信号，信号均匀，扩散加权成像表现为明显、均匀的高信号，增强后轻度延迟强化，扫描层面肝脏及左肾见多发肿块，信号及强化同胰腺病灶，腹腔及腹膜后未见明确肿大淋巴结。常见病变包括胰腺神经内分泌肿瘤伴转移、胰腺癌伴转移、淋巴瘤。

■ 胰腺神经内分泌肿瘤伴转移

本例支持点：肝、肾、胰多脏器，多发实性肿块。

不支持点：神经内分泌肿块为富血供肿块，信号多不均匀。

■ 胰腺癌伴转移

本例支持点：老年女性，胰腺实性肿块，乏血供，DWI高信号。

不支持点：肿瘤标志物阴性，胰腺多发肿块，边界较清，信号均匀，肝、肾肿块信号同胰腺病灶，无环形强化（牛眼征）表现。

■ 胰腺淋巴瘤

本例支持点：实性肿块，平扫信号均匀，DWI明显高信号，信号均匀，增强信号均匀，强化程度各期均低于肝实质，肝、肾多发肿块具有同质性。

不支持点：少见。

【病理诊断】

经皮腹腔穿刺（肝脏穿刺标本）：弥漫增生性中等大淋巴细胞，结合免疫组化结果提示考虑弥漫大B细胞淋巴瘤（生发中心型）伴Bcl-2、Bcl-6及C-myc三表达。

免疫组化：A2 LCA（＋），CD3（－），CD5（－），CD20（＋），CD79（＋），CD10（＋），CD21（＋），CyclinD1（部分+），Bcl-2（90%，+），Bcl-6（80%，+），C-myc（50%，+），MUM1（＋），CK（pan）（－），CK7（－），CK20（－），Hepatocyte（－），CgA（－），Syn（－），CD56（－），Ki-67（60%+）；补充原位杂交结果：A2 EBER（－）。

病理结果：胰腺继发性弥漫大B细胞淋巴瘤。

【讨论】

■ 临床概述

胰腺淋巴瘤（pancreatic lymphoma，PL）分为原发性胰腺淋巴瘤（primary pancreatic lymphoma，PPL）和继发性胰腺淋巴瘤（secondary pancreatic lymphoma，SPL）。原发性胰腺淋巴瘤指淋巴瘤侵及胰腺组织，可伴有胰腺区域淋巴结的浸润，无纵隔及浅表淋巴结肿大，无肝脾的浸润，外周血白细胞计数正常。继发性胰腺淋巴瘤指淋巴瘤不仅侵及胰腺组织，还侵及其他脏器和（或）其他部位淋巴结。原发性胰腺淋巴瘤罕见，约占胰腺肿瘤的0.5%，而继发性胰腺淋巴瘤相对多见，约占非霍奇金淋巴瘤的30%，多来源于邻近器官或淋巴结的浸润。胰腺淋巴瘤好发于中老年男性，发病年龄为41~85岁，平均年龄为62岁。两者临床表现无特异性，常表现为腹痛、体重降低、腹部肿块，而非霍奇金淋巴瘤的B症状（发热、盗汗、体重减轻）少见；肿瘤指标CA19-9多表现为正常。原发性胰腺淋巴瘤与继发性胰腺淋巴瘤的影像学表现相互重叠。

■ 病理特征

肿块体积较大，可伴坏死。绝大多数为B细胞淋巴瘤，瘤细胞大小一致，胞质少，核圆或卵圆形，核膜厚，染色质颗粒粗，瘤组织间有丰富的纤细微血管，期内可见少许瘤巨细胞和病理性核分裂象。

■ 影像学表现

1.位置：胰腺淋巴瘤按其形态学改变分为局灶肿块型及弥漫浸润型，其中局灶肿块型多见，好发于胰头部。位于胰头部的较大病灶，可压迫胰、胆管导致扩张；病灶可包绕邻近血管，呈"血管漂浮征"，可伴有腹膜后、腹腔内多发淋巴结肿大及邻近器官的累及。

2.大小：弥漫浸润型表现为胰腺弥漫性增大，边界不清；局灶肿块型常＞5 cm。

3.形态：局灶肿块型较小时多为胰腺内圆形、类圆形软组织肿块，边界较清；肿块较大时也可不规则，与周围结构分界不清；弥漫浸润型胰腺体积弥漫性增大，边界不清。

4.密度/信号：平扫CT呈等或稍低密度，密度均匀；MRI T_1WI 呈低信号，T_2WI 呈等或高信号，DWI呈明显高信号，肿瘤ADC值明显低于正常胰腺组织。淋巴瘤具有较高的核浆比和较大的细胞密度，阻碍了水分子的扩散运动，使得DWI信号增高。

5.血供：胰腺淋巴瘤为乏血供肿瘤，增强后呈轻中度强化，这与胰腺淋巴瘤乏血供及组织间隙较小相关。强化均匀是胰腺淋巴瘤的特点之一，坏死、钙化少见。

【拓展病例】

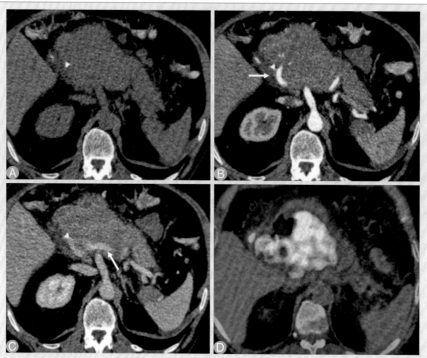

A.腹部CT平扫示胰头部实性肿块，可见胆道支架；B、C.胰腺动脉期及静脉期示动脉和静脉（箭头）被包裹但未浸润，主胰管无扩张；D. ^{18}FDG PET-CT 融合图像显示肿块明显高代谢，文后彩图 4-30-2D。

图4-30-2　患者男性，51岁，原发性胰腺弥漫大B细胞淋巴瘤（文献病例）

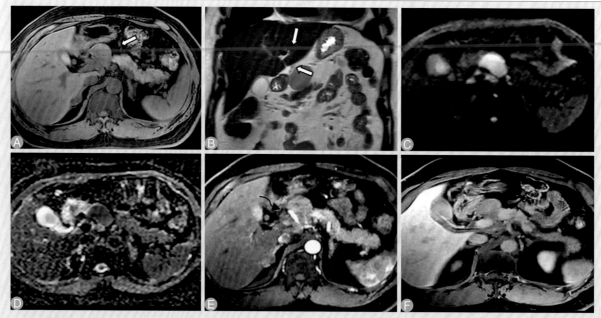

A、B.胰头部低信号软组织肿块 T_1WI 压脂序列呈低信号，冠状位 T_2WI 呈高信号，信号均匀（白箭头）；C.DWI 肿块呈明显、均匀高信号；D.ADC 图肿块呈明显、均匀低信号；E.增强动脉期轻度强化，可见 "血管穿行征"（黑箭头）；F.静脉期呈均匀低强化。

图4-30-3　患者男性，57岁，原发性胰腺非霍奇金小B细胞淋巴瘤

【诊断要点】

1.胰头部或体尾部实性肿块，或胰腺体积弥漫性增大。

2.包绕血管生长，可见"血管漂浮征"，无明显胰管梗阻及体尾部萎缩。

3.T_1WI等/低信号，T_2WI等/高信号，DWI明显高信号，ADC图低信号。

4.平扫密度/信号均匀，强化均匀，扩散受限均匀（三均匀）。

5.乏血供，可伴腹腔及腹膜后淋巴结肿大。

——　参考文献　——

[1] 岳婧婧，马媛媛，宋琦，等.胰腺淋巴瘤的CT及MRI表现[J].中国医学计算机成像杂志，2017，23（2）：156-160.

[2] 韩换，王元辰，郑建明.原发性胰腺淋巴瘤九例临床病理分析[J].中华胰腺病杂志，2018，18（1）：51-53.

[3] 伊丹，孙丽，王野驰，等.胰腺NK/T细胞淋巴瘤1例[J/CD].中国临床案例成果数据库，2022，4（1）：E02407.

（刘　帅　方　旭　欧鸿儒）

病例31 胰腺神经鞘瘤

【临床资料】

● 患者女性，66岁，1个月前体检，经超声检查发现胰腺颈部占位。

● 实验室检查：CA19-9 43.89 U/mL，CA50 35.61 IU/mL。

【影像学检查】

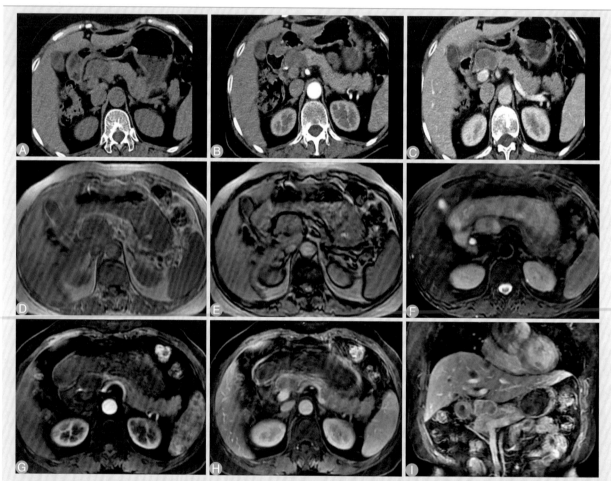

A. 横断位 CT 平扫；B. 横断位 CT 动脉期；C. 横断位 CT 静脉期；D. 横断位 T_1WI-in phase；E. 横断位 T_1WI-out of phase；F. 横断位 T_2WI；G. 横断位 T_1WI 增强动脉期；H. 横断位静脉期；I. 冠状位延迟期。

图4-31-1 上腹部CT、MR平扫+增强

【分析思路】

老年女性，胰腺头颈部实性肿块，CT平扫稍低密度影，边界清楚，增强后轻度渐进性强化，T_1WI-in phase显示等低信号肿块，T_1WI-out of phase清晰显示肿块包膜与脂肪界面信号压低，T_2WI显示肿块为高信号，局部见接近囊性高亮信号，增强动脉期示肿块轻度强化，包膜显示清楚；病灶静脉期及延迟期持续强化，肿块内局部强化程度接近胰腺实质。常见病变有胰腺实性假乳头状肿瘤、胰腺神经内分泌肿瘤、胰腺神经鞘瘤。

■ 胰腺实性假乳头状肿瘤

本例支持点：胰头部实性肿块，具有包膜，增强后呈渐进性强化，包膜见明显的延迟强化。

不支持点：老年女性少见。

■ 胰腺神经内分泌肿瘤

本例支持点：平扫CT及MR上的密度、信号及形态均符合胰腺神经内分泌肿瘤影像学表现。

不支持点：病灶强化程度低于正常胰腺实质，一般胰腺神经内分泌肿瘤增强动脉期及门静脉期的强化程度高于胰腺实质，呈富血供肿瘤。

■ 胰腺神经鞘瘤

本例支持点：肿块边缘光滑，边界清楚，增强后渐进性强化，肿瘤内部强化不均匀，具有完整且延迟强化的包膜，需考虑到胰腺神经鞘瘤的可能。

不支持点：部分文献报道胰腺神经鞘瘤在MR增强时出现靶征（即增强后肿块中央信号高，外围信号低，而T_2WI示中央低信号，外围高信号），本例未出现此征象。

【病理诊断】

大体：胰头部肿物一枚，肿瘤大小4 cm×2.5 cm×2.3 cm，包膜完整。切面呈灰白、灰红色，实性，质中。

免疫组化：S-100（+），SOX10（+），GFAP（+），PGP9.5（部分++），CD57（部分+），Ki-67（5%+）。

病理结果（胰腺颈部肿块）：富于细胞性神经鞘瘤。

【讨论】

■ 临床及病理表现

神经鞘瘤起源于神经组织的雪旺细胞，多发生在神经节及神经干周围，以四肢、头颈、腹膜后、纵隔等部位常见。胰腺神经鞘瘤源自迷走神经分支的自主交感神经或副交感神经纤维，十分罕见。多数为良性，生长较缓慢。

显微镜下典型的神经鞘瘤有两种组织结构：Antoni A区域富含紧密堆积的梭形细胞，具有核栅栏和Verocay小体；而Antoni B区域乏细胞，富含黏液基质。

■ 影像学表现

胰腺神经鞘瘤的影像学表现与其他部位的神经鞘瘤相似，CT平扫显示为边界清晰、圆形或类圆形的低密度肿块，增强后的表现常反映肿瘤内的异质性，细胞致密的Antoni A区对应实性成分，见较明显的强化；细胞疏松的Antoni B区主要为囊变、坏死区，无明显强化；延迟强化时可清楚显示完整且强化的包膜。

【拓展病例】

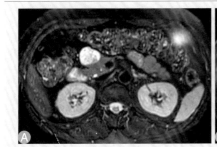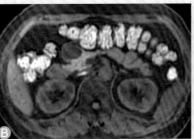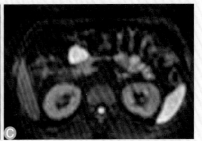

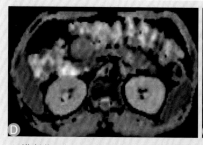
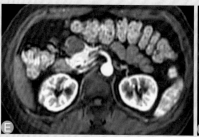
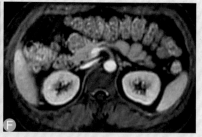

A. 横断位 T$_2$WI 示胰腺颈部高信号结节；B. 横断位 T$_1$WI 示胰腺颈部低信号结节，边界清楚；C.DWI 示高信号；D.ADC 图示稍低信号；E. 横断位动脉期病灶强化不明显；F. 横断位静脉期病灶内部渐进性强化，边缘包膜延迟强化，强化程度低于胰腺实质。

图4-31-2　患者女性，57岁，胰腺颈部神经鞘瘤
（病例由葫芦岛市第二人民医院王庆波老师提供）

【诊断要点】

1.肿瘤常位于胰头部，多发生退行性改变，包括囊肿形成、钙化、出血等。

2.肿瘤呈圆形、椭圆形或梭形，与胰腺周围组织界限清楚，常可见包膜；肿瘤可呈实性、囊性、囊实性。

3.MRI表现为T$_1$WI低信号，T$_2$WI高信号，可见"靶征"，增强后多数肿瘤呈延迟强化，包膜显示较完整。

—— 参考文献 ——

[1] 钟婧娇，詹茜，张雪凤，等.胰腺神经鞘瘤三例的影像学特征并文献复习 [J].中华胰腺病杂志，2020，20（1）：33-40.

[2] 邓琦，李勤祥，杨冠英.胰腺神经鞘瘤的 CT 表现与病理对照分析 [J].现代医用影像学，2019，28（9）：1954-1956.

[3] JAVED A A，WRIGHT M J，HASANAIN A，et al.Pancreatic nerve sheath tumors：a single institutional series and systematic review of the literature[J]. J Gastrointest Surg，2020，24（4）：841-848.

[4] 赵汝楠，钱煜平，蒋慧.胰腺原发性神经鞘瘤六例病理学特征 [J].中华胰腺病杂志，2020，20（6）：449-452.

（李欢欢　方　旭）

病例32　胰腺转移瘤

【临床资料】

● 患者男性，71岁，超声体检发现胰腺占位2周；15年前行右肾透明细胞癌切除术。

● 实验室检查：阴性。

【影像学检查】

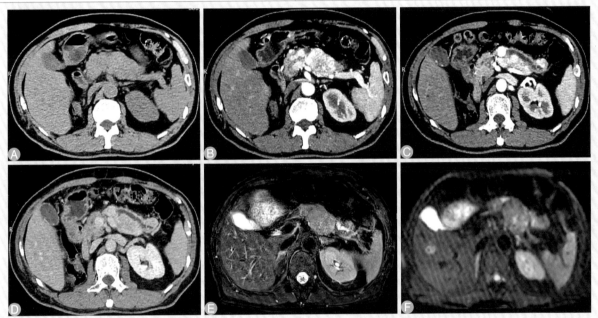

A.横断位CT平扫；B.横断位动脉期；C.横断位动脉期；D.横断位静脉期；E.横断位T₂WI；F.DWI。

图4-32-1　上腹部CT平扫+增强、上腹部MR平扫

【分析思路】

老年男性，既往右肾透明细胞癌术后病史。胰腺体尾部多发等密度结节等，T_2WI压脂像呈稍高信号，DWI呈等信号，增强动脉期主胰管内、胰腺实质内多发明显强化灶，胰管扩张，延迟期病灶强化减低，部分病灶内见斑片状坏死区。常见病变有多发性内分泌肿瘤综合征1型、希佩尔–林道病、胰腺神经内分泌肿瘤、胰腺副神经节瘤、肾透明细胞癌多发胰腺转移。

■ 多发性内分泌肿瘤综合征1型

本例支持点：胰腺多发，病灶强化明显。

不支持点：临床肾癌病史不支持，多发性内分泌肿瘤综合征在腹部以胰腺、十二指肠、肾上腺多发内分泌肿瘤为特征，而且90%以上患者合并甲状旁腺功能亢进。

■ 希佩尔–林道病

本例支持点：既往肾脏透明细胞癌病史，胰腺多发富血供肿瘤。

不支持点：胰腺未见多发囊肿表现，希佩尔–林道病患者90%都具有胰腺多发囊肿，另外，本例患者无中枢神经系统血管母细胞瘤、肾上腺肿瘤病史。

■ **胰腺神经内分泌肿瘤**

本例支持点：胰腺多发富血供肿瘤。

不支持点：DWI等信号，无包膜强化。

■ **胰腺副神经节瘤**

本例支持点：胰腺富血供肿瘤。

不支持点：未见坏死、囊变、出血，未见肿瘤边缘强化血管影，静脉期可见粗大的引流静脉，另外，多发更罕见，不做常规鉴别诊断。

■ **肾透明细胞癌胰腺多发转移**

本例支持点：老年男性，肾透明细胞癌术后，胰腺体尾部多发富血供占位，患者临床症状不明显。

不支持点：发生转移瘤时间跨度长，胰管内转移少见，胰管扩张少见。

【最后诊断】

肾透明细胞癌胰腺多发转移瘤。

【讨论】

■ **临床概述**

胰腺转移瘤少见，最常见于肾癌和肺癌，肾癌的胰腺转移发生时间平均约10年，无性别差异。好发于中老年人，年龄为50～70岁。可单发、多发、弥漫转移，以单发多见，占胰腺转移瘤的50%～73%。大多数患者无临床症状，部分患者可出现腹痛、黄疸、体重减轻等症状。大部分胰腺转移瘤患者CA19-9不升高。肾细胞癌转移部位主要为淋巴结、肺、骨及肝等，仅1%～2%转移至胰腺，并且以肾透明细胞癌为主。

■ **病理特征**

镜下表现与原发肿瘤细胞的表现类似，瘤巢内细胞丰富，排列紧密，可呈巢团状、片状或条索状排列，肿瘤间质血窦丰富。胰腺转移瘤在动脉期表现为明显强化，强化程度超过胰腺组织，与肾皮质相仿，而在门静脉期或延迟期则出现衰减，这样的表现也与肾透明细胞癌的强化表现相仿。

■ **影像学表现**

1.胰腺转移瘤的影像学表现取决于原发肿瘤的影像学特征。

2.肾透明细胞癌病史。

3.肾透明细胞癌胰腺转移影像学表现为动脉期明显强化，部分转移瘤体积较大时，中心发生坏死而表现为环形强化。肿块与胰管不相通，当肿块增大并挤压胰胆管可引起扩张，很少发生胰管内转移。

【拓展病例】

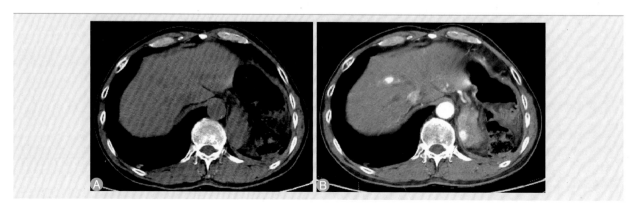

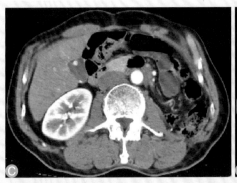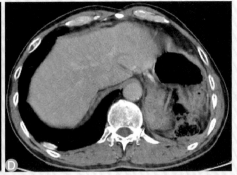

A.横断位 CT 平扫示肝脏、胰腺体尾部稍低密度结节灶；B、C.横断位动脉期肝脏、胆囊及胰腺病灶明显强化，强化同肾皮质；D.横断位静脉期示肝脏、胰腺病灶强化减弱，分别稍高于肝脏和胰腺。

图4-32-2　患者男性，56岁，2年前左肾透明细胞癌、胰尾部、脾脏术后病史，肾透明细胞癌胰腺、肝脏、胆囊多发转移

【诊断要点】

1.中老年人，肾透明细胞癌病史。

2.大多数胰腺转移瘤多呈等密度或稍低密度，体积小，胰腺轮廓变化小，影像学特征和原发肿瘤相似。

3.胰腺转移瘤多数边界清楚，很少引起胰管扩张，很少侵及邻近血管及胰腺周围组织；胰腺转移瘤不是起自于胰腺导管上皮细胞，没有围管性浸润的特性，很少引起胰管扩张，只有肿瘤侵犯到胰管或者压迫胰管，才引起远端胰管扩张。

── 参考文献 ──

[1] 陆建平.胰腺病理影像学 [M].上海：科学技术出版社，2019：664-671.

[2] 马小龙，王海峰，蒋慧，等.肾透明细胞癌胰腺转移瘤的影像特征 [J].中华放射学杂志，2018，52（3）：188-191.

[3] 丁陆，姚家美，王明亮，等.胰腺转移性肾透明细胞癌九例的 CT 及 MRI 影像学特征 [J].中华胰腺病杂志，2019，19（5）：364-366.

[4] 杨笑一，柴家荣，张代辉，等.肾透明细胞癌胰腺转移瘤的 MRI 影像学特征 [J].医学影像学杂志，2020，30（11）：2055-2059.

[5] 张国勋，吴芬，宋佳成，等.相对廓清率对肾癌胰腺转移瘤与富血供胰腺神经内分泌肿瘤的鉴别诊断 [J].中华老年多器官疾病杂志，2021，20（3）：161-165.

（王　鑫　方　旭）

病例33　胰母细胞瘤

【临床资料】

- 患者女性，52岁，因左上腹部疼痛不适3月余入院。
- 腹部CT：胰腺体尾癌并脾脏转移可能。

【影像学检查】

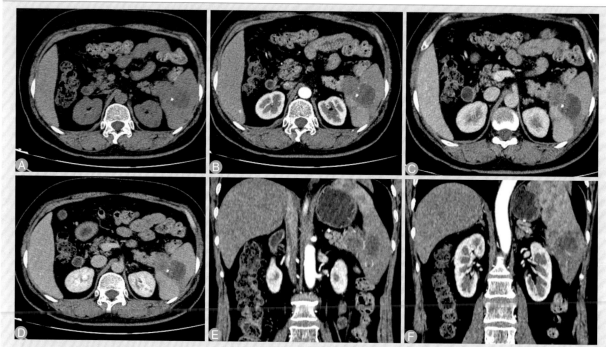

A.横断位 CT 平扫；B.横断位动脉期；C.横断位静脉期；D.横断位延迟期；E、F.冠状位动脉期。

图4-33-1　上腹部CT平扫+增强

【分析思路】

中年女性，胰尾部囊实性肿块，边界不清，病灶中央有钙化，侵犯脾脏，增强后病灶轻度强化。常见疾病有胰腺导管腺癌、胰腺神经内分泌肿瘤、胰腺腺泡细胞癌、胰腺淋巴瘤、胰母细胞瘤。

■ **胰腺导管腺癌**

本例支持点：病灶形态符合，增强扫描乏血供、病灶内有囊变坏死、侵犯脾脏。

不支持点：病灶内含钙化，腹膜后未见肿大淋巴结。

■ **胰腺神经内分泌肿瘤（高级别）**

本例支持点：影像学表现基本符合。

不支持点：影像诊断困难，需要结合病理。

■ **胰腺腺泡细胞癌**

本例支持点：沿着胰腺长轴生长，增强渐进性强化，病灶内部有血管穿行，侵犯胰腺。

不支持点：女性少见，病灶有钙化，无包膜。

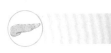

■ 胰腺淋巴瘤

本例支持点：乏血供及血管穿行可符合。

不支持点：病变含有点状钙化，病灶不均质，周围未见明显肿大淋巴结。

■ 胰母细胞瘤

本例支持点：成人罕见病例，一般胰头部多见，血管穿行可能有提示。

不支持点：影像学表现缺乏特征。

【病理诊断】

大体：肿瘤大小6.5 cm×4.5 cm×3 cm，侵犯胰腺及脾脏。胰腺断端未见肿瘤。

镜下：肿瘤组织形态结构多样，有腺泡分化、导管分化、神经内分泌分化，有异源性间质成分（肉瘤、骨和软骨），可见鳞状小体。

免疫组化：CK7（局部+），CK18（局部+），CK19（部分+），Ki-67（80%+），Syn（－），CD56（部分+），ER（+1%），PR（－），p63（部分+），CD99（－），β-catenin（＋），NSE（灶状+），CK8&18（-），Cyclin D1（局灶+），AAT（＋），CEA（-），ACT（＋）。

病理结果：成人型胰母细胞瘤。

【讨论】

■ 临床概述

胰母细胞瘤（pancreatoblastoma，PBL）是一种比较罕见的胰腺外分泌恶性肿瘤，多见于10岁以下儿童，偶见于成人。临床可表现为上腹部包块、腹痛、梗阻性黄疸、消瘦等非特异性表现。儿童型胰母细胞瘤可出现CEA及AFP升高，成人型胰母细胞瘤肿瘤标志物基本正常。

■ 病理特征

胰母细胞瘤组织学表现为丰富的上皮细胞被纤维间隔分成界限清楚的分叶状或器官状上皮细胞岛，上皮细胞排列形成腺泡、导管、鳞状细胞巢等结构，可见角化珠，又称为鳞状小体，此为胰母细胞瘤的特异性病理结构，也是诊断胰母细胞瘤的金标准。免疫组织化学染色可见上皮细胞CK、EMA阳性，神经内分泌样分化细胞 Syn、CgA、NSE等阳性，腺泡状分化呈 PAS 染色阳性，导管样分化呈CEA阳性等。

■ 影像学表现

1.位置：可发生于胰腺各个部位，但以胰头部最为常见。

2.大小：肿瘤大小不等，直径为2~10 cm，目前报道的胰母细胞瘤最大直径达25 cm。

3.形态：肿块多呈膨胀性生长，质软，大多有完整包膜，部分瘤体表现为分叶状。

4.密度/信号：CT表现为低密度或密度欠均匀的实性肿块，密度等或略低于肌肉密度，呈不规则分叶状，内可见点状钙化或囊变。在MRI上T_1WI呈低信号至中等信号，T_2WI呈等或高信号，T_2WI压脂序列呈等或高信号，合并出血或坏死时信号混杂。

5.增强扫描：肿瘤呈不均匀强化，包膜及实性成分强化，肿瘤内部和（或）周边区域可见小血管，常见脾静脉受侵犯。

【拓展病例】

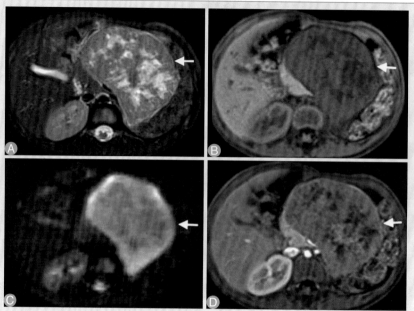

A.横断位 T_2WI 显示胰腺体尾部边界清楚的肿块（箭头），相对于邻近的胰腺实质呈不均匀高信号；B.横断位 T_1WI 示相对于邻近胰腺实质的不均匀的低信号肿块（箭头）；C.DWI 示肿块弥散受限（箭头）；D.横断位增强 T_1WI 显示肿块不均匀强化（箭头）。

图4-33-2 患者女性，5岁，原发性胰母细胞瘤

【诊断要点】

1.多见于10岁以下儿童，胰腺巨大肿块，浅分叶状。

2.容易出血、囊变、钙化。

3.有延迟强化的假包膜。

4.部分有血管穿行征。

5.可侵犯周围组织，也可出现淋巴结及远处转移。

—— 参考文献 ——

[1] YANG Z，GONG Y，JI M，et al. Differential diagnosis of pancreatoblastoma（PB）and solid pseudopapillary neoplasms（SPNs）i n children by CT and MR imaging [J]. European Radiology，2020，31（4）：2209-2217.

[2] ZHANG X，NI S J，WANG X H，et al. Adult pancreatoblastoma：clinical features and Imaging findings[J]. Scientific Reports，2020，10（1）：11285.

[3] HUANG Y，YANG W，HU J，et al. Diagnosis and treatment of pancreatoblastoma in children：a retrospective study in a single pediatric center[J]. Pediatric Surgery International，2019，35（11）：1231-1238.

（顾基伟 赵 欢）

病例34　胰腺淋巴管瘤

【临床资料】

● 患者女性，53岁，体检发现胰腺占位。

● 实验室检查：阴性。

【影像学检查】

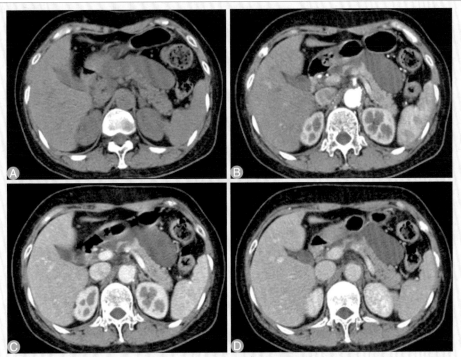

A. 横断位 CT 平扫；B. 横断位动脉期；C. 横断位静脉期；D. 横断位延迟期。

图4-34-1　上腹部CT平扫+增强

【分析思路】

胰颈部及胰腺体部背膜区见团片状低密度影，边界清晰，胰腺周围脂肪间隙清晰；增强扫描病变无明显强化。常见病变有胰腺假性囊肿、胰腺浆液性囊腺瘤、胰腺淋巴管瘤。

■ 胰腺假性囊肿

本例支持点：胰腺囊性病变，边缘光滑。

不支持点：胰腺周围脂肪间隙清晰，无胰腺炎或胰腺外伤病史。

■ 胰腺浆液性囊腺瘤

本例支持点：胰腺囊性病变。

不支持点：梭形及不规则状，周围脂肪间隙清晰，囊壁未见强化。

■ 胰腺淋巴管瘤

本例支持点：囊性病变，周围脂肪间隙存在。

不支持点：中年女性（年龄偏大），发病率少，壁未见强化。

【病理诊断】

镜下：囊壁纤维组织增生伴灶状淋巴细胞浸润。

病理诊断：胰腺淋巴管瘤。

【讨论】

■ 临床概述

胰腺淋巴管瘤是一种少见的良性肿瘤，多见于儿童，根据其位置的不同伴有不同的临床症状，多发生在颈部和腋下，胰腺淋巴管瘤十分罕见，占全身淋巴管瘤的不足1%，胰腺肿瘤的0.2%，一般发生在胰体尾部，可发生在任何年龄阶段。胰腺淋巴管瘤早期无明显临床症状，当肿瘤生长到一定程度时可出现腹部包块，压迫周围组织或器官时，可出现腹痛、恶心、呕吐，如果肿块位于胰头，还可出现黄疸。

■ 病理特征

淋巴管瘤是由于先天性或获得性淋巴引流阻塞引起淋巴管扩张而形成的囊性病变，由不同大小扩张的淋巴管构成，由纤维胶原基质形成薄的分隔。大体病理为柔软的多房囊性肿物，囊内为血清、血浆或淋巴液；镜下囊壁内覆内皮细胞，多呈扁平状，偶尔可见立方细胞。

■ 影像学表现

CT：表现为均质的水样密度囊性肿物，囊内可见多发纤细分隔，壁薄可有强化，偶见静脉石样钙化。

MRI：病变在T_1WI上呈低信号，在T_2WI上呈高信号，DWI呈低信号。

【拓展病例】

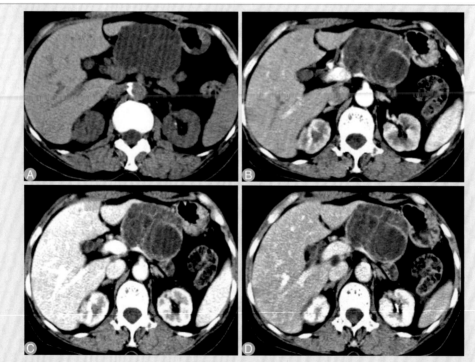

A.横断位平扫胰腺颈部可见巨大多房囊性病灶，边界清楚；B.横断位动脉期囊壁及分隔有强化；C.横断位静脉期病灶囊壁渐进性强化；D.横断位延迟期囊壁强化有退出，囊内未见强化。

图4-34-2　患者女性，62岁，胰腺淋巴管瘤

【诊断要点】

1.囊性病变，囊内水样密度/信号。

2.偶见静脉石样钙化。

3.壁薄，分隔及囊壁可见强化。

—— 参考文献 ——

[1] HUSSAIN I，ANG T L. Cystic pancreatic lymphangioma diagnosed with endoscopic ultrasound-guided fine needle aspiration[J]. Endosc Ultrasound，2017，6：136-139.

[2] 徐建国，唐光健，彭泰松，等.胰腺囊性病变的影像表现与临床特点（下）[J].国际医学放射学杂志，2020，43（6）：716-720.

[3] FUJII M，SAITO H，YOSHIOKA M，et al. Rare case of pancreatic cystic lymphangioma[J]. Intern Med，2018，7（6）：813-817.

（胡俊华　贾云生）

病例35　胰腺肝样腺癌

【临床资料】

● 患者男性，33岁，体检发现胰腺占位。

● 实验室检查：未见明显异常。

【影像学检查】

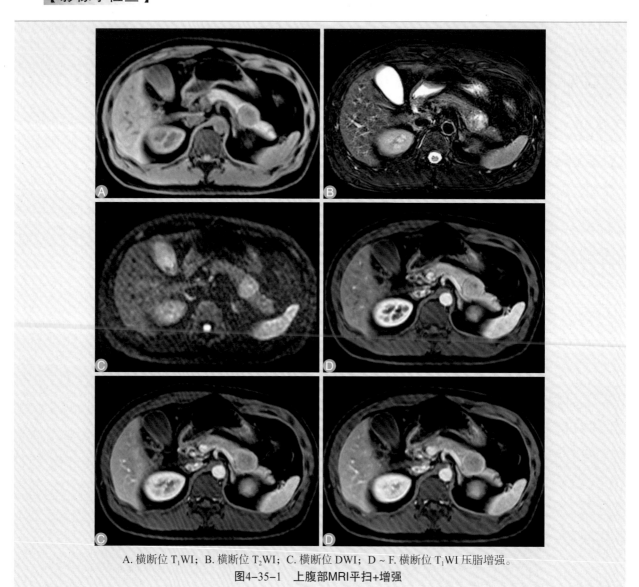

A. 横断位 T_1WI；B. 横断位 T_2WI；C. 横断位 DWI；D ~ F. 横断位 T_1WI 压脂增强。

图4-35-1　上腹部MRI平扫+增强

【分析思路】

　　年轻男性，胰腺尾部实性类圆形肿块，边缘清晰，T_1WI示病灶呈低信号，T_2WI示病灶呈混杂高信号，DWI示病灶明显弥散受限；病灶增强后轻度强化，强化程度低于正常胰腺实质，病灶边缘包膜明显强化，远端胰管未见扩张。常见病有胰腺实性假乳头状肿瘤、胰腺腺泡细胞癌、胰腺肝样腺癌。

■ **胰腺实性假乳头状肿瘤**

本例支持点：有包膜，增强后轻度强化。

不支持点：男性发病少见，无出血。

■ **胰腺腺泡细胞癌**

本例支持点：乏血供，渐进性持续强化，延迟期可见包膜强化。

不支持点：未见囊变坏死，未见沿胰腺长轴生长。

■ **胰腺肝样腺癌**

本例支持点：病灶轻中度延迟强化，包膜强化。

不支持点：肿瘤指标AFP阴性，未见坏死。

【病理诊断】

病理大体切面呈灰黄色，实性，质中，与周围组织分界清晰，表面包膜完整。

镜下肿瘤细胞呈圆形、卵圆形，胞浆嗜酸性，排列呈条索状、巢团状，间质血管丰富。

免疫组化示肝特异性抗原1（＋）、AFP（＋）、CEA（－）。

病理诊断：胰腺肝样腺癌。

【讨论】

■ **临床概述**

胰腺肝样腺癌是具有肝细胞癌样分化特征的一种罕见的原发性胰腺上皮源性癌，属胰腺导管腺癌变异型。在2019年WHO消化系统肿瘤分类标准中认为胰腺肝样腺癌不应包括异位肝组织发生癌变。在诊断胰腺肝样腺癌时需要首先排除肝细胞癌的胰腺转移或异位肝组织产生的肝细胞癌。胰腺肝样腺癌患者没有特异性的临床表现，少数表现为腹痛、黄疸、恶心、呕吐等。

■ **病理特征**

根据肿瘤成分不同，可分为单纯肝样腺癌或混合型癌（肝样腺癌–导管腺癌、肝样腺癌–腺泡细胞癌、肝样腺癌–神经内分泌癌）。胰腺肝样腺癌发病机制是由于胰腺多能干细胞多向分化，通常情况下胰腺多能干细胞向肝细胞分化受到多种机制的抑制，当机制失衡时，即可向肝细胞分化并发生癌变。病理学特征即肿瘤表现明显肝细胞分化。血清α-AFP升高是诊断该病的重要依据，但仅有部分胰腺肝样腺癌α-AFP升高。另外，在没有肝样分化的胰母细胞瘤、腺泡细胞癌、神经内分泌肿瘤中α-AFP也可升高。免疫组化肝特异性抗原1阳性对肝样腺癌诊断具有更高的特异性。

■ **影像学表现**

目前关于影像学表现的报道极少，缺乏经验。其发生部位无倾向性。根据文献报道分析病灶大小为0.5～11 cm，平均6.5 cm。肿瘤可表现为局灶性肿块或胰腺内散在大小不等的不规则肿块，伴坏死，增强后呈轻中度不均匀强化，主胰管未见扩张，可有包膜强化，可合并肝转移灶、腹腔及腹膜后淋巴结转移。文献报道胰腺肝样腺癌相对于导管腺癌，早期转移、侵袭性更强、预后更差。确诊胰腺肝样腺癌需依靠病理，诊断时需要与肝细胞癌胰腺转移鉴别。

【拓展病例】

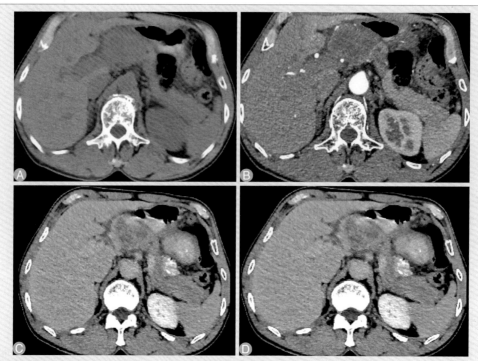

A. 横断位 CT 平扫示胰腺头部类圆形肿块，边界不清；B. 横断位 CT 增强动脉期示病灶不均质强化，内见坏死，边缘细小血管影；C. 横断位静脉期示病灶不均质强化，远端胰管未见扩张，周围组织未见明显受侵犯；D. 横断位延迟期示病灶可以包膜延迟强化，内部实性成分轻中度强化。

图4-35-2　患者男性，66岁，AFP 1504.76 ng/mL，胰腺肝样腺癌

【诊断要点】

1.有包膜，主胰管未见扩张，实性成分增强后轻度延迟强化。

2.血清α-AFP升高具有提示意义。

—— 参考文献 ——

[1] 胥子玮，黄远健，封益飞，等.肝样腺癌的临床及病理学特点分析 [J]. 中华外科杂志，2019, 57（2）：E013-E013.

[2] FUKUSHIMA K，KOBAYASHI A. Hepatoid carcinoma of the pancreas mimicking neuroendocrine tumor. Hepatobiliary Surg Nutr, 2018, 7（6）：501-502.

[3] YANG C，SUN L，LAI J Z，et al. Primary Hepatoid Carcinoma of the Pancreas：A Clinicopathological Study of 3 Cases With Review of Additional 31 Cases in the Literature. Int J Surg Pathol，2019，27（1）：28-42.

（施　彪　方　旭）

病例36 胰腺孤立性纤维性肿瘤

【临床资料】

● 患者男性，54岁，间断性腰背痛。
● 实验室检查：未见明显异常。

【影像学检查】

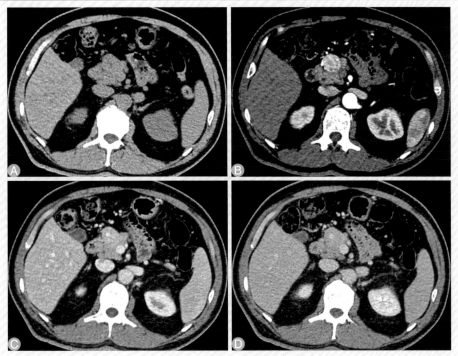

A. 横断位 CT 平扫；B. 横断位动脉期；C. 横断位静脉期；D. 横断位延迟期。

图4-36-1 上腹部CT平扫+增强

【分析思路】

中年男性，胰头部类圆形等密度肿块，增强示病灶边界清晰，动脉期明显强化，静脉期和延迟期强化稍减弱，病灶中央可见片状延迟强化，胆总管未见明显异常扩张。常见病变有胰腺神经内分泌肿瘤、胰腺副脾、胰腺孤立性纤维性肿瘤。

■ 胰腺神经内分泌肿瘤

本例支持点：G1、G2级病灶增强后明显强化，强化程度高于正常胰腺组织。

不支持点：中央延迟强化。

■ 胰腺副脾

本例支持点：结节增强后明显强化。

不支持点：位于胰头部，强化方式与脾脏不一致。

■ 胰腺孤立性纤维性肿瘤

本例支持点：孤立性结节增强后明显强化，延迟病灶内部有填充强化，有包膜。

不支持点：一般病灶较大，密度不均。

【病理诊断】

病理大体切面呈灰白色、实性、质韧而富有弹性，与周围组织分界清晰，有纤维性假包膜。

镜下由交替分布的细胞丰富区和细胞稀疏区组成，丰富区细胞呈短梭形或卵圆形，稀疏区细胞呈纤细梭形。

免疫组化示CD34、CD99、Bcl-2、STAT6均阳性。

病理诊断：胰腺孤立性纤维性肿瘤。

【讨论】

■ 临床概述

胰腺孤立性纤维性肿瘤（solitary fibrous tumor，SFT）起源于CD34阳性树突状间充质细胞，该细胞具有成纤维细胞/肌纤维母细胞性分化的潜能，以良性为主，10%~15%为恶性。孤立性纤维性肿瘤多发生于胸膜，胸膜外脏器少见，原发于胰腺的孤立性纤维性肿瘤更为罕见。胰腺孤立性纤维性肿瘤多为生长缓慢的无痛性肿块，常偶然发现，极少数患者出现腹痛。

■ 病理特征

肿瘤细胞由梭形细胞组成，排列成束状、漩涡状结构，疏密相间分布，疏松区伴有胶原纤维和黏液组织，间质中有纤维组织增生。孤立性纤维性肿瘤较特异性表达CD34、Bcl-2。

■ 影像学表现

胰腺类圆形实性肿块，CT平扫呈低密度，T_1WI呈低信号，T_2WI呈稍高信号，增强后动脉期明显强化，静脉期和延迟期强化稍减弱，易误诊为胰腺神经内分泌肿瘤。肿块中央延迟性强化可能是胰腺孤立性纤维性肿瘤纤维瘢痕一个特征。目前影像学难以鉴别，但胰腺神经内分泌肿瘤在临床上发病率远高于胰腺孤立性纤维性肿瘤。确诊仍需依靠病理学。

【拓展病例】

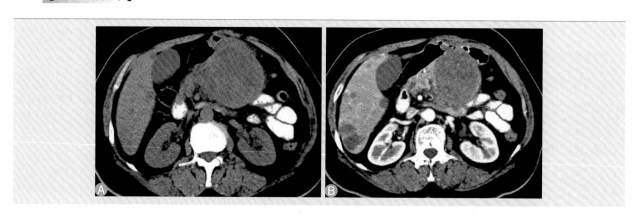

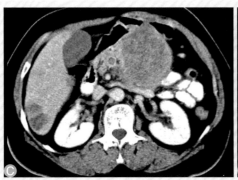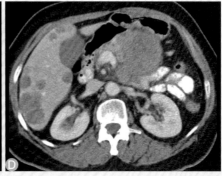

A.横断位 CT 平扫示胰腺体部巨大肿块，形态尚规则，内部密度不均；B.横断位动脉期见肿块内有不均质强化，肝脏多发环状强化结节；C.横断位静脉期示脾静脉受侵犯，内部有少许坏死；D.横断位延迟期示病灶有包膜，内部延迟强化，肝脏内多发结节环形强化减低。

图4-36-2　患者女性，71岁，胰腺孤立性纤维性肿瘤伴肝脏多发转移

【诊断要点】

1.富血供，增强后动脉期明显强化，静脉期和延迟期强化稍减弱。

2.极其罕见，临床上易误诊为胰腺神经内分泌肿瘤。

—— 参考文献 ——

[1] 陆建平.胰腺病理影像学 [M].上海：上海科学技术出版社，2019：625-630.

[2] AFZAL A，MALDONADO-VITAL M，KHAN S，et al. Solitary Fibrous Tumor of Pancreas With Unusual Features：A Case Report. Cureus，2020，12（10）：e10833.

[3] TAGUCHI Y，HARA T，TAMURA H，et al. Malignant solitary fibrous tumor of the pancreas：a case report. Surg Case Rep，2020，6（1）：287.

（施　彪　方　旭）

病例37　胰腺平滑肌肉瘤

【临床资料】

● 患者男性，41岁，发现左上腹肿块伴腹胀2个月，加重1周，质地硬、可滑动。

● 肿瘤指标五项：阴性。

【影像学检查】

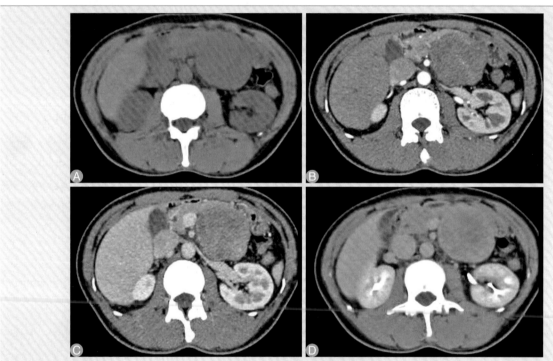

A.横断位 CT 平扫；B.横断位动脉期；C.横断位静脉期；D.横断位延迟期。

图4-37-1　上腹部CT平扫+增强

【分析思路】

中年男性，胰腺体部巨大实性肿块，平扫密度欠均匀，边界清楚，增强后动脉期轻度强化，门脉期持续强化，延迟期强化减退，胰周未见明显淋巴结肿大。常见病变有胰腺神经内分泌肿瘤、胰腺癌、胰腺实性假乳头状肿瘤、胰腺平滑肌肉瘤。

■ 胰腺神经内分泌肿瘤

本例支持点：病灶边缘光整，呈实性密度。

不支持点：强化程度较弱，而胰腺神经内分泌肿瘤一般高于胰腺实质强化。

■ 胰腺癌

本例支持点：病灶主体位于胰腺体部，轻中度强化。

不支持点：未见周围脂肪界限模糊，未见侵袭性生长及嗜血管、神经表现。

■ **胰腺实性假乳头状肿瘤**

本例支持点：肿块较大，边界清楚，渐进性轻度强化，包膜完整。

不支持点：男性少见，多发生于青年女性，未见明显出血、钙化。

■ **胰腺平滑肌肉瘤**

本例支持点：肿块较大，实性改变，未见淋巴结转移。

不支持点：未见明显邻近组织浸润或远处转移，明显不均匀强化。

【病理诊断】

镜下：胰腺组织内见边界欠清的肿物，呈侵袭性生长，瘤细胞梭形，胞浆丰富、嗜酸性，排列成束状或编织状，细胞异型性明显，病理性核分裂象易见，并见多灶凝固性坏死。

免疫组化：瘤细胞SMA（＋），Ki-67（约40%＋），S-100（－），CD117（－），DOG-1（－），CD34（－），H-caldesmon（－）。

病理结果：胰腺平滑肌肉瘤。

【讨论】

■ **临床概述**

胰腺平滑肌肉瘤（pancreas leiomyosarcoma，PLMS）是一种非常罕见的间叶性肿瘤。胰腺主要由外分泌及内分泌腺两种成分组成，外分泌腺主要包括腺泡及导管，内分泌腺主要是胰岛，在正常的胰腺组织中，间质成分比较少。最常见的胰腺原发肿瘤是导管腺癌，占全部胰腺肿瘤的85%。间叶组织来源的肿瘤可以累及胰腺，但大部分都被认为是胰腺外的间叶组织肿瘤侵犯胰腺，真正原发于胰腺的间叶组织肿瘤非常少，可以是良性的，也可以是恶性的。临床表现不典型，可能表现为腹痛、腹部肿块和体重减轻等症状。

■ **病理特征**

镜下见肿瘤细胞呈梭形，束状或编织状排列，胞浆丰富、嗜酸性，细胞核呈卵圆形或杆状，可见核分裂象及多核巨细胞。肿瘤细胞具有明确的平滑肌分化，SMA、desmin、calponin和vimentin可以弥漫或局灶阳性。而非肌源性标志物CD117、HMB45、DOG-1、CD34、CD31、AE1 /AE3、S-100、Syn、CgA、CD21、CD23 和 ALK等则为阴性。

■ **影像学表现**

胰腺平滑肌肉瘤发生于胰腺尾部，主要表现为不均匀强化肿块，随着肿瘤体积的增加，出血、坏死、囊性改变和钙化（通常与高度侵袭性行为相关）可被观察到，增强扫描肿块呈不均匀中度强化，囊变坏死区无强化。原发性胰腺平滑肌肉瘤有较高的远处转移和局部浸润的发生率，淋巴结转移少见。

【拓展病例】

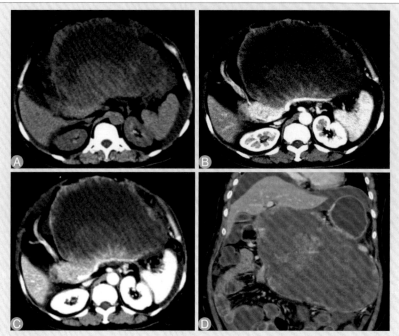

A. 横断位 CT 平扫示胰腺区域见巨大囊实性肿块，边界清楚；B. 横断位动脉期见病变实性成分及包膜轻中度强化，囊性成分无强化；C. 横断位静脉期实性成分呈持续强化；D. 冠状位病灶实性成分呈片絮状强化，囊变区未见强化，病灶包膜完整，腹腔积液。

图4-37-2　患者女性，49岁，胰腺平滑肌肉瘤

【诊断要点】

1.肿块体积较大。

2.可见囊变、坏死、出血及钙化。

3.不均质渐进性强化。

4.邻近组织浸润或发生远处转移较常见，而淋巴结转移少见。

——参考文献——

[1] 李灿，刘亚超，毕晓，等.原发性胰腺平滑肌肉瘤一例 [J/CD].中国临床案例成果数据库，2022，4（1）：E00786-E00786.

[2] PAPALAMPROS A，VAILAS M G，DELADETSIMA I，et al. Irreversible electroporation in a case of pancreatic leiomyosarcoma：a novel weapon versus a rare malignancy？[J]. World J Surg Oncol，2019，17（1）：6.

[3] FIORENTINO V，PIERCONTI F，LENCI N，et al. Urinary bladder leiomyosarcoma with osteoclast-like multinucleated giant cells：a case report[J]. BMC Cancer，2019，19（1）：763.

（秦　雷　施　彪）

病例38 胰腺脂肪肉瘤

【临床资料】

- 患者男性，66岁，腹痛，发现胰腺肿块1周。
- 实验室检查无特殊。

【影像学检查】

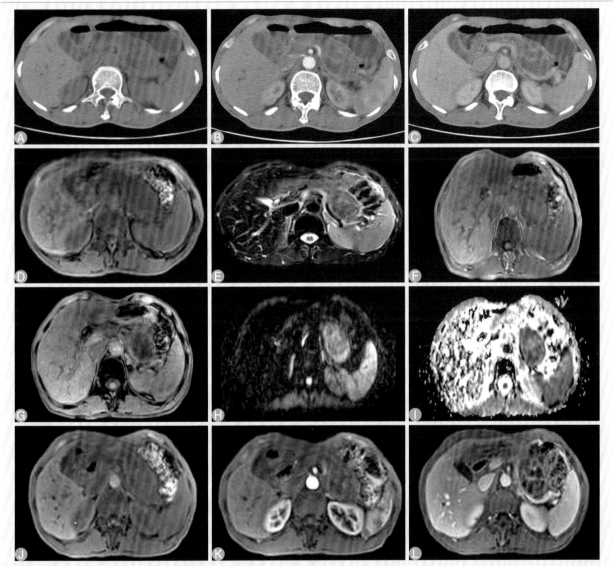

A. 横断位CT平扫；B. 横断位CT动脉期；C. 横断位CT静脉期；D.T₁WI压脂；E.T₂WI；F、G.同、反相位；H.DWI；I.ADC；J. 横断位T₁WI压脂平扫；K. 横断位T₁WI压脂动脉期；L. 横断位T₁WI压脂静脉期。

图4-38-1 上腹部CT、MR平扫+增强

【分析思路】

老年男性，胰腺体尾部椭圆形软组织肿块，边界欠清，密度不均匀，CT平扫内见点、片状脂肪密度，以及分隔样软组织密度，增强扫描动脉及静脉期可见分隔样及厚壁样渐进强化，脂肪密度区无明显强化；MRI肿块T_1WI呈等低信号，T_2WI压脂序列呈稍混杂高信号，内见点、片状低信号区，DWI序列呈不均匀高信号，ADC图呈明显低信号，T_1反相位肿块内见片状信号减低区，增强扫描强化基本同CT，肿瘤近端及远端胰管无明显扩张。常见病变有胰腺血管平滑肌脂肪瘤、胰腺成熟型畸胎瘤、多形性脂肪肉瘤。

■ 胰腺血管平滑肌脂肪瘤

本例支持点：肿块含脂肪及软组织成分，无包膜。

不支持点：男性，病灶强化程度较低，典型血管平滑肌脂肪瘤，动脉期明显强化，延迟强化退出。

■ 胰腺成熟型畸胎瘤

本例支持点：肿块含脂肪、软组织及液体成分，强化不明显。

不支持点：病灶未见钙化，病灶边界不清，无包膜。

■ 胰腺多形性脂肪肉瘤

本例支持点：老年男性，含有脂肪、软组织及液体成分肿块，边界不清，明显扩散受限，中等程度不均匀强化。

不支持点：罕见。

【病理诊断】

切除标本（胰体尾部）：具有上皮样形态的恶性肿瘤伴坏死。

免疫组化：CK7（-），CK20（-），EMA（-），CK18（-），Cam5.2（-），AFP（-），CD56（-），Syn（-），CgA（-），HMB45（-），CD31（-），SMA（-），H3K27me3（-），CD117（-），DOG-1（-），CD34（-），Vim（+），PDCFR-a（+），S-100（个别弱+），Ki-67（50%~60%+）。

病理结果（胰腺）：符合上皮样多形性脂肪肉瘤。

【讨论】

■ 临床概述

脂肪肉瘤为最常见的间叶组织恶性肿瘤，约占成人所有肉瘤的12.8%，主要好发于四肢和腹膜后。胰腺脂肪肉瘤极为罕见，目前文献报道不到20例。脂肪肉瘤根据组织学分类可分为高分化脂肪肉瘤、去分化脂肪肉瘤、黏液性脂肪肉瘤、多形性脂肪肉瘤和黏液样多形性脂肪肉瘤5种主要类型。多形性脂肪肉瘤少于所有脂肪肉瘤的5%，更具侵袭性，更易远处转移，包括肺、骨和肝。本病无明显性别、年龄差异，可伴有厌食、消瘦、腹部疼痛和胀痛等症状。实验室检查常无明显异常。有文献报道1例胰腺脂肪肉瘤患者伴有高血糖和CA19-9的轻微升高，可能与主胰管阻塞有关。

■ 病理特征

不同类型脂肪肉瘤的共同形态学特征为含有多少不等的脂肪母细胞。上皮样多形性脂肪肉瘤属于多形性脂肪肉瘤的组织学亚型，病变完全或大部分由成片的上皮样细胞组成，上皮样细胞的胞质丰富，呈不同程度的嗜伊红染色，部分区域呈明显空泡状，细胞周界清晰，之间的基质稀少，形成类似蜂窝状的结构，核级别高，分裂象活跃；多数上皮样脂肪肉瘤区域的周围可见多少不等的过渡为普通的多形性梭形细胞肉瘤或恶性纤维组织细胞瘤样区域伴散在的脂母细胞。免疫组织化学染色：vimentin 阳性，

S-100、A103部分病例灶状阳性，少数病例可表达CK，不表达 EMA、actin、desmin和CD34，无*MDM2*基因扩增。

■ **影像学表现**

1.位置：胰腺各部均可发病。

2.大小：文献报道病例最小2.6 cm，其余病例均大于5 cm。

3.形态：类圆形或不规则形，无明显包膜，可突出胰腺轮廓外生长，边界不清。

4.信号：由于肿瘤含有脂肪组织，典型者肿瘤内可见T_1WI及T_2WI高信号区域，压脂序列呈低信号，化学位移成像反相位可见信号衰减；不典型者如未分化型或多形性脂肪肉瘤因无或仅有少量脂肪组织难以同其他肿瘤相鉴别，肿瘤扩散明显受限，符合其梭形肿瘤细胞排列紧密或富含黏液成分的特点。

5.血供：肿瘤内实性软组织成分可见中等程度延迟强化，与其梭形细胞排列紧密、细胞间隙小及富含黏液有关，该特点可与同样含脂肪但血供丰富的血管平滑肌脂肪瘤相鉴别。

【 **拓展病例** 】

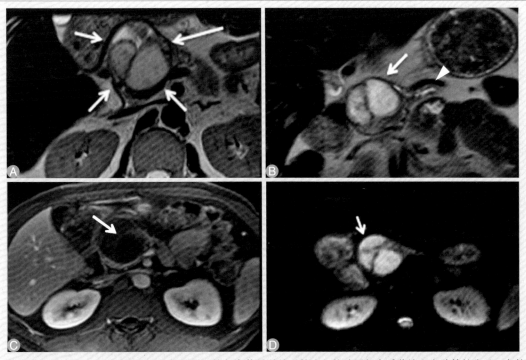

A、B.横断位和冠状位 T_2WI 显示胰头颈部圆形不均匀高信号肿块（箭头）伴胰尾部实质萎缩和主胰管扩张（三角箭头）；
C.横断位 T_1WI 增强示肿块轻度强化，可见线样分隔（箭头）；D.DWI 病灶呈明显高信号（箭头）。

4-38-2　**患者男性，42岁，胰腺去分化脂肪肉瘤**

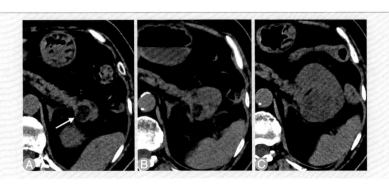

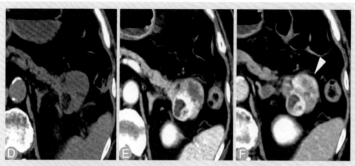

A.CT 平扫示胰腺尾部大小约 2.6 cm 含脂肪密度肿块（箭头）；B. 肿块逐渐增大，6 个月后病灶大小约 4.3 cm；C.13 个月后病灶大小约 6.8 cm；D ~ F. 横断位 CT 增强示肿块呈不均匀延迟强化（三角箭头）。

图4-38-3　患者女性，81岁，胰腺去分化脂肪肉瘤

【诊断要点】

1.胰腺体尾部不均质肿块，边界不清。

2.CT平扫内见点、片状低密度区域。

3.肿瘤T$_2$WI压脂序列混杂高信号，内见片状低信号区，反相位信号减低。

4.DWI呈明显扩散受限。

5.增强病灶中等程度延迟强化。

—— 参考文献 ——

[1] 李书轩，吴昊，寇凯，等 . 胰腺脂肪肉瘤 1 例报告 [J]. 临床肝胆病杂志，2019，35（5）：1095-1097.

[2] MACHADO M C，FONSECA G M，DE MEIRELLES L R，et al. Primary liposarcoma of the pancreas：A review illustrated by findings from a recent case. Pancreatology，2016，16（5）：715-718.

[3] TANABE M，MATSUI H，HIGASHI M, et al. Pancreatic liposarcoma: a case report. Abdom Radiol（NY），2022，47（6）：1912-1916.

（刘　帅　施　彪）

病例39 胰腺Castleman病

【临床资料】

- 患者女性，28岁，发现胰腺占位1月余。
- 肿瘤指标全套阴性。

【影像学检查】

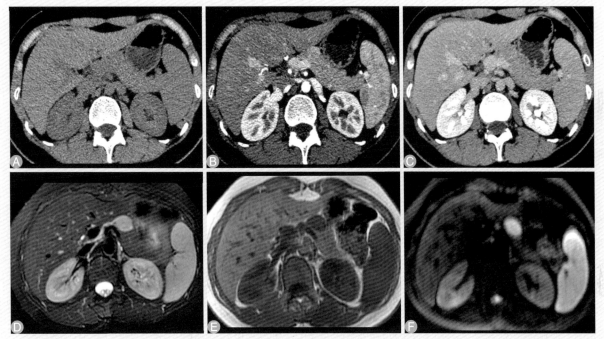

A. 横断位 CT 平扫；B. 横断位 CT 动脉期；C. 横断位 CT 延迟期；D. 横断位 T₂WI；E. 横断位 T₁WI；F. 横断位 DWI。

图4-39-1 上腹部CT平扫+增强、上腹部MRI扫描

（病例由首都医科大学附属北京友谊医院钱洛丹老师提供）

【分析思路】

青年女性，胰腺颈部略低密度结节影，边界欠清，增强后病灶明显强化，高于胰腺实质强化，延迟期强化减低呈等密度影，T_1WI呈低信号，T_2WI呈稍高信号，DWI呈高信号，边界清晰。常见病变有胰腺神经内分泌肿瘤（G1级、G2级）、胰腺实性假乳头状肿瘤、胰腺内副脾、胰腺Castleman病。

■ 胰腺神经内分泌肿瘤（G1级、G2级）

本例支持点：实性结节，密度/信号均匀，T_2WI信号偏高，扩散受限，强化方式符合。

不支持点：无，影像学表现难以区别，需病理证实。

■ 胰腺实性假乳头状肿瘤

本例支持点：青年女性，胰腺颈部局部外生性生长，有包膜。

不支持点：富血供强化，呈快进慢出强化方式，强化程度高于胰腺实质。

■ 胰腺内副脾

本例支持点：病灶密度、信号及DWI类似脾脏，强化方式符合。

不支持点：病灶位于胰腺颈部，局部外生性生长。

■ 胰腺Castleman病

本例支持点：T₂WI压脂偏高信号，信号强度与肾髓质相仿，DWI受限，呈快进慢出强化方式，内部有填充。

不支持点：罕见病例，未见点状、簇状钙化，病灶边缘未见迂曲血管影，强化程度低于腹主动脉。

【病理诊断】

肉眼所见：结节直径2厘米，表面光滑，被膜完整。

免疫组化：CD3（部分+），CD20（多量+），CD21（显示FDC网），Ki-67（指数约为10%），CD30（－），Bcl-6（散在小灶+），CD10（散在小灶+），CD38（散在少量+），CD34（显示血管），HHV8（－），CD138（散在少量+），CD123（散在及小灶状+），Bcl-2（多量+），CyclinD1（－）。

病理诊断：Castleman病（透明血管型），其内见个别生发中心Bcl-2强阳性。结合临床信息，符合原位滤泡性肿瘤。

【讨论】

■ 临床概述

Castleman病（Castleman disease，CD）又称为巨大淋巴结增生症、淋巴结错构瘤、血管淋巴滤泡增生症，是一种罕见的原因不明的淋巴异常增生性疾病，1956年由Castleman等对其进行描述和定义。该病最常发生于前纵隔淋巴结、颈部淋巴结、腹膜后淋巴结、肠系膜淋巴结等，发生在胰腺上比较罕见。Castleman病的男女发病率无明显差异，任何年龄均可发病。临床上无特殊表现，其症状和体征与肿物的大小及所在的位置有关。多数胰腺Castleman病患者无临床表现，多在体检时发现，偶有腹痛、腹胀等症状，若累及胆管或胰管可引起相应的梗阻症状。临床上根据肿大淋巴结分布和器官受累的情况可将Castleman病分为单中心型Castleman病和多中心型Castleman病。国内有中心报道部分患者合并副肿瘤天疱疮。

■ 病理特征

病理学分型：透明血管型、浆细胞型、混合型。透明血管型占80%～90%，常无症状，临床多呈单中心型；浆细胞型占10%～20%，部分伴全身症状，临床多为多中心型。透明血管型Castleman病表现为增生的淋巴结内均匀分布着大小相近的滤泡，形成特征性的"洋葱皮样"结构，可见玻璃样变血管进入。浆细胞型Castleman病表现为淋巴结内淋巴滤泡增生，浆细胞弥漫性增生，血管玻璃样变不明显。混合型介于两者之间。

■ 影像学表现

CT表现：①平扫胰腺内可见单发的边界清楚、密度均匀的软组织肿块，增强后明显强化，延迟内部有填充强化，多为透明血管型Castleman病强化方式；浆细胞型Castleman病强化程度相对较低，因为病灶内没有丰富增生血管，病灶呈轻中度强化。②部分可见点片状、分支状或簇状钙化。③极少伴有出血和坏死灶，可能与肿瘤血供丰富、侧支循环好及淋巴滤泡组织本身不易坏死有关。

MR表现：胰腺孤立性病灶，信号相对均质，T₁WI呈低信号，T₂WI呈稍高信号。有文献报道T₂WI压脂信号类似肾髓质稍高信号，病灶内部有时可见线样低信号，为钙化、纤维分隔或者血管，病灶强化方式与CT表现类似。

【拓展病例】

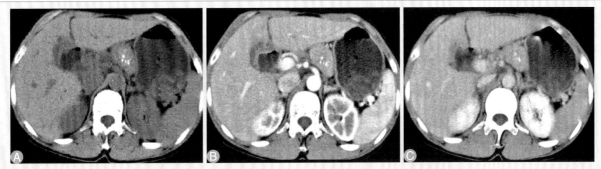

A.横断位CT平扫示胰腺体部结节状混杂密度影，边界尚清，内见簇状钙化；B.横断位动脉期示病灶不均质轻中度强化；C.横断位静脉期病灶内部有渐进性填充强化，病灶边缘小淋巴结密度影。

图4-39-2　患者女性，53岁，胰腺Castleman病（浆细胞型）
（病例由驻马店市第一人民医院白来运老师提供）

【诊断要点】

1.胰腺孤立性实性病灶，钙化多位于病灶中心，常见点片状、分支状或簇状钙化，坏死、囊变及出血少见。

2.病灶主体与胰腺实质呈等密度，T_1WI低信号，T_2WI稍高信号，DWI高信号。

3.病灶多为富血供强化，强化程度高于胰腺实质，延迟内部有填充强化，部分有包膜强化。

—— 参考文献 ——

[1] 于宏（女），于宏，吕超.胰腺Castleman病1例报道并文献复习 [J].中国普外基础与临床杂志，2017，24（3）：366-369.

[2] 薛建锋，郝乔，宋盛平.胰尾部Castleman病一例并文献复习 [J].中华肝胆外科杂志，2017，23（12）：831-831，840.

[3] CHENG J L，CUI J，WANG Y，et al. Unicentric Castleman disease presenting as a retroperitoneal peripancreatic mass：a report of two cases and review of literature [J]. World J. Gastroenterol，2018，24（34）：3958-3964.

（施　彪　方　旭）

病例40　胰腺内副脾

【临床资料】

● 患者男性，41岁，体检发现胰尾部占位性病变2周。

● 实验室检查：阴性。

【影像学检查】

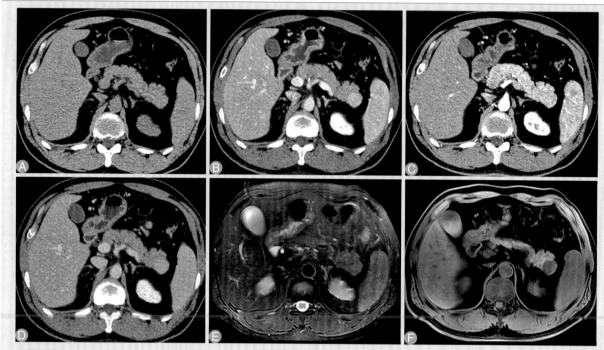

A.横断位CT平扫；B.横断位CT动脉期；C.横断位CT静脉期；D.横断位延迟期；E.横断位T₂WI压脂；F.横断位T₁WI压脂。

图4-40-1　上腹部CT平扫+增强、上腹部MRI平扫

【分析思路】

中年男性，胰腺尾部实性结节，CT平扫呈等密度表现，T_1WI、T_2WI结节信号与脾脏信号相似，边界清晰，无假包膜，增强后病灶强化方式与脾脏同步。常见病变包括胰腺神经内分泌肿瘤、胰腺富血供转移瘤、胰腺内副脾。

■ **胰腺神经内分泌肿瘤**

本例支持点：病灶边界清晰，病灶富血供强化，动脉期明显强化，延迟期内部有填充强化。

不支持点：T_2WI信号与脾脏相似，强化程度高于正常胰腺组织。

■ **胰腺富血供转移瘤**

本例支持点：强化方式快进慢出。

不支持点：无原发肿瘤病史，如肾细胞癌、甲状腺癌等。

■ 胰腺内副脾

本例支持点：好发部位胰尾部，病灶信号、强化方式与脾脏同步。

不支持点：无。

【病理诊断】

病理结果：胰尾部副脾，伴副脾内灶性血管增生、扩张。

【讨论】

■ 临床概述

胰腺内副脾（intrapancreatic accessory spleen，IPAS）一般无明显的临床表现，多在体检或检查其他病变时偶然发现，当其发生坏死、梗死、外伤出血时或病变较大出现压迫症状时，或发生炎症、占位性病变时才可出现相应的临床症状。副脾是脾脏以外与正常脾脏结构、功能相同的组织，一般认为是胚胎第5周胃背系膜中的脾芽融合失败形成。根据尸检报道，副脾的发生率为10%～30%，最常见于脾门；其次为胰腺尾部，约占16.8%；胰腺外其他部位罕见。

■ 病理特征

胰腺内副脾在镜下通常可见分界清楚的纤维环分隔周围正常胰腺组织，纤维环的宽窄不一，可薄、不完整或无，淋巴组织可以位于邻近纤维环及其外部。脾实质由红髓和白髓相间组成，红髓由许多脾血窦构成，白髓由脾血窦之间存在的淋巴滤泡和网状上皮系统细胞构成。胰腺内副脾内不同的红白髓比例是影像学变化的解剖基础。

■ 影像学表现

1.大小、形态及密度：形态较小，大部分为1～3cm，类圆形，密度较均匀，有包膜。

2.位置：几乎所有位于胰尾部3 cm内，胰腺其他部位少见。

3.CT表现：胰尾部软组织肿块影，呈等或稍高密度；增强动脉期多呈花斑样明显均匀强化，延迟期强化均匀，强化程度与脾脏相仿。

4.MRI表现：胰腺内副脾（与胰腺实质相比）T_1WI呈低信号，T_2WI压脂呈稍高信号，弥散受限（DWI高、ADC低），信号特点与脾脏相似，这主要是因为副脾的组织结构与正常脾脏相似，强化方式与CT相似。

5.其他：使用99mTc-Colloid SPECT/CT显像诊断特异性高，可达90%以上。

【拓展病例】

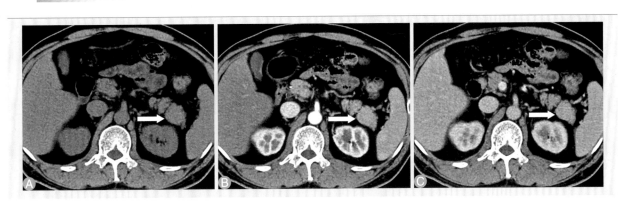

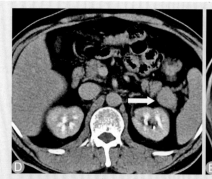 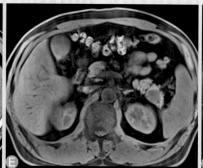 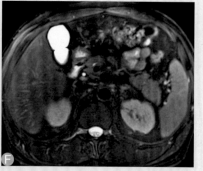

A.CT 横断位示胰腺尾部略高密度结节（箭头）；B. 横断位动脉期示结节明显强化，略高于胰腺组织（箭头）；C. 横断位静脉期结节渐进性强化，内部密度均匀（箭头）；D. 横断位延迟期结节强化程度类似胰脏组织（箭头）；E. 横断位 T_1WI 示胰尾部结节呈稍低信号；F. 横断位 T_2WI 示结节呈略高信号，类似于脾脏组织信号。

图4-40-2　患者男性，54岁，胰腺内副脾
（病例由山东省立医院杨世锋老师提供）

【诊断要点】

1.好发于胰腺尾部。

2.形态较小，囊变少见，密度、信号与脾脏类似，常无假包膜。

3.增强扫描与脾脏强化类似。

—— 参考文献 ——

[1] 卢明智，王铁功，邵成伟，等.胰腺内副脾与G1级神经内分泌肿瘤的MRI鉴别诊断[J].中华胰腺病杂志，2020，20（4）：289-294.

[2] 刘义涛，陈超，亓昌珍，等.5例胰腺内副脾表皮样囊肿影像学表现分析[J].临床放射学杂志，2017，036（4）：586-589.

[3] 韩铮，舒锦尔，吕光宏，等.胰腺内异位副脾CT及MRI表现[J].中国医学影像学杂志，2020（3）：223-226.

[4] 王少健，陈娇，丁忠祥，等.胰腺内副脾伴表皮样囊肿误诊误治分析[J].中华胰腺病杂志，2019，019（6）：446-449.

（胡俊华　施　彪）

病例41　环状胰腺

【临床资料】

● 患者女性，22岁，上腹部疼痛13年。

● 实验室检查：血清淀粉酶141 U/L，肿瘤指标阴性。

【影像学检查】

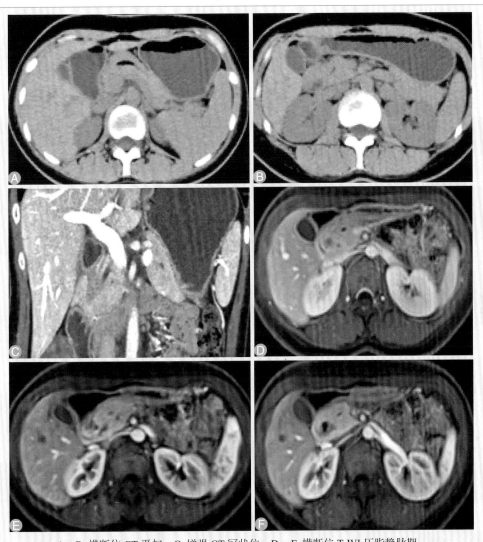

A、B.横断位CT平扫；C.增强CT冠状位；D～F.横断位T₁WI压脂静脉期。
图4-41-1　上腹部CT平扫+增强、上腹部MR增强

【分析思路】

青年女性，胰头部增大，包绕十二指肠，密度/信号均匀，边界清楚，增强后病灶密度及信号与胰腺实质相仿，强化程度与胰腺类似，胰管及胆总管扩张，胰腺包绕十二指肠。常见病变有胰头癌、壶腹癌、环状胰腺。

■ 胰头癌

本例支持点：胰头增大，胰管及胆总管扩张。

不支持点：青年女性，病史长，增强后病灶密度及信号与胰腺实质相仿。

■ 壶腹癌

本例支持点：胰管及胆总管扩张。

不支持点：青年女性，病史长，与胰腺实质高强化表现，无周围组织受侵犯。

■ 环状胰腺

本例支持点：病史、临床症状及影像学表现符合。

不支持点：无。

【最后诊断】

临床表现结合影像学表现诊断为环状胰腺。

【讨论】

■ 临床表现

环状胰腺是一种先天性畸形，是环状胰腺组织部分或全部环绕十二指肠降段。成人环状胰腺一部分病例无任何临床症状，一部分病例因出现并发症或合并症引起以下临床表现。

1.十二指肠梗阻：多表现为反复上腹痛和间歇性呕吐，因平卧后环状胰腺组织屈曲十二指肠引起完全梗阻，使腹痛和呕吐症状夜间加重，上腹部饱胀，可有胃型、蠕动和振水音，出现身体消瘦、营养不良。

2.上消化道溃疡：包括胃溃疡和十二指肠溃疡，以十二指肠球后溃疡较多见。大多由于环状胰腺组织引起十二指肠及十二指肠壶腹部远端梗阻，造成长期胃潴留致胃泌素增加引起高胃酸，加上胆汁、胰液反流入胃，胰酶破坏胃黏膜形成溃疡。

3.胰腺炎：环状胰腺容易发生胰腺炎的原因可能与胰管走行弯曲成角、狭窄，胰腺纤维化，胆管下端受压和十二指肠乳头炎性狭窄等使胰液引流障碍，致使胆汁、胰液逆流激活胰酶有关。胰腺炎可局限于环状胰腺部分，也可波及全胰。环状胰腺的畸形或慢性炎症的反复发作可加重十二指肠梗阻。

4.恶性肿瘤：环状胰腺可合并壶腹部癌、十二指肠癌。在成人环状胰腺诊治过程中对是否合并恶性肿瘤应加以注意。

5.胆道梗阻：皮肤黄染，尿呈浓茶色，大便呈陶土色。胆道梗阻可由于环状胰腺压迫胆总管下端、胰腺炎反复发作、十二指肠乳头部狭窄、胆汁引流不畅引起。

■ 病理表现

环状胰腺与正常胰腺结构相同，含有腺泡、导管及胰岛组织。大部分环状胰腺位于十二指肠降部十二指肠乳头以上。环状胰腺组织紧密包绕十二指肠，往往生长到十二指肠壁内，与肠壁各层组织相互交织，直达黏膜下层，后面宽厚，前面窄薄。胰环部的十二指肠可变薄，失去正常的黏膜结构。按胰腺组织环绕十二指肠程度分为完全型和非完全型。根据环状部胰管的走行，成人环状胰腺可分为以下4型。

Ⅰ型：环状部胰管汇入主胰管，约50%从后外侧环绕十二指肠；Ⅱ型：环状部胰管单独开口于胆总管末端，与主胰管不相通；Ⅲ型：环状部胰管与胆总管并行开口于十二指肠乳头；Ⅳ型：环状部胰管开口于副胰管。

■ 影像学表现

CT：显示十二指肠狭窄、壁肥厚及环绕十二指肠降部的胰腺组织，其密度与胰腺体尾部密度相同；

增强示十二指肠降部周围可见强化的胰腺组织，与正常胰腺组织强化程度一致。

MRI：在T₁WI压脂像上可见包绕十二指肠的环状胰腺组织呈高信号而周围组织和十二指肠为低信号，增强扫描示环状胰腺与正常胰腺组织强化程度一致。

MRCP：显示主胰管的走行围绕十二指肠降部形成环状，胆胰管汇合部的共同管道很短，而且在十二指肠壁内；部分病例可显示正常胆系及主胰管，未见环状胰腺内导管认为与环状胰腺内胰管的管腔纤细有关。

【拓展病例】

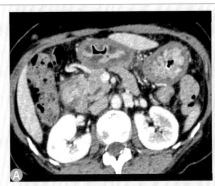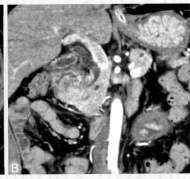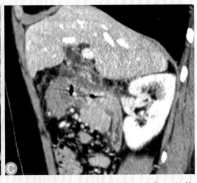

A.横断位CT静脉期胰头部软组织肿块包绕十二指肠，与胰腺实质强化一致；B.冠状位动脉期可见肿块明显强化，包绕十二指肠；C.矢状位静脉期示胆总管扩张、肝外胆管扩张、十二指肠管腔狭窄。

图4-41-2　患者女性，56岁，环状胰腺

【诊断要点】

1.胰头部增大，密度/信号均匀。

2.胰腺包绕十二指肠。

3.胆总管、胰管扩张，部分患者十二指肠球部扩张。

4.强化与胰腺实质一致。

—— 参考文献 ——

[1] 童竑章，李强，龚维坤，等．MRI诊断成人型环状胰腺的临床应用价值[J].中华胰腺病杂志，2016，16（4）：259-261.

[2] 冯云，徐小玲，李晶，等．成人型环形胰腺临床特征及误诊漏诊分析．中国实用内科杂志，2020，40（10）：829-831.

[3] 王小鹏，朱才松，杨军．成年人环状胰腺MSCT诊断[J].生物医学工程与临床，2020，24（5）：592-595.

[4] EDMAN J，TURAIHI H，PATEL B，et al. Annular pancreas in adults：case report and literature review[J]. S D Med，2019，72（2）：54-57.

（胡俊华　施　彪）

病例42　异位胰腺

【临床资料】

● 患者男性，69岁，上腹部隐痛不适2月余。

● 实验室检查：CA72-4 17.7 U/mL。

● 外院胃镜提示胃体小弯下壁可见黏膜隆起，约3 cm×4 cm。

【影像学检查】

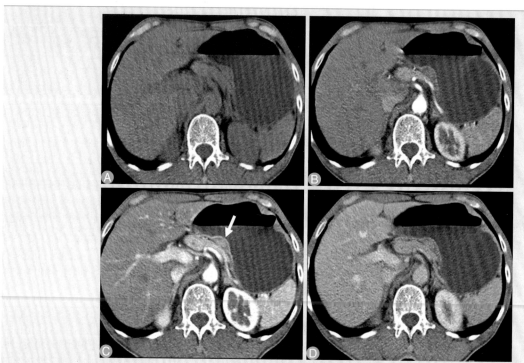

A.横断位CT平扫；B.横断位动脉期；C.横断位静脉期；D.横断位延迟期。

图4-42-1　上腹部CT平扫+增强

【分析思路】

老年男性，胃体部小弯侧卵圆形黏膜下肿块，边界清楚，向腔外生长，增强后病灶持续较均匀强化，强化较明显，大致与胰腺实质相同，胃周脂肪间隙清晰，未见明显肿大淋巴结。常见病变有早期胃癌、胃间质瘤、胃平滑肌瘤、异位胰腺。

■ 早期胃癌

本例支持点：胃体小弯侧局限性增厚，强化较明显。

不支持点：病变边界较光整，局部胃黏膜未见明显破坏。

■ 胃间质瘤

本例支持点：病变呈胃黏膜下肿块，边界清楚，局部胃黏膜完整，强化明显。

不支持点：病灶形态卵圆形，病灶边缘无迂曲细小血管影。

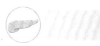

■ 胃平滑肌瘤

本例支持点：病变呈卵圆形小肿块，边界清楚，呈胃内型。

不支持点：病灶位于胃小弯侧，强化程度较高，平滑肌瘤好发于贲门胃底部位，一般轻至中度强化。

■ 异位胰腺

本例支持点：胃腔内小肿块，大致呈卵圆形，边缘光整，密度均匀，强化大致与胰腺实质相同，长短径之比≥1.4。

不支持点：异位胰腺更常见于胃窦。

【病理诊断】

大体所见（部分胃）：灰红色组织1块，大小4 cm×3 cm×1 cm。切面见一灰红、灰黄色结节，最大径1.8 cm，实性，质软，边界尚清。

病理诊断：胃小弯异位胰腺。

【讨论】

■ 临床概述

异位胰腺是指胰腺正常解剖部位之外出现的胰腺组织，与正常胰腺之间无解剖学及血管关系，是一种较少见的先天性发育异常。异位胰腺可发生在腹腔的任何部位，以胃肠道多见，多位于黏膜下层及肌层。好发部位为邻近胰腺的上消化道（约为90%），如胃、十二指肠及近端空肠。好发年龄为40～60岁，男女比例3∶1。临床常无明显症状，可出现并发症，如异位胰腺炎、出血、梗阻、肠套叠等。

■ 病理特征

根据Heinrich对异位胰腺的病理学分4型：Ⅰ型异位组织内可见胰腺腺泡、胰岛和导管3种成分；Ⅱ型最常见，表现为异位的胰腺是由腺泡和导管2种成分组成；Ⅲ型病变仅可见导管成分；Ⅳ型罕见。异型胰腺最常发生的组织学部位是黏膜下及肌层，最常伴发的病变是导管腺囊性扩张，罕见伴发癌变。

■ 影像学表现

胃肠道异位胰腺多为单发，直径为1～3 cm；呈软组织密度，多呈椭圆形，越靠近消化道远端可能越趋于圆形。病灶多以宽基底与胃肠壁相连，强化程度及方式与胰腺相似，向腔内生长。典型者位于胃窦部，可见边缘脐凹征或中央导管征。病灶的密度及强化特征反映了异位胰腺的组织成分。腺泡为主要成分者，CT上表现为密度均匀的结节，强化程度等于或高于正常胰腺；导管为主要成分者，密度欠均匀，强化程度弱于胰腺实质。

【拓展病例】

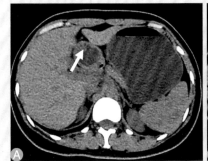 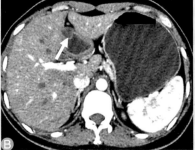 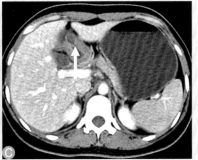

A. 横断位CT平扫示胃窦部类圆形结节（白箭头），边界清楚，局部胃黏膜连续；B. 横断位动脉期病灶强化不明显；C. 横断位静脉期病灶强化程度略弱于胰腺实质，呈环形强化，囊变区不强化。

图4-42-2　患者女性，31岁，胃窦部异位胰腺

【诊断要点】

1.黏膜下肿块，卵圆形（长径/短径多≥1.4），典型可见"中央导管征"。

2.小于3 cm，边缘光整或微分叶状，腔内生长，常位于胃窦部。

3.强化程度类似于正常胰腺。

—— 参考文献 ——

[1] REZVANI M，MENIAS C，SANDRASEGARAN K，et al. Heterotopic Pancreas：Histopathologic Features，Imaging Findings，and Complications[J]. Radiographics，2017，37（2）：484-499.

[2] LI L M，FENG L Y，CHEN X H，et al. Gastric heterotopic pancreas and stromal tumors smaller than 3cm in diameter：clinical and computed tomography findings[J]. Cancer Imaging，2018，18（1）：26.

[3] 邱立，柳玉红，张同先，等.36例异位胰腺临床病理分析[J].诊断病理学杂志，2019，26（12）：827-830.

[4] 靳晓媛，牛忠锋.胃部异位胰腺的CT增强表现及误诊分析[J].中国医学影像学杂志，2021，29（4）：372-375.

[5] 克热木如孜，李瑾，肖书渊，等.68例异位胰腺临床分析[J].武汉大学学报（医学版），2021，42（4）：652-656+677.

（李欢欢　施　彪）

病例43 胰腺局灶性脂肪浸润

【临床资料】

● 患者女性，46岁，体检发现胰腺占位性病变1周。

● 实验室检查：无明显阳性指标。

【影像学检查】

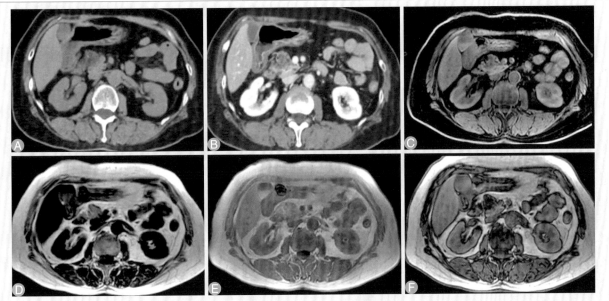

A. 横断位 CT 平扫；B. 横断位 CT 增强；C. 横断位 T₁WI 压脂；D. 横断位脂相；E.T₁WI 同相位；F.T₁WI 反相位。

图4-43-1 上腹部CT平扫+增强，上腹部MRI平扫

【分析思路】

中年女性，无明显症状。胰头部稍低密度，边界不清晰，增强后呈弱强化，低于正常胰腺实质强化，反相位上病灶较同相位信号减低。常见病变有胰腺癌、胰腺脂肪瘤、胰腺血管平滑肌脂肪瘤、胰腺畸胎瘤、胰腺局灶性脂肪浸润。

■ 胰腺癌

本病例支持点：胰头实性病灶，密度不均匀。

不支持点：T₁WI信号与胰腺实质相似，病灶未见延迟轻度强化，胰管无明显扩张。

■ 胰腺脂肪瘤

本病例支持点：含脂肪。

不支持点：胰腺脂肪瘤为成熟脂肪，在同、反相位无明显衰减；无强化。

■ 胰腺血管平滑肌脂肪瘤

本病例支持点：胰头密度不均匀，含脂肪。

不支持点：病灶增强后未见明显异常强化。

■ 胰腺畸胎瘤

本病例支持点：含脂肪。

不支持点：病灶无钙化，无包膜强化。

■ 胰腺局灶性脂肪浸润

本病例支持点：胰头形态如常，密度不均匀，内见脂肪密度；反相位信号减低，周围见勾边征象。

不支持点：无。

【病理诊断】

病理结果：胰腺局灶性脂肪浸润。

【讨论】

■ 临床概述

胰腺脂肪浸润又称为胰腺脂肪替代、胰腺脂肪增多症等。胰腺弥漫脂肪浸润较常见，病因不明确，常见于老年人及肥胖者。一般无特异性症状。好发于胰头及钩突前部，不累及胰头及钩突的后部。

■ 病理表现

病理上主要表现为胰腺细胞内的甘油三酯累积或脂肪组织对胰腺组织的替代，而内分泌胰岛细胞数目相对保持恒定。胰腺脂肪浸润表现为胰腺实质内分布不均的局灶性脂肪浸润，其发生与多种疾病有关，包括肥胖、糖尿病、慢性胰腺炎、病毒感染、结石或因肿瘤所致胰管阻塞及囊性纤维化。

■ 影像学表现

CT：与正常胰腺实质相比均为低密度灶，部分病变区域内见典型的脂肪密度，边界清晰。胰头整体轮廓尚规则，胰管及胆总管未见扩张，邻近血管未见侵犯，腹膜后未见明确肿大淋巴结等恶性征象。

MR：胰头局灶性脂肪浸润T_1WI双回波序列具有特征性表现，表现为正相位等信号，反相位信号明显减低，周围见勾边效应，DWI呈等信号，增强后未见强化。随访复查病变无明显变化。

【拓展病例】

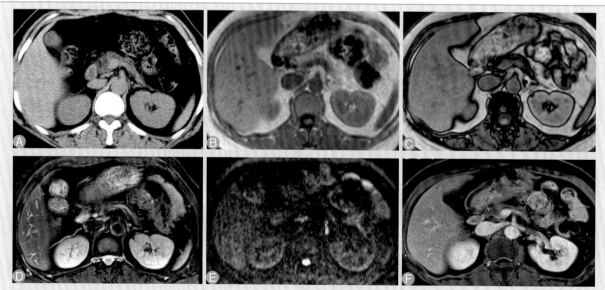

A.CT 平扫示胰腺头颈部条片状低密度影，内见脂肪密度；B. 横断位 T_1WI-in phase 示胰腺头颈部条片状稍高信号影；C. 横断位 T_1WI-out of phase 示病灶信号减低；D. 横断位 T_2WI 压脂示病灶信号减低；E.DWI 示未见高信号；F. 横断位增强后病灶未见明显异常强化。

图4-43-2 患者女性，51岁，胰腺头颈部脂肪浸润

【诊断要点】

1.病变位于胰头、钩突部。

2.病变内有脂肪密度，MR反相位信号减低。

3.胰头整体轮廓尚规则，胰管及胆总管未见扩张，邻近组织无侵犯。

—— 参考文献 ——

[1] 王雪，靳二虎.化学位移成像在胰腺局灶性脂肪浸润中的诊断价值 [J].中国医疗器械信息，2018，21（30）：71-72，162.

[2] 窦丽娜，李光超，陈刚，等.胰头局灶性脂肪浸润影像学表现 [J].临床放射学杂志，2018，37（1）：74-77.

[3] 马茜，殷小平，王佳宁，等.胰腺局灶性脂肪浸润的CT及MRI影像学表现[J].中国医学计算机成像杂志，2021，27（6）：523-528.

（贾云生　施　彪）

病例44 VHL综合征

【临床资料】

- 患者女性，31岁，头晕1月余。
- 实验室检查：阴性。

【影像学检查】

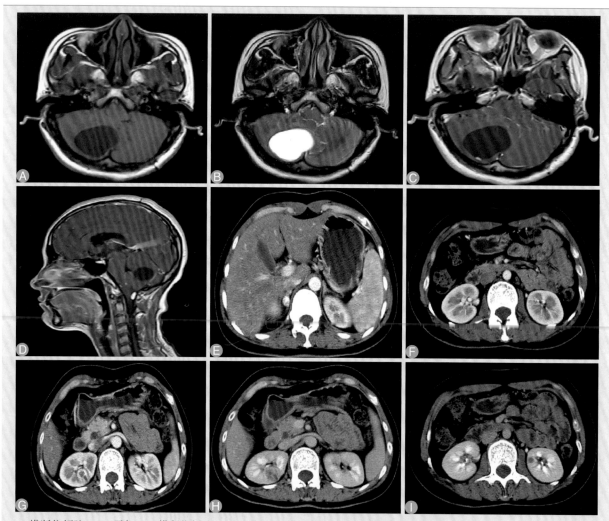

A. 横断位颅脑T₁WI平扫；B. 横断位颅脑T₂WI平扫；C. 横断位颅脑T₁WI增强；D. 矢状位颅脑T₁WI增强；E、F. 横断位
上腹部CT动脉期；G、H. 横断位上腹部CT静脉期；I. 横断位上腹部CT延迟期。

图4-44-1 颅脑MR平扫+增强、上腹部CT增强

【分析思路】

年轻女性，右侧小脑半球囊实性病变，呈大囊小壁结节，壁结节明显强化，符合血管母细胞瘤表现；胰腺头部多发囊性无强化灶，符合囊肿表现；右肾上腺富血供结节灶，符合嗜铬细胞瘤表现；两肾多发富血供结节灶，快进快出，符合透明细胞癌表现。综合考虑为VHL综合征（Von Hippel-lindau syn-

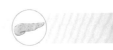

drome），需与多发性内分泌肿瘤综合征进行鉴别诊断。

■ 多发性内分泌肿瘤综合征

本例支持点：肾上腺、胰腺多发病灶。

不支持点：多发性内分泌肿瘤综合征指患者同时或先后出现2个或2个以上内分泌腺肿瘤或增生为主要特征的一组临床综合征；多发性内分泌肿瘤综合征常见肿瘤包括甲状旁腺腺瘤、胰腺神经内分泌肿瘤（多为功能性）、垂体腺瘤、肾上腺腺瘤或增生、甲状腺髓样癌、肾上腺嗜铬细胞瘤等，临床会出现内分泌症状；多发性内分泌肿瘤综合征不累及肾脏。

■ VHL综合征

支持点：本例患者颅脑增强MR示小脑血管母细胞瘤诊断明确，上腹部MR示胰腺多发囊性病变，考虑多囊胰腺，有肾上腺嗜铬细胞瘤、肾脏透明细胞癌CT表现，符合VHL综合征Ⅱ型诊断标准。

不支持点：无基因检测诊断。

【最后诊断】

小脑半球血管母细胞瘤；VHL综合征。

【讨论】

■ 临床概述

VHL综合征是一种由VHL抑癌基因突变引起的累及多器官的显性遗传病，可影响中枢神经系统、肾脏、胰腺、肾上腺及生殖系统。最常见的VHL相关肿瘤是脑、脊柱、视网膜的血管母细胞瘤，以及肾上腺嗜铬细胞瘤、副神经节瘤及血管球瘤、肾透明细胞癌、胰腺囊肿及神经内分泌肿瘤、内淋巴囊肿瘤、附睾和阔韧带的乳头状囊腺瘤等。VHL综合征的患病率为1/36 000，呈显性遗传，65岁以上携带VHL综合征致病基因的人群中有90%出现各种相关疾病，20岁以上的携带者接近50%有相关临床表现。VHL综合征患者的预期寿命在40～52岁，男性的平均年龄为59.2岁，而女性则为48.4岁，其中肾透明细胞癌和中枢神经系统肿瘤是该病的主要致死原因。VHL综合征目前的诊断标准通常由家族遗传史和临床表现两部分组成。临床表现：①中枢神经系统血管母细胞瘤（包括视网膜血管母细胞瘤）；②内淋巴囊肿瘤；③肾细胞癌；④嗜铬细胞瘤，副神经节瘤和（或）血管球瘤；⑤神经内分泌肿瘤和（或）胰腺多发囊肿。当患者有符合下列情况时可临床诊断为VHL综合征：①至少有两个中枢神经系统血管母细胞瘤；②至少有1种中枢神经系统成血管细胞瘤和上述1种其他表现；③家族中有VHL基因中的致病性突变或明确患有VHL综合征的一级亲属，并至少有1种上述临床表现。VHL综合征患者可根据其不同类型的疾病进行分类：Ⅰ型患者有血管母细胞瘤，患嗜铬细胞瘤和透明细胞肾癌的概率较低；Ⅱ型患者也患有血管母细胞瘤，但合并嗜铬细胞瘤的可能性也很高，ⅡA型患者合并透明细胞肾癌的概率低，ⅡB合并透明细胞肾癌的概率高，ⅡC型仅合并嗜铬细胞瘤。

■ 影像学表现

1.胰腺表现：①胰腺多发囊肿，为最常见的胰腺改变，囊肿的数量由数个到上千个不等，散在或弥漫分布。囊肿内为清亮的浆液，在MR T$_2$WI上为高信号。胰腺多发囊肿可以是此病早期唯一的表现，为诊断VHL综合征有力的提示之一。②神经内分泌肿瘤，为VHL综合征患者最常见的胰腺实性肿瘤，可单发或多发，CT平扫呈等或稍低密度，增强后动脉期与门脉期显著强化，延迟期持续强化。当肿瘤较大时可见囊变、钙化。除数量可以多发外，影像上与散发的同类肿瘤无异，但多为无功能性肿瘤。③浆液性囊腺瘤，表现多样，常见类型为多囊型、寡囊型和蜂窝型（或微囊型），微囊型表现为增强后囊腔无强

447

化，囊腔分隔结构明显强化，囊腔显示更清晰。

2.肾上腺表现：肾上腺嗜铬细胞瘤/异位嗜铬细胞在VHL综合征患者中发病率约60%，为富血供肿瘤，肿瘤较大时内部坏死、出血和囊变常见。增强后动脉期肿瘤实质显著强化，强化程度与动脉相近，延迟期持续强化。

3.肾脏表现：①两肾多发囊肿，在肾脏表现中最常见。②肾透明细胞癌，是VHL综合征患者死亡的主要原因之一，两肾多发瘤灶概率远高于散发。典型表现为增强后皮质期肿块明显强化，髓质期及排泄期造影剂退出，呈快进快出表现，部分囊实性表现肾癌也应警惕。

4.中枢神经系统表现：表现为单发和多发的血管母细胞瘤，早期出现，好发于小脑和脊髓，与散发患者相同。60%为囊性伴壁结节，壁结节在T$_1$WI上呈等信号，在T$_2$WI上呈高信号，增强后显著强化与血管相近。40%为实性，增强后异常显著强化。当小脑和脊髓多发血管母细胞瘤时，要警惕VHL综合征的存在。

5.视网膜血管母细胞瘤：早期出现，约50%VHL综合征患者有视网膜血管母细胞瘤，其中50%为双侧。早期肿瘤较小时多为偶然发现。影像上表现为位于眼球后环的结节，CT呈等密度，T$_1$WI呈等或等高信号，增强后为显著均匀强化。

【拓展病例】

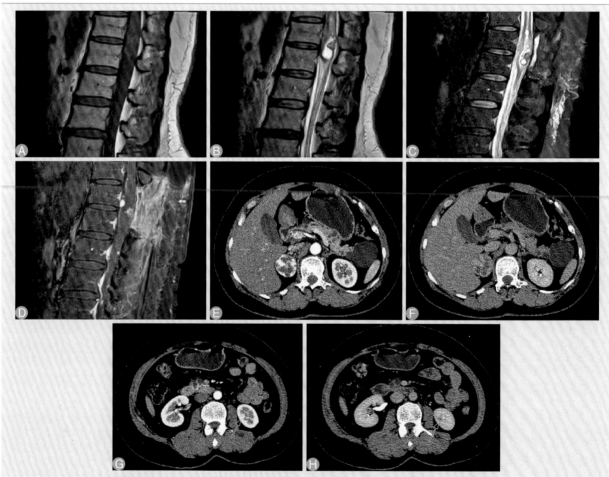

A～C.MR矢状位T$_1$WI、T$_2$WI、T$_2$WI压脂像示脊髓结节状、囊实性病灶，结节灶及囊内壁结节在T$_1$WI上呈等、稍高信号，在T$_2$WI上呈高信号，囊性成分在T$_2$WI上呈高信号；D.T$_1$WI矢状位增强，脊髓内多发结节灶及壁结节明显强化；E、F.上腹部横断位CT增强动脉期和延迟期，右侧肾上腺病灶动脉期明显强化，延迟期强化减低，胰腺多发囊性无强化灶；G、H.上腹部横断位CT增强动脉期和延迟期示左肾病灶动脉期明显强化，延迟期造影剂退出，呈快进快出表现（黑箭头）。

图4-44-2　患者女性，51岁，胸腰段脊髓内血管母细胞瘤术后，VHL综合征

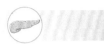

【诊断要点】

1.中枢神经系统血管母细胞瘤，伴胰腺、肾脏、肾上腺等多发病变。

2.影像学特征和各类散发肿瘤类似。

3.家族遗传性。

—— 参考文献 ——

[1] 玄磊，朱英杰，陈冲，等 . VHL 综合征相关肾透明细胞癌的诊断与治疗 [J]. 中国实验诊断学，2019，
    23（2）：373-376.

[2] 彭娜，赵娜，赵东强 . 以多囊胰腺为并发表现的 VHL 综合征一例 [J]. 中华胰腺病杂志，2020，20（6）：
    471-472.

[3] 李慧，彭洋，孙炎平，等 . 多发性内分泌肿瘤综合征影像诊断并实例分析 [J]. 临床放射学杂志，
    2019，38（10）：1982-1987.

[4] 北京医学会罕见病分会 . 中国 von Hippel-Lindau 病诊治专家共识 [J]. 中华医学杂志，2018，（28）：
    2220-2224.

（王 鑫 施 彪）

病例45　多发性内分泌肿瘤综合征1型

【临床资料】

● 患者男性，52岁，体检发现胰腺占位。

● 既往史：6年前因甲状旁腺功能亢进行甲状旁腺切除，术后病理为甲状旁腺腺瘤。1年前因右肺中叶结节行右肺楔形切除，术后病理为肺类癌。

● 实验室检查：未见明显异常。

【影像学检查】

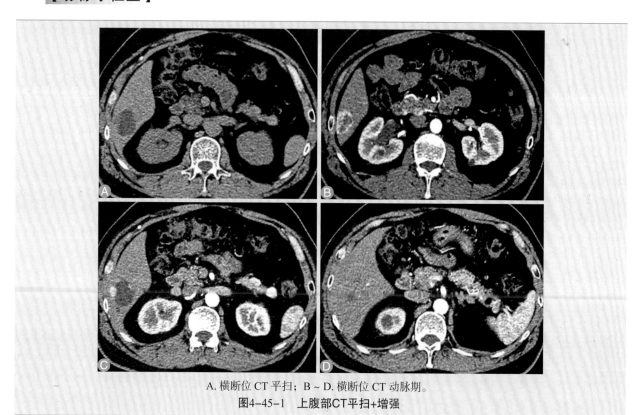

A.横断位CT平扫；B～D.横断位CT动脉期。

图4-45-1　上腹部CT平扫+增强

【分析思路】

中年男性，胰尾部两枚等密度结节，边缘清晰，肝右叶类圆形低密度影，增强动脉期示胰头部、十二指肠降段、胰尾部多发明显强化结节影，肝右叶病灶边缘明显强化；左肾上腺结节状轻度强化病灶。胰腺多发占位合并肾上腺占位，常见病变有VHL综合征、肾透明细胞癌多发转移瘤、多发性内分泌肿瘤综合征1型。

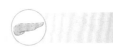

- **VHL综合征**

本例支持点：胰腺、肾上腺多发富血供病灶。

不支持点：VHL综合征多伴发中枢神经系统血管母细胞瘤、胰腺多发囊肿、肾癌、肾上腺嗜铬细胞瘤。

- **肾透明细胞癌多发转移瘤**

本例支持点：胰腺、十二指肠多发富血供病灶。

不支持点：无肾透明细胞癌病史。

- **多发性内分泌肿瘤综合征1型**

本例支持点：有甲状旁腺腺瘤、肺类癌切除史，胰腺、十二指肠多发富血供病灶，肾上腺轻度强化结节。

不支持点：无。

【病理诊断】

大体示胰腺、十二指肠降段多发暗红色、黄色、灰白色小肿块，最大者长径约14 mm。

免疫组化：NSE、CgA、Sy、CD56均阳性。

病理诊断：全胰腺、十二指肠多发神经内分泌肿瘤伴肝脏转移，左肾上腺腺瘤，考虑多发性内分泌肿瘤综合征1型。

【讨论】

- **临床概述**

多发性内分泌肿瘤综合征1型（multiple endocrine neoplasia type 1，MEN1）又称Wermer综合征，是常染色体显性基因遗传疾病，即多发性内分泌肿瘤综合征1型基因突变导致的2个及2个以上内分泌腺体功能亢进，同时或先后形成腺体增生或肿瘤的综合征。发病率为（2～20）/10万，无性别差别，多在50岁前发病。临床表现根据发生肿瘤的部位不同而表现各异，常见的有甲状旁腺腺瘤、胰肠神经内分泌肿瘤、垂体瘤、肾上腺腺瘤。甲状旁腺是多发性内分泌肿瘤综合征1型中最早且最多受累腺体，90%以上患者首发症状为甲状旁腺功能亢进。多发性内分泌肿瘤综合征1型腹部发生内分泌肿瘤最常见于胰腺和十二指肠，发生率为30%～70%，分功能性和无功能性肿瘤，功能性肿瘤以胃泌素瘤（60%）、胰岛素瘤（30%）多见，其中胃泌素90%发生在十二指肠，直径多<1 cm，多表现为顽固性溃疡、水样泻；胰岛素瘤多表现为发作性低血糖。而多发性内分泌肿瘤综合征1型的胰肠神经内分泌肿瘤多数为无功能性，相比功能性肿瘤，无功能性肿瘤体积更大、恶性程度更高、易转移，多伴有囊变、钙化、出血。30%～40%多发性内分泌肿瘤综合征1型患者可发生垂体瘤，多为泌乳素瘤。同时有40%的多发性内分泌肿瘤综合征1型患者伴肾上腺皮质腺瘤。另外，少数多发性内分泌肿瘤综合征1型患者可伴胸腺类癌、支气管肺类癌等。

- **影像学表现**

影像学表现根据累及不同器官而表现各异，胰肠神经内分泌肿瘤多为富血供肿瘤，增强后明显强化，发生肝转移时同样表现为富血供。当影像学检查怀疑多发性内分泌肿瘤综合征1型时，需仔细询问患者既往病史及家族史，结合临床做出综合诊断。

【拓展病例】

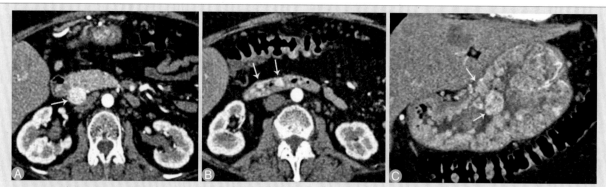

A. 横断位 CT 动脉期示胰腺头部高强化结节（箭头）；B. 横断位 CT 动脉期示十二指肠水平部多发高强化结节（箭头）；C. 冠状位 CT 静脉期胃壁黏膜多发大小不一高强化结节（箭头）。

图4-45-2　患者女性，60岁，多发性内分泌肿瘤综合征1型

【诊断要点】

1.胰腺或肠道多发富血供占位。

2.重点观察多发性内分泌肿瘤综合征常累及的腺体，即甲状旁腺、垂体、胰腺及肾上腺等。

3.既往病史及家族史是影像学诊断的关键因素。

—— 参考文献 ——

[1] 顾丹阳，付麒，薛冰艳，等.多发性内分泌腺瘤1型相关型与散发型胰腺神经内分泌肿瘤临床特征比较 [J].中华医学杂志，2022，102（11）. 1014 1019.

[2] 方旭，边云，陆建平，等.多发内分泌肿瘤1型影像学表现1例 [J].中国医学影像技术，2018，34（9）：1394.

[3] AL-SALAMEH A，BAUDRY C，COHEN R. Update on multiple endocrine neoplasia Type 1 and 2[J]. Presse Med，2018，47（9）：722-731.

[4] 郭宇，陈洛海，刘曼，等.散发型与多发性内分泌腺瘤1型相关型胃泌素瘤临床特征比较 [J].中华胃肠外科杂志，2021，24（10）：875-882.

[5] 吴文铭，陈洁，白春梅，等.中国胰腺神经内分泌肿瘤诊疗指南（2020）[J].协和医学杂志，2021，12（4）：460-480.

（施彪　方旭）

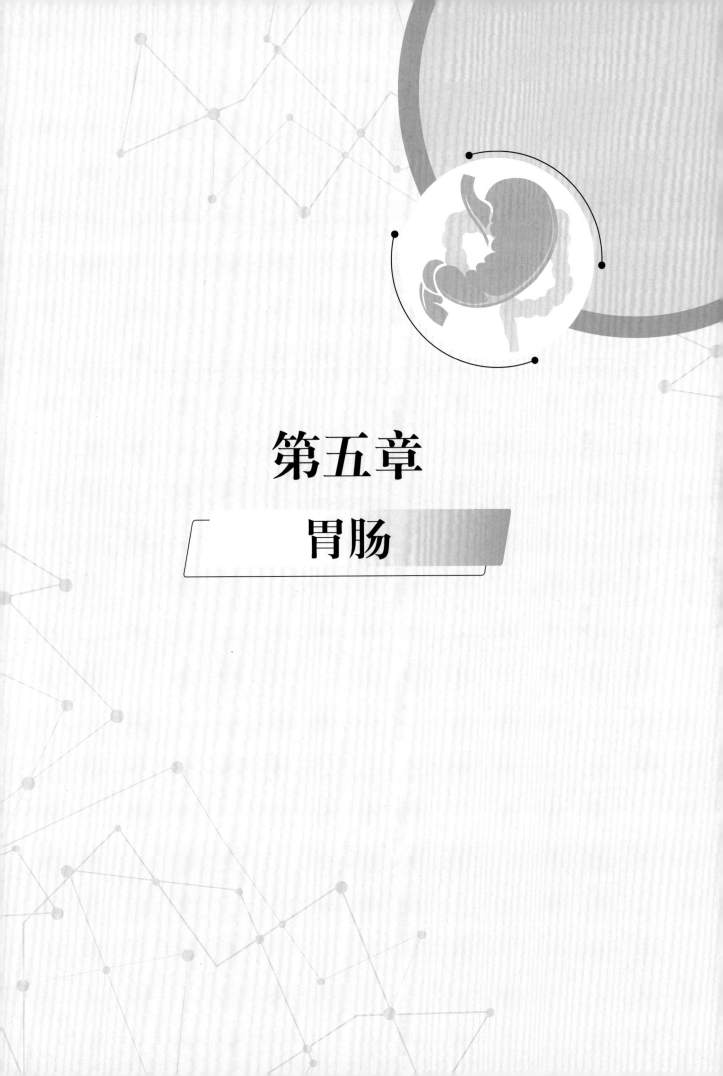

第五章

胃肠

病例1　胃腺癌

【临床资料】

● 患者女性，78岁，上腹部疼痛不适1月余。

● 患者3个月前无明显诱因出现腹痛不适，呈持续性，无放射痛及转移性痛，无腹胀、血便等，超声造影提示胃窦部处隆起。

● 实验室检查无异常。

【影像学检查】

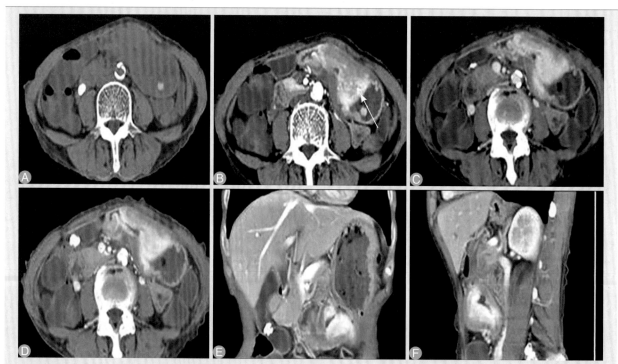

A. 横断位 CT 平扫；B. 横断位 CT 增强动脉期；C. 横断位 CT 增强门脉期；D. 横断位 CT 增强平衡期；E. 冠状位 CT 门脉期；F. 矢状位 CT 门脉期。

图5-1-1　腹部平扫+增强CT扫描

【分析思路】

胃壁不均匀增厚，密度不均；胃腔变窄；增强扫描呈明显不均匀强化（图B箭头），以表面条带状显著强化为较典型表现。常见病变有胃腺癌、胃间质瘤、胃淋巴瘤。

■ **胃间质瘤**

本例支持点：富血供。

不支持点：相邻的胃壁无明显增厚；多发于胃体部，向胃腔内和（或）外突出的肿块，边界清楚，密度均匀；胃黏膜受压变薄，但完整性良好。增强肿块内侧胃黏膜面形成连续的弧线形强化为其特征性表现。

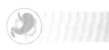

■ 胃淋巴瘤

本例支持点：胃壁增厚。

不支持点：多发生于胃体部；胃腔狭窄较少出现；胃淋巴瘤密度多均匀，中度均匀强化，部分肿块内可见增粗、扭曲的供血动脉，出现"血管漂浮征"；胃和邻近器官的脂肪层完整，易合并腹膜后肾门下淋巴结肿大。

■ 胃腺癌

本例支持点：胃壁增厚，胃腔狭窄。增强扫描明显强化，其表面出现显著条带状强化影即"白线征"，周围脂肪间隙易受侵。

不支持点：无。

【病理诊断】

病理表现：胃窦坏死组织间1块组织异型细胞弥漫片状生长。

免疫组化：Her-2（0），Ki-67（少数+），CK（+）。

病理诊断：低分化腺癌，Lauren分型为弥漫型。

【讨论】

■ 临床及病理

胃癌是消化道系统常见恶性肿瘤之一，男性多见，40～60岁为高峰；从发病部位上看，以胃小弯胃窦区最常见，其次为贲门胃底区，胃体及大弯侧发病率最低。临床上主要表现为上腹部隐痛不适，进而出现恶心、呕吐等。其中胃腺癌是胃癌最常见的病理类型，约占胃癌的95%以上，包括黏液腺癌、浸润性腺癌、乳头状腺癌等。

根据胃癌的进程可分为早期胃癌及进展期胃癌。早期胃癌是指病灶侵犯黏膜层和黏膜下层，分为隆起型、浅表型、凹陷型；进展期胃癌是指癌组织浸润到黏膜下层，进入肌层或已穿过肌层达浆膜层；根据肉眼形态分为息肉型、溃疡型及浸润型。

■ 影像学表现

1.胃壁异常增厚：常表现为胃壁的局限性增厚，多限于胃壁一侧，其胃壁腔面不规则，可伴溃疡，与邻近正常胃壁分界不清，浸润性生长者可使胃壁环形或广泛性增厚（皮革胃），胃壁僵硬，胃腔狭窄、变形。

2.软组织肿块：病变呈肿块状，向胃腔内、外生长，肿块可为孤立性的隆起，也可为增厚胃壁、胃腔内明显突出的一部分，胃腔变窄。肿块的表面不光滑，可呈分叶、结节或菜花状，可伴溃疡。

3.胃壁异常强化：近胃腔表面胃壁出现结节状、斑片状、条带状明显强化是胃癌很有意义的CT征象，称"白线征"，其较正常胃壁强化明显、时间延长。

4.胃周改变：胃壁浆膜面毛糙，胃壁轮廓不清，常提示胃癌向腹腔内扩散的可能。突破浆膜、浸润胃周时主要表现为胃周脂肪层消失。侵犯邻近脏器与组织时表现为肿块与脏器间的脂肪间隙消失。

5.淋巴转移及远处转移：可发现胃周、后腹膜、肝门区、肠系膜上动脉根部及胰周淋巴结转移。胃癌还可以通过血行、种植方式转移至远处脏器，以肝转移最常见。

【拓展病例】

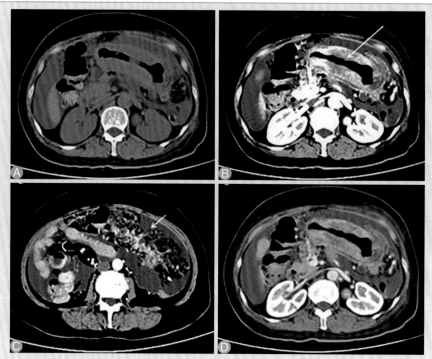

A.横断位 CT 平扫示胃体前后壁增厚；B ~ D.横断位 CT 增强动脉期胃壁全层受累，呈明显不均匀强化（长箭头），门脉期强化程度稍减低，病灶周围脂肪间隙模糊，肠系膜增厚，呈污垢样改变（短箭头）。

图5-1-2　胃腺癌

【诊断要点】

1.胃壁异常增厚。

2.白线征。

3.胃壁浆膜面毛糙，胃壁轮廓不清。

4.淋巴转移及远处转移。

── 参考文献 ──

[1] 许俊锋.螺旋 CT 三期增强扫描在胃癌诊断中的影像特征及应用效果 [J].医疗装备，2021，34（1）：32-34.

[2] 蔡世虹，王剑.MRI 影像对晚期胃癌的临床诊断价值分析 [J].影像研究与医学应用，2020，4（3）：118-119.

[3] 李兰涛，刘少东，于淼淼，等.CT 动态增强扫描联合 MPR 在胃癌术前临床 T 分期中的应用.中国中西医结合影像学杂志，2020，18（6）：552-555.

（陈美林　汪鑫斌）

病例2　胃黏液腺癌

【临床资料】

- 患者女性，28岁，反复上腹部疼痛半年，黑便2天。
- 实验室检查：AFP 8.59 μg/L。

【影像学检查】

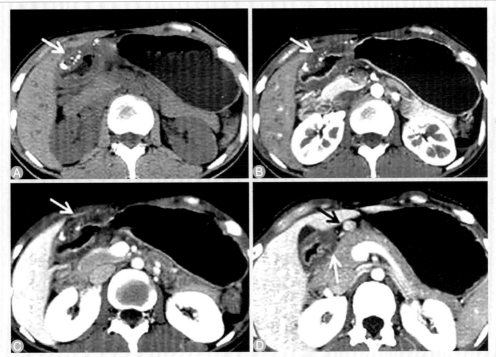

A. 横断位 CT 平扫；B. 横断位增强 CT 动脉期；C. 横断位增强 CT 门脉期；D. 横断位增强 CT 平衡期。

图5-2-1　腹部平扫+增强CT扫描

【分析思路】

胃窦部胃壁不规则增厚（白箭头），内见斑点状钙化，增强动、静脉期病灶无明显强化，胃壁黏膜呈不连续的线状明显强化；延迟期病灶呈轻中度强化；胃周淋巴结肿大（黑箭头）；考虑为恶性肿瘤，常见病变有胃黏液腺癌、胃淋巴瘤、恶性胃间质瘤。

■ **胃淋巴瘤**

本例支持点：胃壁增厚，周围见肿大淋巴结。

不支持点：胃淋巴瘤密度均匀，黏膜完整；中度均匀强化，部分肿块内可见增粗、扭曲的供血动脉，出现"血管漂浮征"。

■ **恶性胃间质瘤**

本例支持点：病灶较大，密度不均，病灶内有钙化。

不支持点：胃间质瘤常呈类圆或球形，腔外生长多见，亦可腔内生长或跨腔内外生长，强化明显；淋巴结转移少见。

■ 胃黏液腺癌

本例支持点：胃壁增厚，见斑点状钙化；增强动脉期病灶未见强化，胃壁黏膜呈不连续的线状明显强化，延迟期病灶呈轻中度强化，胃黏膜线连续性中断，胃周见明显强化的肿大淋巴结。

不支持点：无。

【病理诊断】

病理表现：癌组织浸润至浆膜层，多个脉管腔内见癌栓。肿瘤大小约6 cm×5 cm；胃小弯淋巴结29枚，其中17枚可见癌转移17/29（+）；大弯侧淋巴结11枚，其中7枚可见癌转移7/11（+）；第7组淋巴结1枚，1枚可见癌转移1/1（+）。

免疫组化：CK（L）（+）、EMA（部分+）、EGFR（部分++）、C-erbB-2（部分++）、Ki-67（约80%+）、p53（+++）、MLH1（+）、PMS2（+）、MSH2（+）、MSH6（+）、 MMP-9（-）。说明：MLH1（+）、PMS2（+）、MSH2（+）、MSH6（+），提示微卫星稳定可能性大。

病理结果：胃溃疡型黏液腺癌。

【讨论】

■ 临床及病理

胃黏液腺癌（mucous gastric carcinoma，MGC）是胃癌的一种少见组织学分型，仅占胃癌病例的2.8%～6.6%。在临床上，胃黏液腺癌较胃非黏液腺癌预后更差，更易发生局部浸润和淋巴结转移。镜下"黏液湖"形成为其主要病理特征，黏液结晶后可形成钙化。根据2010年WHO黏液腺癌的标准，细胞外黏液含量占据肿瘤实体超过50%时可诊断为黏液腺癌。

■ 影像学表现

1.胃壁广泛肿块样增厚，呈浸润性生长改变，与周围正常组织无明显分界。

2.增厚的胃壁间见低密度带或胃壁全层呈低密度。

3.肿块内见弥漫性或散在分布的点状、粟粒状、条片状钙化。

4.肿块早期增强呈等低密度改变，并可见更低密度区（提示富含黏液）。延迟期可见轻至中等强化。胃壁黏膜呈不连续的线状明显强化。

5.可有肾周或后腹膜肿大淋巴结、腹腔积液、种植等转移征象。

【拓展病例一】

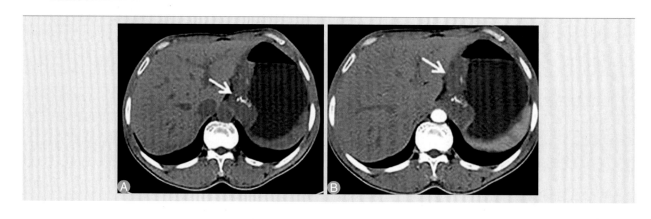

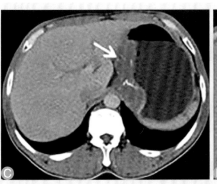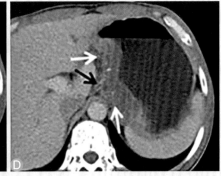

A.横断位CT平扫示贲门–胃体小弯侧胃壁增厚，内见钙化（白箭头）；B～D.横断位CT增强示增厚胃壁呈不均匀轻度强化，浆膜层毛糙（白箭头），肝胃间隙小淋巴结（黑箭头）。

图5-2-2　患者男性，53岁，胃黏液腺癌

【拓展病例二】

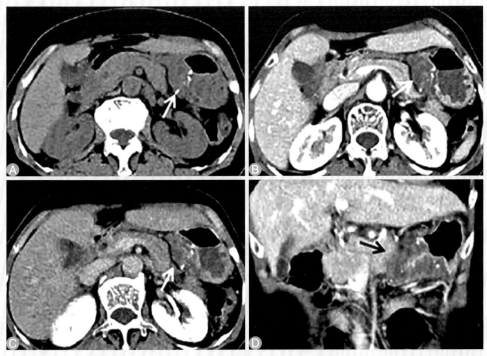

A.横断位CT平扫示胃角区胃壁弥漫性增厚，内见钙化（白箭头）；B～D.横断位增强CT门脉期、平衡期及冠状位增强CT门脉期示增厚胃壁轻度不均匀强化（白箭头），黏膜面凸凹不平，部分浆膜层毛糙（黑箭头），胃周未见淋巴结肿大。

图5-2-3　患者女性，63岁，胃黏液腺癌

【诊断要点】

1.胃壁广泛肿块样增厚，内见弥漫性或散在分布的点状、粟粒状、条片状钙化。

2.早期增强呈等低密度改变，并可见更低密度区（提示富含黏液），延迟期可见轻至中等强化。

3.胃壁黏膜呈不连续的线状明显强化。

4.常见邻近胃周淋巴结肿大。

第五章　胃肠

—— 参考文献 ——

[1] 俞小康,钱王峰,潘广,等.多层螺旋CT对胃黏液和非黏液腺癌的鉴别诊断价值[J].医学影像学杂志,2014,24(10):1758-1761.

[2] 陈健,蔡嵘,任刚,等.胃黏液腺癌的MSCT特征[J].实用放射学杂志,2016,32(1):41-44.

（魏忠荣　汪鑫斌）

病例3 胃淋巴瘤

【临床资料】

● 患者女性，62岁，上腹部间断不适2个月。

● 患者近2个月来无明显诱因出现上腹部胀痛，间断发作，无呕吐。

● 实验室检查均阴性。

【影像学检查】

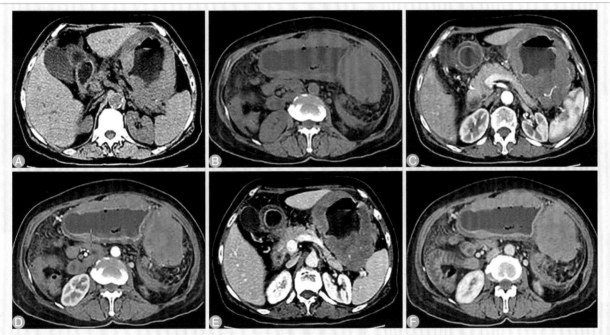

A、B.横断位CT平扫；C、D.横断位CT增强动脉期；E、F.横断位CT增强门脉期。

图5-3-1 腹部平扫+增强CT扫描

【分析思路】

胃壁弥漫不均匀增厚，密度较均匀，增强乏血供并见血管穿行，表面黏膜线连续，胃腔无明显变窄，常见病变有胃腺癌、胃淋巴瘤、胃间质瘤。

■ 胃腺癌

支持点：胃壁可弥漫增厚。

不支持点：多浸润性生长导致胃壁僵硬、胃腔狭窄梗阻，增强呈明显强化，黏膜出现"白线征"，浆膜周围脂肪间隙易受侵。

■ 胃间质瘤

本例支持点：黏膜下占位，胃壁增厚伴肿块形成，密度较均匀，黏膜完整。

不支持点：多为富血供肿瘤，增强肿块内侧胃黏膜面形成连续的弧线形强化为其特征性表现。

■ 胃淋巴瘤

本病例支持点：胃壁弥漫增厚、尚柔软，密度较均匀，胃腔无明显狭窄；轻度强化，表面黏膜线完整，瘤内见穿行血管影"血管漂浮征"、胃周围脂肪间隙清晰，出现增大淋巴结影。

不支持点：无。

【病理诊断】

病理表现（胃肿瘤）：镜检肿瘤主体位于黏膜下至固有肌层，边界尚清，肿瘤细胞呈不规则束状生长，细胞梭形，胞浆丰富嗜酸性，细胞核呈卵圆形或长梭形，未见明显核分裂象，局部玻璃样变性及钙化。

免疫组化：SMA（+），h-CD（+），CD117（−），DOG-1（−），CD34（−），CK（−），S-100（−），Ki-67（约1%+）。

病理诊断：胃淋巴瘤。

【讨论】

■ 临床及病理

胃肠道淋巴瘤较少见，不到全胃肠道恶性肿瘤的5%；胃是消化道淋巴瘤最常见的发病部位，尤以胃窦多见。最常见的组织学类型是非霍奇金淋巴瘤中的低度恶性黏膜相关淋巴组织淋巴瘤和弥漫大B细胞淋巴瘤。幽门螺杆菌感染导致的慢性胃炎与原发性胃黏膜相关淋巴组织淋巴瘤密切相关。

胃淋巴瘤可发生于各年龄段，大多数患者>50岁；病变主要局限在胃肠道，考虑为原发性淋巴瘤，同时也是原发淋巴结性淋巴瘤常见的继发转移部位。低级别胃淋巴瘤患者通常表现为长期的非特异性症状，如消化不良、恶心、呕吐；高级别淋巴瘤患者症状和体征与肿瘤形态学表现一致；溃疡性肿瘤患者可有胃肠道出血或贫血，而浸润性肿瘤患者表现为腹痛、恶心、呕吐、早期腹胀、厌食或体重减轻。

■ 影像学表现

CT：平扫胃壁明显增厚，密度均匀，黏膜早期完整，胃腔无明显狭窄，无明显分界，肿瘤质地柔软，很少造成梗阻。增强早期未受累的黏膜可呈线样强化，而增厚的胃壁呈轻度均匀强化，部分肿块内可见增粗、扭曲的供血动脉，出现"血管漂浮征"，易发生远处淋巴结转移。有文献报道，如出现不伴胃周淋巴结增大的肾门水平腹膜后淋巴结肿大，是原发性胃淋巴瘤的特征性表现。

MRI：胃壁增厚，呈广泛性或节段性，但尚具有一定柔软性，不常侵犯邻近器官或使胃周脂肪层消失。病灶DWI弥散受限。增厚的胃壁信号均匀，增强扫描呈一致性强化。

【拓展病例】

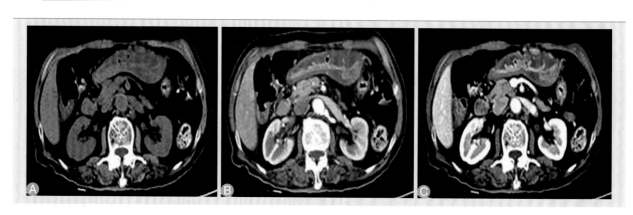

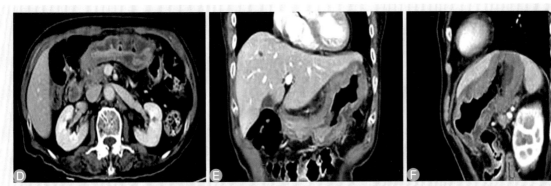

A～D. 横断位 CT 平扫及三期增强（动脉期、门脉期、延迟期）。E、F. 胃体部弥漫增厚，密度均匀，胃周间隙见肿大淋巴结；增强扫描见增厚胃壁呈轻度渐进性强化，其表面的"桥"形皱襞黏膜显示清晰、完整；重建矢状位及冠状位延迟期示胃壁增厚，侵犯范围较广。

图5-3-2　患者女性，75岁，胃淋巴瘤

【诊断要点】

1. 胃壁增厚，密度均匀，肿块质地柔软。

2. 胃腔无明显狭窄，不常侵犯邻近器官或使胃周脂肪层消失。

3. 黏膜早期完整，晚期可破坏。

4. 轻度强化，部分肿块内可见增粗、扭曲的供血动脉，出现"血管漂浮征"。

5. 易发生远处淋巴结转移。

—— 参考文献 ——

[1] 周俊芬，夏亮，刘纯宝，等. CT、MRI、18F-FDG PET-CT 多模态影像检查在腹盆部结外淋巴瘤的诊断价值 [J]. 中国临床医学影像杂志，2020，31（7）：507-511.

[2] 王嵩. 胃肠道肿瘤的影像分析思路 [J]. 中国中西医结合影像学杂志，2020，18（6）：541-543.

[3] 翟敏，张欣，王运良，等. 原发性胃淋巴瘤的临床病理特点及预后影响因素 [J]. 中华普通外科杂志，2018，33（3）：232-234.

（陈美林　汪鑫斌）

病例4 胃间质瘤

【临床资料】

- 患者女性，75岁，反复腹痛5天。
- 患者5个月前无明显诱因出现腹痛，持续不定，伴腹胀、便秘，伴呃逆、恶心，无畏寒、发热。
- 实验室检查：WBC 9.15×10^9/L，Hb 52 g/L，PLT 584×10^9/L，AFP、CEA、CA19-9阴性。

【影像学检查】

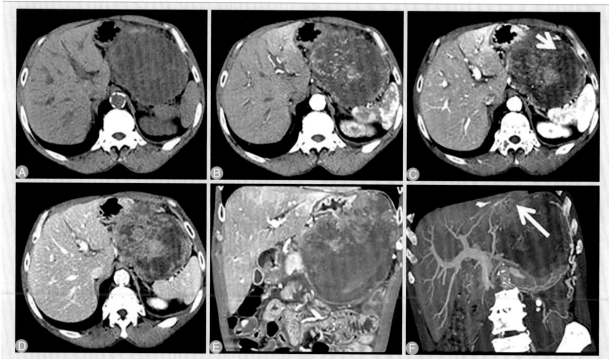

A. 横断位 CT 平扫；B. 横断位增强 CT 动脉期；C. 横断位增强 CT 门脉期；D. 横断位增强 CT 平衡期；E. 冠状位 CT 平衡期；F. 冠状位后处理 MIP。

图5-4-1 腹部平扫+增强CT扫描

【分析思路】

胃腔外巨大占位性病变，与胃壁界限不清，并由胃左动脉供血（图F箭头），首先确定为胃壁起源的肿瘤性病变（图C箭头）。肿块体积较大，坏死明显，并局部边界欠清，提示肿块具有一定恶性侵袭行为可能。常见病变有胃间质瘤、胃神经内分泌肿瘤、胃神经鞘瘤、胃平滑肌瘤。

■ 胃神经内分泌肿瘤

本例支持点：坏死明显。

不支持点：胃神经内分泌肿瘤罕见，好发于中老年人，临床可有"类癌综合征"；起源于黏膜或黏膜下层，增强扫描呈不均匀明显强化，可出现类似腺癌的"白线征"；恶性程度高，早期可出现远处转移。

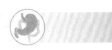

■ **胃神经鞘瘤**

本例支持点：黏膜下占位。

不支持点：胃肠道神经鞘瘤多均质，平扫相对肌肉为低密度，少见坏死、囊变及钙化，可有小溃疡。增强多为中度延迟强化，程度低于间质瘤，高于平滑肌瘤。胃周及腹膜后可有反应性淋巴结增生。

■ **胃平滑肌瘤**

本例支持点：黏膜下占位。

不支持点：好发于食管—胃贲门—胃底区域，较均质，平扫接近肌肉密度，少见坏死、囊变，增强呈均匀或不均匀轻度渐进强化，以门脉期及延迟期最显著。

■ **胃间质瘤**

本例支持点：黏膜下占位，突破浆膜向腔外生长，坏死明显，增强扫描呈不均匀中度强化，延迟期持续性强化。

不支持点：无。

【病理诊断】

病理表现：胃体上段肿物大小5.2 cm×4.5 cm×3 cm，镜下见肿瘤细胞呈梭形，片状、束状排列，核分裂象＜5/50HPF。肿瘤位于肌层。

免疫组化：CD117（＋），DOG-1（＋），CD34（＋），h-CD（＋），SMA（－），Desmin（－），S-100个别细胞（＋），Ki-67（约3%＋）。

病理结果：胃体部胃间质瘤。

【讨论】

■ **临床及病理表现**

胃肠道间质瘤（gastrointestinal stromal tumor，GIST）是消化道最常见的间叶来源肿瘤，起源于原始间充质细胞，组织学上主要由梭形细胞与上皮样细胞组成，由Cajal细胞或其干细胞不定向分化而来，均有恶性组织学潜能。常见发病部位为胃部与小肠，食管、结直肠少见，另外，部分间质瘤可发生在胃肠道外，如网膜、肠系膜及腹膜后。其好发于老年人，男性多于女性。临床症状：上腹胀痛、恶心、呕吐、贫血、肿块，以及胃肠道出血等。胃肠道间质瘤可向不同的间质成分分化，如平滑肌分化和神经分化等。以免疫组织CD117阳性最为特异性。

■ **影像学表现**

1.瘤内变性：出血、坏死、囊变。

2.胃黏膜及胃壁：胃黏膜多较完整，增强后病变表面呈线样强化。当肿块内部变性，随张力增高形成黏膜破口，坏死变性内容物排除后形成溃疡，多呈潜掘样、裂隙样、表浅凹陷样。肿块相邻胃壁无明显增厚，部分腔内外混合生长型相邻胃壁稍增厚。

3.强化程度及模式：较小病灶，如直径＜2 cm的病灶，可在胃肠道壁上呈膨胀性改变，增强扫描中度或明显均匀强化。直径＞5 cm的肿块，中心可见囊变、坏死或出血，增强后多呈斑片状不均匀强化，或呈周边实质部分明显强化，中心低密度不强化；部分肿块强化动脉期在肿瘤的周边部可见到粗大的肿瘤血管，呈"抱球样"改变，以恶性较多；当肿瘤坏死穿破表面和胃肠道相通时，肿块内可见液气平面。

4.转移征象：邻近组织得到浸润转移、相应系膜转移、远处脏器转移，特别是肝脏转移多见；很少发生周围淋巴结转移和腹腔积液，转移灶强化特征与胃原发灶相似。

【拓展病例一】

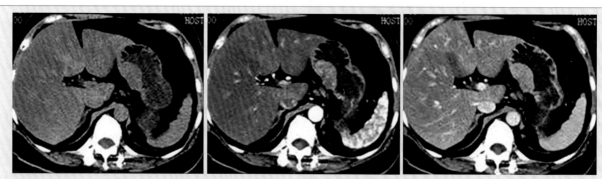

横断位 CT 平扫及增强示胃小弯腔内软组织肿块，增强病灶呈中度均匀渐进强化。

图5-4-2　患者女性，54岁，胃间质瘤

【拓展病例二】

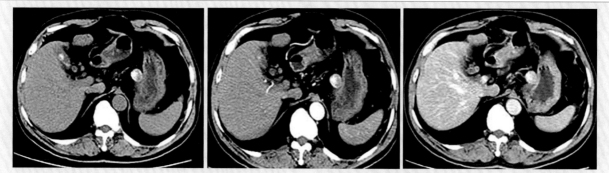

横断位平扫及增强 CT 示胃体小弯侧腔外软组织肿块，内伴斑片钙化；增强病灶呈轻—中度均匀渐进强化。

图5-4-3　患者女性，45岁，胃间质瘤

【诊断要点】

1.肿瘤较大时可有出血、坏死、囊变。

2.胃黏膜多较完整，增强后病变表面呈线样强化。

3.肿块相邻胃壁无明显增厚，部分腔内外混合生长型相邻胃壁稍增厚。

4.较小病灶增强呈中度或明显均匀强化；较大病灶多呈斑片状不均匀强化，或呈周边实质部分明显强化，中心低密度不强化。

5.部分肿块强化动脉期在肿瘤的周边部可见到粗大的肿瘤血管，呈"抱球样"改变，以恶性较多。

6.很少发生周围淋巴结转移和腹腔积液。

—— 参考文献 ——

[1] 黄婧颖.胃肠道间质瘤的影像学研究进展[J].实用放射学杂志，2020，36（10）：1680-1684.

[2] 陈媛慧，张进华，胡道予，等.胃底间质瘤增强 MSCT 影像特征分析[J].放射学实践，2020，35（11）：1458-1463.

[3] 孙骏，沈力，傅剑雄，等.基于增强CT全瘤直方图分析鉴别诊断≤5cm胃肠道间质瘤与胃神经鞘瘤[J].中国医学影像技术，2020，36（8）：1211-1214.

（陈美林　汪鑫斌）

病例5 胃神经鞘瘤

【临床资料】

● 患者女性，48岁，发现腹部包块2天。

● 患者2天前发现上腹部肿块，伴有压痛，无腹胀、腹泻、呕吐、黑便，无畏寒、发热。外院胃镜提示胃体肿物。

● 实验室检查无异常。

【影像学检查】

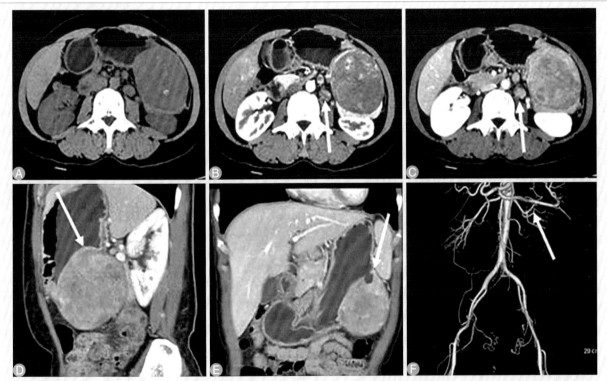

A. 横断位 CT 平扫；B. 横断位增强 CT 动脉期；C ~ E. 横断位、矢状位及冠状位增强 CT 平衡期；F.VR 图重建。

图5-5-1　腹部平扫+增强CT扫描

【分析思路】

病灶位于胃体浆膜下，腔外生长，边界清晰，密度较均匀且平扫相对肌肉稍低，可见钙化，相邻胃壁未见增厚，可见小溃疡（图E箭头），腹腔及腹膜后见淋巴结反应增生（图B、C箭头），提示胃良性肿瘤性病变；轻-中度渐进强化（图D箭头），肿块供血动脉丰富（图F箭头）。常见病变有胃神经鞘瘤、胃平滑肌瘤、胃间质瘤。

■ 胃平滑肌瘤

本例支持点：密度均匀，可见小溃疡，相邻胃壁未见增厚；增强呈轻度渐进强化。

不支持点：多位于食管胃贲门交界，形态扁平，密度均匀接近肌肉，轻度渐进强化（程度低于胃神经鞘瘤），罕见钙化及胃周淋巴结反应性增大。

■ 胃间质瘤

本例支持点：富血供肿瘤，腔外肿块，浅表小溃疡，相邻胃壁未见增厚。

不支持点：较大间质瘤密度多不均匀，增强后为明显不均匀强化，强化程度高于神经鞘瘤、平滑肌瘤，易出血、坏死。

■ 胃神经鞘瘤

本例支持点：胃腔外生长、较均质且平扫较肌肉稍低，相邻胃壁未见增厚，中度渐进强化，腹腔及腹膜后见淋巴结反应性增生。

不支持点：胃神经鞘瘤与其他部位不同，一般少见钙化。

【病理诊断】

病理表现（胃体后壁）：镜下见肿瘤细胞双相分化，疏松区细胞排列呈网状，致密区细胞呈梭形、束状、漩涡状排列，局部呈栅栏状，核分裂象少见。

免疫组化：CD个别细胞（＋），CD34血管（＋），DOG-1（－），CK（－），SMA（＋），CD57（＋），PGP9.5（＋），Ki-67（约5%+）。

病理诊断：神经鞘瘤。

【讨论】

■ 临床及病理

胃神经鞘瘤是一种极为少见的肿瘤，仅占胃肿瘤的0.2%，最早由 Daimaru 等于1988年报道。它起源于胃肠道壁间Auerbaeh 神经丛神经鞘Schwann细胞，免疫组化S-100蛋白和NSE呈强阳性反应。

胃神经鞘瘤好发于30～50岁，大多数为良性，发生恶变的概率很小，手术切除具有良好的预后。好发于胃大弯侧，多位于壁内，可向腔内外生长，临床上无特征性的表现，可出现腹痛、腹部包块或消化道出血等症状。

■ 影像学表现

与其他部位的神经鞘瘤不同，其表现为境界清晰、较均质的肿块，平扫密度较肌肉稍低，很少出现出血、坏死及囊变；有时可见正常的黏膜直接通向顶部，形成"桥形"皱襞；多数神经鞘瘤呈轻-中度渐进性强化，即动脉期强化程度相对略低，门脉期及实质期强化程度逐渐增高，常与低级别胃间质瘤表现重叠。胃周及腹膜后可出现淋巴结反应性增大，但很少发生邻近浸润及远处淋巴结的转移。

【拓展病例】

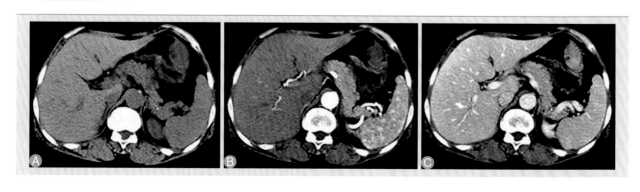

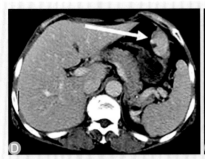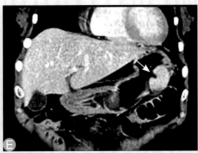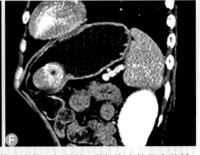

A~F分别示CT横断位平扫及三期增强（动脉期、门脉期、平衡期）和冠矢状位。胃体腔内软组织肿块，平扫密度较肌肉稍低，增强后呈轻-中度渐进性强化。其表面的"桥形"皱襞黏膜显示清晰（长白箭头），局部见-凹陷（溃疡）（短白箭头）。

图5-5-2 胃神经鞘瘤

【诊断要点】

1.与其他部位神经鞘瘤不同，胃神经鞘瘤以良性多见，较均质，少见坏死、囊变及钙化，与中危险度、低危险度，以及极低危险度的胃间质瘤较难区别。

2."桥形"皱襞。

3.可出现溃疡，胃周常见淋巴结反应性增生。

4.多为中度渐进强化，强化程度不及胃间质瘤明显，但高于平滑肌瘤。

—— 参考文献 ——

[1] 贾毅,唐孝华,李静秋.CT对胃间质瘤和胃神经鞘瘤的鉴别诊断研究[J].中国医学装备,2020,17(9):86-89.

[2] 刘立恒,吕晗,靳二虎,等.CT简易评分法用于长径＜5cm胃黏膜下肿瘤的鉴别诊断[J].中华胃肠外科杂志,2020,23(2):188-192.

（陈美林　汪鑫斌）

病例6　胃平滑肌瘤

【临床资料】

● 患者男性，55岁，发现胃贲门肿物1个月。

● 实验室检查：无特殊。

【影像学检查】

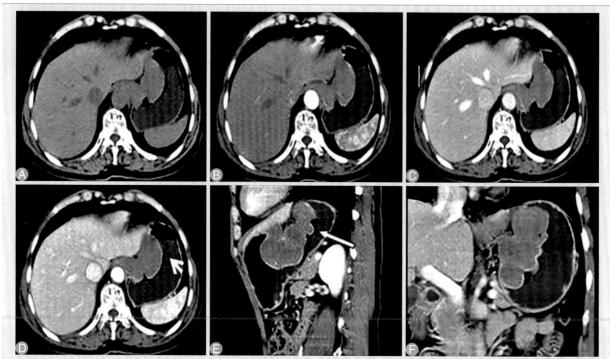

A. 横断位 CT 平扫；B. 横断位增强 CT 动脉期；C. 横断位增强 CT 门脉期；D ~ F. 横断位、矢状位及冠状位增强 CT 平衡期。

图5-6-1　腹部平扫+增强CT扫描

【分析思路】

病灶位于胃贲门黏膜下（图D短箭头），匍匐生长（纵横比<1），边界清晰，密度均匀，相邻胃壁未见增厚，提示胃良性肿瘤性病变；病变表面多发溃疡形成（图E长箭头）；轻度渐进均匀强化。常见病变有胃平滑肌瘤、胃神经鞘瘤、胃间质瘤。

■ 胃神经鞘瘤

本例支持点：黏膜下占位，密度均匀，伴溃疡，相邻胃壁未见增厚；增强呈渐进强化。

不支持点：胃神经鞘瘤发生率低，以腔外生长为主，平扫密度稍低于肌肉；增强多为中度延迟强化，程度低于间质瘤，高于平滑肌瘤。胃周及腹膜后可有反应性淋巴结增生。

■ 胃间质瘤

本例支持点：黏膜下占位，肿块密度均匀，相邻胃壁未见增厚；增强均匀强化。

不支持点：低度恶性间质瘤多<5 cm，富血供肿瘤，强化程度高于神经鞘瘤、平滑肌瘤。

■ 胃平滑肌瘤

本例支持点：好发部位、黏膜下占位、密度均匀，长径/短径>1.4，密度均匀，平扫密度与肌肉组织相似，相邻胃壁未见增厚；增强呈轻度渐进强化；体积较大，可见浅表溃疡。

不支持点：无。

【病理诊断】

病理表现：胃肿瘤：镜检肿瘤主体位于黏膜下至固有肌层，边界尚清，肿瘤细胞呈不规则束状生长，细胞呈梭形，胞浆丰富，呈嗜酸性，细胞核为卵圆形或长梭形，未见明显核分裂象，局部玻璃样变性及钙化。

免疫组化：SMA（＋），h-CD（＋），CD117（－），DOG-1（－），CD34（－），CK（－），S-100（－），Ki-67约（1%+）。

病理诊断：胃平滑肌瘤。

【讨论】

■ 临床及病理

胃平滑肌瘤是一种最为常见的胃部间质性良性肿瘤，起源于胃壁肌层或胃壁血管任何部位的平滑肌瘤，常为单发，一般呈球形或卵形，质硬，无真正包膜，表面光滑，可呈分叶状，多数无蒂。小的肿瘤局限于胃壁内，大者可突入胃腔，或突出于浆膜下，或腔内外生长呈哑铃状。肿瘤大小不一，多数直径为0.5～1.0 cm，偶可达2 cm以上，位于肌层内达3 cm者常产生临床症状。

胃平滑肌瘤由于起始部位和发展方向的不同，可分为腔内型、腔外型、壁间型和腔内外型（哑铃型）4种。其生长方式中以腔内型最为多见。胃平滑肌瘤无特异性临床表现，瘤体小者无任何症状。由于覆盖在肿瘤顶部表面黏膜血供不足，因而溃疡形成，可引起上消化道出血。当瘤体增大或出现并发症时，可出现上腹痛、腹胀及梗阻症状。

■ 影像学表现

胃平滑肌瘤的病灶多发生于贲门且累及胃食管连接部，以腔内生长多见，有沿胃壁生长的特点。瘤体多<5 cm，当肿瘤>2 cm时，向腔内生长的黏膜面易产生中央性溃疡。

肿块长径/短径比值>1.4；CT平扫肿块为软组织密度影，密度均匀，很少见钙化、出血、坏死、囊变，边界清晰，增强病灶多呈轻度渐进性均匀强化，胃黏膜光整，呈线样强化。强化肿块邻近胃壁无改变，肿块向胃外生长可有或无邻近组织压迫，无明显浸润征象。

【拓展病例】

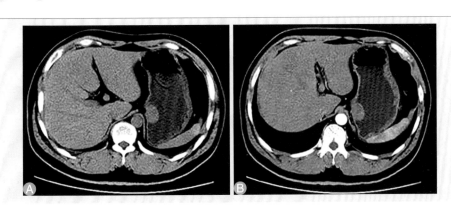

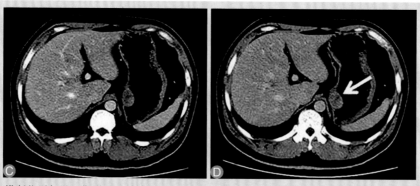

A~D.分别示 CT 横断位平扫及三期增强（动脉期、门脉期、延迟期）。胃贲门软组织密度肿块，向腔内隆起（箭头），纵横比＜1，境界清晰，见小片低密度灶，增强后呈不均匀轻度强化。

图5-6-2　胃平滑肌瘤

【诊断要点】

1.多发生于贲门且累及胃食管连接部。

2.腔内生长多见，有沿胃壁生长的特点。

3.肿块邻近胃壁无改变。

4.胃黏膜光整，呈线样强化。

5.当肿瘤＞2 cm时，向腔内生长的黏膜面易产生中央性溃疡。

6.增强呈轻度渐进性均匀强化。

—— 参考文献 ——

[1] 吴文娟，张雷，陈昉铭，等.胃壁内肿瘤的 CT 表现分析 [J].实用放射学杂志，2019，35（9）：1444-1447.

[2] 刘立恒，吕晗，靳二虎，等.CT 简易评分法用于长径＜5 cm胃黏膜下肿瘤的鉴别诊断 [J].中华胃肠外科杂志，2020，23（2）：188-192.

（陈美林　汪鑫斌）

病例7　胃血管球瘤

【临床资料】

- 患者男性，56岁，体检发现胃占位1月余。
- 实验室检查、肿瘤指标无异常。

【影像学检查】

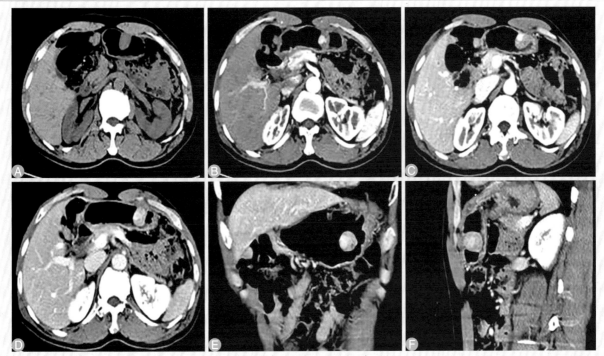

A. 横断位平扫CT；B. 横断位增强CT动脉期；C.横断位增强CT门脉期；D～F. 横断位、冠状位、矢状位增强CT平衡期。

图5-7-1　腹部平扫CT+增强CT

【分析思路】

病灶位于黏膜下，大部分明显强化，强化程度基本与腹主动脉强化一致，提示病灶富血供。常见病变有胃间质瘤、胃神经鞘瘤、胃血管球瘤、胃异位胰腺。

■ 胃间质瘤

本例支持点：胃黏膜下富血供占位，密度不均。

不支持点：富血供肿瘤，增强呈中—明显不均匀强化，强化程度高于胃神经鞘瘤，低于血管球瘤，恶性者常见坏死、囊变及出血，肿瘤表面易形成溃疡。本例体积较小，明显向心强化，更偏向血管源性病变。

■ 胃神经鞘瘤

本例支持点：胃黏膜下富血供占位，密度不均。

不支持点：胃肠道神经鞘瘤多均质，平扫相对肌肉为低密度，少见坏死、囊变及钙化，可有小溃疡。增强多为中度延迟强化，程度低于间质瘤、高于平滑肌瘤。胃周及腹膜后可有反应性淋巴结增生。

■ **胃异位胰腺**

本例支持点：胃黏膜下富血供占位，密度不均。

不支持点：多发生于胃窦部，以腔内生长方式为主，呈扁平状或类圆形，密度及强化方式与胰腺相似。若出现"中心脐凹征"、成熟钙化（即类似慢性胰腺炎钙化），强烈提示异位胰腺可能。

■ **胃血管球瘤**

本例支持点：胃黏膜下富血供占位，与腹主动脉相当的强化程度，呈现肝血管瘤样强化模式。

不支持点：临床罕见。

【病理诊断】

病理表现：胃体大弯侧肿物大小4 cm×2.5 cm×1.5 cm，镜下见肿瘤由形态一致的圆形瘤细胞组成，核为圆形，染色质细，无核仁，细胞胞浆淡嗜酸性或透明，可见核分裂象；肿瘤间质富于薄壁血管。

免疫组化：h-CD（+），SMA（+），Syn部分（+），CD34（−），CD56（−），CgA（−），CD117（−），DOG-1（−），Desmin（−），S-100（−），Ki-67（约3%+）。

病理诊断：恶性潜能未定的血管球瘤。

【讨论】

■ **临床及病理**

胃血管球瘤（glomus tumor，GT）是一种起源于动静脉吻合管壁上、由血管球细胞构成的具有器官样结构的一种少见良性肿瘤。血管球体细胞为平滑肌细胞起源，最早由Wood于1812年首次报道。其好发部位为动静脉直接吻合区域，以四肢末端多见，偶可见于内脏器官如胃肠道、鼻腔及气管等。胃肠道血管球瘤以胃多见，好发于女性，临床症状无特异性，常以胃肠道出血和溃疡就诊，5%的肿瘤伴有黏膜溃疡，可能与胃血管球瘤的黏膜面是否形成溃疡有关。在组织学上，血管球瘤含有血管球细胞及扩大的不规则形状的薄壁血管组织，因而血供丰富。

■ **影像学表现**

胃血管球瘤的影像学表现较典型，胃窦多见，均为单一肿块，常发生于胃黏膜层、黏膜下层（最多见）或浆膜层，也可位于肌层中；肿瘤呈类圆形，无分叶，与周围组织边界清晰，直径多<3 cm，凸向腔内生长，偶见钙化、溃疡，增强扫描动脉期斑片状明显强化，门脉期及延迟期持续强化，并向中心填充，类似海绵状血管瘤样强化，程度接近腹主动脉，既往文献表明，胃血管球瘤还可呈现动脉期未见明显强化，门脉期轻度强化的表现，考虑与血管球细胞及扩大的不均质薄壁血管的含量有关。

【拓展病例】

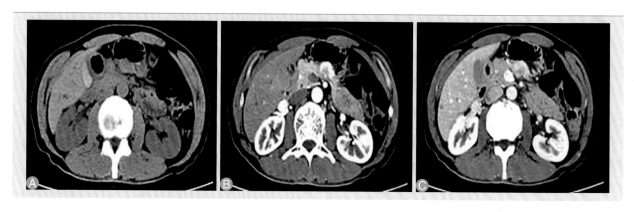

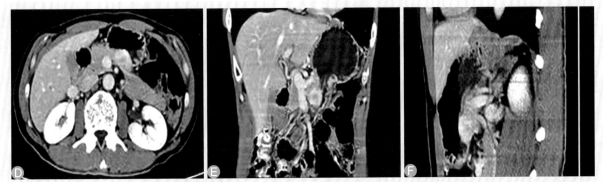

A～F.分别为CT平扫及增强（横断位动脉期、门脉期、延迟期及冠矢状位门脉期），胃窦后壁软组织肿块，宽基底，凸向腔内，增强呈明显渐进性强化，其强化程度接近腹主动脉。

图5-7-2　胃血管球瘤

【诊断要点】

1.病灶好发于胃窦大弯侧肌壁间。

2.密度均匀。

3.病灶强化显著，均匀或血管瘤样向心强化，CT值多>100 HU或接近腹主动脉。

—— 参考文献 ——

[1] 马怡晖，李盼，姜国忠，等.胃肠道血管球瘤15例临床病理学分析[J].中华病理学杂志，2020，49（1）：22-27.

[2] 李丽莎，马昌琪，许华，等.胃血管球瘤1例报道[J].诊断病理学杂志，2020，27（4）：255-257.

（陈美林　汪鑫斌）

病例8　嗜酸细胞性胃肠炎

【临床资料】

- 患者男性，47岁，因腹痛、腹胀5天入院。
- 实验室检查：外周血嗜酸性粒细胞计数及嗜酸性粒细胞比例升高。

【影像学检查】

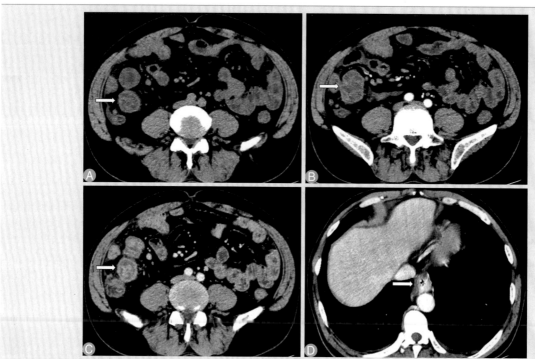

A. 横断位 CT 平扫；B. 横断位增强 CT 动脉期；C、D. 横断位增强 CT 门脉期。

图5-8-1　腹部平扫+增强CT

【分析思路】

中年男性，回肠末段局部肠壁环形增厚、水肿（图A～C箭头），增强后轻度强化；食管壁增厚（图D箭头）。常见病变有缺血性肠病、克罗恩病、嗜酸细胞性胃肠炎。

■ 缺血性肠病

本例支持点：小肠局部肠壁增厚、水肿。

不支持点：患者多数伴有心脑血管疾病或为易患心脑血管疾病的高危人群，起病较突然，腹痛较剧烈，CT上可显示局部肠管扩张、积气、积液，肠管阶段性增厚，腹部血管CTA检查可发现肠系膜血管狭窄、斑块或血栓等征象。

■ 克罗恩病

本例支持点：肠壁环形增厚，增强后黏膜下可见低密度区，呈"靶环样"强化。

不支持点：肠壁节段性增厚，呈环状或偏心性不规则形增厚，肠腔狭窄、变形，周围肠系膜血管增生呈"梳齿征"，可有瘘管、肠管周围脓肿形成。

■ 嗜酸细胞性胃肠炎

本例支持点：回肠末段局部肠壁环形增厚、水肿，肠系膜淋巴结肿大，食管壁增厚，外周血嗜酸性粒细胞计数及嗜酸性粒细胞比例升高。

不支持点：无。

【最后诊断】

嗜酸细胞性胃肠炎。

【讨论】

■ 临床及病理表现

嗜酸细胞性胃肠炎（eosinophilic gastroenteritis，EG）亦称嗜酸性胃肠炎，是以嗜酸性粒细胞（eosinophils，EOS）弥漫性或局限性浸润消化道为主要特征的疾病，其发病机制尚不清楚，但一般认为是由外源性或内源性过敏引起的变态反应。本病以腹痛、腹胀、呕吐及腹泻为主要临床表现，缺乏特异性，少数病例腹痛剧烈与外科急腹症难以鉴别。

组织学特点：①由纤维母细胞与胶原纤维所构成的黏膜下基质水肿；②基质有大量嗜酸性粒细胞和淋巴细胞浸润；③黏膜下血管、淋巴管、肌层、浆膜和肠系膜淋巴结均可受累，伴有黏膜溃疡与有蒂或无蒂的肉芽肿。嗜酸性粒细胞浸润可局限于胃肠壁的某一层，亦可浸润胃肠壁全层。

根据受累胃肠道的层面及深度的不同将该病分为3型。①黏膜型：腹痛、腹泻、恶心、呕吐、体重下降等，病变广泛累及小肠时出现小肠吸收不良、蛋白丢失性肠病、黄疸等全身性表现；②肌层型：胃和肠壁增厚、僵硬，主要为幽门梗阻和小肠梗阻的相应临床表现；③浆膜型：腹腔积液导致腹痛、腹胀，以及肠管周围渗出、肠系膜淋巴结增大等炎性征象。

■ 影像学表现

胃肠道黏膜皱襞粗大甚至呈结节状、假息肉状或葡萄串状。小肠横断面黏膜水肿增厚，小肠壁横断面分层呈"靶征"样改变，纵切面上呈"轨道征"；纵断面肠黏膜皱襞积聚造影剂可呈"蜘蛛足"样改变。受累小肠管壁强化，但未受累肠管管壁强化程度略低，幽门梗阻或小肠梗阻，腹腔积液、肠系膜淋巴结增大。

【拓展病例】

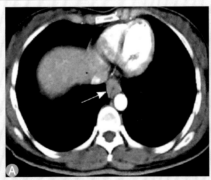
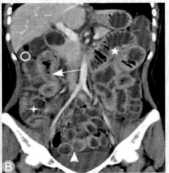

A.横断位CT增强动脉期食管下段明显增厚（箭头）；B.冠状位CT增强门脉期示空肠黏膜呈结节状增粗，管壁分层状增厚（箭头），回肠末段明显肿胀及分层状增厚，横切面呈"靶征"（三角箭头），分层状增厚肠管纵切面上呈"轨道征"（星号），升结肠管壁增厚，黏膜呈结节状增粗（十字星），肝下缘见少量腹腔积液（圆圈）。

图5-8-2　患者，女性，26岁，嗜酸细胞性胃肠炎

【诊断要点】

1.外源性或内源性过敏引起。

2.CT可见"靶征""轨道征"改变。

3.纵断面肠黏膜皱襞积聚造影剂可呈"蜘蛛足"样改变。

4.可伴有腹腔积液和（或）腹部淋巴结增多和肿大。

—— 参考文献 ——

[1] 邓艳伟，白朝霞，李威，等.嗜酸性粒细胞胃肠炎的多排螺旋CT诊断价值 [J].医学影像学杂志，2017，27（8）：1498-1500，1503.

[2] 何晓浩，孙淑霞，刘莉，等.嗜酸性粒细胞性胃肠炎CT影像表现与外周血嗜酸性粒细胞的关系 [J].中国医学影像学杂志，2017，25（6）：461-464.

（董　浩　汪鑫斌）

病例9 深在性囊性胃炎

【临床资料】

● 患者男性，54岁，间断上腹痛1月余。

● 实验室检查：嗜酸性粒细胞升高，CA72-4为29.22 U/mL。

【影像学及胃镜检查】

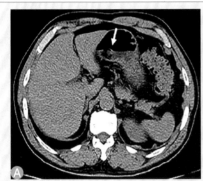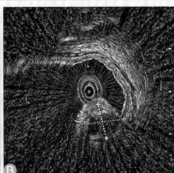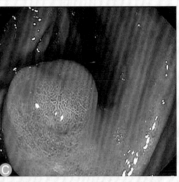

A. 横断位 CT 平扫；B. 超声内镜检查；C. 胃镜检查，文后彩图 5-9-1C。

图5-9-1　上腹部平扫CT+超声内镜+胃镜

【分析思路】

胃壁局限性增厚，见囊实性肿块向腔内凸起（箭头），常见病变有胃腺癌、胃间质瘤、深在性囊性胃炎。

■ 胃腺癌

本例支持点：胃壁局限性增厚，超声内镜示黏膜下肿物。

不支持点：病变为囊实性肿块，内密度不均，腹腔内未见肿大淋巴结；胃镜显示胃黏膜光滑，未见肿块溃疡、黏膜糜烂、胃壁僵硬等改变。

■ 胃间质瘤

本例支持点：胃壁局限性增厚，向腔内凸起肿块，胃黏膜光滑。

不支持点：胃肠道间质瘤<2 cm的无囊变，较大时坏死囊变一般范围较小。

■ 深在性囊性胃炎

本例支持点：胃壁局限性增厚，其内密度不均，腹腔内未见肿大淋巴结；胃镜示黏膜光滑，未见溃疡，超声内镜示黏膜下肿物。

不支持点：囊实性肿块影。

【病理诊断】

病理表现（胃体的内镜下黏膜剥离术）：中度慢性非萎缩性胃炎。

分腺体囊性扩张，符合深在性囊性胃炎改变，周边见成熟脂肪组织，符合脂肪瘤。幽门螺杆菌（++）。

【讨论】

■ 临床概述

深在性囊性胃炎患者在临床上缺乏特异性的症状和体征，可表现为腹部不适、腹痛、消化道出血、贫血、腹部肿块等症状，幽门梗阻等少见症状可出现，患者常伴有幽门螺杆菌阳性。

■ 病理特征

病理学表现为胃固有腺体向黏膜深层或黏膜下层浸润，腺体囊性扩张，伴有结缔组织增生和炎细胞。

■ 影像学表现

1.多表现为胃壁类圆形或椭圆形肿块，直径<5 cm。

2.平扫CT值通常低于软组织，部分接近于水，可能与内部为囊性扩张的腺体有关，部分平扫呈高密度，与病理对照后发现可能为囊性扩张的腺体内出血所致。

3.在增强CT中，病灶表面明显强化且轮廓显示清晰，可能系胃黏膜增生及炎症反应所致。增强扫描后囊壁呈明显强化，称为"三明治征"，即病灶表面囊壁明显强化而囊性区域无强化，底部为正常肌层强化；多发微囊性强化，呈"蜂窝征"，以延迟期更为明显，可能与腺体间大量纤维组织增生及小血管扩张充血有关。

【拓展病例】

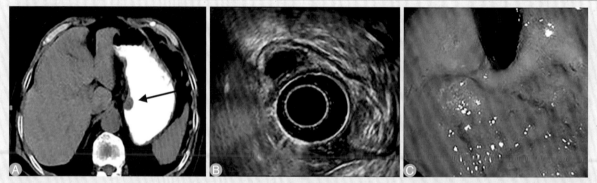

A.横断位CT平扫示胃体小弯近贲门见低密度突起（箭头），参考CT值为26 HU；B.超声内镜示病变位于黏膜下固有肌浅层，呈低回声；C.胃镜示扁平黏膜下隆起，中央无溃疡，文后彩图5-9-2C。

图5-9-2 深在性囊性胃炎

【诊断要点】

1.局部胃壁增厚，胃壁黏膜下囊性肿物，可有分隔。

2.增强扫描肿物边缘强化明显，可呈"三明治征""蜂窝征"。

3.患者通常幽门螺杆菌阳性。

—— 参考文献 ——

[1] DENG S，CAO Y，SHEN L，et al. Bile reflux gastritis cystica profunda：A case report and literature review. Medicine（Baltimore），2019，98（17）：e15295.

[2] NOH S J，KIM K M，JANG K Y. Gastritis cystica profunda with predominant histiocytic reaction mimicking solid submucosal tumor. The Turkish journal of gastroenterology：the official journal of Turkish Society of Gastroenterology，2020，31（10）：726-728.

[3] WAHI J E，PAGACZ M，BEN-DAVID K. Gastric adenocarcinoma arising in a background of gastritis cystica profunda. Journal of gastrointestinal surgery：official journal of the Society for Surgery of the Alimentary Tract，2020，24（10）：2387-2388.

（胡亚彬 田雅琪）

病例10　胃重复畸形

【临床资料】

● 患者男性，16岁，1周前无明显诱因腹胀不适，无腹痛、恶心及呕吐，无反酸、胃灼热，无畏寒、发热。CT发现肝胃间隙囊性包块。

● 实验室检查：无异常。

【影像学检查】

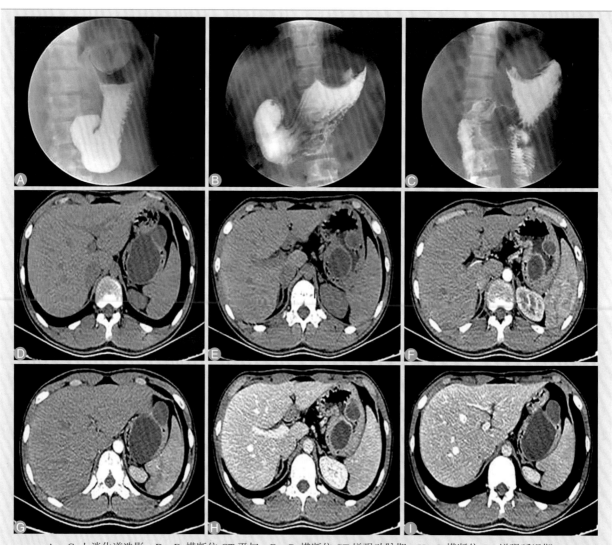

A～C.上消化道造影；D、E.横断位 CT 平扫；F、G.横断位 CT 增强动脉期；H、I.横断位 CT 增强延迟期。

图5-10-1　上消化道造影+腹部增强CT

【分析思路】

　　胃底黏膜下囊性包块，囊壁较厚，边界清晰，凸向腔内生长，增强囊壁呈均匀强化，内无强化。常见病变有胃重复畸形、胃憩室、异位胰腺囊肿、胃肠间质瘤囊变、淋巴管囊肿。

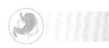

■ **胃重复畸形**

本例支持点：黏膜下圆形囊性包块，凸向腔内生长，囊壁均匀强化。

不支持点：无。

■ **胃憩室**

本例支持点：囊性包块，增强囊壁强化。

不支持点：为胃腔向外突出的囊袋状影，胃腔相通，与胃壁间有狭颈连接。憩室口狭窄时，食物易在憩室内潴留，形成含气、液或气–液平面不均匀的包块。

■ **异位胰腺囊肿**

本例支持点：位于黏膜下生长。

不支持点：利用CT的MPR技术，可显示囊肿与胰腺、肾上腺的关系。CT常为圆形或椭圆形肿块，多呈囊实混合性，囊壁厚，其内有实性分隔，增强后实性成分明显强化，与正常胰腺组织类似。

■ **胃肠间质瘤囊变**

本例支持点：位于黏膜下生长。

不支持点：为凸向腔内或腔外或腔内外的软组织肿块，多呈类圆形，密度不均匀，易合并坏死、囊变、黏液样变或出血。增强后呈中–明显不均匀强化，且门脉期较动脉期明显。

■ **淋巴管囊肿**

本例支持点：病灶呈囊性包块。

不支持点：呈多囊性包块，内有分隔，有时可为负CT值（乳糜液），增强囊内可见肠系膜血管显影，为其诊断依据之一。

【 **病理诊断** 】

大体：囊壁可见平滑肌，表面被覆柱状上皮，可见胃腺体，慢性炎性细胞浸润，泡膜细胞聚集。形态结合大体（囊性结构与胃腔不相通）考虑胃重复畸形。

病理结果：胃重复畸形。

【 **讨论** 】

■ **临床及病理**

消化道重复畸形是一类罕见的先天性发育障碍性疾病，具有与消化道相同特性的囊肿状或管状空腔结构，在临床上较为少见，可发生于全程消化道，但以回肠多见，发生于胃的仅占4%。多在新生儿和小儿时期发病，成人时才出现症状的极其少见。病理解剖学有三大特征：紧贴消化管的系膜缘与正常肠管有共同血供；囊内衬以消化道上皮组织；囊壁为发育良好的平滑肌组织。临床上指符合其病理诊断标准的、附着于胃壁的病变，其中80%为囊性病变，通常不与胃腔相通，剩下的20%表现为管状，与胃邻接并显示与胃腔有一些相通，少部分呈憩室型。临床症状与其发生的部位、范围、程度、与肠腔是否相通，以及有无迷走胃黏膜和胰腺组织等一系列因素相关，可表现为腹部包块、腹痛、肠梗阻、肠穿孔、消化道出血及压迫周围组织等。同囊性畸形相比，管状畸形可能不易发病，因此发现较晚。

■ **影像学表现**

影像上表现为位于胃肠道腔内、壁内或腔外邻近部位的囊性肿块，与胃壁密度一致，并与之相连续；单房或多房，囊壁厚、光滑，界限清晰，并多有钙化，增强扫描囊壁可有强化，部分囊壁模糊呈晕轮征。本例患者为附于胃大小弯凸向腔内外的囊肿型胃重复畸形。

【拓展病例】

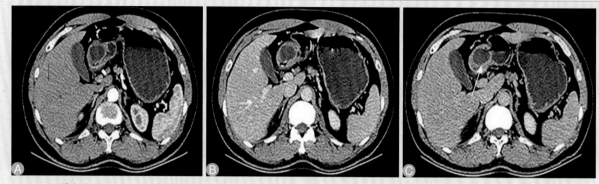

A~C.横断位增强CT示胃窦前壁黏膜下囊肿性病变（箭头），凸向腔内，囊壁较厚呈均匀强化，囊腔无明显强化。

图5-10-2 患者男性，39岁，胃重复畸形伴肠上皮化生及胰腺异位

【诊断要点】

1.重复管腔多表现为圆形、椭圆形、香蕉状厚壁囊状影。

2.囊状影常与消化管腔紧密相连，且始终不能分离。

3.囊内容物CT值接近于水，周围境界清晰。感染或出血后，囊内容物CT值增高，周围境界模糊，囊壁可有钙化。

4.当与正常的肠管相通时，其内可有积气。

5.增强扫描呈典型的双环"晕环征"，即内环为囊壁水肿黏膜和黏液组成的低密度环，外环为完整的平滑肌层构成的高密度环。

—— 参考文献 ——

[1] 李扬，时高峰，于萌，等.胃窦异位胰腺伴黏液囊肿一例[J].放射学实践，2020，35（6）：831-832.

[2] 刘立恒，吕晗，靳二虎，等.CT简易评分法用于长径＜5 cm胃黏膜下肿瘤的鉴别诊断[J].中华胃肠外科杂志，2020，23（2）：188-192.

（陈美林　汪鑫斌）

病例11 十二指肠腺癌

【临床资料】

● 患者男性，58岁，间断餐后上腹胀满不适半年余。

● 现病史：患者半年前无明显诱因出现进食后上腹胀不适，饮食量稍多时明显，无腹痛，无反酸、胃灼热，无恶心、呕吐，无呕血、黑便等不适。患者自服助消化药物治疗，症状可缓解，其后腹胀呈进行性加重。

● 实验室检查：CEA 5.60 ng/mL，CA19-9 ＜2.00 U/mL，AFP 1.78 ng/mL。

【影像学及胃镜检查】

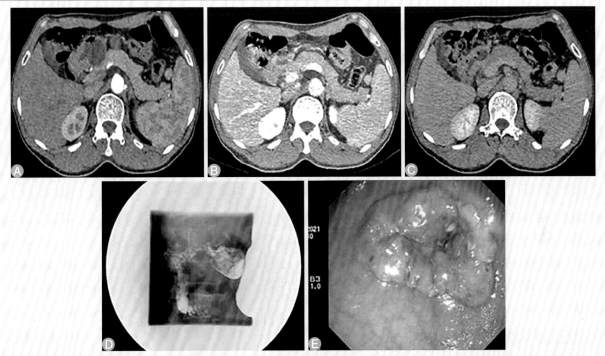

A. 横断位增强 CT 动脉期；B. 横断位增强 CT 门脉期；C. 横断位增强 CT 延迟期；D. 上消化道钡剂造影；E. 胃镜检查，文后彩图 5-11-1E。

图5-11-1 腹部增强CT扫描+钡餐造影+胃镜

【分析思路】

十二指肠球部管壁环形增厚，管腔向心性狭窄，近端肠管扩张；增强动脉期呈轻度强化，静脉期强化最明显，延迟期强化程度减退；周围未见明显肿大淋巴结。常见病变有十二指肠腺癌、淋巴瘤、间质瘤。

■ 淋巴瘤

本例支持点：管壁环状增厚。

不支持点：多呈动脉瘤样扩张，很少形成梗阻，轻度强化且病灶范围更广，易伴其他部分的淋巴结肿大。

■ 十二指肠腺癌

本例支持点：肠壁增厚，管腔向心性狭窄，近端肠管扩张；增强动脉期呈轻度强化，静脉期强化最明显，延迟期强化程度减退。

不支持点：周围未见明显肿大淋巴结。

■ 间质瘤

本例支持点：肠壁增厚，肠腔狭窄。

不支持点：以外生性生长为主，出血、坏死、囊变，增强呈不均匀强化，可见"抱球征"。

【病理诊断】

病理表现：十二指肠隆起型中分化腺癌伴坏死，癌组织侵穿肌层达浆膜下脂肪组织。

病理诊断：十二指肠腺癌。

【讨论】

■ 临床表现

小肠肿瘤仅占所有消化道肿瘤的3%，十二指肠癌临床表现为消化系统疾病的共有症状，早期症状隐匿，仅可见上腹不适、疼痛、乏力、发热等症状，不具备定位或定性意义，发生部位不同和个体差异导致临床起病表现差异较大；当发生在十二指肠乳头周围时，可早期出现黄疸、恶心、厌食等胆道疾病表现，难以与肝胆、胰腺疾病鉴别；当肿瘤较大合并出血、梗阻时，可出现黑便及消化道梗阻等症状。

■ 影像学表现

X线表现：腔内不规则充盈缺损，轮廓粗糙；黏膜粗乱，不规则龛影；肠管僵硬，蠕动消失，肠腔狭窄；近端肠管有程度不同的扩张。

CT表现：十二指肠癌大多数为单发病灶，非跳跃性生长，呈腔内隆起性软组织肿块，边缘不光整，也可表现为肠壁浸润性增厚，肠腔狭窄，管壁僵硬，近端肠管扩张；增强扫描动脉期轻度强化，静脉期强化最明显，延迟期强化程度减退。肿块侵犯周围脂肪组织时，可见高密度影；侵犯胰腺时，胰腺体积增大和十二指肠之间间隙消失。胰胆管、肝胆管扩张是常见的间接征象，这和肿瘤发生部位多为降部易侵犯十二指肠乳头有密切关系。CT可明确肿瘤的浸润程度，以及邻近器官的关系，确定有无远处转移，有助于肿瘤分期。

【拓展病例】

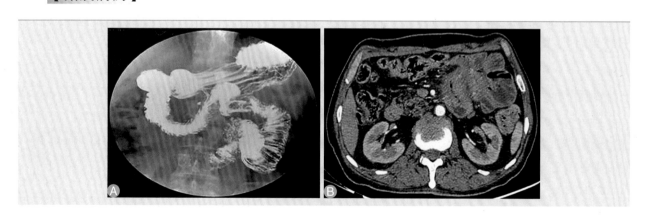

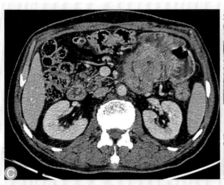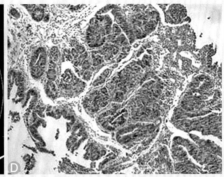

A.胃肠造影示十二指肠升部与空肠起始处肠壁黏膜破坏，见不规则充盈缺损；B.横断位 CT 增强动脉期见肠壁明显增厚并强化；C.横断位 CT 增强静脉期见病变呈持续性强化；D.镜下可见腺癌细胞（H&E 染色，×200），文后彩图 5-11-2D。

图5-11-2　患者男性，71岁，十二指肠腺癌

【诊断要点】

1.腔内隆起性软组织肿块，边缘不光整。

2.肠壁浸润性增厚，肠腔狭窄，管壁僵硬，近端肠管扩张。

3.动脉期轻度强化，静脉期强化最明显，延迟期强化程度减退。

4.胰胆管、肝胆管扩张。

── 参考文献 ──

[1] 张惠娟，杜瑞宾.十二指肠少见原发性肿瘤的影像诊断及病理分析 [J].中国 CT 和 MRI 杂志，2015，11：92-95.

[2] 王佳，李辉，牛俊巧，等.MSCTE 联合 MRCP 对十二指肠乳头癌和十二指肠乳头腺瘤的诊断价值 [J].实用肿瘤杂志，2020，5：464-468.

（邵亚军　汪鑫斌）

病例12 十二指肠布氏腺瘤（错构瘤）

【临床资料】

- 患者女性，65岁，腹胀、食欲不振1年余。
- 10天前胃镜检查：十二指肠球部隆起物待查，间质瘤？活检："十二指肠"小块黏膜慢性炎。

【影像学及胃镜检查】

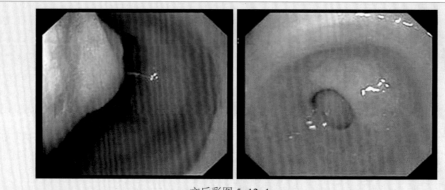

文后彩图 5-12-1。

图5-12-1 胃镜检查

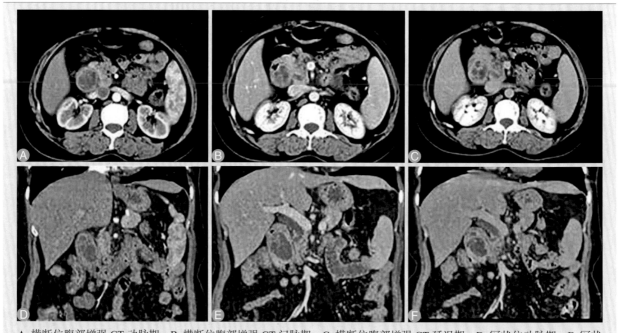

A. 横断位腹部增强CT动脉期；B. 横断位腹部增强CT门脉期；C. 横断位腹部增强CT延迟期；D. 冠状位动脉期；E. 冠状位门脉期；F. 冠状位延迟期。

图5-12-2 腹部增强CT

【分析思路】

老年女性，病变位于十二指肠降段，呈偏心性肿块，CT表现为边缘光整，境界清楚，与肠壁相比呈

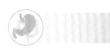

等密度，密度不均匀。增强扫描动脉期瘤体强化程度稍高于正常肠壁，静脉期病灶延迟强化，并且强化黏膜层与病灶趋于均匀强化。十二指肠降段瘤体巨大，但是梗阻症状轻，提示疾病成长缓慢。常见病变有十二指肠腺癌、十二指肠间质瘤、十二指肠布氏腺瘤。

- **十二指肠腺癌**

本例支持点：老年女性，十二指肠降部软组织占位。

不支持点：病灶边界清晰，未见周围侵犯征象，增强后呈轻中度强化。

- **十二指肠间质瘤**

本例支持点：十二指肠降部占位，黏膜面光整，增强后可见囊变坏死。

不支持点：腔内型相对少见，强化程度不够。

- **十二指肠布氏腺瘤**

本例支持点：十二指肠球部腔内病灶，边缘光整。

不支持点：相对少见，直径多＜1 cm。

【病理诊断】

镜下所见：瘤组织由大量增生的成熟Brunner腺体组成，纤维平滑肌将其分隔呈分叶状。

病理诊断：十二指肠腺瘤伴局部腺体囊状扩张。

【讨论】

- **临床及病理表现**

十二指肠布氏腺瘤（Brunner gland adenoma，BGA）是十二指肠上较为少见的良性肿瘤，病因不清，可能与十二指肠炎症的反复刺激或胃酸分泌过多导致Brunner腺的反应增生并继发形成以Brunner腺为主的错构瘤等有关。此病好发于40～60岁，无明显性别差异，此病发展缓慢，多数患者无明显的临床症状，但随着肿瘤不断增大，多数患者可出现不同程度的消化道症状，主要表现为局部胃肠刺激症状，如上腹部胀痛、反酸、腹胀及不同程度的梗阻表现。

Brunner腺体起于幽门，主要存在于十二指肠球部，至降部及水平段逐渐消失，其功能是分泌碱性黏液及碳酸根离子，用来中和胃酸内的氢离子，保护十二指肠免受胃酸及胰液的消化侵蚀，同时它可分泌肠抑胃素，均有抑制胃酸分泌和抗溃疡作用。布氏腺瘤来源于Brunner腺的保护性增生，可在十二指肠内形成散发的息肉样改变或结节，直径由数毫米达10余厘米，但基本都＜1 cm，且恶变可能性较小。Brunner腺增生常发生在感染幽门螺杆菌的患者中，但其如何作用仍有待进一步研究。也有相关研究表明布氏腺瘤与胰腺分泌有一定关系，可能是由胰腺外分泌功能不足引起的一种反应性增生。

- **影像学表现**

X线钡餐造影：表现为十二指肠球部结节状边缘光滑的息肉样充盈缺损，黏膜光滑无破坏，可见十二指肠病灶部位结节状有蒂或无蒂的边缘光滑的卵石状充盈缺损，但如果瘤体出现糜烂破溃，钡餐显示黏膜不光滑，易造成误诊为恶性肿瘤，且不能与其他十二指肠良性病变相鉴别。

CT：表现为边缘光整，境界清楚，与肠壁相比呈等密度，密度不均匀。增强扫描动脉期瘤体强化程度稍高于正常肠壁。静脉期病灶延迟强化，并且强化黏膜层与病灶趋于均匀强化。Brunner腺瘤CT表现增强扫描动脉期可呈"点征"（可能病理为平滑肌束内富含扩张血管）、"光环征"（黏膜位于病灶周边，最先强化）、"黑星征"（病灶内常有导管囊性扩张，黏液潴留，扩张较明显的导管）。

同时布氏腺瘤与其他十二指肠病变相比具有特征性的超声内镜下表现：起源于黏膜下层至黏膜层的等回声病灶，其内可见无回声区，因此超声内镜检查也是有效的术前诊断方法。

【拓展病例】

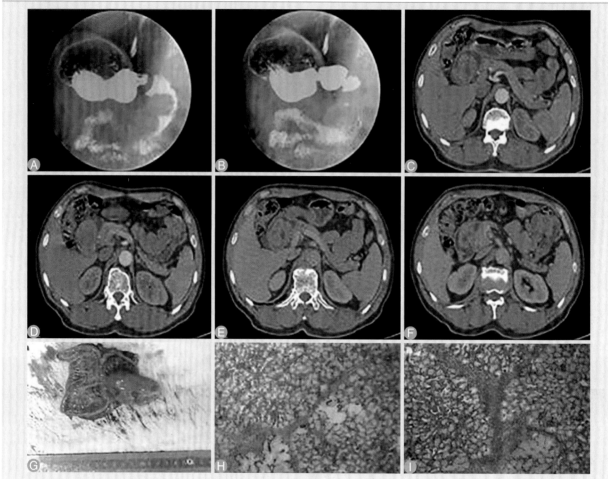

A、B.胃肠造影示十二指肠降段不规则充盈缺损，其内见灶样钡斑；C～F.横断位 CT 腹部增强示十二指肠降段管腔内见类圆形窄基底肿块，密度不均匀，双期扫描不均匀强化，其内低密度灶未见明显强化；G.大体标本示肿块边缘清楚、光滑，H.瘤组织由成熟的 Brunner 腺体构成，呈巢状排列（H&E 染色，×100）；I.间质见纤维分隔（H&E 染色，×200）。文后彩图5-12-3G ～文后彩图 5-12-3I。

图5-12-3　患者男性，66岁，十二指肠布氏腺瘤

【诊断要点】

1.Brunner 腺瘤"点征"：可能病理为平滑肌束内富含扩张血管。

2."光环征"：黏膜位于病灶周边，最先强化。

3."黑星征"：病灶内常有导管囊性扩张，黏液潴留，扩张较明显的导管。

—— 参考文献 ——

[1] 贺召焕，刘雷雷，孔祥磊，等.Brunner 腺瘤致复发性十二指肠套叠影像表现一例 [J].中华放射学杂志，2016，4：314-315.

[2] COTTON J，BAVI P，GHORAB Z，et al. Pre-operative diagnosis of a Brunner's gland hamartoma by endoscopic ultrasound-guided fine needle aspiration. Cytopathology，2021，32（5）：674-676.

（邵亚军　汪鑫斌）

病例13 十二指肠憩室梗阻性黄疸综合征

【临床资料】

- 患者女性，77岁，间断性腹痛1个月，皮肤、巩膜黄染1周。肿瘤指标全套阴性。
- 胃镜结果：浅表性胃炎，十二指肠憩室。

【影像学检查】

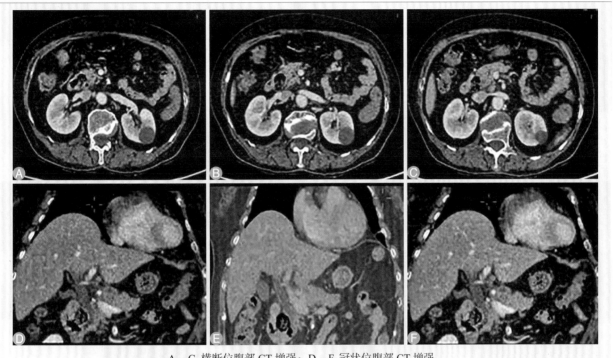

A～C.横断位腹部CT增强；D～F.冠状位腹部CT增强。

图5-13-1　腹部增强CT

【分析思路】

老年女性，胆总管全程扩张，下段未见明显阳性结石；十二指肠降段乳头区见巨大憩室，与胆总管下段关系紧密。常见病变有十二指肠壶腹部占位、十二指肠憩室梗阻性黄疸综合征。

■ 十二指肠壶腹部占位

支持点：胆总管扩张，伴下段梗阻；梗阻性黄疸。

不支持点：壶腹部未见明确软组织影。

■ 十二指肠憩室梗阻性黄疸综合征

支持点：十二指肠乳头区见巨大憩室，与胆总管下段关系紧密，伴胆总管扩张，并出现黄疸症状。

不支持点：无。

【最后诊断】

十二指肠憩室梗阻性黄疸综合征。

【讨论】

■ 临床表现

十二指肠憩室梗阻性黄疸综合征，又称Lemmel 综合征，定义采用国际公认标准：十二指肠乳头旁憩室压迫胆胰管致胆管炎、梗阻性黄疸或胰腺炎，不伴胆总管结石。最常见体征/症状：间歇性上腹部疼痛或饱胀感、反酸、嗳气；严重者可出现梗阻性黄疸或胰腺炎症状。

本病多发生于56 ~ 76岁的中老年人，男女患病率大致相等。若无并发化脓性胆管炎或出血坏死性胰腺炎，预后良好。影像学检查的首要目的是明确胆胰疾病的性质及病因，结合反复发作的上腹痛、发热、黄疸等临床症状，提高对本病的警惕性。

■ 影像学表现

上消化道钡餐透视：十二指肠降段乳头旁憩室，与肝胰壶腹关系密切。

CT：胰头部右后方呈圆形含气囊袋影，可有液平；服用阳性对比剂均能见对比剂进入憩室，部分憩室内可见食物残渣影填充；胆总管的中上段扩张，下段与憩室关系密切。CT检查可以很好地显示胰胆管扩张情况及胆系结石的部位、大小、数目、胰腺肿大、胰周渗出及胰腺钙化等异常征象。MSCT的后处理重建图像显示胰腺钙化等异常征象。

MR：十二指肠环内侧和胰头间呈类圆形囊状液体信号影，与十二指肠关系密切，或与肠腔直接沟通，部分可突入胰头，与胰腺组织交界处清楚、锐利，其内可见液气平面，若憩室内有食物残渣充填，则表现为混杂信号；多方位MRCP重建结合横横断位及冠状位图像观察，显示病灶位于胰头内但未完全被胰腺组织包绕，且与十二指肠直接相连。

【拓展病例】

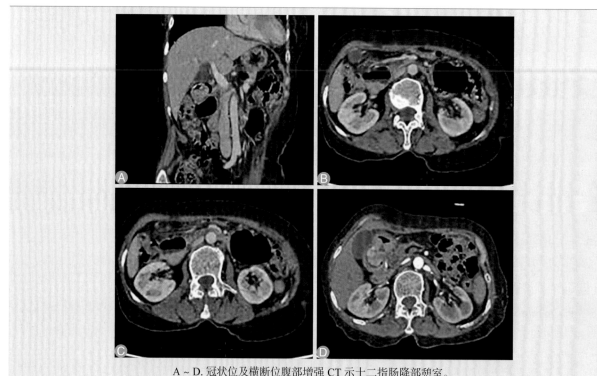

A ~ D. 冠状位及横断位腹部增强 CT 示十二指肠降部憩室。

图5-13-2　患者女性，68岁，十二指肠乳头部巨大憩室

【诊断要点】

1.十二指肠乳头区存在憩室。

2.胆总管下段存在梗阻，未见明显肿瘤及结石征象。

——参考文献——

[1] 梁萍 . Lemmel's 综合征的 MSCT 表现及诊断价值 [J]. 医学影像学杂志，2020，1：83-86.

[2] 薛贞龙，李一鸣，李澄，等 . 多层螺旋 CT 对十二指肠乳头旁憩室的分型诊断及其临床意义 [J]. 实用放射学杂志，2013，29（7）：1119-1121.

（邵亚军　汪鑫斌）

病例14 肠道克罗恩病

【临床资料】

- 患者男性，24岁，腹痛、腹泻伴便血6年。
- 实验室检查：超敏CRP阳性，血常规均阴性。

【影像学检查】

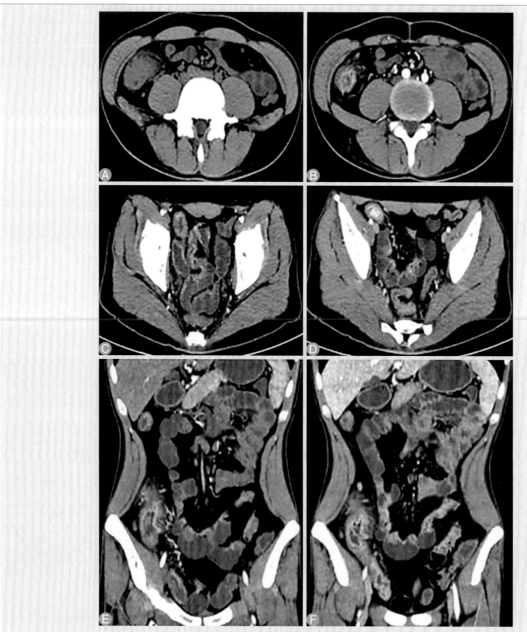

A. 横断位腹部 CT 平扫；B. 横断位腹部增强 CT 动脉期；C、D. 横断位腹部增强 CT 门脉期；E、F. 冠状位腹部增强 CT。

图5-14-1 腹部CT平扫+增强扫描

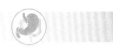

【分析思路】

青年男性，回盲部及回肠多节段肠壁增厚伴周围脂肪间隙密度增高，增强后肠壁明显强化，部分呈偏肠系膜侧强化，伴周围肠系膜血管增生，呈"梳齿样"改变。常见病变有溃疡性结肠炎、肠结核、克罗恩病。

■ 溃疡性结肠炎

支持点：临床有血便，肠壁增厚，增强后明显强化，伴周围渗出性改变。

不支持点：发生于结肠多见，病变多呈连续性，肠壁增厚程度相对较轻。

■ 肠结核

支持点：回盲部肠壁增厚，增强后明显均匀强化。

不支持点：小肠受累较少见，病变周围未见肿大淋巴结及钙化淋巴结，未见腹腔积液及腹膜炎改变。

■ 克罗恩病

支持点：回盲部及回肠多节段肠壁增厚，增强后明显强化，部分偏侧强化，周围肠系膜血管增生，呈"梳齿征"。

不支持点：肠壁外未见脓肿，窦道形成，未见肠梗阻征象。

【最后诊断】

肠道克罗恩病。

【讨论】

■ 临床及病理

胃肠道的非特异性肉芽肿性炎性病变。病因不明，认为与自身免疫、感染及遗传有关。可累及消化道任何部分，末端回肠及结肠最常见。好发于青少年，欧美地区多见，我国发病率呈上升趋势。临床表现可有腹痛、腹泻、腹部包块、体重下降。

肉眼观：病灶呈节段、跳跃性分布，肠壁增厚，可呈铺路石样改变，可见裂隙样、纵行溃疡，重者可穿孔及瘘管形成，后期肠壁可明显纤维化伴肠腔狭窄。

镜下：肠壁形成非干酪样肉芽肿，伴大量淋巴细胞、单核细胞及浆细胞浸润，黏膜下层增厚、水肿伴淋巴管扩张。

■ 影像学表现

1.肠壁节段性增厚：扩张充分时，正常肠壁厚1～3mm；偏侧性增厚，系膜侧为著。

2."跳跃征"：散播的炎症"跳过"部分没有受到影响的肠管。

3.小肠黏膜下层水肿、管壁增厚，增强扫描黏膜层及浆膜层强化，呈分层现象，即"靶征"。

4."梳齿征"：肠系膜血管增生，见于疾病活动期，血管呈线状，类似梳子。

5.脂肪"爬行征"：病变肠道周围肠系膜脂肪组织形成手指状突起，不断蠕动和包裹病变肠道。

6.肠系膜淋巴结反应性增生。

7.溃疡：肠壁的肠腔表面小的灶性破损伴局限性空气或对比剂进入炎性肠壁，不会超出肠壁，溃疡是活动性炎症的标志，通常伴强化。

【拓展病例一】

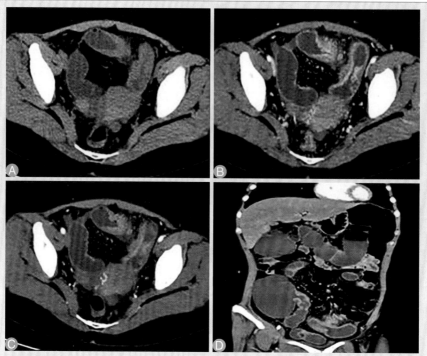

A. 横断位腹部平扫示回肠多节段肠壁增厚；B、C. 横断位腹部增强 CT 动脉期及门脉期示肠壁增强后明显强化；D. 冠状位腹部增强 CT 可见小肠多节段累及。

图5-14-2　患者女性，31岁，小肠克罗恩病

【拓展病例二】

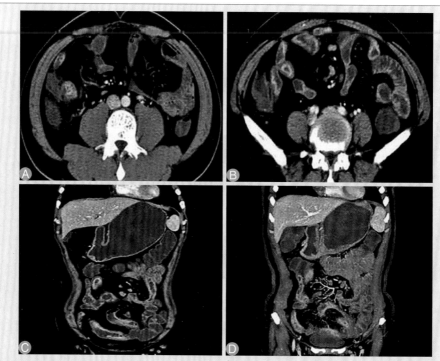

A～D. 横断位及冠状位腹部 CT 增强示小肠多节段肠壁增厚，增强后明显强化，伴周围多发淋巴结肿大。

图5-14-3　患者男性，47岁，小肠克罗恩病

【诊断要点】

1.肠壁节段性增厚，见"跳跃征"。

2.肠壁明显强化；活动期可见"靶征"，即分层强化。

3.肠系膜血管充血扩张，呈"梳齿征"。

4.周围纤维脂肪增生（慢性期），脂肪"爬行征"。

5.肠系膜淋巴结反应性增生。

——参考文献——

[1] 周杰，刘得超，周智洋.克罗恩病外科并发症的影像学特征 [J].中华消化外科杂志，2016，15（12）：1205-1213.

[2] 张贝贝，刘海荣，田春梅，等.CT 小肠造影对克罗恩病活动度分级的研究 [J].实用放射学杂志，2020，36（3）：410-413，447.

（汪鑫斌）

病例15　溃疡性结肠炎

【临床资料】

● 患者女性，27岁，右下腹痛伴腹泻15天余。

● 实验室检查：血沉58 mm/h，超敏CRP 91.2 mg/L，大便潜血试验（++），大便镜检白细胞（++），大便镜检红细胞（+++），肿瘤指标阴性。

【影像学检查】

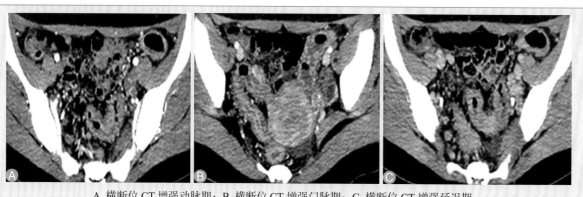

A. 横断位CT增强动脉期；B. 横断位CT增强门脉期；C. 横断位CT增强延迟期。

图5-15-1　腹部增强CT扫描

【分析思路】

青年女性，乙状结肠壁连续均匀增厚，伴黏膜层明显均匀强化，部分腔内见多发假性小息肉形成，乙状结肠周围见多发增生肠系膜血管。常见病变有乙状结肠癌、克罗恩病、溃疡性结肠炎。

■ 乙状结肠癌

本例支持点：乙状结肠壁增厚伴明显强化，周围见肿大淋巴结。

不支持点：病灶位置多局限，管壁增厚明显，可引起管腔狭窄伴肠梗阻改变。

■ 克罗恩病

本例支持点：乙状结肠壁增厚伴明显强化，周围肠系膜血管增生及肠系膜淋巴结肿大。

不支持点：病灶呈节段性、跳跃性分布，小肠多见，浆膜面可伴脓肿或窦道形成。管壁增厚达1~2 cm，管腔狭窄严重。

■ 溃疡性结肠炎

本例支持点：乙状结肠壁连续性长节段增厚，增强后黏膜面明显强化，部分管腔内见多发假性小息肉。周围肠系膜血管增生。

不支持点：本例病灶浆膜面欠光整，肠管未见"铅管样"改变。

【内镜及病理诊断】

内镜下：黏膜连续性充血糜烂，黏膜下水肿，隐窝脓苔形成，局部假息肉生成。

病理镜下：黏膜慢性炎，浅表伴糜烂，可见肉芽组织及淋巴组织增生，个别腺管内见中性粒细胞聚集，小灶腺体伴轻度异型增生。结合内镜及病理镜下改变，诊断为溃疡性结肠炎（重度）。

【讨论】

■ 临床及病理表现

溃疡性结肠炎是一类病因不明的慢性非特异性肠道炎症性疾病。本病可发生在任何年龄，多见于20～40岁，亦可见于儿童或老年。男女发病率无明显差异。此病在欧美发达地区发病率高，我国随着生活水平提高，发病率也在逐年升高。临床表现为腹泻、黏液脓血便、腹痛。病情轻重不等，多呈反复发作的慢性病程。病变主要累及直肠、乙状结肠黏膜及黏膜下层，范围多自远端开始，逆行向近端发展，甚至累及全结肠及末端回肠，呈连续性分布。肉眼观示病变早期黏膜呈弥漫性充血、水肿；黏膜面呈细颗粒状，脆性增加、出血，伴浅溃疡及隐窝脓肿形成。病程慢性期可见大量肉芽组织增生，出现假性息肉，结肠变形缩短，肠腔变窄，少数可癌变。镜下可见固有膜内广泛淋巴细胞、浆细胞、单核细胞浸润，活动期并有大量中性粒细胞和嗜酸性粒细胞浸润。本病发病机制不甚清楚，目前认为由多因素相互作用所致，主要包括环境、感染、遗传、免疫等因素。

■ 影像学表现

1.位置：始于直肠、乙状结肠，连续性病变并逆行向上发展。

2.厚度：管壁厚度6～10 mm，大致对称。

3.形态：黏膜面早期改变不明显，中重度期呈锯齿状、假息肉样改变；浆膜面光滑无外突；慢性期管腔狭窄，管壁短缩，结肠袋消失呈"铅管样"改变。

4.密度：活动期黏膜下层可呈水肿样低密度影；慢性期黏膜下层可见脂肪沉积。

5.增强：活动期管壁分层强化，黏膜面强化明显，横断面呈"靶征"，可伴管壁积气；慢性期管壁轻度均匀强化。

6.继发征象：肠系膜血管增生，直肠周围纤维脂肪增生，可有肠系膜淋巴结肿大。

【拓展病例一】

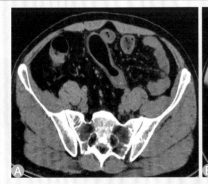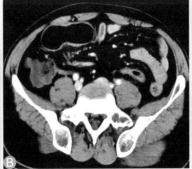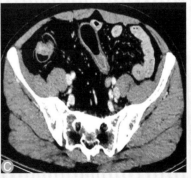

A～C.横断位平扫、增强示乙状结肠袋消失，呈"铅管样"改变，乙状结肠周围肠系膜血管增生，黏膜下水肿，呈"靶环样"强化。

图5-15-2　患者男性，55岁，溃疡性结肠炎

【拓展病例二】

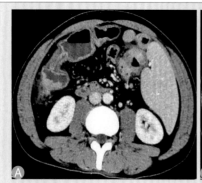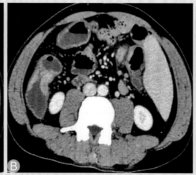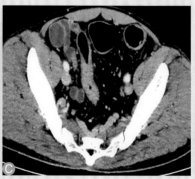

A ~ C. 横断位腹部增强 CT 示结肠多节段肠壁增厚，增强后肠壁明显均匀强化，部分伴管腔狭窄；结肠脾区病灶累及浆膜且伴浆膜面多发小脓肿形成。

图5-15-3 患者男性，51岁，溃疡性结肠炎

【诊断要点】

1.直肠、结肠区连续性病变。

2.管壁增厚一般<10 mm，较对称。

3.活动期管壁分层强化，黏膜面强化明显。

4.结肠袋消失，呈"铅管样"改变。

5.肠系膜血管、纤维脂肪增生。

—— 参考文献 ——

[1] JIA Y，LI C，YANG X，et al. CT Enterography score: a potential predictor for severity assessment of active ulcerative colitis[J]. BMC Gastroenterol，2018，18（1）：173.

[2] 陈晨. 多层螺旋 CT 检查在诊断溃疡性结肠炎中的应用价值探讨 [J]. 中国 CT 和 MRI 杂志，2019，17（11）：117-119.

（汪鑫斌）

病例16　肠结核

【临床资料】

● 患者男性，25岁，腹痛3天。

● 实验室检查：血沉56 mm/h，血清T-SPOT试验（＋），肿瘤指标（－）。

【影像学检查】

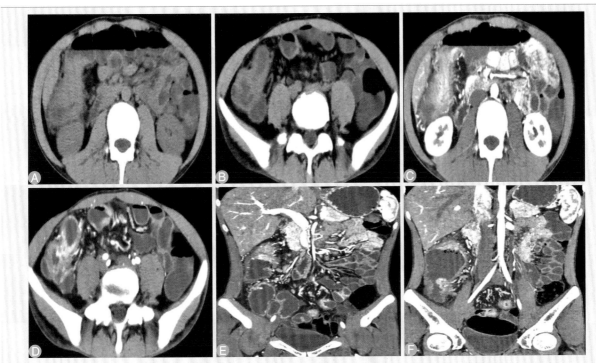

A、B.横断位腹部CT平扫；C、D.横断位腹部增强CT；E、F.冠状位腹部增强CT。

5-16-1　腹部CT平扫+增强扫描

【分析思路】

青年男性，回盲部及回肠多节段肠壁增厚，增强后肠壁明显均匀强化，常见病变有克罗恩病、溃疡性结肠炎、肠结核。

■ **克罗恩病**

本例支持点：病变多节段分布，回盲部明显，肠壁明显强化。

不支持点：肠管非对称性增厚，肠系膜侧明显，可伴有肠系膜血管及纤维脂肪增生。

■ **溃疡性结肠炎**

本例支持点：病变回盲部受累，肠壁明显均匀增厚。

不支持点：结肠多见，多呈连续性分布，管壁增厚程度相对较轻，可伴有结肠"铅管征"，肠系膜血管及纤维脂肪增生。

■ 肠结核

本例支持点：回盲部及回肠多节段病变，肠壁增厚，增强后明显均匀强化。

不支持点：病灶未见钙化，周围未见肿大淋巴结，未见腹腔积液、腹膜炎改变，未见特征性的回盲瓣固定开口征象。

【病理诊断】

病理表现：内镜下示回盲部大量肉芽组织及纤维组织增生，伴管腔狭窄。显微镜下示回盲部慢性肉芽肿伴多灶干酪样坏死组织，累及肠壁全层，抗酸染色（＋）。

病理诊断：肠结核（增生型）。

【讨论】

■ 临床及病理表现

肠结核是结核分枝杆菌（mycobacterium tuberculosis，MTB）侵犯肠道所引起的慢性特异性感染，多继发于肺结核，占所有结核病的3%。我国肠结核发病率不断增高，好发于中青年，女∶男=3∶1。临床表现无特异性，可有长期低热、盗汗、腹痛、腹泻症状。经口感染为主要传播途径，部分为血型播散引起。PPD试验与T-SPOT试验具有较高特异性。病理组织学分为三个类型：溃疡型、增生型和混合型。溃疡型肠结核内镜表现为肠黏膜多发溃疡，边缘不规整，深浅不一；增生型肠结核内镜表现为大量肉芽组织和纤维组织增生。显微镜下可见到干酪样坏死，抗酸染色（＋）。

■ 影像学表现

1.位置：回盲部好发，也可发生于回盲瓣、邻近右半结肠和末端回肠；病灶可单发也可跳跃分布。

2.形态：肠壁环形对称性增厚，病灶较大者可呈肿块样改变。

3.增强：急性期黏膜层明显强化；慢性期全层管壁均匀一致强化。

4.特征征象：回盲瓣挛缩变形和固定开口。

5.淋巴结：肠系膜淋巴结肿大伴环形强化和钙化。

6.并发症：肠梗阻、肠穿孔、腹膜炎、腹腔积液、肠壁出血。

【拓展病例一】

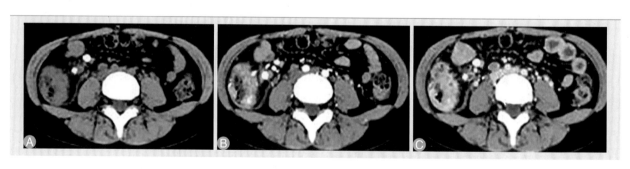

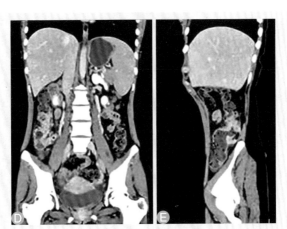

A. 横断位腹部平扫 CT 示回盲部肠壁增厚，周围伴钙化淋巴结；B、C. 腹部 CT 增强示回盲部明显不均匀强化，周围可见环状强化淋巴结；D. CT 增强冠状位示回盲部肠壁不规则增厚，并呈明显不均匀强化；E.CT 增强矢状位示回盲瓣固定开口。

图5-16-2　患者女性，22岁，回盲部肠结核

【拓展病例二】

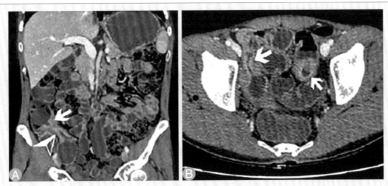

A. 冠状位增强 CT 示回盲部肠壁增厚伴管腔狭窄，增强后肠壁呈对称均匀强化；B. 横断位增强 CT 示回肠多节段肠壁，增强后呈对称均匀强化（箭头）。

图5-16-3　患者男性，32岁，肠结核

【拓展病例三】

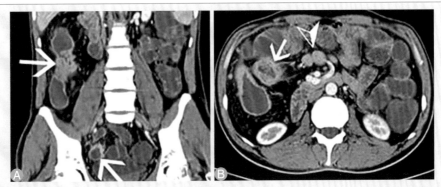

A ~ B. 冠状位及横断位 CT 增强示回盲部见不规则软组织团块影，伴管腔明显狭窄（箭头），盆腔及肠系膜淋巴结肿大（半透明箭头），易误诊为结肠癌。

图5-16-4　患者女性，45岁，肠结核

【诊断要点】

1.回盲部、升结肠好发。

2.肠壁环形对称性增厚，伴肠腔狭窄。

3.病灶内见钙化。

4.肠周淋巴结肿大、钙化、环状强化。

5.回盲瓣挛缩上提，固定开口。

6.伴结核病史。

—— 参考文献 ——

[1] ZHANG T，FAN R，WANG Z，et al. Differential diagnosis between Crohn's disease and intestinal tuberculosis using integrated parameters including clinical manifestations，T-SPOT，endoscopy and CT enterography[J]. Int J Clin Exp Med，2015，8（10）：17578-17589.

[2] 缪飞，赵雪松.肠结核的影像学诊断进展[J].中华消化杂志，2017，37（5）：300-302.

（汪鑫斌）

病例17　腹型过敏性紫癜

【临床资料】

● 患者男性，17岁，因上腹痛、呕吐、皮疹3天入院。全腹无压痛、反跳痛，腹部及双下肢可见散在出血点。

● CT提示十二指肠及回肠局部肠壁增厚、水肿。

【影像学检查】

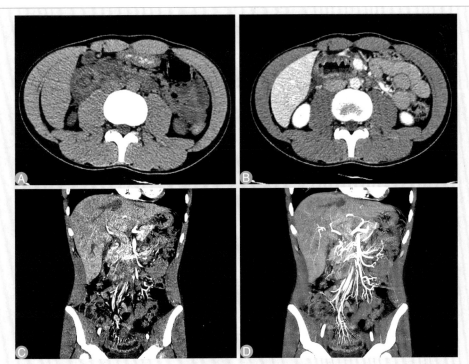

A. 横断位腹部 CT 平扫；B. 横断位腹部增强 CT；C、D. 腹部增强 CT 冠状位。

图5-17-1　腹部平扫+增强CT扫描

【分析思路】

青年男性，十二指肠及回肠局部肠壁环形增厚、水肿，周围渗出密度影。常见病变有肠结核、溃疡性结肠炎、腹型过敏性紫癜。

■ 肠结核

本例支持点：肠壁对称性明显增厚伴强化。

不支持点：肠结核好发于回肠末段，未见肠系膜淋巴结肿大伴环形强化及钙化，无肠外结核病史。

■ 溃疡性结肠炎

本例支持点：肠壁环形增厚，增强后黏膜下可见低密度区，呈"靶环样"强化。

不支持点：溃疡性结肠炎常发生在直肠、乙状结肠，早期黏膜面强化明显，周围肠系膜血管和纤维脂肪增生，晚期结肠袋消失，常呈"铅管样"改变。

■ 腹型过敏性紫癜

本例支持点：青年男性，十二指肠及回肠局部肠壁环形增厚、水肿。患者腹部及双下肢可见散在出血点对本病有提示作用。

不支持点：无。

【最后诊断】

腹型过敏性紫癜。

【讨论】

■ 临床及病理表现

腹型过敏性紫癜（abdominal anaphylactoid purpura，AAP）是以全身毛细血管炎和坏死性小动脉炎为病理基础的常见血管变态反应性疾病，主要累及皮肤、胃肠道、肾脏和关节等，临床上以四肢皮肤紫癜为首发症状最常见，累及消化道出现急性腹痛、恶心、呕吐等胃肠道反应的腹型过敏性紫癜相对少见。腹型过敏性紫癜多见于小儿，成年患者发病少见。在四肢出现皮肤紫癜前，腹型过敏性紫癜的临床和影像诊断困难，漏诊较多。

腹型过敏性紫癜是机体对致敏因素发生变态反应，引起胃肠系统的坏死性小血管炎，病理改变是消化道血管壁灶性坏死及血栓形成，导致小动脉和毛细血管通透性、脆性增加，伴胃肠道渗出性出血、水肿。消化道全程都可累及，食管受累相对少见，十二指肠及空回肠最常见，可能与小肠淋巴组织丰富，容易发生免疫变态反应有关。

■ 影像学表现

CT显示2种肠壁多发、节段性增厚：一种是从黏膜层到浆膜层弥漫增厚，肠壁解剖层次不清晰，黏膜下层明显增厚；另一种是"靶环样"环形增厚，肠壁解剖层次清晰，略高密度的黏膜层及浆膜层中间夹杂略低密度的黏膜下层，似"靶环征"改变。肠壁外脂肪间隙可见条索样高密度影，代表浆膜外炎性渗出。出血迅速并且量较大时，肠腔内可见高密度血凝块。偶有腹腔、盆腔少量积液。增强CT扫描，肠壁黏膜层呈迂曲线样明显强化，高度水肿的黏膜下层压迫肠腔变窄。另外，增强CT扫描的重要意义在于清晰显示肠管供血动脉及引流静脉，可以发现平扫不能显示的动脉栓塞及静脉血栓导致的肠坏死。

【拓展病例】

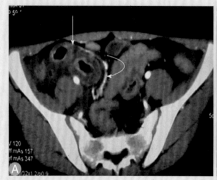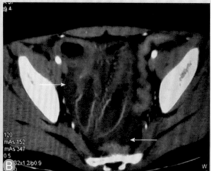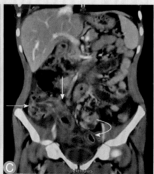

A、B.横断位腹部增强CT动脉期示肠壁增厚，涉及远端回肠襻（箭头），在增厚的肠管附近可以看到充血的肠系膜血管（弯曲箭头），盆腔积液；C.腹部增强CT门脉期冠状位图像显示回肠末端和升结肠肠壁增厚（直箭头），远端回肠襻的另一段也显示了肠壁增厚（弯曲箭头）。

图5-17-2 患者男性，15岁，腹型过敏性紫癜

【诊断要点】

1.肠壁对称性增厚，黏膜皱襞粗大略显僵硬，边缘可呈银齿状改变。

2.增强显示增厚的黏膜强化明显，横断面可出现靶征，靶征的出现提示黏膜和（或）固有肌层、黏膜层的充血并伴有黏膜下水肿和炎症。

3.临床上伴有明显紫癜及皮疹的急性腹痛患者往往强烈提示本病。

—— 参考文献 ——

[1] PRATHIBA RAJALAKSHMI P，SRINIVASAN K. Gastrointestinal manifestations of Henoch-Schonlein purpura：a report of two cases[J]. World J Radiol，2015，28，7（3）：66-69.

[2] 程小杰，简继华，程若勤，等 . 多层螺旋 CT 对成人腹型过敏性紫癜的诊断及疗效评价 [J]. 中国医学影像学杂志，2015，23（5）：369-372.

（董　浩　汪鑫斌）

病例18　伪膜性结肠炎

【临床资料】

● 患者男性，39岁，因腹泻2个月入院。

● 肠镜：肠镜插入直肠约10 cm处见肠腔明显水肿狭窄，黏膜表面粗糙，活检弹性好。

● 病理：直肠黏膜慢性炎伴糜烂。

【影像学检查】

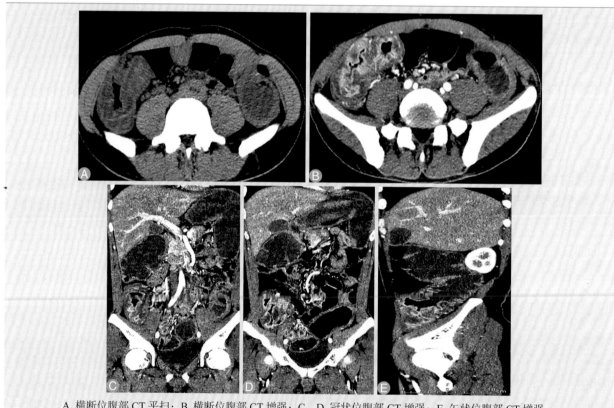

A. 横断位腹部CT平扫；B. 横断位腹部CT增强；C、D. 冠状位腹部CT增强；E. 矢状位腹部CT增强。

图5-18-1　腹部CT平扫+增强扫描

【分析思路】

青年男性，升结肠肠壁连续均匀增厚，黏膜层明显均匀强化，黏膜下层明显水肿。常见病变有结肠癌、溃疡性结肠炎、伪膜性结肠炎。

■ 结肠癌

本例支持点：肠壁明显增厚伴强化。

不支持点：结肠癌常表现为管壁局限性不均匀增厚，可引起管腔狭窄伴肠梗阻改变，周围可出现淋巴结肿大。

■ 溃疡性结肠炎

本例支持点：升结肠壁环形增厚，增强后黏膜下可见低密度区，呈"靶环样"强化。

不支持点：溃疡性结肠炎常发生在直肠、乙状结肠，早期黏膜面强化明显，周围肠系膜血管和纤维脂肪增生，晚期结肠袋消失，常呈"铅管样"改变。

■ 伪膜性结肠炎

本例支持点：腹泻；肠壁连续均匀增厚，黏膜层明显均匀强化，黏膜下层明显水肿，呈"靶征"，冠状位及矢状位示增厚的结肠横行皱襞间形成"手风琴征"，无肠腔狭窄及梗阻性改变。

不支持点：本例病变周围未见渗出性改变，但是肠周渗出并不是伪膜性结肠炎特异性征象。

【最后诊断】

伪膜性结肠炎。

【讨论】

■ 临床及病理表现

伪膜性结肠炎（pseudomembranous colitis，PMC）多是在应用抗生素治疗后导致正常肠道菌群失调产生，难辨梭状芽孢杆菌大量繁殖，产生毒素，破坏肠黏膜，引起肠道急性纤维素性炎。该病多发生于老年人、重病患者，以及免疫力低下及外科大手术后和近期使用过抗生素的患者。腹泻是主要症状，也可伴有腹痛、腹胀、恶心、呕吐等，重症可出现水电解质紊乱、低蛋白血症、中毒性及低血容量性休克。

伪膜性结肠炎主要侵犯直肠、乙状结肠，呈连续性分布，严重者可累及全结肠及远端小肠，肠黏膜充血水肿、凝固性坏死，覆有大小不一、散在的斑点状黄白色伪膜，严重者伪膜可融合成片，黏膜下层因炎症渗出而增厚，伴血管扩张、充血及微血栓形成。坏死一般限于黏膜下层，偶尔累及肠壁全层导致肠穿孔。

■ 影像学表现

1.肠壁增厚：结肠壁的增厚程度反映炎症的进展程度。肿胀的肠壁可呈均匀环状、息肉状或偏心性增厚，提示与黏膜结节状水肿或黏膜斑块有关。

2.靶征：由于黏膜充血，黏膜下层水肿，在CT图像上可以看到2～3层密度不同的同心圆征象，称为"靶征"。静脉注射造影剂后，横断CT上可见肠壁2～3层环，即强化的黏膜层、肌层与两者之间低密度的黏膜下层，其提示黏膜充血和黏膜下水肿。

3.手风琴征：口服阳性造影剂聚积于宽大、增厚的结肠横行皱襞间形成"手风琴征"。手风琴征常见于较重的病例，与结肠皱襞水肿程度和嵌于其中的造影剂数量有关而表现各异，是伪膜性结肠炎较为特异性的征象。当横行黏膜皱襞显著增厚、水肿时即使不口服阳性造影剂，CT上亦可看到"手风琴征"。

【拓展病例】

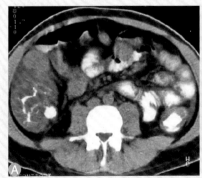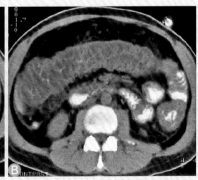

A.横断位腹部CT平扫示升结肠及降结肠可见肠壁明显增厚，黏膜下水肿明显，升结肠可见"手风琴征"；B.横断位腹部CT平扫横结肠和降结肠弥漫性增厚。

图5-18-2　患者男性，36岁，慢性肾衰竭在抗生素治疗后发展为伪膜性结肠炎

【诊断要点】

1.结肠壁明显增厚，黏膜下水肿。

2.黏膜充血，黏膜下层水肿，可以看到表现为2～3层密度不同的同心圆征象的"靶征"。

3.典型者可看到"手风琴征"。

—— 参考文献 ——

[1] 陈颖，蔡庆.伪膜性结肠炎的CT表现[J].中国CT和MRI杂志，2011，9（6）：13-15.

[2] 陈颖.伪膜性结肠炎MSCT表现并与结肠炎症性肠病的对照研究[D].苏州：苏州大学，2013.

（董　浩　汪鑫斌）

病例19　系统性红斑狼疮肠炎

【临床资料】

● 患者女性，29岁，颜面部红斑1年，腹痛3天。

● 既往史、个人史、家族史无特殊。

【影像学检查】

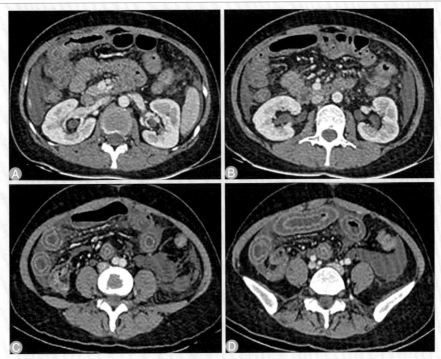

A、B. 横断位增强 CT 门脉期；C、D. 横断位增强 CT 平衡期。

图5-19-1　腹部增强CT扫描

【分析思路】

小肠肠壁增厚水肿伴"靶征"，小肠轻度肠梗阻伴腹腔积液，常规考虑小肠克罗恩病、肠结核、嗜酸性胃肠炎、系统性红斑狼疮肠炎等。

■ 克罗恩病

本例支持点：肠壁增厚水肿，增强可见"靶征"，肠系膜血管增粗伴肠系膜水肿。

不支持点：肠壁以不对称增厚为主，以系膜侧肠壁增厚明显，增强肠壁黏膜层不均匀强化表现的"靶征"，其靶环多厚薄不一；此外克罗恩病常引起肠壁裂隙状或穿透性溃疡，肠壁强化呈"跳跃"改变；肠系膜"梳齿征"主要表现为肠系膜血管增粗和肠系膜周围爬行脂肪沉积所致，而非肠系膜水肿改变。

■ 肠结核

本例支持点：肠壁均匀增厚；肠系膜血管增粗伴肠系膜水肿，可见腹腔积液。

不支持点：无肺结核病史；肠结核肠壁往往较厚且增强后呈不均匀强化。常可见肠周淋巴结结核和腹膜结核，表现为肠周淋巴结肿大伴中心干酪样坏死，腹膜多发结节状强化灶和腹腔积液改变。

■ **嗜酸性胃肠炎**

本例支持点：肠壁弥漫性增厚，腹腔积液。

不支持点：嗜酸性胃肠炎表现为小肠黏膜弥漫性增厚，黏膜皱襞增厚呈"伪足样"改变；增强黏膜层和肌层明显强化，而黏膜下层水肿强化较弱，呈"轨道征"改变。浆膜型嗜酸性胃肠炎多表现为腹腔积液。此外临床实验室检查常见外周血嗜酸性粒细胞增高。

■ **系统性红斑狼疮肠炎**

本例支持点：小肠壁弥漫性水肿增厚，小肠轻度扩张积液，增强肠壁黏膜层及浆膜层强化，可见"靶征"。肠系膜血管增粗伴肠系膜水肿；腹腔少量积液。患者1年前无明显诱因出现颜面部红斑，伴有脱发。

本例少见或不典型表现：双肾盂轻度扩张积水。

【最后诊断】

经临床确诊为系统红斑狼疮伴胃肠道受累改变。

【讨论】

■ **临床及病理表现**

系统性红斑狼疮（systemic lupus erythematosus，SLE）是一种多系统、多器官受累的慢性系统性自身免疫病；该病发病率约为1/1000，好发于年轻女性，常见于20～40岁育龄女性。消化道是系统性红斑狼疮最常受累部位，占42%～50%，系统性红斑狼疮消化道受累以系统性红斑狼疮肠炎最常见，多为小肠炎、结肠炎和肠系膜血管炎，发生率为0.2%～53.0%。系统性红斑狼疮肠炎常见临床表现为腹痛、腹胀、腹泻、恶心、呕吐等症状，约1/3患者表现为缺血性肠病所致急性腹痛症状，部分患者可表现为肠梗阻、腹膜炎症状。

在组织病理上，系统性红斑狼疮消化道受累主要表现为系统性红斑狼疮肠炎和系统性红斑狼疮肠系膜血管炎。系统性红斑狼疮肠炎主要表现为肠道血管壁结缔组织纤维蛋白样变性及基质黏液性水肿，从而导致肠道血管炎及小血管血栓形成，进一步导致肠道出血和缺血性改变及反复发作的肠壁血管炎。系统性红斑狼疮肠系膜血管炎主要表现为肠系膜血管壁免疫复合物及补体沉着，常伴有炎性细胞浸润，可见小血管内血栓形成，从而导致消化系统炎症、溃疡、梗阻、出血、蠕动异常、肠系膜血管栓塞及腹膜炎。

■ **影像学表现**

系统性红斑狼疮肠炎影像学表现具有一定的特征性。

1.肠壁缺血改变：急性期系统性红斑狼疮肠炎肠壁缺血主要表现为肠壁增厚水肿（壁厚>3 mm），增强表现为肠壁黏膜层和浆膜层强化，而黏膜下层和肌层强化减弱，呈"靶形"改变，称之为"靶征"或"双晕征"，是该病较敏感和特异性征象。严重的系统性红斑狼疮肠炎可出现肠壁缺血梗死，增强无强化，部分可见肠壁间囊样积气常提示坏死性肠炎，预示预后不良。

2.肠系膜血管炎：表现为肠系膜脂肪间隙浑浊模糊，肠系膜血管增粗，增强可见肠系膜血管排列呈"梳齿状"或"栅栏状"改变，称之为"梳齿征"或"栅栏征"，具有一定的特征性。

3.假性肠梗阻：主要表现为小肠或结肠肠管扩张，肠腔积液积气伴多发积液平面，但无明确引起肠梗阻的器质性改变，常伴有双侧肾盂输尿管扩张积水和间质性肾炎；文献报道认为假性肠梗阻系统性红斑狼疮肠炎和血管炎损伤内脏神经和肠壁平滑肌引起肠壁平滑肌动力障碍所致。

4.腹膜炎改变：多表现为腹腔积液，系统性红斑狼疮肠炎或肠系膜血管炎导致肠道蛋白丢失，引起低蛋白血症所致的非感染性炎性渗出液。

【拓展病例一】

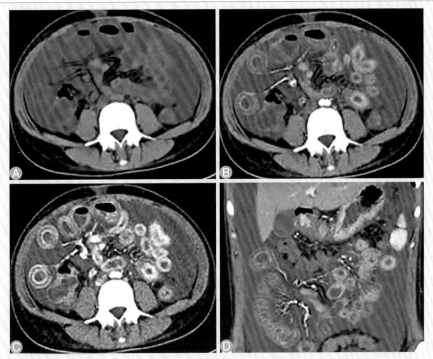

A～C.横断位、冠状位腹部CT平扫及增强示腹部多发小肠壁增厚,增强后可见"靶征"改变,肠系膜血管增粗,伴广泛腹腔积液;
D.冠状位增强示回肠系膜血管增粗,可见"梳齿征"。

图5-19-2 患者女性,20岁,系统性红斑狼疮肠炎伴肠系膜血管炎

【拓展病例二】

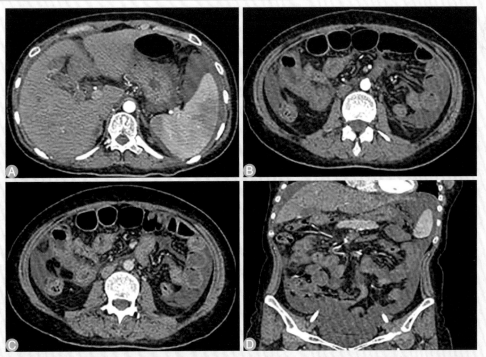

A、B.横断位腹部增强CT动脉期示脾实质多发低密度影,增强呈弱强化,腹腔散在液性密度影;C、D.横断位及冠状位腹部增强CT门脉期示腹部小肠壁弥漫性增厚伴环形不均匀强化,可见不典型"靶征",腹盆腔见少量积液。

图5-19-3 患者女性,24岁,系统性红斑狼疮胃肠道及脾受累

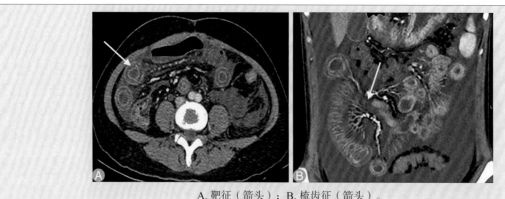

A.靶征（箭头）；B.梳齿征（箭头）。

图5-19-4 系统性红斑狼疮肠炎

【诊断要点】

1.靶征。

2.梳齿征。

3.假性肠梗阻。

4.好发于年轻女性，结合临床多部位发病的特征及相应免疫抗体阳性的特点，有助于诊断。

—— 参考文献 ——

[1] 廖冠义，游文献，钟玉，等.系统性红斑狼疮伴肠系膜血管炎44例临床特征分析 [J].中华消化杂志，2020，9：624-627.

[2] 武希庆，陈华成，赵洪力，等.系统性红斑狼疮性胃肠炎CT表现（附10例报道）[J].医学影像学杂志，2018，9：1578-1580.

（杨先春　汪鑫斌）

病例20　结肠黏液腺癌

【临床资料】

- 患者女性，88岁，下腹痛1周加重1天。
- 实验室检查：癌胚抗原为13.6 μg/L，细胞角蛋白19片段为10.96 ng/mL。

【影像学检查】

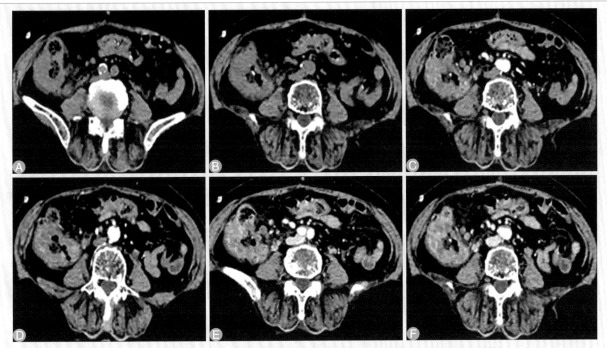

A、B.横断位CT平扫；C、D.横断位CT增强动脉期；E、F.横断位CT增强门脉期。

图5-20-1　腹部CT平扫+增强扫描

【分析思路】

老年女性，升结肠见环状不规则增厚团块影，伴周围多发淋巴结肿大，增强后病灶边缘及内部分隔样强化，内伴广泛无强化低密度区，常见病变有溃疡性结肠炎、淋巴瘤、结肠黏液腺癌。

■ 溃疡性结肠炎

本例支持点：升结肠壁环形增厚，增强后黏膜下可见低密度区，似呈"靶环样"强化。

不支持点：病变累及范围更广，肠壁多呈轻度对称增厚，早期黏膜面强化明显，周围肠系膜血管和纤维脂肪增生。

■ 升结肠淋巴瘤

本例支持点：升结肠壁环形增厚，病灶整体强化程度弱。

不支持点：黏膜面连续光整，管壁柔和，病灶可呈"动脉瘤"样扩张。

■ 升结肠黏液腺癌

本例支持点：升结肠肠壁不规则环形增厚，增强后内见广泛无强化低密度区。

不支持点：病灶可向结肠外间隙明显侵犯，本例外侵征象不明显。

【病理诊断】

病理表现：升结肠（大小约8 cm×5 cm×1 cm）病灶，黏液湖成分＞50%，侵至外膜纤维、脂肪组织，累犯脉管，未见确切神经累犯。肠周淋巴结2/16枚见癌转移。

免疫组化：CDX-2（+），p53（局灶+），CK20（+），Ki-67（约30%+），MLH1（-），MSH2（+），MSH6（+），PMS2（-），C-erbB-2（对照）（++），S-100（神经+），CD31（+），D2-40（+）。

病理诊断：升结肠黏液腺癌。

【讨论】

■ 临床及病理表现

结直肠黏液腺癌是结直肠癌（colon rectum cancer，CRC）的一种独特亚型。结直肠黏液腺癌见于5%～15%的结直肠黏液腺癌患者，更常见于女性和年轻患者。临床表现与结直肠黏液腺癌类似，可有腹痛、便血、排便习惯改变、肠梗阻等症状。镜下"黏液湖"形成为其主要病理特征。根据2010年WHO黏液腺癌的标准：细胞外黏液含量占据肿瘤实体≥50%时可诊断为黏液腺癌。结直肠黏液腺癌与常规结直肠癌相比具有更强的侵袭性，易合并远处脏器、淋巴结、腹膜转移，预后更差。

■ 影像学表现

1.部位和范围：好发于右半结肠，与常规结肠癌比较，病灶更大，范围更长，病灶可呈外生性生长改变。

2.厚度和增厚形式：肠壁明显增厚，常常＜2 cm；增厚形式以环状不均匀增厚为主，部分表现为局灶性增厚或息肉样肿块。

3.密度及信号：黏液成分CT平扫呈低密度，T_2WI呈高信号，内可伴钙化灶。

4.增强特征：广泛无强化黏液区为其特征性表现，内部实性成分呈不均性、周边性及分隔样强化。

5.肠周侵犯情况：以结肠肠周间隙侵犯多见，浸润距离多＞1 cm。

6.转移：易出现远处脏器、淋巴结、腹膜转移。

7.继发征象：包括肠梗阻、腹腔积液。

【拓展病例一】

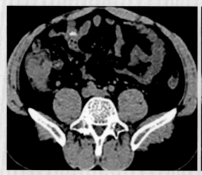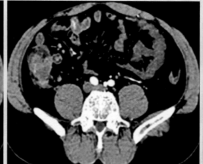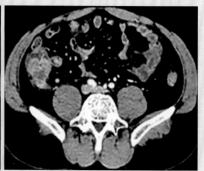

横断位CT平扫及增强示回盲部肠壁不规则增厚，内见片状低密度影，病灶向周围脂肪间隙延伸；增强病灶呈边缘不均强化，内见片状无强化低密度区。

图5-20-2　患者男性，40岁，回盲部黏液腺癌

【拓展病例二】

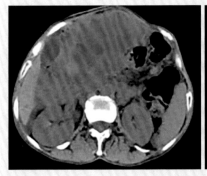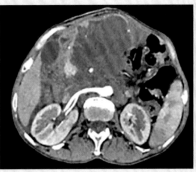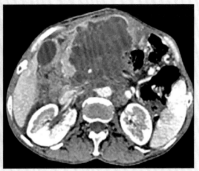

横断位 CT 腹部平扫及增强示结肠肝区外生性低密度占位。增强病灶内见大片无强化低密度区，边缘及内部散在轻中度强化实性成分，腹膜后见多发肿大淋巴结。

图5-20-3　患者女性，62岁，结肠黏液腺癌

【诊断要点】

1.右半结肠多见。

2.病灶内见广泛CT低密度、T_2WI高信号黏液区域，内可伴钙化。

3.增强后呈不均性、周边性及分隔样强化，并伴广泛无强化区。

4.病灶累及范围大，体积大。

5.病灶易出现肠周侵犯；远处脏器、淋巴结、腹膜转移多见。

—— 参考文献 ——

[1] LUO C，CEN S，DING G，et al. Mucinous colorectal adenocarcinoma：clinical pathology and treatment options[J]. Cancer Commun（Lond），2019，39（1）：13.

[2] GONG Y，WANG X，ZHU Z. Pseudomyxoma peritonei originating from transverse colon mucinous adenocarcinoma：a case report and literature review[J]. Gastroenterol Res Pract，2020，2020：5826214.

（汪鑫斌）

病例21　直肠黏液腺癌

【临床资料】

● 患者女性，85岁，因便血2个月就诊。肿瘤指标CEA：8.26 μg/L，其余阴性。

● 肛门指诊：距肛门10 cm可及隆起样肿块，质地适中，表面凹凸不平。

● 镜检：直肠中段可见黏液夹杂暗红色血迹。

【影像学检查】

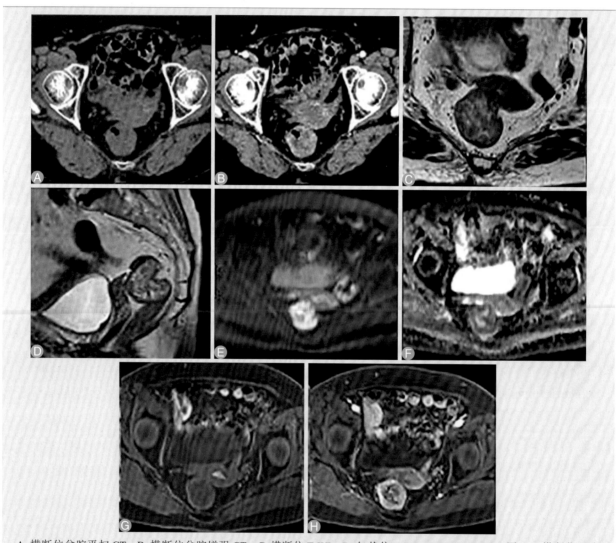

A.横断位盆腔平扫CT；B.横断位盆腔增强CT；C.横断位 T_2WI；D.矢状位 T_2WI；E.DWI；F.ADC图；G.横断位压脂 T_1WI；H.横断位增强 T_1WI。

图5-21-1　腹部CT、MRI平扫＋增强

【分析思路】

老年女性，CEA升高，直肠中下段腔内偏心生长肿块，黏膜线消失，提示病灶起源黏膜。T_2WI混杂

高信号，扩散受限及富血供，肿块以上肠管无梗阻。常见病变有直肠淋巴瘤、直肠恶性黑色素瘤、直肠黏液腺癌。

- **直肠淋巴瘤**

本例支持点：CT密度相对均匀，纵行生长，扩散受限，肿块以上肠管无梗阻。

不支持点：淋巴瘤属小圆细胞类肿瘤，细胞排列紧密，其ADC值更低；增强中度强化少见，多呈现动脉瘤样扩张且病灶范围更广，易伴其他部分的淋巴结肿大。

- **直肠恶性黑色素瘤**

本例支持点：主体位于腔内，纵行生长，扩张受限，富血供，无近端梗阻。

不支持点：典型的黑色素瘤可见瘤内顺磁性物质沉积所致的T_1WI高信号及T_2WI低信号，本例未见。

- **直肠黏液腺癌**

本例支持点：CEA升高，平扫CT等低密度，T_1WI等低信号，T_2WI混杂高信号，提示含黏液可能。肿块纵行生长，扩张受限，富血供，无近端梗阻。

不支持点：本例ADC图部分信号偏低。

【病理诊断】

直肠隆起型腺癌，中分化，部分为黏液腺癌（约60%），肿瘤侵犯肠壁全层至外膜层纤维脂肪组织。

免疫组化：C-erbB-2（＋），CDX-2（＋），CEA（＋），p53（＋），CD44V6（－），CD56（神经+），CD34（血管+），CK20（＋），MLH1（＋），MSH2（＋），MSH6（＋），PMS2（＋）。

【讨论】

- **临床及病理表现**

直肠黏液腺癌（rectal mucinous adenocarcinoma，RMAC）是直肠腺癌中一种相对少见的组织学亚型，占5%～20%。其特点是肿瘤产生大量细胞外黏液，且在组织病理学检查中检测到细胞外黏液＞肿瘤成分的50%。由于肿瘤细胞分泌大量黏蛋白，黏液样物质对周围组织形成机械性压力，使肿瘤细胞更容易侵犯肠壁及周围组织；同时淋巴细胞对黏液的吞噬有助于肿瘤细胞在区域淋巴结中扩散；黏液中的黏多糖成分能干扰血管周围和淋巴结皮质的免疫细胞对肿瘤细胞的识别，更有助于肿瘤细胞扩散，因此直肠黏液腺癌较直肠非黏液腺癌预后更差。

早期直肠黏液腺癌一般症状无特异性，多在晚期才得以诊断。以出现排便习惯改变为最多见的症状，其他常见症状包括肠梗阻、腹痛、腹胀、消瘦、腹部肿块、血便、贫血等。

- **影像学表现**

1.位置：高位、中位、低位均可发生直肠黏液腺癌，以中位更多见。

2.形态：多表现为肠壁僵硬增厚、肠腔狭窄，肠壁多为不规则增厚；也可表现为肠壁肿块，肿块凸向腔内生长，边缘凹凸不平。纵行生长，无近端肠道梗阻。

3.信号：T_1WI低或稍低信号，T_2WI高信号或混杂高信号，与病灶内黏液成分含量有关。T_2WI高信号内伴有细线状纤维分隔，形如"烂海绵"。直肠黏液腺癌在DWI呈高信号，大部分ADC图呈稍高信号，其原因为黏液含量增加时肿瘤内自由水含量增多，肿瘤细胞密度减低，则水分子扩散受限程度减低。其平均ADC值为（1.48 ± 0.25）× 10^{-3} mm^2/s。

4.血供：直肠黏液腺癌内大量黏液组织伴漂浮癌细胞，与恶性肿瘤侵蚀血管生长一致，周围微血管分布密集，故此强化呈不均匀或边缘强化而内部细线样分隔样强化。

5.淋巴结转移：黏液腺癌的黏液物质对肠壁的机械压力使肿瘤细胞更容易穿透肠壁屏障向周围组织侵犯，故淋巴结转移发生概率增高。MRI信号与原发病灶基本相似，增强后呈环状强化。

【拓展病例一】

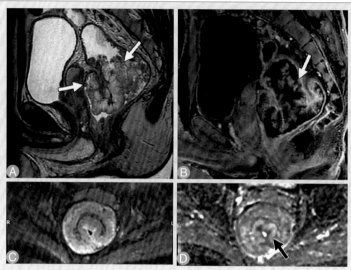

A.矢状位T₂WI示肿瘤呈高信号（箭头）；B.矢状位增强T₁WI示肿块整体不均匀强化（箭头）；C、D.DWI和ADC呈中等稍高信号（箭头），符合T₂WI穿透效应所致。

图5-21-2　患者男性，47岁，中段RMAC

【拓展病例二】

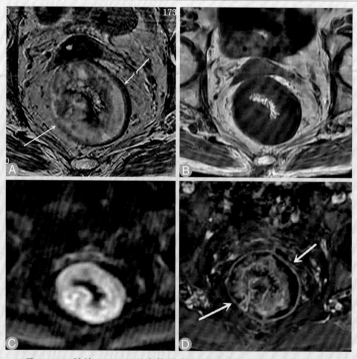

A、B.高分辨率横断位T₂WI及T₁WI，肿块T₂WI呈以高信号为主的混杂信号（箭头），T₁WI呈稍低信号；C.DWI以高信号为主；D.T₁WI增强肿瘤不均匀空心样强化（箭头）。

图5-21-3　患者女性，88岁，RMAC

【诊断要点】

1.直肠黏膜线不完整。

2.T$_1$WI等低信号，T$_2$WI高或稍高信号。

3.纵行生长，肿块近端肠管无梗阻。

4.肿块不均匀或边缘强化。

5.DWI高信号，ADC稍高信号。

—— 参考文献 ——

[1] 秦秀森，过文泰，曹务腾，等.结直肠黏液腺癌的研究进展 [J].中国普外基础与临床杂志，2020，7：906-911.

[2] 王军大，李艳艳，方玉，等.磁共振成像检查在直肠黏液腺癌分型诊断中的应用价值 [J].中华消化外科杂志，2019，12：1178-1184.

（邱勇刚　汪鑫斌）

病例22　直肠神经内分泌肿瘤

【临床资料】

● 患者男性，78岁，镜检发现肛管内息肉状结节。

● 实验室检查：肿瘤指标（－），大便潜血试验（－）。

【影像学检查】

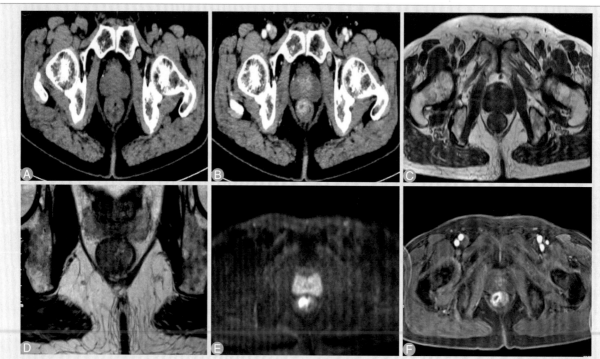

A. 横断位 CT 平扫；B. 横断位增强 CT 动脉期；C. 横断位 T_1WI；D. 横断位放大 T_1WI；E.DWI；F. 横断位 T_1WI 增强动脉期。

图5-22-1　腹部增强CT+MRI扫描

【分析思路】

老年男性，直肠管壁增厚，腔内结节影，扩散受限，明显强化。常见病变有直肠腺瘤/癌、直肠恶性黑色素瘤、直肠神经内分泌肿瘤。

■ **直肠腺瘤/癌**

本例支持点：病灶主体位于腔内，息肉样突起，病灶弥散受限。

不支持点：多浸润性生长导致肠腔狭窄，进而出现近端肠管扩张等梗阻征象，且易侵犯肠周脂肪。

■ **直肠恶性黑色素瘤**

本例支持点：病灶位于齿状线附近，病灶弥散受限。

不支持点：肿块多巨大，典型MRI信号表现为T_1WI高信号、T_2WI低信号。

■ **直肠神经内分泌肿瘤**

本例支持点：病灶较小呈息肉样突起，位于齿状线附近，明显强化，弥散受限。

不支持点：高级别直肠神经内分泌肿瘤体积大时，可有囊变坏死。本例病灶较小，增强可见坏死。

【病理诊断】

直肠神经内分泌肿瘤G3，肿块大小约2 cm×1.5 cm×0.8 cm，位于直肠黏膜与齿状线交界处，未见确切脉管瘤栓；上切缘、皮肤断端及环状切缘均阴性。

免疫组化：CK20（−），Ki-67（约65%+），CD56（−），CgA（弱+），Syn（+），CK（+），CK7（−）。

【讨论】

■ 临床及病理表现

神经内分泌肿瘤（neuroendocrine neoplasm，NEN）是一组起源于肽能神经元和神经内分泌细胞的异质性肿瘤，可发生于全身许多器官和组织，包括胃肠道、胰腺、胆管和肝脏、支气管和肺、肾上腺髓质、副神经节、甲状腺、甲状旁腺及其他部位的神经内分泌细胞，其中胃肠胰神经内分泌肿瘤最常见，占所有神经内分泌肿瘤的55%~70%。其中，直肠神经内分泌肿瘤占直肠全部肿瘤的1%~2%，近年来发病率逐年提高。直肠神经内分泌肿瘤好发于60岁以上患者，性别无明显差异。临床症状无特异性，可有排便次数增多和便血症状，绝大多数无类癌综合征，临床早期诊断困难，多为内镜体检发现。病理根据2019年WHO胃肠胰神经内分泌肿瘤新分级标准，可分为组织形态学分化良好的神经内分泌瘤（neuroendocrine tumor，NET）和分化差的神经内分泌癌（neuroendocrine carcinoma，NEC）。神经内分泌肿瘤按组织学分化程度（核分裂象计数）和（或）肿瘤增殖活性（Ki-67增殖指数）将肿瘤进行分级，两者不一致时采用分级高的标准，标准如下。①G1，低级别：核分裂象计数<2/10HPF，Ki-67增殖指数≤2%；②G2，中级别：核分裂象计数2~20/10HPF，Ki-67增殖指数3%~20%；③G3，高级别：核分裂象计数>20/10HPF，Ki-67增殖指数>20%。免疫组织化学染色用突触素（synaptophysin，Syn）和嗜铬素A（chromogranin，CgA）确定是否具有内分泌特征。直肠神经内分泌肿瘤侵袭性随级别增加、体积增大而逐渐升高。

■ 影像学表现

1.低级别神经内分泌肿瘤（G1级、G2级）通常为黏膜面息肉样或结节样隆起型病变，少数肠壁局部增厚，黏膜光滑，多明显均匀强化，但无外侵，较少淋巴结转移。

2.高级别神经内分泌肿瘤病变体积大，可见坏死，侵犯肠管1/2以上或环周性生长，侵犯浆膜或纤维膜外，边界不清，黏膜表面不规则，明显不均匀强化。淋巴结转移常见。

【拓展病例一】

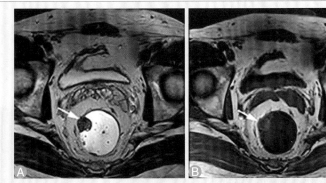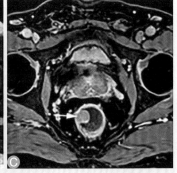

A、B.横断位 T₂WI、T₁WI 示直肠右侧壁结节（箭头），向腔内呈息肉样突起；C.增强呈明显均匀强化（箭头）。

图5-22-2　患者男性，60岁，直肠神经内分泌肿瘤G1级

【拓展病例二】

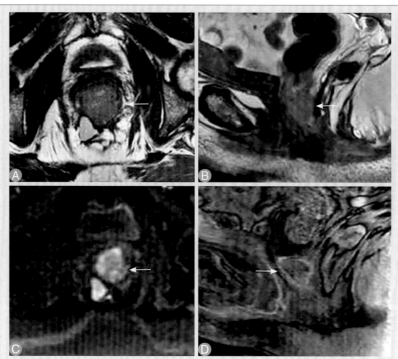

A、B.横断位 T_1WI 与矢状位 T_2WI 示直肠肠壁不规则增厚（箭头），并伴上方肠腔扩张；C.DWI 病灶扩散受限（箭头）；
D. 增强示病灶明显不均匀强化（箭头）。

图5-22-3　患者男性，62岁，直肠神经内分泌肿瘤G3级

【诊断要点】

1.息肉样黏膜隆起结节，较大者呈腔内隆起型肿块。

2.明显强化。

3.病灶扩散受限。

4.病灶较大时可见坏死。

—— 参考文献 ——

[1] BATES D，DE PAULA M，HORVAT N，et al. Beyond adenocarcinoma：MRI of uncommon rectal neoplasms and mimickers[J]. Abdom Radiol（NY），2019，44（11）：3581-3594.

[2] CHEN Z Z，HUANG W，WEI Z Q. Small-cell neuroendocrine carcinoma of the rectum - a rare tumor type with poor prognosis：a case report and review of literature[J]. World J Clin Cases，2020，8（23）：6095-6102.

[3] 吕海娟，雍惠芳，董雪，等 . 直肠神经内分泌肿瘤的 MRI 表现与病理分级对照 [J]. 临床放射学杂志，2019，38（5）：852-856.

（汪鑫斌）

病例23　直肠肛管恶性黑色素瘤

【临床资料】

● 患者女性，51岁，20天前无明显诱因出现排便不畅，伴便血，色鲜红。

● 肿瘤指标全套阴性。

【影像学检查】

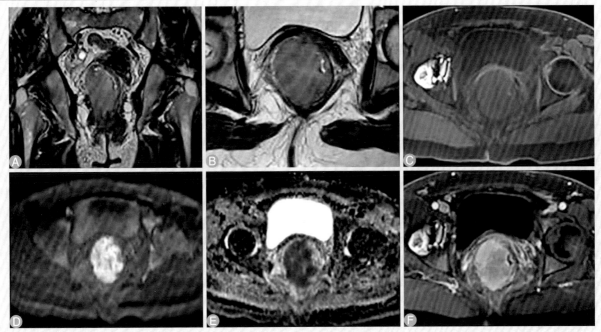

A. 冠状位 T_2WI；B. 横断位 T_2WI；C. 横断位 T_1WI；D. 横断位 DWI；E. ADC 图；F. 横断位 T_1WI 增强。

图5-23-1　肛管MRI平扫+增强扫描

【分析思路】

中年女性，齿状线上方腔内生长的偏心性肿块，平扫信号相对均匀，扩散明显受限，增强后明显强化，肿块以上肠管无梗阻，常见病变有直肠肛管淋巴瘤、直肠肛管腺瘤/癌、直肠肛管恶性黑色素瘤。

■ **直肠肛管淋巴瘤**

本例支持点：信号均匀，扩散受限，肿块近端肠管无扩张。

不支持点：多呈现动脉瘤样扩张，轻度强化且病灶范围更广，易伴其他部分的淋巴结肿大。

■ **直肠肛管腺瘤/癌**

本例支持点：病灶主体位于腔内，菜花状肿块，扩散受限，富血供。

不支持点：多浸润性生长导致肠腔狭窄，进而出现近端肠管扩张等梗阻征象，且易侵犯肠周脂肪。

■ **直肠肛管恶性黑色素瘤**

本例支持点：齿状线附近巨大肿块，信号均匀，纵横比>1，扩散受限，富血供，无近端梗阻。

不支持点：未见典型的黑色素瘤中黑色素颗粒或出血等顺磁性物质沉积所致的T_1WI高信号及T_2WI低

信号。

【病理诊断】

大体：呈菜花状，切面灰白色，肿块紧邻齿状线上缘，肿瘤细胞累及肠管全层及齿状线处肌组织。

镜下：癌巢结构显示不清，形态多样，以梭形细胞为主，肿瘤细胞排列紊乱呈束状、编织状、漩涡状，纵横交错，细胞核大、染色质粗，可见小核仁及核分裂象。

免疫组化：HMB45（+），Mealan-A（+），S-100（+），CD117（+），CK（-），LCA（-），CD10（-），CD20（-），Ki-67（约40%+）。

病理结果：直肠肛管恶性黑色素瘤。

【讨论】

■ 临床概述

原发性恶性黑色素瘤以皮肤为最常见部位，占90%以上；其次为眼部，直肠肛管恶性黑色素瘤（anorectal malignant melanoma，ARMM）位列第三，约1.6%。多数学者认为其源于直肠肛管柱状上皮与鳞状上皮交界区的黑色素母细胞。直肠肛管恶性黑色素瘤好发于60～70岁的女性，男女比约1∶4。临床表现无特异性，常以便血（55%）、肛门脱垂症状（14%～53%）、直肠肛门肿块（34%）、直肠肛管刺激征（13%）（如腹泻、便秘、排便不尽等）就诊。

■ 病理特征

镜下可发现少部分典型的直肠肛管恶性黑色素瘤，表现为直肠肛管隆起的蓝紫色、黑褐色肿块，但是有高达80%的直肠肛管恶性黑色素瘤并无肉眼可见的黑色素沉着，且超过20%无镜下黑色素沉着，此类病例给诊断带来困难，需依靠病理组织活检及免疫组化染色来帮助确诊。直肠肛管恶性黑色素瘤镜下细胞形态多样，无固定的组织结构及生长方式，细胞体积小至中等，排列紧密，细胞核大而深染，核分裂象易见，总体表现似癌非癌、似肉瘤非肉瘤的特征。

■ 影像学表现

1.位置：齿状线或稍高于齿状线水平，此处为直肠柱状上皮移行为肛管鳞状上皮交界区域，与直肠肛管恶性黑色素瘤起源对应。

2.大小：横断位最大厚度1～6 cm，通常＞1 cm。临床上直肠肛管恶性黑色素瘤常以肿瘤厚度作为分期标准，厚度越厚，其进展越快，预后更差。

3.形态：沿直肠肛管长轴分布，纵横比＞1。可能与直肠肛管恶性黑色素瘤起源于黏膜并沿着黏膜下浸润生长的特性有关，这也能很好地解释肿块巨大却无近端梗阻。

4.信号：由于黑色素颗粒或出血的作用，约67%的肿瘤内可见T_1WI高信号，且以压脂序列观察为佳，T_2WI呈低信号，扩散明显受限，符合其小圆细胞类肿瘤细胞排列紧密的特点。

5.血供：直肠肛管恶性黑色素瘤多明显强化，可能与肿瘤黏膜表面丰富的淋巴血管网供应有关，同时也易于病灶早期的血管及淋巴管转移。

【拓展病例一】

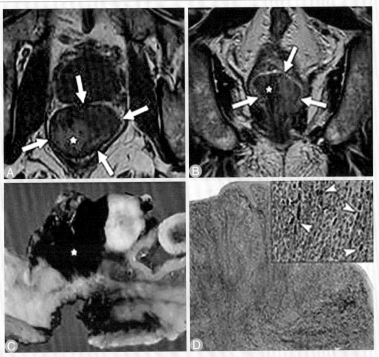

A. 横断位 T_1WI 齿状线水平腔内最大直径 4.1 cm 息肉样肿瘤，内部片状高信号（星号）；B. 横断位 T_2WI 见清晰的肿块边缘（箭头），肿块内见稍低信号（星号）；C. 大体标本示肿块内色素沉着（星号），与 T_1WI 高信号和 T_2WI 低信号区完全匹配；D. 镜下黑色素颗粒（箭头）分散于肿瘤内（H&E 染色，×100）。文后彩图 5-23-2C、5-23-2D。

图5-23-2　患者男性，69岁，原发性直肠肛管恶性黑色素瘤

【拓展病例二】

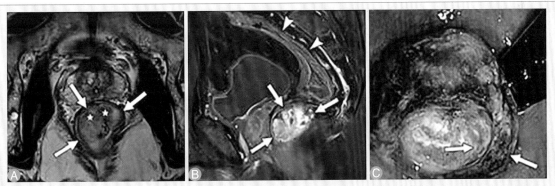

A. 横断位 T_2WI 直肠（★）远端腔内巨大息肉样肿瘤，信号混杂（箭头）；B. 增强示肿块明显强化（箭头），较邻近黏膜血供更丰富，肿块以上乙状结肠塌陷，无梗阻表现（三角箭头）；C. 肠镜显示直肠远端巨大息肉样肿块，表面褐色色素沉着（箭头），文后彩图 5-23-3C。

图5-23-3　患者男性，56岁，原发性直肠肛管恶性黑色素瘤

【诊断要点】

1. 齿状线及稍高于齿状线位置。

2. 腔内生长的巨大息肉样肿块，近端无梗阻。

3. 肿瘤内 T_1WI 高信号，T_2WI 低信号。

4.信号均匀、扩散受限。

5.富血供，易早期血管及淋巴管扩散。

—— 参考文献 ——

[1] 袁子茗，王锡山.直肠肛管恶性黑色素瘤的临床特点及诊疗进展[J].中华结直肠疾病电子杂志，2017，5：414-416.

[2] WONG V K，LUBNER M G，MENIAS C O，et al. Clinical and imaging features of noncutaneous melanoma [J]. AJR Am J Roentgenol，2017，208（5）：942-959.

（邱勇刚　汪鑫斌）

病例24　复杂性肛瘘

【临床资料】

● 患者男性，52岁，肛周脓肿伴反复流脓5年余，伴肛周疼痛及破溃流脓，无发热。

● 肛检：截石位距肛约6 cm，约8点钟可扪及一肿块，约蚕豆大小，轻压痛，有溃破流脓水，呈条索状伸向内部，挤压瘘口侧黏膜，可及少量脓液自瘘口排出。

【影像学检查】

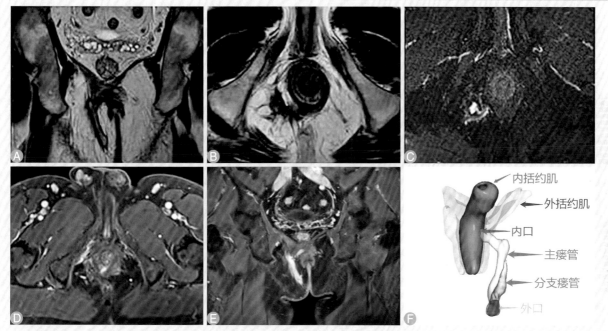

A. 冠状位 T₂WI；B. 横断位 T₂WI；C. 横断位压脂 T₂WI；D. 横断位 T₁WI 增强；E. 冠状位 T₁WI 增强；F. 三维可视化重建模型，文后彩图 5-24-1F。

图5-24-1　肛管MRI平扫+增强

【分析思路】

本例患者有长达5年的肛周流脓病史，肛检挤压瘘口黏膜可见脓液流出，诊断肛瘘无疑问，其影像学检查的意义在于明确瘘管与肛门内外括约肌之间的关系，并明确内外口的位置、有无分支瘘管及脓肿等。

■ 分型及分级

以经典parks分型为参考，根据瘘管走行与肛门括约肌复合体的关系，分为括约肌间型、经括约肌型、括约肌上型和括约肌外型。本例病灶穿透右侧肛门外括约肌，符合经括约肌型瘘表现。

■ 内口

T₁WI增强显示6点位置的局灶性高强化，提示内口位于6点位置。观察内口以T₁WI增强优于T₂WI。

■ 分支瘘管及脓肿

主瘘管局限性膨隆——管腔直径>1 cm定义为脓肿，重建显示存在多个位置的瘘管，提示存在脓肿及分支瘘管。

【病理诊断】

诊断：经括约肌型肛瘘伴脓肿及分支瘘管，内口6点方向。

术中行亚甲蓝液注入外口，见截石位6点钟肛隐窝处及其上方蓝色泡沫液流出，探针明确瘘管自肛旁截石位8点处外口分别沿括约肌间沟及紧贴外括约肌向深部潜行，分别开口于截石位6点钟肛隐窝及其上方约4 cm直肠肠壁。予以瘘管切除并行挂线治疗。

【讨论】

■ 临床概述

肛瘘（perianal fistulas，PF）又称肛管直肠瘘，是发生在直肠、肛门周围的脓肿溃破或切开引流后的后遗病变或自行生长的慢性炎性窦道。为肛肠科常见的疾病之一，其发病率仅次于痔疮，中国肛瘘发病率占肛肠病的1.67%～3.60%。外科手术是其主要治疗方法，手术原则为破坏内口、去除瘘管并最大限度地保留肛门括约肌，在临床实际工作中却存在两难的问题，肛瘘切开范围过大可能导致术后大便失禁，而不适当地保留肛门括约肌又会导致遗漏瘘管及隐匿性脓肿等，造成肛瘘复发。因此术前准确定位内口、瘘管数目、走行及与周围肌肉组织的关系是降低复发率、改善患者预后的关键。

■ 影像学表现

MR能从矢状位、冠状位及横截位进行成像，具有无电离辐射、极佳的软组织对比度和无结构重叠的多平面成像的优点，可以充分显示肛管与直肠周围肌肉的关系，而且能准确分辨瘘管与瘢痕。同时MRI能准确发现和定位肛瘘的支管和脓腔，尤其对于复杂性肛瘘而言十分重要，目前已被列为肛瘘诊断的金标准。

MRI影像学检查如下。

1.常规T_1WI及T_2WI：显示局部解剖结构及瘘管与肛门括约肌复合体、肛提肌或坐骨肛管窝的关系。

2.T_2WI压脂序列：显示急性炎症的水肿及含液管道和脓腔。

3.T_1WI增强：识别脓肿及评估炎症的活动度。

4.DWI：有助于显示较为隐匿的呈高或稍高信号的内口、活动性瘘管及脓肿。同时针对肾功能不全而无法行对比增强的患者，可作为有效补允。

影像学评估如下。

1.Parks分型：①括约肌间型（45%）：内口位于齿状线附近，沿内、外括约肌间隙走行。②经括约肌型（30%）：内口可高位或低位，瘘管突破肛门外括约肌进入坐骨直肠窝。③括约肌上型（20%）：内口位于齿状线附近，瘘管沿括约肌间隙向上走行，在耻骨直肠肌的上方突破肛提肌行至坐骨直肠窝。④括约肌外型（5%）：内口位于直肠，直接突破肛提肌行至坐骨直肠窝，与肛门括约肌复合体无关。

2.圣詹姆斯大学医院分级：①1级：简单线性括约肌间瘘，内口位于肛管。瘘管穿过内括约肌经括约肌间隙直接向下开口于会阴部或臀部皮肤，不合并分支瘘管及脓肿，病灶不向头侧延伸。②2级：括约肌间瘘合并括约肌间支管或脓肿，主瘘管、分支瘘管及脓肿限制于外括约肌内侧，其中包括括约肌间马蹄形瘘。③3级：非复杂性经括约肌瘘，内口位于肛管，瘘管同时穿透内、外括约肌，经过坐骨肛门窝开口于皮肤，不合并支管或脓肿，同时不向上延伸至肛提肌。④4级：经括约肌瘘伴分支瘘管或坐骨直肠窝、坐骨肛门窝脓肿。⑤5级：肛提肌上或经肛提肌肛瘘伴不伴脓肿，包括累及肛提肌上间隙的多种复杂情况，可以为括约肌上型瘘，或是括约肌外型瘘。

3.美国结直肠外科医生协会推荐分类：①单纯性肛瘘：瘘管累及<1/3的括约肌复合体，瘘管切开后无肛门失禁风险。②复杂性肛瘘：包括高位肛瘘、肛提肌上瘘、多发分支瘘管、马蹄形肛瘘、女性患者肛管前壁瘘及肛瘘合并脓肿、克罗恩病、恶性肿瘤等。此类患者肛瘘术后肛门失禁风险高。

【拓展病例一】

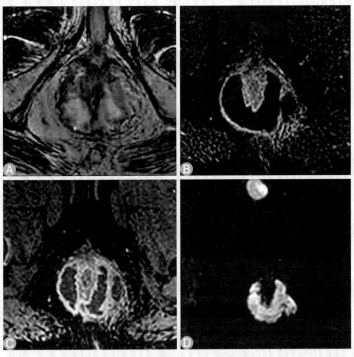

A.T₂WI 横断位示高信号的脓肿；B.T₁WI 横断位压脂显示脓腔低信号；C.T₁WI 增强示花环状明显强化；D.DWI 脓液明显高信号。

图5-24-2　患者男性，40岁，马蹄形肛瘘

【拓展病例二】

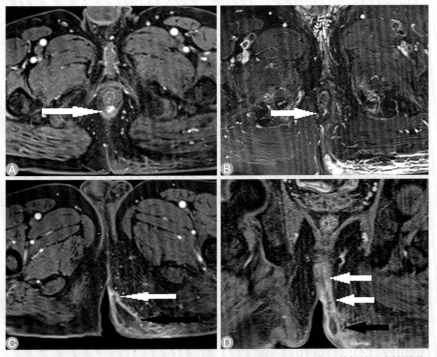

6 点钟方向内口（图 A、图 B 白箭头）。A.T₁WI FS 增强显示内口明显环形强化，邻近外括约肌炎性增强；B.T₂WI FS 与 A 中 T₁WI FS 增强相比内口显示较模糊，呈模糊点状稍高信号；C. 横断位 T₁WI FS 增强主瘘管远端形成脓肿，主瘘管壁与脓肿壁肉芽组织强化（白箭头），其内脓液无强化（黑箭头）；D. 冠状位 T₁WI FS 增强显示主瘘管内脓液呈条状低信号向下走行形成脓肿（白箭头），瘘管壁与脓壁强化（黑箭头），脓肿内脓液呈混杂稍高信号。

图5-24-3　患者男性，77岁，括约肌间型瘘

【诊断要点】

1.以肛门时钟方位描述内外口位置。

2.活动期肛瘘常表现为T_2WI高信号，增强后明显强化。

3.寻找内口以T_1WI增强序列最佳，其次为T_2WI压脂序列。

4.瘘管局限性膨隆为脓肿（直径>1 cm）。

5.注意寻找分支瘘管。

6.肛瘘愈合期或慢性瘘，因肉芽组织增生，T_2WI常表现为低信号，强化减低或无强化。

—— 参考文献 ——

[1] LIU X，WANG Z，REN H，et al. Evaluating postoperative anal fistula prognosis by diffusion-weighted MRI [J]. Eur J Radiol，2020，132：109294.

[2] VAN RIJN K L，LANSDORP C A，TIELBEEK J A W，et al. Evaluation of the modified Van Assche index for assessing response to anti-TNF therapy with MRI in perianal fistulizing Crohn's disease [J]. Clin Imaging，2020，59（2）：179-187.

[3] COOPER C R， KELLER D S. Perianal fistulas[J]. Dis Colon Rectum，2020，63（2）：129-132.

（邱勇刚　汪鑫斌）

病例25　阑尾黏液性肿瘤伴假性黏液瘤

【临床资料】

- 患者女性，50岁，反复腹痛1月余，上腹部压痛。
- 实验室检查：血常规（-），消化系统肿瘤标志物（-）。

【影像学检查】

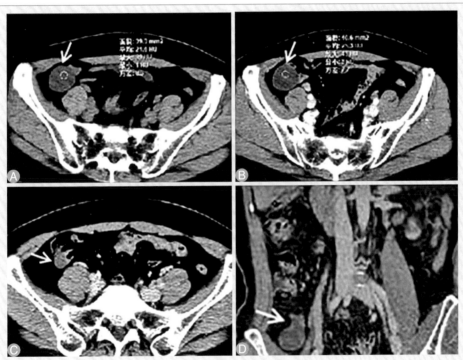

A. 横断位腹部平扫 CT；B. 横断位腹部增强 CT 门脉期；C. 横断位腹部增强 CT 延迟期；D. 冠状位腹部增强 CT 延迟期。

图5-25-1　腹部CT平扫+增强扫描

【分析思路】

　　右下腹阑尾区类圆形囊性肿块（箭头），壁薄，界清，与阑尾尖端相连；慢性腹痛，疼痛位置与病灶位置不相匹配；依据病史及病变位置特点。常见病变有急性阑尾炎、阑尾类癌、卵巢来源囊性病灶、阑尾黏液性肿瘤。

■ 急性阑尾炎

本例支持点：阑尾增粗，尖端见类圆形囊性病变。

不支持点：病史及实验室检查不支持；病灶壁较薄，无强化，周围无渗出。

■ 阑尾类癌

本例支持点：右侧髂窝区囊性病变，与阑尾尖端相连接。

不支持点：壁薄，无强化，阑尾类癌直径常<1 cm，年轻人多见；较大的阑尾类癌常表现为阑尾管壁弥漫增厚，可形成软组织肿块，引起肠梗阻。

■ 卵巢来源囊性病灶

本例支持点：囊性病变；壁薄，周围无渗出。

不支持点：病变位置偏高，末端与阑尾相连接。

■ 阑尾黏液性肿瘤

本例支持点：右下腹髂窝区见增粗阑尾，尖端区见类圆形囊性占位与之相连，平扫密度略高，CT值约21 HU，壁薄，边界清，周围无渗出，增强阑尾管壁囊性病变无强化。

不支持点：阑尾根部显示不清，囊性病灶内分隔不明显。

本例少见或不典型表现：阑尾管腔明显扩张，呈腊肠状或巨块梭形改变，壁可见钙化，周围少量渗出影。

【病理诊断】

术中所见：腹腔内少量淡黄色渗液，肿瘤位于阑尾尖端，大小约4 cm×3 cm，包膜完整。

病理诊断：阑尾低级别黏液性肿瘤伴周围假性黏液瘤形成。①阑尾壁肌层、浆膜面均可见到无细胞黏液。阑尾断端阑尾腔内及阑尾浆膜面可见无细胞黏液。②另见约6 cm×1 cm×0.5 cm不规则灰黄组织一块。

镜下：纤维脂肪组织中见少量无细胞黏液。③另有约5 cm×4 cm×4 cm黏液样物镜下为无细胞黏液。

【讨论】

■ 临床及病理表现

阑尾黏液性肿瘤少见，临床表现无特异性。起源于阑尾腺上皮，据2010年WHO将消化系统肿瘤分为3种类型。①阑尾黏液性囊腺瘤：非浸润性病变，仅局限于阑尾黏膜层，阑尾内充盈黏液呈囊样扩张；②低级别黏液性肿瘤（low-grade apendiceal mucinousneoplasm，LAMN）：非浸润性病变，肿瘤上皮呈低级别细胞学特征，突破黏膜肌层达阑尾壁内或突破浆膜层到阑尾表面，出现少量黏液，黏液内可无或有少量黏膜上皮；③阑尾黏液性囊腺癌：浸润性病变，呈高级别细胞学特征。若肿块破裂，其内含有黏液蛋白的内容物播散至腹盆腔，即形成腹盆腔假性黏液瘤（pesudomyxoma peritonei，PMP）。

■ 影像学表现

1.右下腹囊性病变，与阑尾或回盲部关系密切。①黏液性囊腺瘤：低密度囊性病变，壁薄，界清，囊壁可见弧线状钙化；与低级别黏液性肿瘤难以鉴别；②低级别黏液性肿瘤：右下腹区囊性占位，类圆形或长椭圆形，可呈"葫芦状改变"，与阑尾尖端相连；③阑尾囊腺癌：不规则厚壁囊性肿块，实性部分可有钙化，或以较大囊性为主肿块内见不规则壁结节。

2.阑尾增粗：当阑尾发生炎症或肿瘤时可致阑尾管壁增厚、阑尾扩张及管径增粗，病灶横径15 mm可作为诊断阑尾黏液性肿瘤的阈值，且阑尾炎可继发阑尾黏液性肿瘤。

3.腹盆腔假性黏液瘤：表现为腹腔内不规则积液伴分隔形成，密度不均，增强后病灶囊壁及分隔呈轻、中度强化。

【拓展病例一】

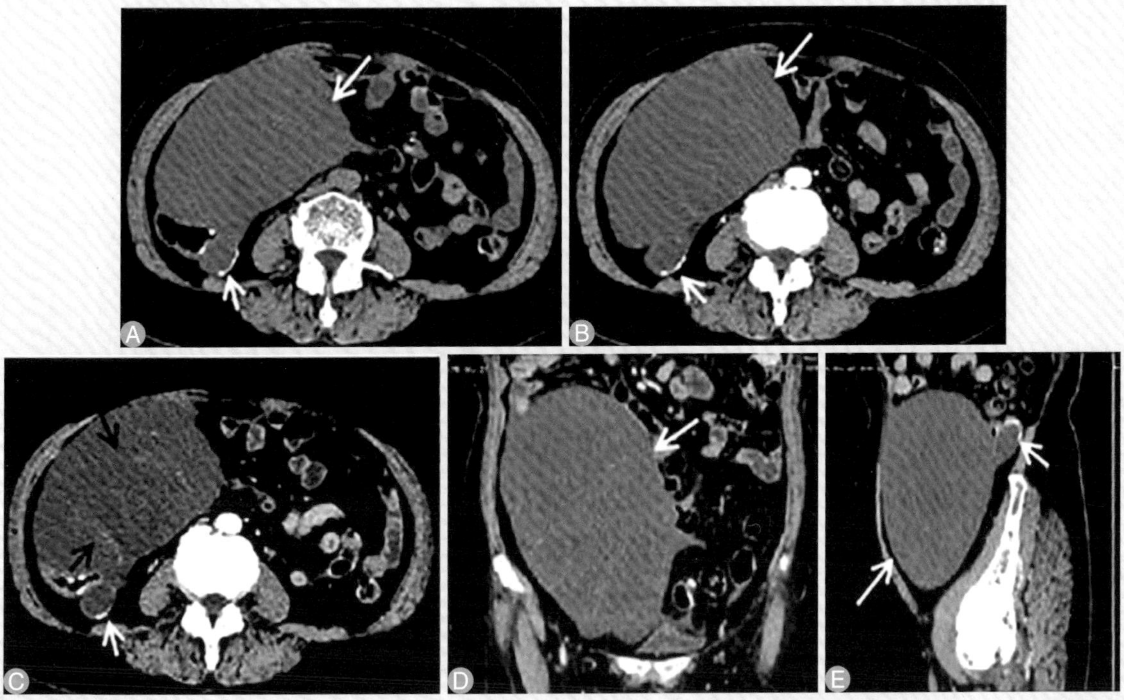

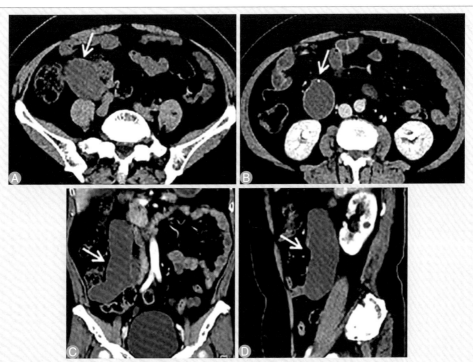

A. 横断位腹部平扫示右下腹囊性病变（长箭头），CT 值约 18 HU，壁薄界清，其后方见囊柱状盲管状结构，壁见钙化（短箭头）；
B ~ E. 横断位腹部增强 CT 动脉期及 MPR 冠状位、矢状位示病灶无强化（白箭头），其内见线条状分隔影（图 C 黑箭头）。
图5-25-2　患者女性，77岁，阑尾黏液性肿瘤伴腹腔巨大黏液性囊肿

【拓展病例二】

A ~ D. 分别为横断位腹部 CT 平扫、横断位腹部增强 CT 延迟期、增强 CT 动脉期 MPR 冠状位及矢状位，示右侧中下腹区较大囊柱状盲管影，增强后无强化，末端位于右肾前方，前壁见细小钙化灶（图 B 箭头所示），壁薄，边界清，周围无渗出。
图5-25-3　患者女性，63岁，阑尾黏液性肿瘤

【诊断要点】

1.右下腹囊性病变，与阑尾或回盲部关系密切。

2.良性（囊腺瘤、低级别黏液性肿瘤）：壁薄界清，周围无渗出，增强壁可强化。

3.恶性（囊腺瘤、低级别黏液性肿瘤）：厚壁或以较大囊性为主肿块，不规则壁结节伴钙化。

4.腹盆腔假性黏液瘤：腹盆腔具有分隔的不规则积液影，密度不均匀。

5.阑尾显著增粗扩张，呈腊肠状改变，壁钙化，周围渗出不明显。

—— 参考文献 ——

[1] 雷维民，韩瑞，张东友. 阑尾黏液性囊腺瘤 / 癌的 CT 表现 [J]. 放射学实践，2018，33（7）：700-703.

[2] 张瑜，张广文，刘会佳，等. 阑尾低级别黏液性肿瘤的 CT 表现 [J]. 放射学实践，2019，34（2）：174-178.

（魏忠荣　汪鑫斌）

病例26　阑尾炎伴周围脓肿

【临床资料】

● 患者男性，36岁，转移性右下腹痛16天。

● 实验室检查：急诊血常规示白细胞 $11.55 \times 10^9/L$，中性粒细胞计数$7.92 \times 10^9/L$；C-反应蛋白72.47 mg/L。

【影像学检查】

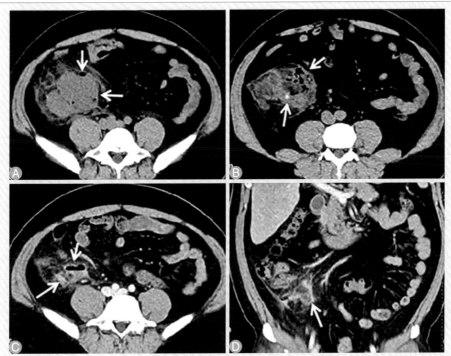

A、B.横断位腹部 CT 平扫；C.横断位腹部增强 CT 动脉期；D.冠状位腹部增强 CT 门脉期。

图5-26-1　腹部平扫+增强CT扫描

【分析思路】

急性发病，病程略长，右下腹压痛、反跳痛，WBC升高，右下腹含液气混杂病变较大（箭头），其内见点结状高密度影，增强后病灶不均质强化。依据病史及病变位置特点，常见病变有阑尾脓肿、阑尾黏液性肿瘤、肠系膜淋巴管瘤。

■ 阑尾黏液性肿瘤

本例支持点：病变位置相符，含液性密度影。

不支持点：阑尾黏液性肿瘤边界常较清晰，壁薄，周围渗出不明显，可有腹痛不适，急性发病相对少见。黏液性肿瘤气-液平面较少见，合并感染时壁可见增厚及强化；短期内随诊复查改变不明显。

■ 肠系膜淋巴管瘤

本例支持点：囊性病变，壁薄，合并感染时壁亦可增厚；当病灶破裂或扭转时可引起急腹症症状。

不支持点：肠系膜走行区多见，呈类圆形，水样密度，质地柔软，形态可不规则，向组织间隙生长及其内网格状、索条状分隔具有特征性。

■ **阑尾脓肿**

本例支持点：急性发病，WBC升高，右下腹区含液气混杂密度病变，气-液平面、结节状粪石影，周围有渗出及腹膜增厚模糊；治疗后明显缩小。

不支持点：阑尾显示不清，未见粪石影像；高位或盆位急性阑尾炎所致腹盆腔脓肿形成；合并粘连性肠梗阻。

【**最后诊断**】

急性化脓性阑尾炎并周围脓肿形成。

【**讨论**】

■ **临床及病理表现**

急性阑尾炎为任何原因（粪石最常见）引起的阑尾管腔所致阑尾扩张和继发感染。为急腹症患者较为常见的原因，5%～7%可危及生命，死亡率<1%。如不及时治疗，可穿孔并导致阑尾周围腹膜炎症加重，包裹并阑尾周围脓肿的形成。

■ **影像学表现**

1.右下腹髂窝区类圆形、不规则含液气囊性病变，壁厚，增强扫描延迟强化较明显。

2.病灶区气泡影或气-液平面及结节状粪石为其特征性征象。

3.周围腹膜弥漫或局灶增厚。

4.阑尾常显示不清。

【**拓展病例一**】

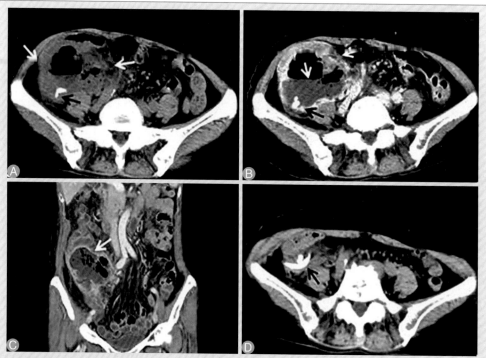

A～C.横断位腹部CT平扫、横断位增强CT动脉期、动脉期MPR冠状位：右下腹含液气病灶较大（长箭头），壁厚、强化明显、病灶内气体影及气-液平面（短箭头）及结节状粪石影（黑箭头）；D.引流术后5天复查横断位腹部平扫CT：脓腔较前明显缩小，病灶区见引流管（黑箭头）。

图5-26-2 患者女性，69岁，阑尾脓肿

【拓展病例二】

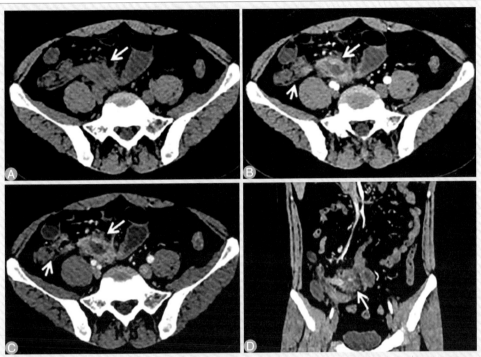

A.横断位腹部平扫 CT 右下腹偏内侧梭形混杂低密度灶（长箭头）；B～D.横断位腹部增强 CT 动脉期、门脉期及 MPR 冠状位示病灶呈环形明显强化（长箭头），壁较厚，周围腹膜增厚，无淋巴结肿大；回盲部肠管壁增厚强化（短箭头）。

图5-26-3　患者男性，35岁，阑尾脓肿

【诊断要点】

1.右下腹髂窝区不规则厚壁含液气囊性病变，病灶内气泡影或气-液平面及结节状高密度粪石为特征性征象。

2.增强扫描壁较厚，强化明显，周围腹膜弥漫或局限增厚。

3.阑尾常显示不清。

4.不全性肠梗阻，回盲部管壁增厚水肿呈炎性改变。

5.脓肿位置不在右下腹阑尾区，偏内侧正中部、偏上位于结肠旁沟，亦或偏下位于盆腔右侧。

—— 参考文献 ——

[1] 常莹,陆芳菲,麦筱丽,等.不同类型急性阑尾炎 CT 征象比较 [J].中国 CT 和 MRI 杂志,2020,18（2）:121-124.

[2] 刘洪,高靳.成人急性阑尾炎的 MSCT 评价 [J].中国中西医结合影像学杂志,2016,14（4）:471-473.

（魏忠荣　汪鑫斌）

病例27 梅克尔憩室

【临床资料】

● 患者男性，6岁，3天前无明显诱因出现下腹痛，以右下腹为主，呈持续性，伴哭闹、烦躁不安，实验室检查无特殊。

【影像学检查】

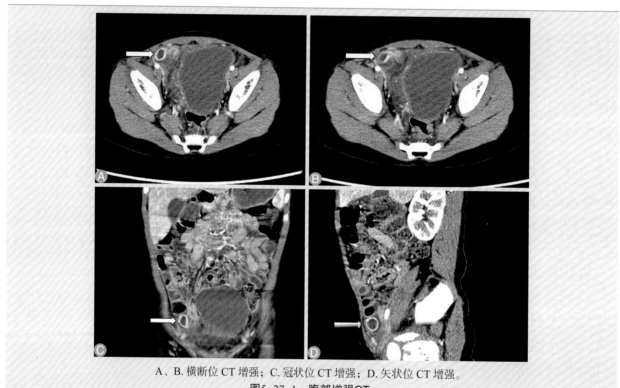

A、B.横断位 CT 增强；C.冠状位 CT 增强；D.矢状位 CT 增强。

图5-27-1 腹部增强CT

【分析思路】

患儿右下腹厚壁囊状包块（箭头），与回肠相连，增强扫描壁呈明显强化。常见病变有肠重复畸形、盲肠/升结肠憩室、梅克尔憩室。

■ 肠重复畸形

本例支持点：右下腹局灶性囊性病灶，壁厚伴强化。

不支持点：囊肿型肠重复畸形呈单房、厚壁囊性肿块，囊壁可见"晕轮征"，与肠道不相通。管状型重复肠管多与肠腔相通，常与正常肠管平行走行，且位于肠管系膜缘。

■ 盲肠/升结肠憩室

本例支持点：右下腹囊袋样病变，与肠管关系密切。

不支持点：盲肠/升结肠憩室CT表现为盲肠或升结肠壁单发或多发局限性突出灶，病灶与盲肠或升结肠关系密切。

■ 梅克尔憩室

本例支持点：右下腹厚壁囊状包块，与回肠相连，增强扫描壁呈明显强化。

不支持点：未见病灶与腹壁紧贴的征象。

【病理诊断】

病理诊断：梅克尔憩室。

【讨论】

■ 临床及病理表现

梅克尔憩室（Meckel diverticulum，MD）起自回肠远端的盲袋（真性憩室），是最常见的胃肠道先天性畸形。在正常人群中的发生率约为2%，男女比例（2～4）∶1，大多数人无任何症状，约5%的梅克尔憩室出现并发症，其中48%～60%发生于2岁以内婴幼儿。

梅克尔憩室通常位于距回盲部40～100 cm处的回肠远段系膜对侧缘，憩室长3～6 cm。具有完整的肠壁结构和独立的系膜供血：真性憩室。

50%～60%的梅克尔憩室内存在异位组织：以胃黏膜最常见，其次还包括胰腺组织、空肠或十二指肠黏膜，结肠、直肠、子宫内膜和肝胆组织罕见。

梅克尔憩室是起源于同肠襻的一个盲囊。胚胎发育的第4周，卵黄囊在胚胎内卷折形成原肠，卵黄囊向胚胎外延伸。在第4～6周，卵黄囊逐渐形成细长的管道——卵黄管/脐肠管与原始中肠（将分化为从十二指肠中段至横结肠右2/3部的肠管）相连接。通常胚胎发育至第6周后，卵黄管从近脐端开始闭合、逐渐闭锁为实心的细胞索，卵黄囊及卵黄动脉也退化消失，胎盘取代卵黄囊成为胎儿营养的主要来源。若卵黄管在胚发育过程中发生不同程度的结构残留或异常，则会出现不同类型的卵黄管残留畸形。

■ 影像学表现

CT平扫脐周或右下腹盲端囊状或管状包块，盲端游离或通过条索与脐部相连，肠端开口于回肠远端肠系膜对侧缘，内可见肠气、肠液、肠石或异物，类似于正常肠管结构。增强可见强化的憩室壁及异位黏膜皱襞，CTA可显示起自肠系膜上动脉回肠分支的憩室供血动脉。

【拓展病例一】

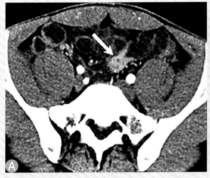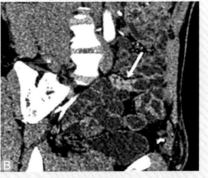

A、B. 分别为CT小肠造影横断位和斜矢状位图像：左下腹长管状盲腔结构（白箭头），壁明显增厚，见软组织结节，结节强化明显。强化的结节有利于憩室的检出。

图5-27-2　患者男性，23岁，回肠远端梅克尔憩室

【拓展病例二】

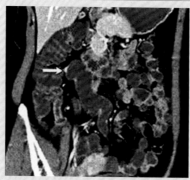

CT小肠造影斜冠状位图像：右上腹部长管状含液盲腔结构，头部一明显强化小结节（箭头）。

图5-27-3　患者女性，35岁，回肠远端梅克尔憩室

【诊断要点】

1.脐周或右下腹盲端囊状或管状包块。

2.肠端开口于回肠远端肠系膜对侧缘，内可见肠气、肠液、肠石或异物。

3.增强可见强化的憩室壁及异位黏膜皱襞。

—— 参考文献 ——

[1] 马全美，刘鑫，侯阳，等.CT检查在儿童Meckel's憩室诊断的应用价值[J].医学影像学杂志，2017，27（10）：1920-1924.

[2] 王素雅，高剑波，李磊，等.小儿肠重复畸形的影像学表现[J].实用放射学杂志，2016，32（3）：423-425.

（董　浩　汪鑫斌）

病例28　息肉及息肉病(黑斑息肉综合征)

【临床资料】

● 患者女性，38岁，腹痛、腹胀3天。口腔可见黏膜黑斑。

● 实验室检查(-)。

【影像学检查】

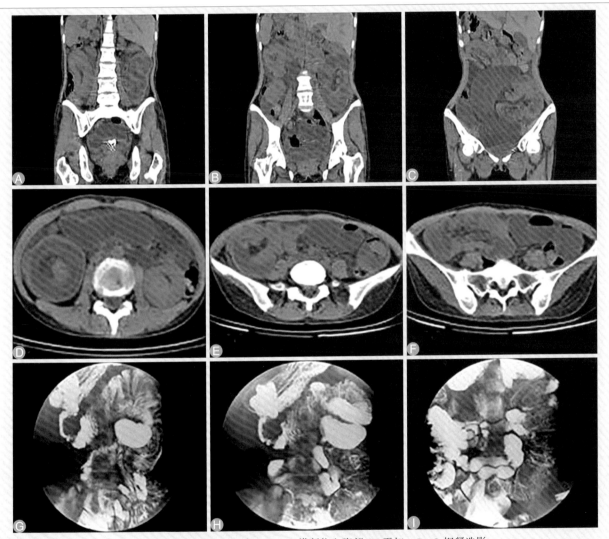

A~C.冠状位上腹部 CT 平扫；D~F.横断位上腹部 CT 平扫；G~I.钡餐造影。

图5-28-1　腹部CT平扫+增强扫描、钡餐造影

【分析思路】

年轻女性，小肠广泛套叠并不全性肠梗阻，无手术史，结合口腔黏膜黑斑。常见病变有单纯小肠套叠、小肠梗阻、小肠肿瘤、P-J综合征。

■ **单纯小肠套叠**

本病例支持点：小肠可见广泛套叠征象。

不支持点：成人肠套叠多合并肿瘤性病变，如肠息肉、脂肪瘤、间质瘤等，单纯肠套叠往往单发，呈典型的靶环样改变。

■ **小肠梗阻**

本病例支持点：患者临床表现为腹痛、腹胀，部分肠管积气积液扩张。

不支持点：小肠梗阻原因较多，临床以粘连性小肠梗阻较为常见，CT表现为肠管扩张积液，移行处肠管塌陷。

■ **小肠肿瘤**

本病例支持点：部分小肠壁增厚，钡餐示肠腔内多发充盈缺损。

不支持点：小肠常见肿瘤有间质瘤、淋巴瘤、小肠腺癌等，本例未见不规则软组织肿块影。

■ **黑斑息肉综合征**

本病例支持点：口腔可见黏膜黑斑，小肠腔多发充盈缺损，提示多发息肉可能。

不支持点：无。

【病理结果】

部分小肠切除标本：形态学结合临床（口腔黏膜黑斑），符合黑斑息肉伴表面糜烂坏死、局灶腺瘤样增生及低级别上皮内瘤变。

【讨论】

■ **临床与病理**

黑斑息肉综合征（Peutz-Jeghers syndrome，PJS）是一种少见的常染色体显性遗传病，临床表现上以皮肤黏膜黑色素斑和胃肠道多发错构瘤性息肉为特点。

1.口唇黑斑：最显著的特征是口唇黑斑，部分患者鼻周、四肢末端色素斑，常并发有鼻及泌尿生殖系统息肉。黑色素斑点在儿童期或婴儿期即可出现，青春期色最深，中年后色变淡，但颊黏膜色素一般持续存在。黑斑呈圆形或椭圆形，不高出皮面、压不褪色、无毛发生长。分布多见于口唇、齿龈、颊黏膜、面部口鼻眼周围、手指及指趾掌面。

2.胃肠道多发息肉：息肉可发生于消化道的任何部位，但以小肠最多见，其次为结肠、直肠、胃，极少数病例可见于胆道、尿道等。息肉数目在数个至上百个不等，息肉有蒂或无蒂、表面光滑，可呈片状或分叶状。

主要症状为不明原因的腹痛及便血，腹痛呈间歇性绞痛，常位于脐周，持续时间不定，排气后缓解，可反复持续数年。由于息肉的增长，还可能引起肠套叠和肠梗阻，严重的还可引起肠坏死。由于息肉的大量出血，可出现急性消化道出血，造成患者贫血。

■ **影像学表现**

因肠息肉多为小的结节状软组织密度影，在肠道准备欠佳时，CT极易漏诊，当出现多节段肠套叠时需警惕合并黑斑息肉综合征可能。息肉CT平扫呈软组织密度，CT值30～50 HU，增强扫描明显强化，动脉期CT值70～90 HU，门脉期80～110 HU，息肉较小时一般密度均匀，较大时可密度欠均，部分病灶可见斑点状缺血坏死灶，对直径>1 cm的息肉，若形态不规则、呈菜花样改变，相邻肠壁局限性增厚并伴有腹腔淋巴结肿大；当息肉直径>1.5 cm，易发生肠套叠，其机制目前倾向于"滞点学说"的解释：

当正常肠蠕动遇到息肉时，蠕动波不能跨过息肉，并将息肉推向远端，自发性肠蠕动被打断，当多次肠蠕动在息肉处被打断，息肉作为一个停滞的点，致使肠管淤积，息肉牵拉该段肠管一起套入远侧肠腔而形成肠套叠。肠套叠由外层肠管、中间层（套叠肠管的折入部）、内层肠管（套叠肠管的折返部）及肠系膜组织组成，当肠管套叠的长轴与射线垂直时，CT表现为"同心圆"样改变，当肠管套叠的长轴与射线平行时，CT表现为"腊肠状"改变，平扫时内层与中层肠管间可见脂肪密度影，增强后可见肠系膜血管，对了解套叠血管的血运情况及手术方案的制定有重要的参考价值。

【拓展病例】

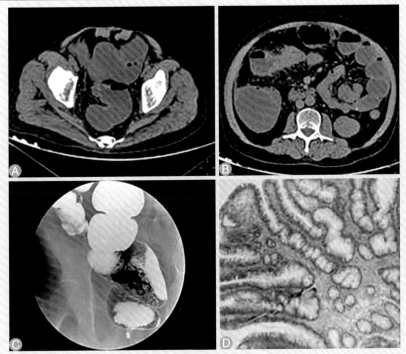

A.横断位腹部CT示直肠、乙状结肠壁多发丘样突起；B.横断位腹部CT示横结肠壁明显增厚并浆膜层毛糙；C.钡剂灌肠见直肠、乙状结肠多发结节样充盈缺损；D.镜下提示炎性息肉（H&E染色，×100），文后彩图5-28-2D。

图5-28-2　患者男性，57岁，直肠、乙状结肠多发息肉，结合皮肤黏膜黑斑，诊断黑斑息肉综合征，伴横结肠癌

【诊断要点】

1.家族遗传性疾病。

2.典型的皮肤、黏膜色素沉着斑。

3.小肠极易伴发肠套叠，典型"靶环征"。

—— 参考文献 ——

[1] 赵越，易飞. Peutz-Jeghers 综合征的临床及 CT 表现 [J]. 医学影像学杂志，2019，1：108-111.

[2] 尹朝，胡培欣，徐忠凯. Peutz-Jeghers 综合征致肠套叠1例 [J]. 中国现代普通外科进展，2018，4：327-329.

（邵亚军　汪鑫斌）

病例29　肠气囊肿症

【临床资料】

● 患者男性，60岁，10天前体检肠镜示直肠息肉及结肠黏膜隆起型病变。

● 实验室检查无特殊。

【影像学检查】

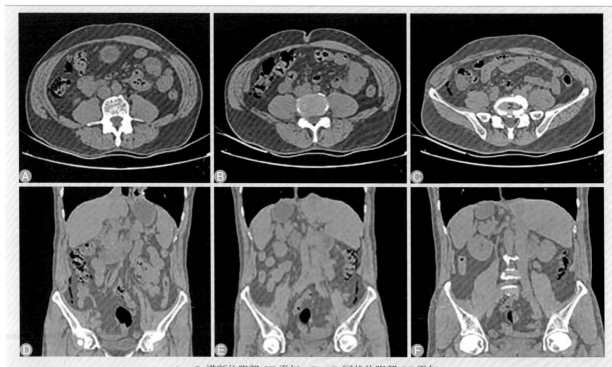

A～C. 横断位腹部 CT 平扫；D～F. 冠状位腹部 CT 平扫。

图5-29-1　腹部CT平扫

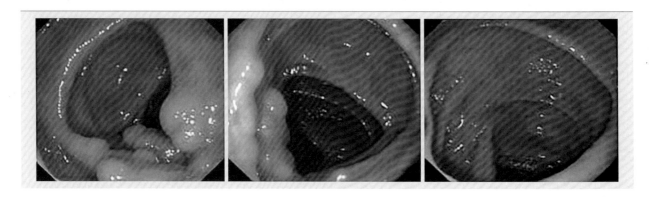

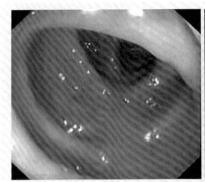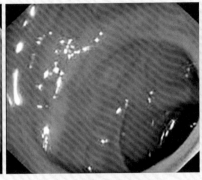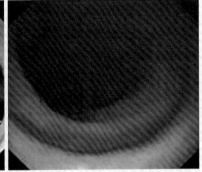

文后彩图 5-29-2。

图5-29-2　结肠镜检查

【分析思路】

老年男性，腹部CT提示肠壁周围积气，发病以来无腹痛及反跳痛等急腹症。常见病变有肠穿孔、肠坏死、多发结肠憩室、肠气囊肿。

■ 肠穿孔

支持点：肠壁周围积气。

不支持点：肠管周围脂肪间隙清晰，未见明显渗出性病变，临床无腹痛、反跳痛等体征。

■ 肠坏死

支持点：肠壁及肠管周围积气。

不支持点：肠管未见明显增粗、水肿，肠管黏膜面光整，邻近肠系膜间隙清晰，临床体征。

■ 多发性结肠憩室

支持点：突出于肠外的圆形气囊影。

不支持点：其存在较厚的肠壁，部分憩室内可有钙化灶。

■ 肠气囊肿

支持点：结肠壁内广泛积气。

不支持点：无。

【最后诊断】

肠气囊肿症。

【讨论】

■ 临床与体征

肠气囊肿（pneumatosis cystoids intestinalis，PCI）又称为囊样肠积气，是一种少见的消化系统疾病，其特征为肠壁或系膜上多个黏膜下或浆膜下积气囊肿，其中浆膜下积气易突破浆膜造成腹腔内积气。肠气囊肿根据积气部位不同可分为3型：Ⅰ型（浆膜下型）、Ⅱ型（黏膜下型）及Ⅲ型（混合型）。

肠气囊肿常累及的消化道为结肠（47%）、小肠（27%）、小肠及结肠同时受累（7%）、胃（5%），好发于40~50岁，男性发病率较女性高3.5倍。约85%的PCI患者伴有结缔组织病或慢性肺疾病。肠气囊肿的临床表现无特异性，与病变位置有关，主要是胃肠道症状，包括腹胀、呕吐及腹泻等。

■ 影像学表现

Ⅰ型（浆膜下型）：CT表现为气囊肿位于浆膜下，呈多发小囊状、簇状或条状积气区，可散在或融合分布，张力较小，累及肠段较短，病情较轻。

Ⅱ型（黏膜下型）：CT表现为气囊肿位于黏膜下，向肠腔内突出，呈多个大小不等的囊状充气影，张力较大，部分融合，呈"簇状""串珠状"或"葡萄串状"融合分布，边缘呈花边样改变，受累肠管往往明显扩张。

Ⅲ型（混合型）：CT表现具有浆膜及黏膜下型的影像学表现，往往累及多层肠壁及多个肠段，病变随着分型而进展，囊壁在张力的作用下变得菲薄，往往容易合并破裂，气体外溢并形成游离气腹。

【拓展病例】

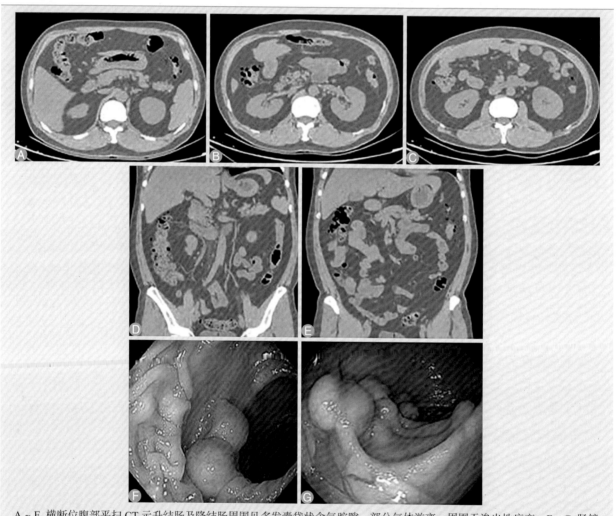

A～E.横断位腹部平扫CT示升结肠及降结肠周围见多发囊袋状含气腔隙，部分气体游离，周围无渗出性病变；F、G.肠镜下见结肠黏膜下多发隆起性病变，考虑肠气囊症，文后彩图5-29-3F、5-29-3G。

图5-29-3　患者男性，39岁，肠气囊肿症

【诊断要点】

1.多发小囊状、簇状或条状积气区。

2.向肠腔内突出，呈"簇状""串珠状"或"葡萄串状"融合分布。

3.累及多层肠壁及多个肠段，壁菲薄、易破形成游离气腹。

—— 参考文献 ——

[1] 卢林，陈占军，饶慧敏，等 . MSCT 诊断肠气囊肿的价值探讨 [J]. 宁夏医学杂志，2021，7：654-656.

[2] 陶源，张丽颖，孙秀静 . 116 例结肠气囊肿病临床及内镜特点分析 [J]. 中华消化内镜杂志，2019，8：582-586.

（邵亚军　汪鑫斌）

病例30　膀胱肠瘘

【临床资料】

● 患者男性，63岁，发现排便带尿1月余。

● 专科检查：膀胱无异常。直肠壁光滑，未触及包块。

【影像学检查】

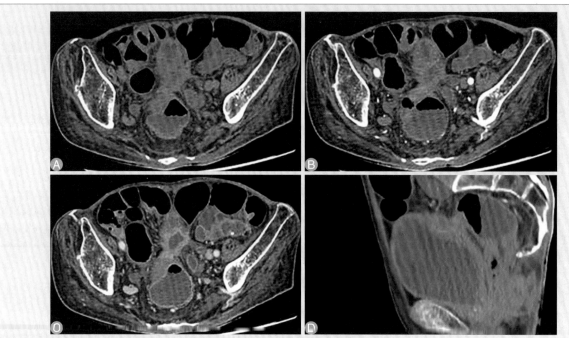

A. 横断位腹部 CT 平扫；B、C. 横断位腹部 CT 增强；D. 矢状位腹部 CT 增强。

图5-30-1　盆腔平扫+增强CT扫描

【分析思路】

排便带尿，增强CT可见膀胱壁不连续，后方管道结构与直肠相通，膀胱壁不均匀增厚。常见病变有膀胱炎性疾病、膀胱恶性肿瘤、膀胱直肠瘘。

■ **膀胱炎性疾病**

本例支持点：膀胱壁不均匀增厚，增强扫描轻中度强化。

不支持点：临床表现为粪尿，膀胱后壁与直肠壁关系密切，CT增强可清楚显示瘘管。

■ **膀胱恶性肿瘤**

本例支持点：膀胱壁不均匀增厚，增强扫描轻中度强化，与直肠壁关系密切。

不支持点：临床表现为粪尿，无局限性肿块形成，周围无肿大淋巴结，CT增强可清楚显示瘘管。

■ **膀胱直肠瘘**

本例支持点：临床表现为粪尿，CT表现上膀胱壁不均匀增厚，与直肠壁关系密切，增强示膀胱壁不均匀增厚，后壁连续性中断，与直肠相通，CT增强显示瘘管，符合典型膀胱直肠瘘影像。

不支持点：专科检查未见明显异常。

【最后诊断】

膀胱直肠瘘。

【讨论】

■ 临床及病理表现

发病率为5/10万,本病男性多见,男女比例为(2~3):1,膀胱肠瘘病因大致分为先天性、创伤性、肿瘤性、炎性及其他因素等五大类,以憩室炎所致最常见。常见的症状有气尿、粪尿及反复的泌尿系统感染,此外偶可见肉眼血尿、尿臭、排尿困难、耻骨上区疼痛、里急后重等,部分可继发氮质血症、代谢性酸中毒、附睾炎、非淋菌性尿道炎及低钾血症等。

■ 影像学表现

病变部位肠管与膀胱壁界限不清,在炎症浸润的肠壁和膀胱间隙区域出现膀胱壁的局限性增厚,典型表现为膀胱内存在气体、粪便或肠道对比剂,即使未见瘘管也需高度怀疑,膀胱与肠壁之间瘘管结构为最重要的诊断依据。膀胱直肠瘘以膀胱穹隆部最好发。

本病例临床表现典型,为排便带尿,CT平扫膀胱壁不均匀增厚,与直肠壁关系密切,增强示膀胱壁不均匀增厚,后壁与直肠壁之间可见瘘管,瘘管壁呈轻度强化。

【拓展病例一】

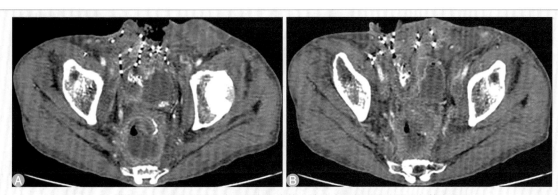

A、B.横断位CT增强示膀胱直肠间存在瘘管,膀胱内见钙质密度影及气体密度影。

图5-30-2 小肠膀胱瘘

【拓展病例二】

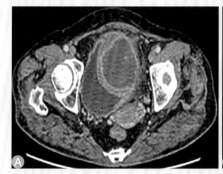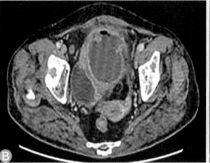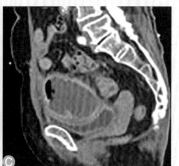

A~C.横断位、矢状位CT增强示直肠膀胱壁粘连。

图5-30-3 小肠膀胱瘘

【诊断要点】

1.肠道和膀胱之间的异常沟通管道。

2.膀胱内气体、粪便或肠道对比剂的存在。

—— 参考文献 ——

[1] 何宁，郝钢跃.膀胱肠瘘的诊断及治疗[J].国际外科学杂志，2020，47：631-635.

[2] 李世超，齐晓伟.美国临床肿瘤学会和美国病理学家学会乳腺癌雌激素／孕激素受体免疫组化检测指南[J].中华乳腺病杂志（电子版），2011，5：385-387.

[3] 张虎，马德晶，邹雪雪，等.腺性膀胱炎的MSCT表现与鉴别诊断[J].医学影像学杂志，2018，28：1342-1344，1358.

（胡亚彬　彭琪琪）

病例31 肠套叠

【临床资料】

● 患者男性，60岁，无明显诱因右下腹间断绞痛伴有黑便3天。

● 体格检查：右下腹可触及质软包块，伴触痛，全腹压痛，以右下腹为重，无反跳痛及肌紧张。

● 肠镜：升结肠与肝曲交界处距肛门约60 cm见巨大长蒂息肉，大小约5.0 cm×3.0 cm，横结肠距肛门50 cm见大小约3.0 cm×2.0 cm及2.0 cm×2.0 cm的2枚息肉，横结肠距肛门40 cm见大小约2.0 cm×2.0 cm息肉，乙状结肠距肛门25 cm见大小约1.5 cm×2.0 cm息肉，乙状结肠距肛门20 cm见0.6 cm×0.8 cm息肉。

【影像学检查】

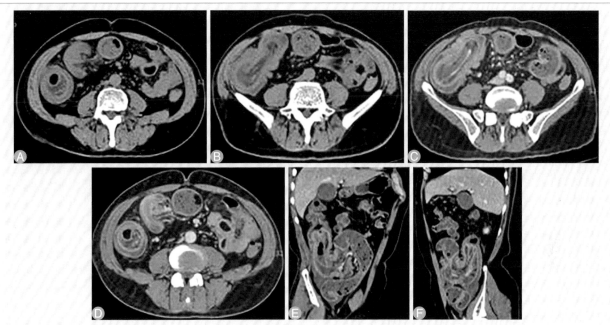

A、B.横断位腹部CT平扫；C、D.横断位腹部增强CT；E、F.冠状位腹部增强CT。

图5-31-1 腹部CT平扫+增强扫描

【分析思路】

腹部肠襻聚集成团的病变，肠系膜及血管纠集呈"漩涡征"，肠管套入口可见"同心圆征""彗星尾征""肾形征"。常见病变有腹内疝、肠扭转、腹茧症、肠套叠。

■ **腹内疝**

本例支持点：节段性小肠位置右移，小肠聚集成团，肠系膜及血管纠集伴轻度右旋；小肠梗阻改变。

不支持点：节段性小肠移位至升结肠内，可见"同心圆征""彗星尾征"。其疝口和疝囊均有升结肠肠管构成。

■ **肠扭转**

本例支持点：节段性小肠移位伴聚集成团，局部肠系膜及肠系膜血管纠集伴轻度右旋；小肠梗阻改变。

不支持点：肠系膜及肠系膜血管轻度右旋，旋转角度不超过90°；其"漩涡征"为小肠、升结肠及肠系膜和血管共同形成，不同于单纯的肠系膜或肠系膜血管旋转形成的"漩涡征"。

■ 腹茧症

本例支持点：节段性小肠移位伴聚集成团；小肠梗阻改变。

不支持点：节段性小肠移位至升结肠内，可见"同心圆征""彗星尾征"。肠周未见明显包膜影。

■ 肠套叠

本例支持点：右下腹回肠套入升结肠肠管内呈软组织团块样影；CT增强可见"同心圆征"，套内肠系膜及血管纠集呈"漩涡征"，肠管套入口可见"彗星尾征"、"肾形征"，CT增强冠状位重建图可见肠套叠的套头、套体和套尾，以及"双肠管征"。另见小肠、结肠壁多发脂肪瘤。近段小肠梗阻，可见小肠"肠粪征"。

不支持点：成人肠套叠多有肠道器质性病变，但该病例小肠、结肠多发脂肪瘤实属罕见。

【病理诊断】

术中诊断：开腹探查示腹腔见大量黄色黏稠脓液，右下腹小肠粘连，部分回肠套叠入盲肠、升结肠内，套入肠管长约12 cm，盲肠内可触及一团块物，大小约2 cm×3 cm，洗净脓液，分离肠间粘连脓性组织，行右半结肠切除术，术后标本送病理检查。

术中诊断：回结肠套叠、盲肠占位、局限性腹膜炎。

病理诊断：回结肠套叠伴回肠节段性坏死、盲肠脂肪瘤。

【讨论】

■ 临床及病理表现

肠套叠（intussusception）指一段肠管和相应肠系膜套入其相连的远端或近端肠管或相邻肠管内，导致肠梗阻甚至肠缺血性改变。根据病因分为原发性和继发性两类，儿童型肠套叠的发生常与肠管解剖特点、病理因素及肠功能失调、蠕动异常有关，多为原发性肠套叠，儿童型肠套叠占肠套叠90%～95%。成人型肠套叠的发生常由肠道肿瘤、息肉、结核、粘连及肠管痉挛等引起，多为继发性肠套叠，占全部肠套叠5%～16%，其中以小肠套叠最常见，约占成人型肠套叠62%。儿童型肠套叠临床表现早期症状不显著，容易漏诊，主要临床表现包括阵发性哭啼、腹痛、腹胀、呕吐、果酱样便，部分患儿可扪及"腊肠样"包块，严重患儿可表现为精神萎靡、面色苍白、嗜睡等肠休克症状。成人型肠套叠临床表现更加缺乏特异性，漏误诊率更高，主要临床表现包括腹痛、腹部扪及包块、血便等，部分患者可表现为反复发作的肠梗阻及腹部绞痛症状，病程持续时间较长，症状可自行缓解或保守治疗有缓解。

无论是儿童型肠套叠还是成人型肠套叠，其本质均为肠管运动节律紊乱，局部肠管环形肌持续性痉挛，剧烈蠕动的肠管将痉挛段肠管推入相邻肠管内而形成肠套叠。组织病理上，套叠肠管折返分为三层结构：内侧折返肠管称之为内筒，外侧折返肠管称之为外筒，中间层称之为中筒；套入肠管远端即中筒与内筒反折部称之为套头部，成人型肠套叠常可见套头部病变，如肿瘤、息肉、憩室等；而套入肠管中筒与外筒反折部为套颈部，其后近端肠管为套尾部，套头部与套尾部之间的肠管称之为套体部，肠套叠套体部主要由套鞘部肠管、折返部肠管、套入部肠管及卷入的肠系膜脂肪、血管等组成。

■ 影像学表现

CT及多平面重建是肠套叠最有效的检查手段，根据肠套叠的CT表现可将其分为直接征象、间接征象和伴随征象。

1.直接征象：CT可清晰显示肠套叠三层结构，即套头部（套入肠管前端）、套体部（折返的肠管、卷入的肠系膜及血管）和套尾部（肠套叠最外侧肠壁，又称之为套鞘），是肠套叠最直接、最具特征性的影像学表现。针对这一特征性CT表现，文献报道有多种肠套叠CT特异性征象包括：①靶征（同心圆征）是指肠套叠的长轴与扫描层面垂直时，CT表现为鞘部、反折壁及套入部肠管（即外筒、中筒和内筒）3层结构呈"同心圆"改变，其内层为套入部肠管；中层为陷入的肠系膜，以及纠集血管和脂肪；外层为套鞘部肠管。②肾形征是指套叠肠管长轴与扫描层面斜切时，套叠肠管套鞘部呈弧形围绕套入部，形如肾外形，套颈部肠管及肠系膜形如肾蒂，CT表现为"类肾形"结构，故称"肾形征"。③彗星尾征是指肠套叠近端肠系膜血管牵拉聚拢卷入套内，套体部CT表现为椭圆形或"香蕉状"肿块，套尾部肠系膜及血管形似"彗星尾"改变，该征象常见于小肠型肠套叠。④双肠管征是指肠套叠肠管长轴与扫描层面平行时，CT可同时显示外筒与内筒双肠管结构，常见于套体部较长、套入较深的肠套叠。

　　2.间接征象：①肠梗阻：表现为套叠段以上肠管扩张、积液积气，可见阶梯状气-液平面，而套叠段以下肠管空虚、干瘪、萎陷改变。②肠壁缺血性改变：可表现为套叠段肠管肠壁增厚或变薄，增强肠壁强化减弱；当肠壁缺血坏死引起套入肠壁出血水肿，其相应肠系膜及血管发生纠集迂曲可表现为"漩涡征"；严重者可见肠壁间积气。③腹腔积液：排除其他原因引起的腹腔积液，腹腔积液征的出现往往提示肠套叠引起肠绞窄的可能。

　　3.伴随征象：原发性肠套叠一般无肠管器质性病变，而继发性肠套叠，特别是成人型肠套叠多伴有肠管原发性器质性病变，常见的引起肠套叠的原发性疾病主要包括肠壁脂肪瘤、小肠间质瘤、淋巴瘤、肠息肉、肠结核、肠癌、肠憩室、阑尾炎等，不同的肠道原发性器质性病变CT表现各有其特点，CT增强检查有助于检出。

【拓展病例一】

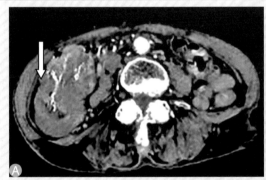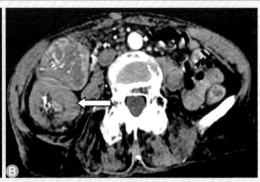

A、B.腹部横断位CT增强示右下腹回肠及肠系膜血管套入盲肠，可见"靶征"（横箭头），套口区可见"彗星尾征""肾形征"（竖箭头）；回盲肠肠壁明显增厚伴不均匀强化。

图5-31-2　患者男性，52岁，回盲部腺癌伴回肠盲肠套叠

【拓展病例二】

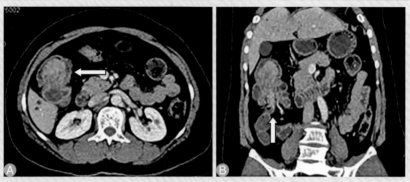

A、B.腹部横断位CT增强及冠状位重建示升结肠中段腔内见类圆形软组织肿块影（横箭头），增强呈明显不均匀强化，边缘不规则，回肠远段及相应肠系膜套入升结肠腔内（竖箭头）。

图5-31-3　患者女性，54岁，回盲部腺癌伴回结肠套叠

【拓展病例三】

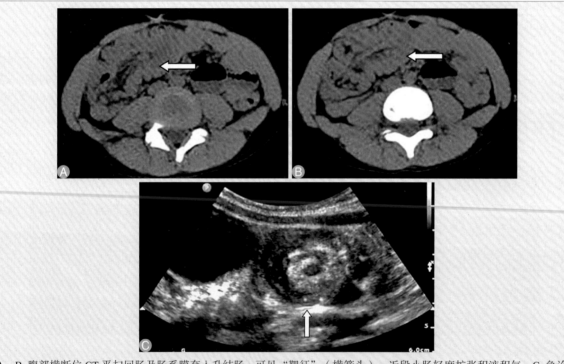

A、B.腹部横断位CT平扫回肠及肠系膜套入升结肠，可见"靶征"（横箭头），近段小肠轻度扩张积液积气；C.急诊超声示上腹部可见一肠管样回声，肠管似可见三层管壁，长约5.0cm，横切可见"同心圆征"（竖箭头），肠管蠕动弱。

图5-31-4　患者男性，5岁，肠套叠

【诊断要点】

经典征象如下。

"靶征"（"同心圆征"）：指肠套叠的长轴与扫描层面垂直时，CT表现为鞘部、反折壁及套入部肠管（即外筒、中筒和内筒）三层结构呈"同心圆"改变，其内层为套入部肠管；中层为陷入的肠系膜，以及纠集血管和脂肪；外层为套鞘部肠管。

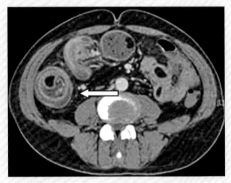

图5-31-5　"靶征"（箭头）

"肾形征"：指套叠肠管长轴与扫描层面斜切时，套叠肠管套鞘部呈弧形围绕套入部，形如肾外形，套颈部肠管及肠系膜形如肾蒂，CT表现为"类肾形"结构，故称"肾形征"。

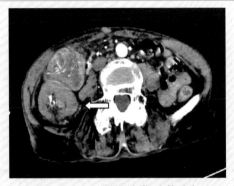

图5-31-6　"肾形征"（箭头）

"彗星尾征"：指肠套叠近端肠系膜血管牵拉聚拢卷入套内，套体部CT表现为椭圆形或"香蕉状"肿块，套尾部肠系膜及血管形似"彗星尾"改变。该征象常见于小肠型肠套叠。

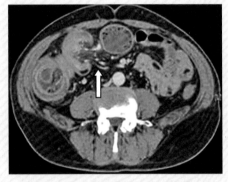

图5-31-7　"慧星尾征"（箭头）

"双肠管征"：指肠套叠肠管长轴与扫描层面平行时，CT可同时显示外筒与内筒双肠管结构，常见于套体部较长、套入较深的肠套叠。

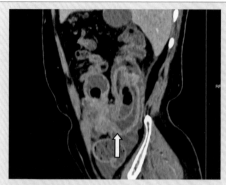

图5-31-8　"双肠管征"（箭头）

—— 参考文献 ——

[1] 冯悦铭，范红燕，原士超．多排螺旋CT平扫分析成年肠套叠患者疾病类型、发病原因及临床表现[J]．中国肛肠病杂志，2020，7：21-23.

[2] MARSICOVETERE P，IVATURY S J，WHITE B，et al. Intestinal intussusception：etiology，diagnosis，and treatment[J]. Clin Colon Rectal Surg，2017，30(1)：30-39.

（杨先春　汪鑫斌）

病例32　腹内疝

【临床资料】

- 患者男性，18岁，右下腹持续疼痛1天。
- 门诊胸部CT（－），门诊全腹部CT提示小肠梗阻。
- 体格检查：右下腹麦氏点压痛及反跳痛（＋），余（－）。

【影像学检查】

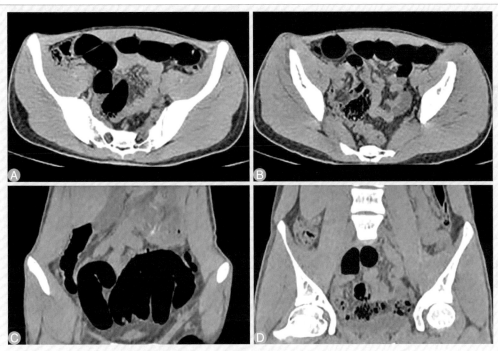

A、B.横断位腹部 CT 平扫；C、D.冠状位腹部 CT 平扫。

图5-32-1　腹部CT平扫（首次）

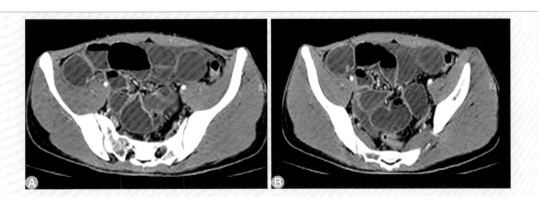

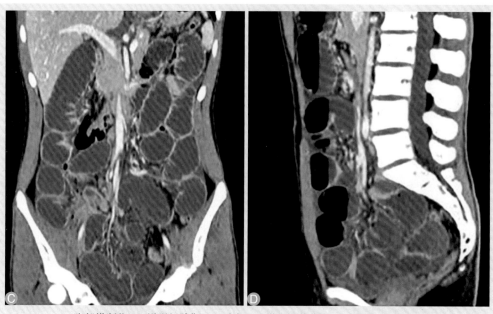

A、B.腹部横断位 CT 增强门脉期；C.腹部 CT 增强冠状位；D.腹部 CT 增强矢状位。

图5-32-2　腹部增强CT检查（首次检查2天后）

【分析思路】

小肠明显扩张，积液积气较前片加重，并可见"阶梯状"气-液平面，盆腔回肠段小肠局部聚集呈"花瓣状"，局部肠襻受压变细，可见"鸟嘴征""对角征"，相应肠系膜血管移位纠集拉直改变。常见病变有腹内疝、小肠粘连性肠梗阻、小肠扭转、腹茧症。

■ 小肠粘连性肠梗阻

本例支持点：小肠节段性肠管扩张积液积气伴多发"阶梯状"气-液平面，肠腔肠粪淤积呈"肠粪征"，门诊腹部CT可见回肠壁间粘连带影，少量腹腔积液。

不支持点：盆腔回肠节段性肠襻聚集呈"花瓣状"，有占位效应。回肠局部因粘连带束缚压迫变细可见"鸟嘴征""对角征"，此外小肠梗阻进行性加重。

■ 小肠扭转

本例支持点：小肠节段性肠管扩张积液积气伴多发"阶梯状"气-液平面，回肠节段性肠襻聚集呈"花瓣状"。

不支持点：盆腔回肠局部因粘连带束缚压迫变细可见"鸟嘴征""对角征"，有占位效应；未见明显肠襻、肠系膜血管"漩涡征"。

■ 腹茧症

本例支持点：小肠节段性肠管扩张积液积气伴多发"阶梯状"气-液平面，回肠节段性肠襻聚集呈"花瓣状"。

不支持点：聚集肠襻周围未见明显"包膜征"，急性病程。

■ 腹内疝

本例支持点：盆腔回肠段小肠局部聚集呈"花瓣状"，局部肠襻受压变细，可见"鸟嘴征""对角征"，相应肠系膜血管移位纠集拉直改变；另见小肠梗阻改变，即小肠节段性肠管扩张积液积气伴多发"阶梯状"气-液平面。

不支持点：盆腔小肠聚集呈"花瓣状"，未见"缆绳征"。

【病理诊断】

术中诊断：探查腹腔见腹腔有淡红色血性腹腔积液约800 mL，并可见全段小肠明显扩张，于盆底回肠可见多处粘连，有一处粘连带与后腹膜粘连，回肠进入粘连带间隙内形成内疝，脱出颧部小肠发现长约30厘米回肠坏死，坏死肠管远端距离回肠末端30 cm；另于坏死肠管中段可见一大小7 cm×2 cm×2 cm憩室；切除坏死肠管送病理检查。

病理诊断：回肠远段憩室伴出血性坏死；回肠节段性出血性坏死；肠系膜淋巴结呈反应性增生。

【讨论】

■ 临床及病理表现

腹内疝是指腹腔内脏器或组织（主要是小肠及其系膜通过腹膜或肠系膜）正常或异常的孔道、裂隙或缺损离开原有位置而进入腹腔内某一解剖间隙，发病率为0.2%～0.9%。目前该病病因主要分为先天性和后天性两种，先天性腹内疝主要分4种情况：①胚胎发育期肠的旋转与固定不良；②肠转位时脏层与壁腹膜连接处缺损或不完整；③肠系膜局部退化或薄弱；④胚胎发育过程中先天性腹膜隐窝过大、过深；后天性腹内疝主要与手术、外伤或感染有关，手术、外伤或感染引起的腹腔潜在腔隙或局部腹膜、肠系膜缺损。腹内疝根据不同类型或不同部位，其临床表现差异性较大，且缺乏特异性，常见的临床表现包括不同程度腹痛、腹胀、恶心、呕吐、肛门停止排气排便，以及腹膜炎、感染性休克等症状，症状可随体位改变而减轻；部分患者可表现为间断发作的隐痛，甚至无异常表现。一旦腹内疝并发肠绞窄或缺血改变，可危及生命，文献报道其致死率高达75%。

根据腹内疝发生位置不同将其分为以下几种类型。①十二指肠旁疝：最常见，发生率约为53%，分为十二指肠右旁疝（肠襻疝入十二指肠升部左侧Landzert隐窝）和十二指肠左旁疝（肠襻疝入十二指肠水平段和十二指肠空肠曲下方隐窝——Waldeyer隐窝）。②盲肠周围疝：发生率约为13%，可分为先天性和后天性，是指肠襻疝入盲肠周围隐窝。③Winslow孔疝：发生率约8%，是指肠襻经小网膜孔（Winslow孔）疝入小网膜囊，为先天性腹内疝。④经肠系膜疝：发生率约8%，是指肠襻经小肠系膜或结肠系膜缺损疝出，为后天性腹内疝，无疝囊。⑤乙状结肠周围疝：发生率约6%，分3种类型，即乙状结肠间疝（肠襻疝入乙状结肠及系膜形成的乙状结肠间隐窝内）、经乙状结肠系膜疝（肠襻经乙状结肠系膜缺损疝入两层完整腹膜内间隙）和乙状结肠系膜内疝（肠襻经乙状结肠系膜缺损疝入单层腹膜间隙，周围被乙状结肠系膜包裹）。⑥吻合口后方疝：发生率约为5%，是指肠襻经手术吻合口疝入吻合口后方间隙，为后天性腹内疝，无疝囊。⑦大网膜疝：少见，是指肠襻经大网膜裂孔疝入大网膜间隙。⑧盆内疝：盆内疝少见，主要包括膀胱上疝、经子宫阔韧带疝和Douglas疝；膀胱上疝是指肠襻疝入膀胱上间隙；经子宫阔韧带疝是指肠襻经子宫阔韧带间隙疝入盆腔，通常为回肠段，多见于老年人；Douglas疝是指肠襻疝入Douglas隐窝。⑨粘连束带疝：指手术、创伤、腹腔炎症导致腹腔或肠襻粘连而形成异常腔隙或隐窝，当肠襻疝入其中称之为粘连束带疝。本病例经手术病例证实为粘连束带疝，患者无手术及外伤病史，鉴于青少年男性患者，推测腹内疝形成原因可能是腹腔炎症。

■ 影像学表现

不同部位不同类型腹内疝的影像学表现既有其共性也存在各自特征性表现。我们结合文献及相关病例总结腹内疝的影像学主要表现。

1.直接征象：①局部或节段性肠襻聚集成团或固定形态，如U形、C形、梅花瓣形或不规则形，其形态位置相对固定，部分可见"假肿瘤征"。②局部或节段性肠襻位置异常，常见"肠管异位聚集征"。③疝内肠襻系膜及肠系膜血管聚集，可见"缆绳征"、"血管纠集征"。④疝口显示，疝口的显示是诊断腹内疝最直接征象，CT上大部分腹内疝可通过多平面重建直接显示疝口或间接征象提示疝口位置，部分疝口过大不易辨认，提示疝口位置的征象主要包括肠襻及肠系膜移位的根部、肠梗阻的梗阻点，以及"鸟嘴征"、"束带征"、"对角征"等。

2.间接征象：①肠梗阻，表现为肠管扩张积液积气，可见多发气-液平面；部分小肠肠腔内可见"肠粪征"，需要注意不是所有腹内疝都可以引起肠梗阻，也不是所有腹内疝引起的肠梗阻都会出现肠绞窄。②肠壁缺血性改变，表现为肠壁增厚、分层、水肿，增强肠壁强化不均，可见"同心圆征""晕征""靶征""面包圈征"；严重的肠壁缺血表现为肠壁菲薄，肠壁间积气，增强肠壁强化减弱或无强化和腹腔积液，上述征象出现往往提示肠绞窄。

3.并发症：①肠扭转，常见肠管、肠系膜环绕肠系膜血管某个固定点旋转或螺旋盘绕改变，可见肠系膜或肠襻"漩涡征"，相应肠襻扭转处可见"鸟缘征"。②肠道继发性穿孔，常表现为腹腔游离积气积液表现，穿孔部位多位于缺血或坏死肠段，"哨兵积气征"有助于穿孔定位。

【拓展病例一】

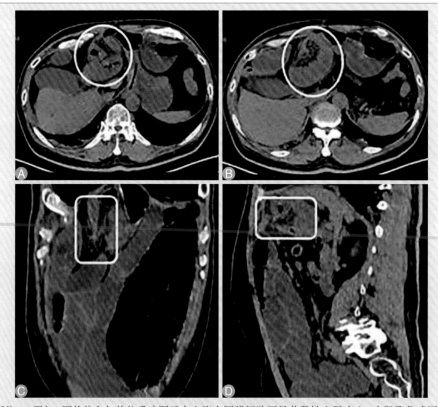

A～D.腹部横断位CT平扫、冠状位和矢状位重建图示右上腹大网膜间隙可见节段性空肠疝入，小肠聚集成团（圆圈示疝囊），相应肠系膜纠集（方框示疝口）。

图5-32-3 患者男性，62岁，大网膜粘连带疝

【拓展病例二】

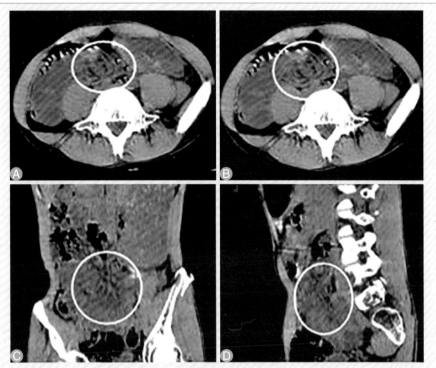

A～D.腹部横断位 CT 平扫及冠状位、矢状位重建图示中下腹部腹膜后间隙见小肠疝入改变，相应肠系膜纠集（圆圈），肠系膜间隙浑浊模糊。

图5-32-4 患者男性，25岁，回肠腹膜后疝

【诊断要点】

经典征象如下。

1.肠襻异位聚集征：指局部或节段性肠襻脱离正常解剖位置，异位的肠襻聚集呈团，形态位置固定。

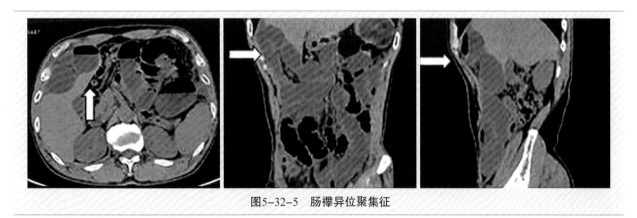

图5-32-5 肠襻异位聚集征

2.假肿瘤征：指腹内疝时，疝入的肠襻经疝口疝入腹腔潜在腔隙内呈"C形""U形"，或团块状软组织密度影，形如"肿瘤"（箭头），其相应肠系膜聚集处为疝口，聚集弯曲的肠襻构成疝囊。

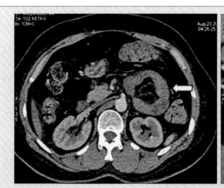
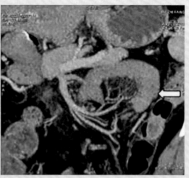

图5-32-6 假肿瘤征

3.缆绳征：指腹内疝肠襻及肠系膜血管聚集、增粗充血、拉伸、移位和扭曲，形如"缆绳"纠集样改变，称为"缆绳征"（箭头），也称为"肠系膜血管纠集征"，是诊断腹内疝较为特异性的征象之一。

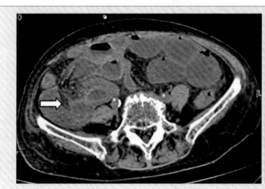
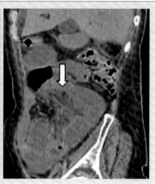

图5-32-7 缆绳征

4.鸟嘴征：指疝颈处肠管因疝口的收缩、邻近肠管和肠系膜的挤压，输入襻和输出襻逐渐变细形成鸟嘴状突起（箭头）。

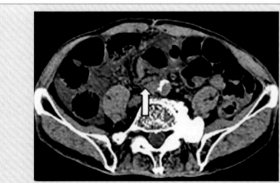
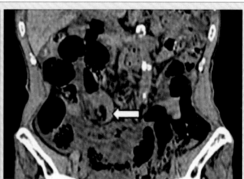

图5-32-8 鸟嘴征

5.对角征：当出现两个以上的"鸟嘴征"时，形似两侧三角形"对吻"样改变，称为"对角征"（箭头），该征象出现往往提示腹内疝引起闭襻性肠梗阻。

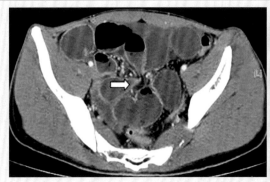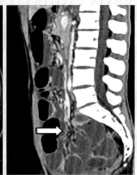

图5-32-9 对角征

—— 参考文献 ——

[1] 贾玉梅，王德娟．腹内疝MSCT典型征象探讨 [J]．医学影像学杂志，2020，10：1876-1879．

[2] 杨红兵，刘小琨，王涛，等．MSCT对后天性腹内疝的诊断价值 [J]．中国中西医结合影像学杂志，2018，2：133-135．

（杨先春　汪鑫斌）

病例33　腹茧症

【临床资料】

● 患者男性，62岁，无明显诱因间断上腹部疼痛1月余。

● 胸部正位片及腹部立位平片（－）。

● 体格检查（－）；既往史无特殊。

【影像学检查】

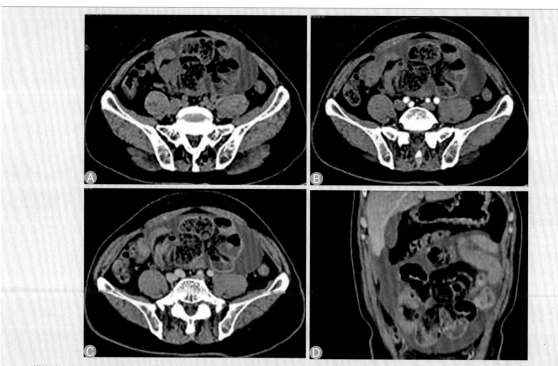

A. 横断位腹部CT平扫；B. 横断位腹部增强CT动脉期；C. 横断位腹部增强CT门脉期；D. 冠状位腹部增强CT门脉期。

图5-33-1　腹部平扫+增强CT扫描

【分析思路】

腹部小肠聚集呈麻花征，并小肠扩张，增强后病变呈轻度强化，肠粪淤积，肠周积液。常见病变有腹内疝、小肠粘连性肠梗阻、腹茧症。

■ **腹内疝**

本例支持点：局部小肠聚集成团，小肠轻度不全性肠梗阻；少量腹腔积液。

不支持点：梗阻段小肠未见明确疝囊及疝口，相应肠系膜无明确聚集或"缆绳征"。

■ **小肠粘连性肠梗阻**

本例支持点：小肠节段性肠管轻度扩张，肠腔肠粪淤积呈"肠粪征"；少量腹腔积液。

不支持点：小肠梗阻端未见明确粘连带影像；既往无明确手术史。

■ 腹茧症

本例支持点：节段性小肠聚集成团形如"麻花"，小肠轻度不全性肠梗阻；肠周局限性包裹性积液。

不支持点：肠周无明确包膜线影。

【病理诊断】

术中诊断：打开腹膜瞬间见高张力的淡黄色腹腔积液溢出，量约800 mL，继续探查腹腔见全小肠壁高度水肿，肠管中度扩张，肠壁轻度充血，全小肠表面覆盖一层白色膜状物，自小肠近端向回盲部逐渐致密增厚，且白膜结构自全小肠管表面延续至小肠系膜、后腹膜、结肠，上方将肝脏、胆囊、胃十二指肠、脾脏等封闭于上腹部，下方全覆盖盆腔导致盆腔容积缩小。

病理诊断：腹茧症（小肠表面膜状物光镜示纤维脂肪组织伴炎性细胞浸润及部分纤维素样坏死）。

【讨论】

■ 临床及病理表现

腹茧症（abdominal cocoon，AC）是一种原因不明、罕见的腹膜疾病，表现为腹腔部分或全部内脏被一层致密白色纤维膜所包裹，通常包裹内容物以小肠最常见，因形似蚕茧而得名，既往或称为特发性硬化性腹膜炎、先天性小肠禁锢症、小肠茧状包裹症等；目前该病病因及发病机制尚不清楚，可能与先天发育异常和后天继发性病变（如腹部手术史、腹膜透析、腹部恶性肿瘤、腹腔结核等）有关。腹茧症临床表现缺乏特异性，常表现为急腹症和肠梗阻症状，如腹胀、呕吐、消瘦、食欲不振、腹部包块及反复发作的急性或亚急性小肠梗阻等，病程长短不一，部分患者病情可反复发作及自行缓解，少数可伴有腹腔积液；亦可表现无异常症状。

在组织病理上，腹茧症者腹腔纤维膜呈乳白色或淡黄色茧状结构，表面光滑，可与前腹壁部分粘连。纤维膜厚度1~12 mm，质地坚韧。纤维膜呈增厚的纤维脂肪组织或致密的纤维结缔组织，可发生玻璃样病变，纤维膜多呈非特异性炎症表现，有少量白细胞和淋巴细胞浸润，部分可见纤维素样渗出或坏死。纤维包膜可包绕部分或全部小肠，亦可包裹腹腔部分脏器或整个腹腔。包膜内可见纤维粘连束带。病理上根据纤维包膜范围将腹茧症分为3种类型。Ⅰ型：包裹部分小肠；Ⅱ型：包裹全部小肠；Ⅲ型：包裹全部小肠及其他脏器（肝、脾、胃、盲肠和阑尾、结肠、子宫附件、膀胱等）。

■ 影像学表现

CT是腹茧症最有效的检查手段，腹茧症CT表现具有一定的特征性，其CT诊断敏感性、特异性分别为100%、94%。腹茧症主要表现为腹腔小肠聚集折叠成团，病变肠管可折叠表现为菜花状、拧麻花样、手风琴样、香蕉串样、字母"U"样，以及"假肿瘤征"样改变，其形态相对固定，且位置多固定不变。聚集折叠成团的小肠周围常可见茧样、环形等或偏低密度纤维包膜，厚薄不一，增强多呈轻度延迟强化，即"包膜征"；而病变肠道与周围正常肠襻分界清晰，肠襻间见低密度（脂肪）透亮带影及包膜影，如同被隔离一样，称为"小肠隔离征"。此外，腹茧症可引起不同程度小肠梗阻，几乎均为不全性小肠梗阻，主要表现为小肠节段性扩张积液积气，可见较多大气-液平面和（或）小肠"肠粪征"，部分病变肠襻间可见粘连带影及肠壁增厚表现。根据梗阻肠襻位置与腹茧症包膜的关系可分为膜前型、膜内型和膜前膜内型三种类型，其中以膜内型小肠梗阻最多见。

【拓展病例一】

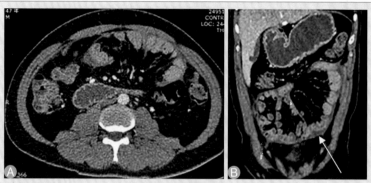

A、B.腹部横断位 CT 增强及冠状位重建图示中腹部小肠聚集折叠成团呈"手风琴样改变",病变肠襻周围见弧线形影伴积液,即"包膜征"（箭头）,膜前十二指肠轻度扩张积液。

图5-33-2　患者男性,47岁,腹茧症

【拓展病例二】

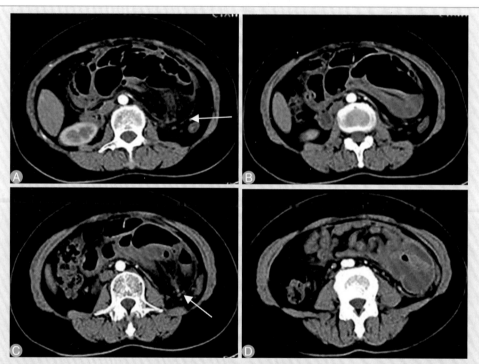

A~D.腹部横断位 CT 增强图示中下腹部小肠聚集成团,肠周可见不完整"包膜征"（箭头）,膜前膜内小肠扩张积液积气伴短小气-液平面。

图5-33-3　患者女性,55岁,腹茧症

【诊断要点】

经典征象如下。

1.小肠聚集折叠呈固定形态:如菜花样、手风琴样、假肿瘤样等。

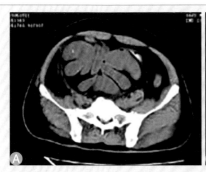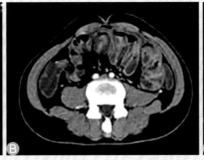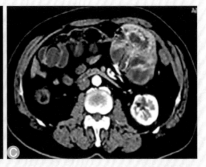

A. 菜花样；B. 手风琴样；C. 假肿瘤样。

图5-33-4　小肠聚集折叠呈固定形态

2.包膜征：指腹茧症患者聚集折叠成团的病变肠襻周围可见茧样、环形等或偏低密度纤维包膜，包膜厚薄不一，完整或不完整，增强多呈轻度延迟强化，包膜周围往往可见局限性积液。

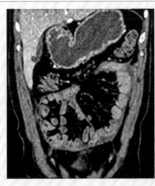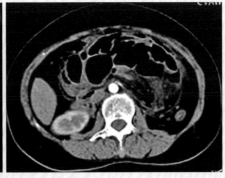

图5-33-5　包膜征

3.小肠隔离征：出现腹茧症时病变肠襻因茧样包膜包裹，与周围正常肠襻分界清晰，肠襻间见低密度（脂肪）透亮带影及包膜相隔，如同被隔离一样。

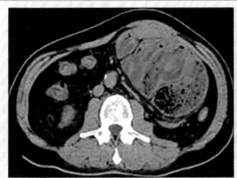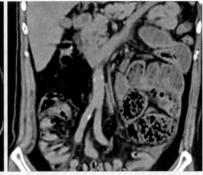

图5-33-6　小肠隔离征

── 参考文献 ──

[1] 李斌斌，杨小华，温阳辉，等．腹茧症的临床特点与诊治经验 [J].中华普通外科杂志，2020，6：468-470.

（杨先春　汪鑫斌）

病例34　网膜梗死

【临床资料】

● 患者男性，34岁，右下腹痛6天。

● 实验室检查无特殊。

【影像学检查】

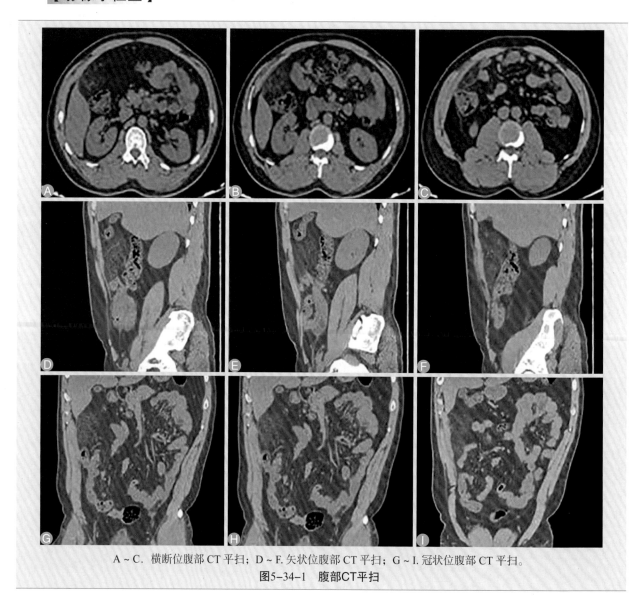

A～C. 横断位腹部 CT 平扫；D～F. 矢状位腹部 CT 平扫；G～I. 冠状位腹部 CT 平扫。

图5-34-1　腹部CT平扫

【分析思路】

年轻男性，急性起病，右下腹疼痛6天，影像学表现为大网膜区局灶渗出性病变，腹腔脂肪密度增高。常见病变有憩室炎、肠脂垂炎、网膜梗死。

■ 憩室炎

支持点：右下腹疼痛，结肠周围炎性病变。

不支持点：憩室炎一般位于结肠壁，含气腔隙，与肠腔相通，部分可见粪石或钙化影。

■ 肠脂垂炎

支持点：急性起病，结肠周围渗出性病变。

不支持点：肠脂垂炎好发于升结肠及乙状结肠周围，左侧多见，典型者可见靶环征。

■ 网膜梗死

支持点：急性起病，位于右下腹部结肠周围的渗出性病变。

不支持点：病灶形态多表现为沿血管走行区域分布。

【最终诊断】

网膜梗死。

【讨论】

■ 临床表现

网膜梗死为原因不明的网膜急性血管病，有自发性大网膜梗死或大网膜出血性梗死之称。常见于20～30岁营养良好的男性，男性为女性的2.5倍，与肥胖有密切关系。常见的发病部位为右侧网膜的游离缘，患者表现为持续性剧烈的右侧腹痛，右下腹痛约占3/4，活动时明显加剧，少有恶心、呕吐，可有发热。检查腹部局限性压痛、反跳痛及肌紧张，压痛常在右下腹麦氏点及其周围，可触及腹部包块或局部饱满。皮肤感觉过敏是本病特有的征象。

■ 病因

1.大网膜的静脉病变：主要表现为各种诱因造成大网膜静脉内膜的损伤，血栓形成，静脉管腔闭塞，回流障碍，继而影响到网膜动脉血供。

（1）腹腔内压的突然升高：如咳嗽、呕吐、用力排便等，使网膜内的静脉受到突发性的牵拉或摆动。

（2）腹部闭合伤：即使轻微的钝器伤，大网膜也能受到外力的作用，可能出现静脉的损伤。

（3）肥胖：肥胖患者的大网膜内有过多的脂肪沉积，使其体积增大，重量增加。身体活动时，对大网膜的牵拉和移动的力度增加。

（4）静脉内的高凝状态，可促使血栓的形成。

（5）心力衰竭等影响了网膜静脉的回流。

2.大网膜的动脉病变：动脉粥样硬化、结节性动脉炎等虽然主要发生于大动脉内，但也可能波及较小的大网膜动脉，使动脉管腔发生狭窄及闭塞，最终造成供血区的大网膜坏死。

■ 影像学表现

CT表现单个密度不均，无强化肿块，多无连续的高密度环，靠近升结肠和盲肠，但不接触。典型表现为同心圆征，大网膜扭转导致血管牵拉、管腔变窄或闭塞，甚至扭曲成团。而早期或较轻的大网膜梗死可仅表现为结肠前方脂肪层的浑浊，密度增高。

【拓展病例】

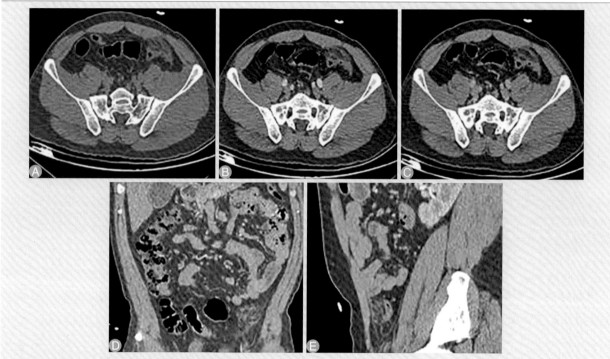

A~C.横断位腹部平扫CT示左下腹乙状结肠前方脂肪间隙模糊；D、E.冠状位及矢状位腹部平扫CT示病变紧贴前腹壁，含脂不规则包块。

图5-34-2　患者男性，39岁，左下腹网膜梗死

【诊断要点】

1.腹腔网膜渗出性病变。

2.位于结肠前方，但与肠管无接触。

3.位置较为固定。

—— 参考文献 ——

[1] OWEDAH R J，ALSHEHRI O A，ALFNEEKH N I，et al. Acute omental infarction mimicking acute appendicitis[J]. Cureus，2021，13（9）：e18053.

（邵亚军　汪鑫斌）

病例35　肠系膜脂膜炎

【临床资料】

● 患者女性，64岁，腹部不适3月余。

● 既往史：糖尿病。

● 实验室检查：血常规及CRP（-）。

【影像学检查】

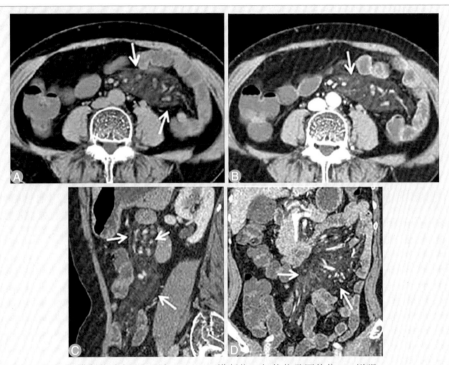

A. 横断位腹部CT平扫；B ~ D. 横断位、矢状位及冠状位CT增强。

图5-35-1　腹部平扫+增强CT扫描

【分析思路】

老年女性，中上腹腔偏左侧可见团片状脂肪密度增高影（箭头），内见包裹血管密度影，边界尚清，增强后病灶不均质轻度强化，内见轻度肿大淋巴结。常见病变有肠系膜水肿、腹膜后纤维化、转移瘤、肠系膜脂膜炎。

■ 肠系膜水肿

本例支持点：肠系膜大血管周围系膜脂肪密度增高，呈云絮状改变。

不支持点：肝硬化、心力衰竭等所致的肠系膜水肿范围常较广泛，边界不清，并伴有肠壁水肿及腹腔积液等改变。本例无肝硬化、腹腔积液征象；病变有包膜，范围相对局限。

■ 腹膜后纤维化

本例支持点：系膜腹膜增厚，见条状改变，病灶区见絮状密度增高影；两者有时难以鉴别。

不支持点：腹膜后纤维化病灶以腹主动脉为中心，位于其前方及两侧，背侧少见；常累及输尿管引起肾脏积水。

■ **转移瘤**

本例支持点：系膜脂肪增厚，密度增高，其内见多发小结节灶。

不支持点：可有原发肿瘤病史，病灶内脂肪少见，边界不清，常伴其他部位转移及腹腔积液征象。

■ **肠系膜脂膜炎**

本例支持点：沿肠系膜血管周围分布，系膜脂肪密度增高，形成团块状稍低软组织密度影，呈云絮状改变，可见边界，有线状包膜征，轻度强化；病灶区见多枚小淋巴结影。

不支持点：肠系膜血管周围系膜脂肪密度增高，呈云絮状改变，包膜不明显；肿块密度不均，呈多房囊性改变，中央见钙斑。

【最后诊断】

肠系膜脂膜炎。

【讨论】

■ **临床及病理表现**

肠系膜脂膜炎（mesenteric panniculitis，MP）是累及肠系膜脂肪组织的一种少见的慢性非特异性炎症反应，可能与自身免疫反应有关，但原因仍不明确，病理上主要为慢性炎性细胞浸润、脂肪坏死和纤维组织增生形成"假肿瘤结节"；90%以上累及小肠系膜，偶可累及结肠系膜、后腹膜、网膜等。本病好发于50岁以上者，男性多见，男女发病比例约为2∶1。大部分患者表现为腹痛、腹泻、血便、发热、腹部肿块，少数患者无症状及体征。实验室检查多无异常，部分表现WBC升高、血沉加快、缺铁性小细胞性贫血、低蛋白血症和CRP升高。

■ **影像学表现**

1.云絮状肠系膜血管：肠系膜血管周围系膜脂肪密度增高，形成团块状稍低软组织密度影，呈云絮状改变，强化不明显。

2.假包膜征：病灶边缘线状稍高密度影，提示病变为自限性反应。

3.脂肪晕征：部分病例肠系膜血管壁及结节周围环形低密度圈包绕，此征象为残留正常脂肪包绕肠系膜血管，具有特征性。

4.假肿瘤征：肠系膜根部单发或多发软组织肿块，周围可见放射状条索影；肿块压迫及纤维组织浸润可引起肠系膜血管狭窄-闭塞，甚至可见侧支循环建立。

5.在部分病灶内见反应性增大淋巴结，轻中度强化，一般无坏死。

【拓展病例一】

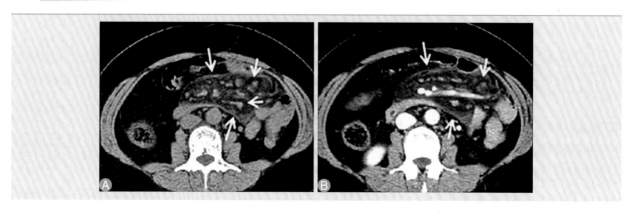

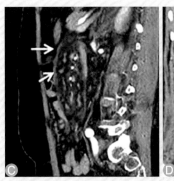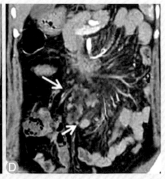

A.横断位腹部平扫示肠系膜血管周围系膜脂肪密度增高，血管周围见"脂肪晕征"（短箭头），边缘见假包膜征（长箭头），其间见多发小结节影（短箭头）；B～D.横断位及冠状位腹部增强CT示病灶基本无强化（长箭头），病灶内小结节中度强化（短箭头）。

图5-35-2　患者女性，48岁，肠系膜脂膜炎

【拓展病例二】

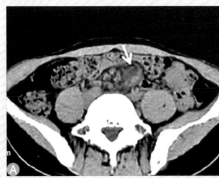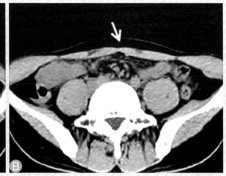

A.横断位腹部CT平扫示肠系膜血管周围见片絮状密度增高影（箭头），其间多发小结节影；B.经对症支持治疗后复查横断位腹部平扫CT，肠系膜血管周围脂肪间隙清晰（箭头），原周围絮状影明显吸收减少。

图5-35-3　患者男性，45岁，肠系膜脂膜炎

【诊断要点】

1.云絮状肠系膜血管征象，周围见假包膜征，强化不明显。

2.脂肪晕征。

3.局限性改变（肠系膜血管周围分布），病灶区淋巴结反应性增大罕见征象：病灶区多房囊性改变，中央见钙化斑。

—— 参考文献 ——

[1] 陈建华，盛亮，李军苗.肠系膜脂膜炎MSCT影像特征分析[J].医学影像学杂志，2019，29（11）：1935-1938.

[2] 王礼同，蔡玉建.肠系膜脂膜炎的多排螺旋CT检查影像学特征[J].中华消化外科杂志，2017，16（6）：624-628.

（魏惠荣　汪鑫斌）

病例36　肠脂垂炎

【临床资料】

● 患者男性，59岁，左下腹痛两天。

● 体格检查：左下腹压痛（＋），反跳痛（＋），余未见异常。

● 实验室检查：血常规正常，甘油三酯、总胆固醇、低密度脂蛋白升高。

【影像学检查】

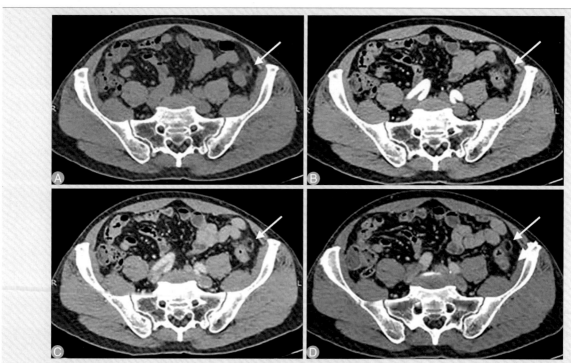

A. 横断位 CT 平扫；B. 横断位增强 CT 动脉期；C. 横断位增强 CT 门脉期；D. 横断位增强 CT 延迟期。

图5-36-1　腹部CT平扫+增强

【分析思路】

左下腹降结肠卵圆形脂肪密度，周围环绕线样高密度影（箭头），周围见脂肪炎性渗出，邻近肠壁增厚，腹膜增厚，增强扫描示环形强化。常见病变有肠脂垂炎、结肠憩室炎、网膜梗死。

■ 结肠憩室炎

本例支持点：腹痛；左半结肠多见，CT可见周围脂肪炎性渗出，邻近肠壁增厚，腹膜增厚，壁强化。

不支持点：老年人多见，结肠憩室囊袋常并发感染和系膜脓肿。

■ 网膜梗死

本例支持点：腹痛；CT示腹直肌深部、横结肠前侧或降结肠前内侧不均匀脂肪密度肿块，周围伴有炎性渗出。

不支持点：儿童多见，右腹部更易发生；CT示病灶一般范围较大，边缘无高密度环，距离肠管较远，不易引起肠管壁增厚。

■ 肠脂垂炎

本例支持点：腹痛；降结肠卵圆形脂肪密度，周围环绕线样高密度影，周围炎性渗出，邻近腹膜增厚；增强扫描示环形强化。

不支持点：无。

【最后诊断】

降结肠肠脂垂炎。

【讨论】

■ 临床表现

肠脂垂炎可发生于任何年龄，但以40~50岁多见，男性多于女性。发病原因可能与男性运动幅度、运动量＞女性有关。临床上一般为急性起病，尤其是大幅度运动或突然运动位置改变时发生。主要表现为急性局限性腹痛，不表现为游走性，腹痛主要固定在相应的病变部位，如左下腹、右下腹等部位疼痛，局部可有肌紧张、压痛，一般不引起发热、恶心、呕吐、纳差，白细胞升高。

■ 病理与影像学表现

影像学表现与病变的病理变化关系密切。肠脂垂发生栓塞、扭转时，脂垂区脂肪组织早期发生充血、水肿，CT表现为结肠旁卵圆形或圆形脂肪低密度肿块，直径多为2~4 cm，包块内有云絮状密度增高，同时表面脏腹膜轻度充血增厚，表现为等密度环状薄壁，轻度强化，边缘欠清晰，周围结肠壁无增厚。随之继发炎症坏死改变，可同时累及周围组织器官，CT表现为肿块内高低混杂密度影，表面腹膜炎性充血水肿明显，表现为边缘清楚的较厚环状壁，增强后包块不均匀强化，环壁呈中等强化，周围肠系膜肿胀，局部结肠壁可增厚，但增厚肠壁通常较轻，包块较大时邻近小肠襻压缩。最后发生纤维化或最终吸收消退，纤维化时CT表现为包块缩小，形态不规则，环壁厚薄不均匀，与周围有粘连，使包块固定，周围肿胀肠系膜及水肿的结肠壁消退。

【拓展病例一】

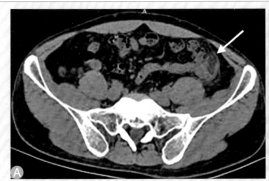
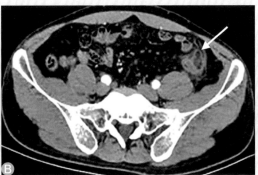

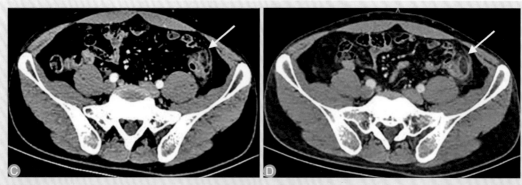

A.横断位腹部 CT 平扫显示降结肠前外侧见一囊状脂肪密度影，周围见渗出影（箭头）；B、C.横断位增强动脉期显示病变周围低密度环清晰，其前方有增厚腹膜影（箭头）；D.横断位增强静脉期扫描示脂性密度影内见稍高密度结节影（箭头）。

图5-36-2　肠脂垂炎（1）

【拓展病例二】

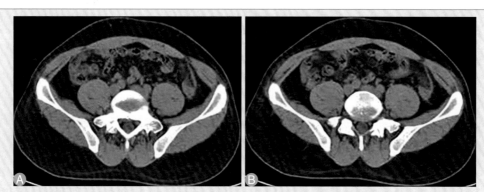

A.横断位 CT 平扫显示降结肠前方脂肪密度影模糊，局部见条索状渗出影，未见明显脂肪密度肿块影，邻近腹膜增厚；B.横断位 CT 平扫显示病变似形成低密度脂性团块，邻近腹膜增厚。

图5-36-3　肠脂垂炎（2）

【诊断要点】

1.病变呈脂肪密度，周围环绕线样高密度影。

2.周围见脂肪炎性渗出。

3.增强扫描环形强化。

—— 参考文献 ——

[1] GIANNIS D，MATENOGLOU E，SIDIROPOULOU M S，et al. Epiploic appendagitis：pathogenesis，clinical findings and imaging clues of a misdiagnosed mimicker[J]. Ann Transl Med，2019，7：814.

[2] 孙美玉，刘爱连.结肠憩室炎的 CT 研究进展 [J]. 中国医学影像技术，2019，35：290-293.

[3] 杨海鹏，韩丽萍，林丽红，等.原发性肠脂垂炎的 MSCT 特征表现 [J]. 中国 CT 和 MRI 杂志，2018，16：38-40.

（胡亚彬　田雅琪）

病例37　胎粪性腹膜炎

【临床资料】

● 患儿男性，G1P1，36周早产，呕吐、无便1天。

● 体格检查：腹胀，右下腹扪及肿物。

● 实验室检查（－）。

【影像学检查】

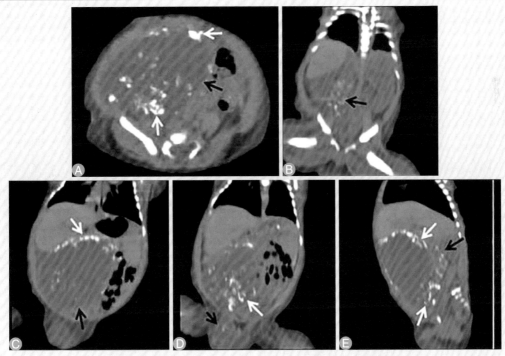

A. 横断位腹部 CT 平扫；B ~ D. 冠状位腹部 CT 平扫；E. 矢状位腹部 CT 平扫。

图5-37-1　腹部CT平扫

（病例由浙江省丽水市中心医院蓝传强老师提供）

【分析思路】

腹腔巨大混杂密度肿块（部分疝入右侧腹股沟）（黑箭头），腹腔及腹膜后多发钙化（白箭头）。常见病变有畸胎瘤、肠重复畸形、淋巴管瘤、胎粪性腹膜炎。

■ 畸胎瘤

本例支持点：腹腔巨大的囊性占位，囊壁多发钙斑。

不支持点：病灶内无脂肪成分，边界欠清，腹膜后亦见散在钙斑。

■ 肠重复畸形

本例支持点：囊性占位，腹部肠管受压向左移位，肠壁及其间隙清晰。

不支持点：肠重复畸形常位于系膜侧，与所在肠管走行方向一致，可见肠黏膜结构，增强呈"晕轮征"。

■ 淋巴管瘤

本例支持点：腹腔囊性占位。

不支持点：淋巴管瘤可发生于腹腔任何部位，多房多囊多见，壁菲薄，囊壁钙化少见，与周围肠管分界清楚，具有见缝就钻的特点。

■ 胎粪性腹膜炎

本例支持点：腹腔巨大囊性占位伴多发钙化，腹腔、腹膜后未见明显肿大淋巴结。

不支持点：肠周脂肪间隙清晰，腹腔积液不明显，未见明显游离气体影。

本例少见或不典型表现：腹腔内胎粪钙化及轻度粘连征象。

【病理诊断】

右侧腹腔内一约12 cm×12 cm×8 cm巨大囊腔，囊壁与腹壁、肠表面形成广泛致密粘连，内抽出约150 mL含粪渣样液体，囊壁多处可见散在胎粪钙化灶，上腹囊壁底部发现一处约0.5 cm穿孔灶，穿孔灶处肠管、距穿孔灶下方3 cm肠管见两处肠闭锁状态，近端肠管扩张明显，远端闭锁肠管细小瘪缩，肠系膜未见明显缺损，注入生理盐水确认远近端小肠结肠通畅。

【讨论】

■ 临床及病理表现

胎粪性腹膜炎（meconium peritonitis，MP）是指各种原因导致胎儿胃肠道穿孔，胎粪流入腹腔，各种消化酶和消化液引起的严重无菌性、化学性腹膜炎，发病率很低，病死率达43.7%～59.6%。临床上主要以呕吐、腹胀、便秘等肠梗阻症状来诊。胎粪性腹膜炎可合并多种先天性畸形，如肠闭锁、肠扭转、肠旋转不良和先天性巨结肠等消化道畸形。

腹腔内胎粪与炎性渗出液混合，同时有纤维素渗出，造成腹腔粘连。受胰液影响，钙质沉积而形成钙化斑块。

■ 影像学表现

X线及CT表现如下。

1.腹腔内单一局限较大囊状影并囊壁弧线状钙化和（或）病灶内多发桑葚状或煤渣样钙化。

2.大量腹腔积液及气腹；腹膜增厚粘连。

3.肠管受压推移聚集扩张，阶梯状气-液平面伴多发钙化。

MRI检查：产前MRI是MP的主要检查手段。

● 胎粪性假性囊肿：其信号强度取决于囊肿中胎粪成分的多少，多表现为短T_1短T_2信号；T_1WI高信号是胎粪性假性囊肿的特征性表现，这对与胎儿腹腔囊性占位（肠系膜囊肿、淋巴管瘤）的鉴别诊断具有重要意义。

● 持续性胎粪腹腔积液，特别是大量腹腔积液中的T_1WI高信号胎粪是诊断胎粪性腹膜炎的直接征象。

● 肠管扩张。

● 微小结肠直肠，可能间接反映回肠闭锁，这需要产后手术治疗。

【拓展病例一】

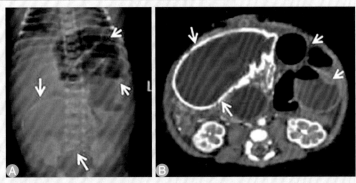

A. 立位腹部平片示肠管扩张聚集于左腹部（长箭头），右中腹见较大类圆形密度增高影（短箭头）；B. 腹部 CT 检查示右中腹囊性病变囊壁钙化，增强病变内部无明显强化（长箭头）。手术：术中见腹腔广泛粘连，距 Treitz 韧带 40 cm 处肠管闭锁，其远段肠管坏死粘连呈团块状，可见大量钙化及粪便（短箭头）。

图5-37-2　患儿男性，36周胎粪性腹膜炎早产儿，G1P1
（病例由浙江省丽水市中心医院蓝传强老师提供）

【拓展病例二】

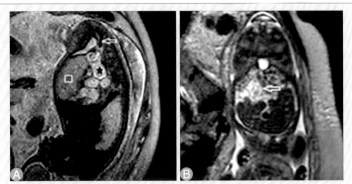

A. 腹腔 T_2WI 的低信号强度，致密的肠环和微结直肠；B. 冠状位 T_2WI 显示较多腹腔积液。

图5-37-3　27周胎儿，胎粪性腹膜炎
（病例由浙江省丽水市中心医院蓝传强老师提供）

【诊断要点】

1. 包裹性积液或囊性占位并囊壁、腹腔散在钙化。
2. 腹腔散在积液及气腹。
3. 肠梗阻征象。
4. 肠管间腹膜增厚，积液，提示腹膜炎征象。
5. 微小结肠直肠，可能间接提示回肠闭锁。

—— 参考文献 ——

[1] 曹亚先，王芮，陈臻，等 . MRI 诊断胎儿胎粪性腹膜炎 [J]. 中国医学影像技术，2017，33（9）：1380-1383.

[2] 王朋朋，朱晓东，谢伟 . 胎粪性腹膜炎的临床特征及预后相关因素分析 [J]. 上海交通大学学报（医学版），2020，40（5）：662-665.

[3] 王美霞 . 胎粪性腹膜炎产前超声影像学特征分析 [J]. 河南医学研究，2020，29（30）：5683-5684.

（魏忠荣　汪鑫斌）

病例38　腹膜间皮瘤

【临床资料】

- 患者男性，55岁，反复下腹痛2年余，再发伴加重1个月。
- 肿瘤指标：SCC 2.51 μg/L；CA125 160.6 kU/L。

【影像学检查】

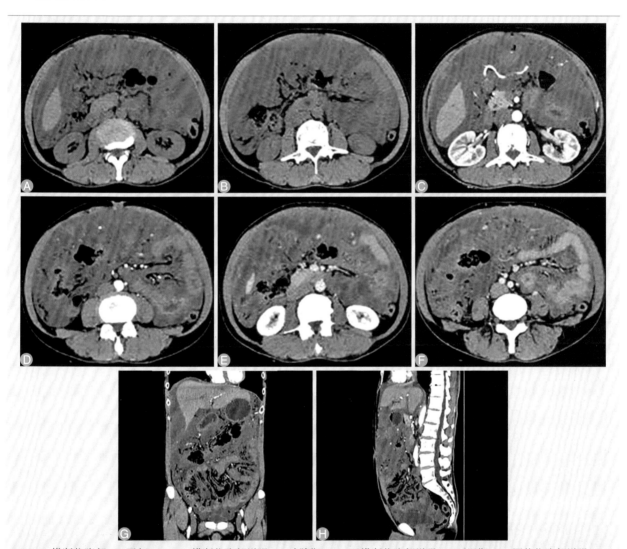

A、B. 横断位腹部CT平扫；C、D. 横断位腹部增强CT动脉期；E、F. 横断位腹部增强CT延迟期；G. 冠状位腹部增强CT动脉期；H. 矢状位腹部增强CT动脉期。

图5-38-1　腹部增强CT扫描

【分析思路】

老年男性，腹盆腔内广泛软组织团块及结节影，伴腹腔积液，增强后病灶呈明显延期强化。常见病变有腹膜转移瘤、腹膜结核、腹膜间皮瘤。

■ **腹膜转移瘤**

本例支持点：老年男性，腹膜广泛软组织影，伴广泛腹腔积液。

不支持点：无原发肿瘤病史。

■ **腹膜结核**

本例支持点：广泛腹腔积液。

不支持点：患者年龄偏大，无其他脏器结核病史，无低热、盗汗病史，未见钙化及肿大、环状强化的淋巴结。

■ **腹膜间皮瘤**

支持点：老年男性，腹腔广泛软组织及结节影，部分呈板块样改变。

不支持点：该疾病相对罕见，患者自诉无"石棉"接触史。

【病理诊断】

病理诊断：大网膜肿物恶性间皮瘤。

免疫组化：CK（＋），CAM5.2（＋），Ki-67（50%＋），CK7（－），CK20（－），Villin（－），CDX-2（－），CEA（－），MUC-2（－），MUC-4（－），MUC5A（－），MUC-6（－），CR（＋），WT-1（＋），HBME-1（＋），D2-40（＋）。

【讨论】

■ **临床及病理**

恶性腹膜间皮瘤（malignant peritoneal mesothelioma，MPM）是一种罕见的原发腹膜恶性肿瘤。发病率占间皮瘤的7%～30%。多发生于40岁以上男性。临床表现无特异性，可有腹痛、腹胀、腹腔积液等表现。33%～50%的弥漫性恶性腹膜间皮瘤患者有石棉接触史。大体病理按位置分布可分为局限性和弥漫性。2015年WHO将恶性间皮瘤分为三个主要组织学亚型：上皮样型、肉瘤型和双相型。肉瘤型有梭形细胞组成，伴有多少不等的胶原纤维，该类型多见于局限性间皮瘤。上皮样型多见于弥漫性间皮瘤，瘤细胞呈不同的分化状态，可形成高分化管状或乳头状结构。双相型含有梭形细胞及上皮细胞两种成分，形态类似滑膜肉瘤。

■ **影像学表现**

1.弥漫性腹膜间皮瘤：①显著腹腔积液；②腹膜不规则增厚，板层样改变；③广泛分布的腹膜结节、肿块，增强后明显强化。

2.局限性腹膜间皮瘤：①囊实性肿块，囊壁厚薄不均，可伴壁结节；②肿瘤实性成分明显强化；③一般无远处转移及腹腔积液。

【拓展病例】

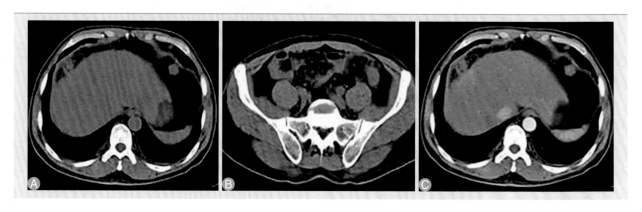

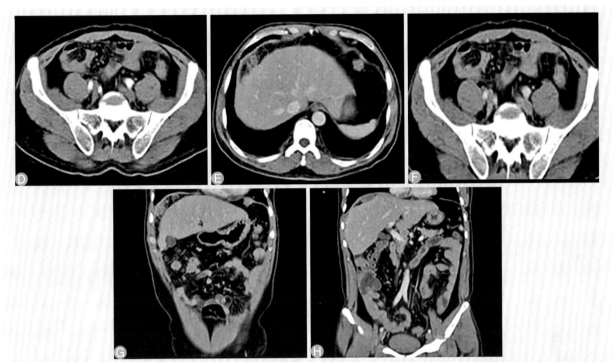

A、B.横断位腹部平扫CT示腹腔及盆腔多发软组织结节影；C～H.横断位腹部增强CT及冠状位腹部增强CT示软组织结节影呈中度不均匀强化。

图5-38-2　患者男性，53岁，有石棉接触史，腹膜间皮瘤

【诊断要点】

1.多有石棉接触史。

2.多发生于40岁以上，男性多见。

3.腹膜不规则增厚、腹膜多发结节，增强多明显强化。

4.弥漫性易形成"板块样"改变，合并大量腹腔积液。

—— 参考文献 ——

[1] 温祖光，龙莉玲，蒋牧良，等.局限型恶性腹膜间皮瘤的多期CT增强表现与病理基础[J].实用放射学杂志，2019，35（4）：576-579，583.

[2] 徐园园.磁共振成像与CT在老年恶性胸腹膜间皮瘤临床治疗中的应用效果比较[J].中国老年学杂志，2017，37（6）：1418-1419.

[3] 杜雪梅，昌红，李雁.恶性腹膜间皮瘤临床病理进展[J].临床与实验病理学杂志，2021，37（4）：441-445.

（赵育财　汪鑫斌）

病例39　腹内型韧带样纤维瘤

【临床资料】

● 患者男性，80岁，上腹痛3天。

● 既往史：胃癌术后5年。

● 实验室检查：大便潜血试验（＋），SCC稍升高（2.0μg/L），其余肿瘤指标正常。

【影像学检查】

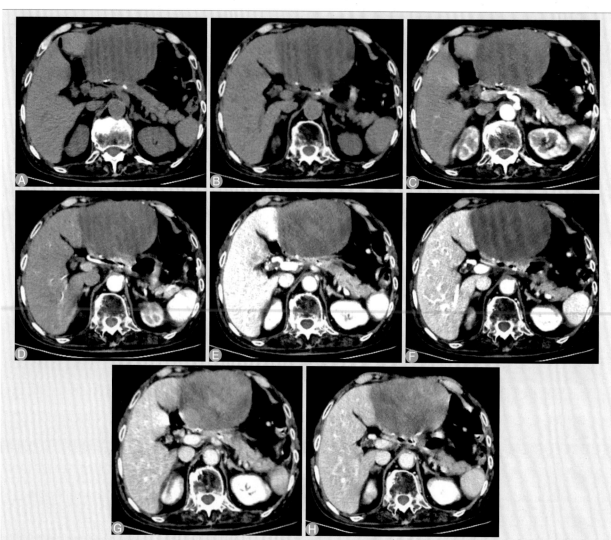

A、B.横断位腹部CT平扫；C、D.横断位腹部增强CT动脉期；E、F.横断位腹部增强CT门脉期；G、H.横断位腹部增强CT延迟期。

图5-39-1　腹部CT平扫+增强

【分析思路】

老年男性，胃癌术后5年，术区前缘类圆形低密度团块影，边界清晰，内部实性成分轻度延迟强化，伴周围无强化低密度区。常见病变有胃癌复发、胃肠道间质瘤、腹内型韧带样纤维瘤病。

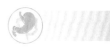

■ **胃癌复发**

本例支持点：患者有胃癌病史，病灶发生于吻合口周围。

不支持点：病灶形态不规则，增强后明显不均匀强化。

■ **胃肠道间质瘤**

本例支持点：病灶位于胃腔外缘生长，内见延迟强化实性成分。

不支持点：形态不规则，血供丰富，囊变坏死明显。

■ **腹内型韧带样纤维瘤病**

本例支持点：患者有腹部手术史，形态规则，内见无强化低密度影及延迟强化实性区。

不支持点：腹内型韧带样纤维瘤病发生于肠系膜区多见，大网膜区相对少见。

【病理诊断】

病理表现：大体病理示病灶质硬，与胃壁粘连。镜下示梭形细胞呈片状疏松排列，细胞异型性小，未见坏死及核分裂象，部分浸润至胃壁肌层，紧贴周围肝组织。

免疫组化结果：CD34（＋），SMA（－），S-100个别（＋），CK（－）。

病理诊断：腹内型韧带样纤维瘤病。

【讨论】

■ **临床及病理表现**

韧带样纤维瘤病（desmoid-type fibromatosis，DF）为纤维母细胞／肌纤维母细胞性肿瘤，也称硬纤维瘤、侵袭性纤维瘤病等。年发病率为0.4/100 000～0.3，好发年龄为25～40岁，男女比例为1：2。韧带样纤维瘤病按解剖部位分为腹壁外型、腹壁型、腹内型。腹内型约占韧带样纤维瘤病的15%，相对少见。临床表现多样，与其位置、大小、邻近脏器侵犯程度相关，包括腹部包块、腹痛、呕吐、便秘、泌尿系梗阻、继发性高血压等表现。2013年WHO新标准将其定义为发生于深部软组织的克隆性纤维母细胞增生，具有浸润性生长、局部复发倾向，生物学行为介于良恶性肿瘤之间，属于中间型，但不具有转移能力的特点。韧带样纤维瘤病主要有浸润性及膨胀性两种生长方式。浸润性生长者瘤体多呈不规则形，边界不清；膨胀性生长者较规则，圆形或类圆形多见，边界大部分较清楚，质地较均匀。镜下示韧带样纤维瘤病由形态一致的梭形纤维母细胞和肌纤维母细胞组成，排列成束状，细胞异型性不明显，部分可胶原化，周围可见黏液沉积。腹内型韧带样纤维瘤病与腹部手术及家族性腺瘤性息肉相关。

■ **影像学表现**

1.位置：好发于小肠系膜、后腹膜及盆腔，也可发生于结肠系膜、大网膜、胃结肠韧带。

2.大小：差异较大，直径一般在3～20 cm。

3.形态：浸润性生长者瘤体多呈不规则形，边界不清；膨胀性生长较规则，圆形或类圆形多见，边界清楚，质地较均匀。

4.密度：CT平扫实性区密度与肌肉相仿，黏液区呈低密度影。

5.信号：MRI信号强度与病变内纤维母细胞、肌纤维母细胞及胶原纤维组成比例有关。T_1WI多呈等或低信号；T_2WI信号变化较大，多表现为不均匀略高信号，胶原纤维丰富区域可呈低信号；DWI稍高信号，ADC值较其他软组织恶性肿瘤高。瘤内有时可见流空血管影。

6.强化方式：多表现为中度以上强化，强化欠均匀。梭形细胞区持续性延迟强化，胶原纤维及黏液变性区无强化。

【拓展病例一】

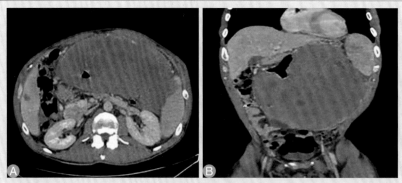

A、B.横断位及冠状位腹部增强CT示腹内型巨大囊实性团块，边界清晰，病灶包绕部分小肠内见无强化黏液区及延迟强化纤维梭形细胞区。

图5-39-2　患者男性，41岁，腹内型韧带样纤维瘤病

【拓展病例二】

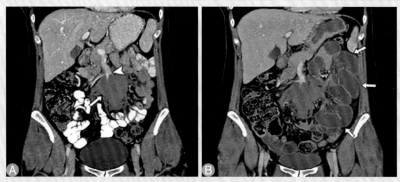

A.冠状位门脉期示肠系膜区孤立、边界不清、蟹足样生长肿块（长箭头），包绕肠系膜血管生长（三角箭头）；B.冠状位门脉期示病灶3个月后进展，伴小肠浸润导致肠梗阻（长箭头）。

图5-39-3　患者女性，30岁，肠系膜韧带样纤维瘤病

【诊断要点】

1.多有腹部手术史，或家族性腺瘤性息肉史。

2.病灶内见延迟强化梭形细胞区，周围伴无强化黏液区。

3.可见T_2WI低信号胶原纤维区。

4.病灶位于肠系膜区多见。

—— 参考文献 ——

[1] TAKINAMI M，MATSUBAYASHI H，ISHIWATARI H，et al. An intra-abdominal solid-cystic desmoid that emerged after distal gastrectomy[J]. Intern Med，2019，58（24）：3525-3529.

[2] 袁芬，刘震，李泽然，等 . CT 增强鉴别诊断腹内型韧带样纤维瘤病与胃肠道间质瘤的价值 [J]. 医学影像学杂志，2020，30（3）：444-448.

[3] PUJOL-CANO N，BIANCHI A，PAGAN-POMAR A，et al. Giant mesenteric fibromatosis associated with non-hodgkin lymphoma. A case report and literature review[J]. Acta Chir Belg，2020：1-7.

（汪鑫斌　杨朝湘）

病例40 炎性肌纤维母细胞瘤

【临床资料】

● 患者女性，52岁，双侧腰背部疼痛4月余。

【影像学检查】

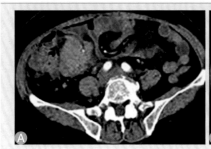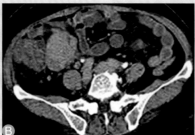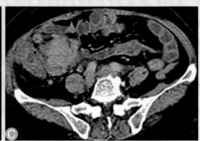

A ~ C.横断位腹部 CT 增强。

图5-40-1 腹部CT增强

【分析思路】

盆腔内类圆形不均匀实性软组织肿块占位，边界不清，内有低密度囊变区，可见血管造影征，增强呈中度延迟强化，内部囊变区未见强化。常见病变有胃肠道外间质瘤、平滑肌肉瘤、副神经节瘤、炎性肌纤维母细胞瘤。

■ 胃肠道外间质瘤

本例支持点：肿块密度不均匀，内有低密度囊变区；强化特点为渐进性强化。

不支持点：胃肠道外间质瘤边界清楚，强化峰值较早，体积大而囊变坏死区所占比例少，常伴邻近肠壁黏膜的高强化。

■ 平滑肌肉瘤

本例支持点：中年女性，以实性为主肿块，密度不均匀。

不支持点：平滑肌肉瘤边界清楚，增强扫描强化不均匀，动脉期实性部分明显强化。

■ 副神经节瘤

本例支持点：病灶体积大时，内有低密度囊变区。

不支持点：副神经节瘤为边界清楚的软组织肿块，出血常见，增强后明显强化，动脉期显著，呈快进慢出的增强方式，肿块周围或实性成分内可见迂曲增粗的肿瘤血管。

■ 炎性肌纤维母细胞瘤

本例支持点：不规则分叶状肿块，边界不清，内有低密度囊变区，可见血管造影征，增强呈中度延迟强化，内部囊变区未见强化。

不支持点：晕环状渗出不明显。

【病理诊断】

病理表现：回盲部肿瘤组织由梭形肌成纤维细胞、成纤维细胞组成，内混杂以浆细胞、淋巴细胞及组织细胞为主的炎细胞，部分区域伴胶原化及陈旧性出血，部分区域见核大异型退变细胞，结合免疫组化考虑炎性肌纤维母细胞肿瘤（炎性假瘤），回肠及结肠切缘未见累及，阑尾呈慢性炎，肠周淋巴结呈反应性增生，建议密切随访。

免疫组化：ALK（−），CD30（−），CD68（+），Bcl-2部分弱（+），S-100（−），CD21（−），CD34血管（+），CD117（−），DOG-1（−），Ki-67指数约5%。

病理诊断：回盲部炎性肌纤维母细胞瘤。

【讨论】

■ 临床及病理表现

炎性肌纤维母细胞瘤可发生于任何年龄，多见于儿童和青少年，在性别上无明显差异。可发生于任何部位，以肺部多见，偶可见于头颈、泌尿道、盆腔、腹膜后等部位；腹部为肺外炎性肌纤维母细胞瘤的多发区域，肠系膜、腹膜、腹膜后炎性肌纤维母细胞瘤的病灶多较大。腹部炎性肌纤维母细胞瘤临床上多表现为腹痛、发热、贫血、腹部包块等症状，多发生于肝脏、肠系膜区及腹膜后，胃肠道较少累及。炎性肌纤维母细胞瘤生物学行为差异较大，多数呈良性经过，部分可侵袭性生长，出现复发或转移，复发率高达25%，且累及腹部者易复发。

炎性肌纤维母细胞瘤是由分化的肌纤维母细胞性梭形细胞组成的，常伴有大量浆细胞和（或）淋巴细胞的一种肿瘤。它是一种少见而又独特的间叶性肿瘤，曾称为炎性假瘤。近年来其疾病本质被逐渐认识，在2002年被WHO正式命名为真性肿瘤。病理上肿瘤主要由增生的梭形纤维母细胞及肌纤维母细胞构成，伴有大量的炎性细胞弥漫浸润，以及不同程度的黏液水肿和小血管形成。根据上述成分构成比例不同，将其分为3种组织学亚型：①黏液样/血管型；②梭形细胞增生型；③少细胞纤维型。炎性肌成纤维细胞瘤一般以一种亚型为主，并兼具其他亚型的组织学结构。免疫组化肿瘤细胞表达vimentin强阳性，表明梭形细胞间叶来源；SMA部分阳性，表明部分细胞的肌源性分化；CD68部分阳性，表明细胞具有组织细胞的特征；Ki-67增殖指数可从阴性到30%强弱不等。

■ 影像学表现

炎性肌纤维母细胞瘤呈实性或囊实性，发生于实质器官者，多呈圆形、类圆形，肿瘤直径一般<5 cm，且边界相对清楚。发生于腹腔或腹膜后者，直径多<5 cm，形态多不规则。强化特点为慢进慢出，强化程度较为显著。同时T$_2$WI相对低信号区域显著强化对诊断也有一定提示性。

本例炎性肌纤维母细胞瘤定位于盆腔，与肠管、肠系膜分界不清，易与间质瘤混淆，增强扫描可见典型的血管造影征及慢进慢出的强化特点，对诊断及鉴别诊断起到帮助。

【拓展病例一】

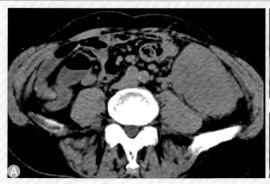
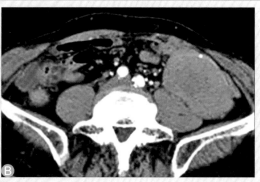

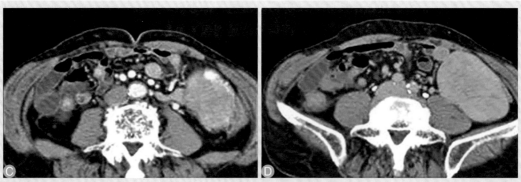

A.横断位平扫示左侧盆腔内软组织肿块；B~D.为横断位腹部增强动脉期、门脉期及延迟期扫描，动脉期轻度均匀强化并见点状血管样强化，静脉期强化更明显并见片状血管样强化，延迟期强化程度略减低。

图5-40-2　左侧腹腔炎性肌纤维母细胞瘤

【拓展病例二】

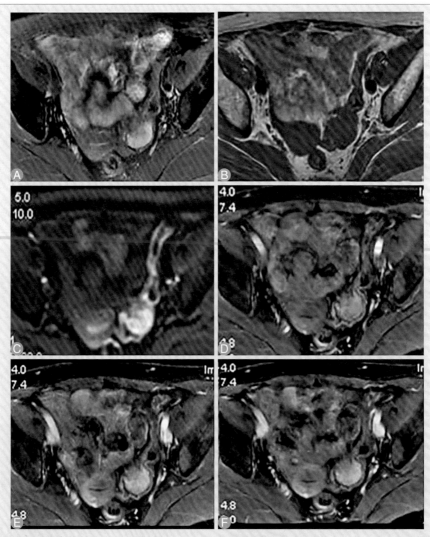

A.横断位 T₂WI 示盆腔左侧高信号肿块；B.横断位 T₁WI 示肿块呈等低信号；C.DWI 为高信号；D~F.横断位腹部 MRI 增强后可见慢进慢出的强化方式。

图5-40-3　腹腔炎性肌纤维母细胞瘤

【诊断要点】

1.腹腔回肠远端好发部位之一，不规则分叶状肿块。

2.实性、囊实性密度，多表现慢进慢出强化。

3.病灶内部及边缘增生小血管影。

4.病灶边缘"晕环征"渗出影，部分可见少量腹腔积液。

—— 参考文献 ——

[1] 孙筱倩, 孟兆伟. 腹膜后炎性肌纤维母细胞瘤的CT表现[J]. 中国中西医结合影像学杂志, 2019, 17（2）: 185-187.

[2] 李秀丽, 任静, 程祝忠, 等. 基于病理分型的腹部炎性肌纤维母细胞瘤的CT表现[J]. 中国CT和MRI杂志, 2019, 17（5）: 93-95.

[3] KARAISLI S, KAMER E, EKINCI N, et al. Inflammatory myofibroblastic tumour of the colon: 2 case reports and a comprehensive review of the literature[J]. Int J Colorectal Dis, 2020, 35（5）: 947-958.

（胡亚彬　李　灿　田兆荣）

病例41　促结缔组织增生性小圆细胞肿瘤

【临床资料】

● 患者女性，34岁，下腹痛19天，发现"盆腔包块"2周。

● 实验室检查：门诊行血常规检查（无殊）、肿瘤标志物检查（CA125 67.67 U/mL）。

【影像学检查】

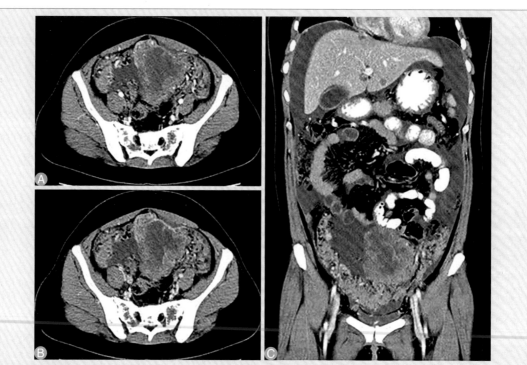

A、B.横断位腹部CT增强扫描；C.冠状位腹部CT增强扫描。

图5-41-1　腹部增强CT扫描

【分析思路】

盆腔内不规则软组织肿块，可见坏死，增强呈持续不均匀轻中度强化，腹膜、大网膜及肝可见转移，少量腹腔积液。常见病变有淋巴瘤腹膜侵犯、腹膜间皮瘤、促结缔组织增生性小圆细胞肿瘤。

■ 淋巴瘤腹膜侵犯

本例支持点：盆腔肿块，增强呈轻度强化，少量腹腔积液，腹膜、大网膜及腹腔脏器转移。

不支持点：淋巴瘤密度均匀，不伴坏死，常伴血管漂浮征，包绕血管。

■ 腹膜间皮瘤

本例支持点：密度不均匀软组织肿块，可见坏死区，增强呈轻中度不均匀强化；伴有腹腔积液，腹膜、大网膜及腹腔脏器转移。

不支持点：中年女性，一般有石棉接触史。

■ 促结缔组织增生性小圆细胞肿瘤

本例支持点：盆腔肿块，可见坏死区，增强呈持续不均匀轻中度强化，腹膜、大网膜及腹腔脏器转移，少量腹腔积液。

不支持点：罕见。

【病理学诊断】

盆腔肿块低分化恶性肿瘤，结合临床及影像学所见，意见为促结缔组织增生性小圆细胞肿瘤。

免疫组化：肿瘤细胞：vimentin（＋），CD99灶（＋），SMA部分（＋），CK部分（＋），Desmin（－），WT-1（－），CA125（－），CD10（－），CD117（－），S-100（－），a-抑制素（－），Ki-67阳性率60%。

【讨论】

■ 临床及病理表现

促结缔组织增生性小圆细胞肿瘤是一种罕见的具有高度侵袭的恶性软组织肿瘤。多数沿腹膜表面生长，本病发病率仅为0.2/1 000 000～0.5/1 000 000，发病年龄3～74岁，高峰年龄位于20～24岁，男女比例为（3～11）∶1。多数患者有症状，包括腹痛、便秘、腹胀伴腹腔积液、背痛或与罕见的腹膜外肿瘤部位相关的症状，超过50%的病例在诊断时已出现远处转移。病理学为小圆形肿瘤细胞被纤维组织分隔成大小不一的巢状结构，不同区域肿瘤和间质的比例不同，其特异的诊断是通过检测重复性染色体易位：t（11；22）（p13；q11）或t（11；22）（p13；q12）。

■ 影像学表现

腹腔、盆腔内巨大的单个或多个软组织肿块，呈结节状或分叶状，与腹膜、网膜及肠系膜紧密相连，可全腹或盆腔同时受累，膀胱后间隙或子宫直肠陷凹肿块是促结缔组织增生性小圆细胞肿瘤特点之一。肿块对周围器官呈先推移、后包绕、再侵犯趋势，与周围器官无明显起源关系为其特征性表现。

CT：平扫呈以实性为主的不均质软组织密度，边界多不清，部分伴有囊变、钙化、出血和坏死；增强呈轻、中度强化，增强动脉期肿瘤内可见被推移、包绕的大血管，部分血管受侵，瘤内可见点、条状血管影，瘤周可见迂曲静脉，延迟期持续强化。

网膜或腹膜的种植转移最常见，血行及淋巴结转移相对少见，表现为腹膜结节状增厚、网膜多发小结节影；常见的远处转移部位是肝、肺、骨及腹膜后和腹股沟淋巴结等，腹腔、胸腔积液相对轻或无。

MR：更清晰地显示肿瘤大小及分布，与肌肉信号相比，T_1WI呈等低信号，T_2WI呈稍高信号。

【拓展病例】

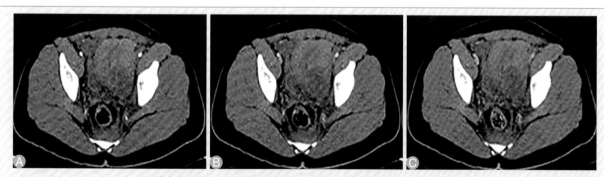

A～C.横断位腹部CT增强扫描示盆腔肿块，轻中度不均匀强化，腹膜增厚。

图5-41-2　盆腔促结缔组织增生性小圆细胞肿瘤

【诊断要点】

1.膀胱后间隙或子宫直肠陷凹肿块。

2.肿块对周围器官呈先推移、后包绕、再侵犯趋势，与周围器官无明显起源关系。

3.增强呈轻、中度延迟强化。

4.青年男性好发，网膜或腹膜的种植转移最常见。

——参考文献——

[1] HENDRICKS A，BOERNER K，GERMER C T，et al. Desmoplastic small round cell tumors：a review with focus on clinical management and therapeutic options [J]. Cancer Treat Rev，2021，93：102140.

[2] MORANI A C，BATHALA T K，SURABHI V R，et al. Desmoplastic small round cell tumor：imaging pattern of disease at presentation [J]. AJR Am J Roentgenol，2019，212（3）：W45-W54.

（胡亚彬　彭琪琪　毛馨怡）

病例42　腹腔脓肿

【临床资料】

● 患者女性，63岁，反复腹胀、腹痛20天余。

● 实验室检查：血常规示白细胞计数14.2×10^9/L，中性粒细胞比例79.8%；C-反应蛋白＞90.0 mg/L；血糖9.5 mmol/L。

● 体温：38.0 ℃。

● 既往史：2型糖尿病。

【影像学检查】

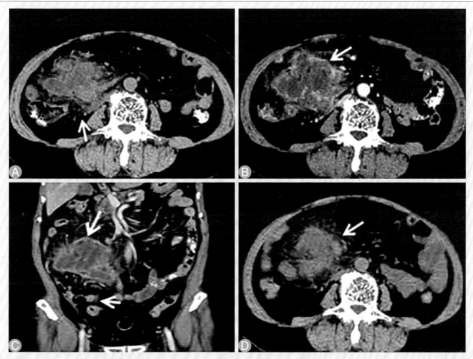

A. 横断位 CT 平扫；B. 横断位增强 CT 动脉期；C.冠状位增强 CT 门脉期；D. 横断位 CT 平扫（治疗 1 周后）。

图5-42-1　腹部增强CT扫描

【分析思路】

老年女性患者，急性发病，病程略长，低度发热，WBC升高，感染标志物明显升高，右中下腹较大稍低密度含液病变，周围腹膜增厚，边缘毛糙渗出，增强病变边缘不均质环状强化。常见病变有阑尾脓肿、系膜来源胃肠道间质瘤、腹腔脓肿。

■ 阑尾脓肿

本例支持点：白细胞及中性粒细胞升高，右中下腹部较大稍低密度含液密度，壁厚不规则，周围腹膜增厚模糊；治疗后有缩小趋势。

不支持点：病变位置偏高，以右中腹部为主，右下腹阑尾区相对清晰，无明显异常。

■ 系膜来源胃肠道间质瘤

本例支持点：病灶较大，呈团块状改变，密度略低，增强呈不均匀明显强化。

不支持点：腹腔系膜来源胃肠道间质瘤周围渗出不明显，短期内复查变化不明显。

■ 腹腔脓肿

本例支持点：白细胞及中性粒细胞升高，右中下腹部较大稍低密度含液密度，壁厚不规则，周围腹膜增厚模糊，无淋巴结肿大；治疗后有缩小趋势。

不支持点：病灶密度稍低，增强呈不均匀强化，无气-液平面。

本例少见或不典型表现：糖尿病患者，临床症状不典型；腹腔不均匀稍低密度肿块影，无气-液平面，不均匀强化。

【最后诊断】

腹腔脓肿。

【讨论】

■ 临床及病理表现

糖尿病患者机体抵抗力低下、体内糖脂代谢紊乱，加之各组织器官细胞长期处于高糖环境中，导致其极易发生感染、并发脓肿，甚至引发酮症酸中毒、感染性休克、败血症，危及患者生命。其临床表现多不典型，而全身中毒症状较重。常见于血糖控制不良有慢性并发症或年龄较大的2型糖尿病患者，表现可有反复无规律性腹痛、腰痛、肝区及肾区叩击痛。常易诱发酮症酸中毒和非酮症高渗综合征等急性代谢紊乱并发症，从而使病情更加复杂。当糖尿病患者出现多种抗生素治疗无效时，应警惕有无腹腔及实质脏器的化脓性感染，应及时行超声及CT等影像学检查。

■ 影像学表现

1.腹盆腔内位置不定（肝周、结肠旁沟、腹壁下、盆腔）单发或多发含液低、稍低密度影，壁厚不规则，增强后明显延迟强化，周围腹膜增厚模糊。

2.病灶区气泡影或气-液平面为其特征性表现。

3.可伴发肝脏、肾盂及肾周、肺多发脓肿影像。

【拓展病例】

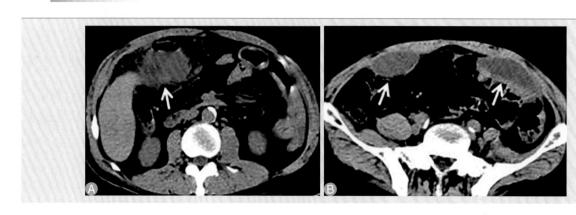

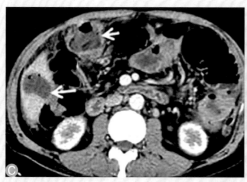
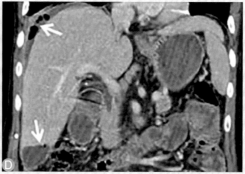

A. 横断位腹部 CT 平扫右中上腹脓肿（箭头），病灶内可见气 – 液平面；B ~ D.2 周后横断位腹部平扫、增强 CT 及冠状位腹部增强 CT：双下腹壁下及肝脏包膜下多发脓肿（长箭头），原右上腹腔脓肿较前有缩小（图 C 短箭头）。

图5-42-2　患者男性，47岁，腹腔脓肿

【诊断要点】

1.腹腔内多发类圆形、不规则厚壁含液气囊性病变，病灶内气泡影或气–液平面。

2.增强扫描壁较厚，强化明显，周围腹膜增厚模糊。

3.腹盆腔多发脓肿伴肝脏及肝周多发脓肿形成。

4.当糖尿病患者感染指标较高，经多种抗生素治疗无效时，应及时行影像学检查排外有无伴发肺脏、腹腔及实质脏器等脓肿形成。

—— 参考文献 ——

[1] 常莹，陆芳菲，麦筱丽，等 . 2 型糖尿病合并盆腔脓肿及脑脓肿 1 例 [J]. 中国糖尿病杂志，2014，22（2）：181-182.

[2] 高雨松，陈旭岩 . 急诊糖尿病合并脓肿诊治 2 例报道及文献复习 [J]. 中国急救医学，2013，33（11）：1053-1056.

（魏忠荣　汪鑫斌　方　珍）

病例43 孤立性纤维性肿瘤

【临床资料】

● 患者女性，60岁，间断腹胀13年，再发加重1周。

● 实验室检查（-）。

【影像学检查】

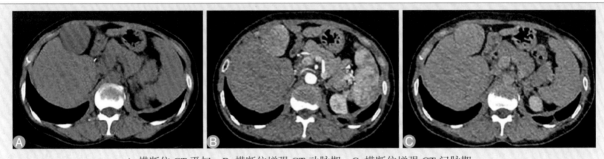

A.横断位 CT 平扫；B.横断位增强 CT 动脉期；C.横断位增强 CT 门脉期。

图5-43-1　腹部平扫+增强CT扫描

【分析思路】

腹腔软组织密度占位性病变，边界清楚，密度较均匀，增强扫描动脉期呈中度不均匀强化，门脉期呈均匀轻度强化。常见病变有胃肠道间质瘤、神经鞘瘤、孤立性纤维性肿瘤。

■ 胃肠道间质瘤

本例支持点：好发年龄符合，类圆形软组织肿块，边界清楚。

不支持点：间质瘤较大时密度不均匀，增强扫描呈明显不均匀强化。

■ 神经鞘瘤

本例支持点：软组织密度肿块，边界清楚。

不支持点：神经鞘瘤易囊性病变，增强实性部分渐进性强化，囊性部分不强化。

■ 孤立性纤维性肿瘤

本例支持点：CT平扫密度均匀，边界清楚，增强后动脉期不均匀强化，随着时间延长，病变范围扩大，密度逐渐均匀，呈"地图状"强化。

不支持点：瘤内未见迂曲血管影。

【病理诊断】

病理：恶性间叶源性肿瘤，形态结合免疫组化提示低度恶性孤立性纤维性肿瘤。

免疫组化结果：CK（-），vimentin（+），CD34（+），S-100（-），SMA（-），HMB45（-），Melan-A（-），Ki-67（10%），CD117（-），DOG-1（-），Bcl-2（++），CD99（+++），CD31（-），STAT6（+++），H-cald（-）。

【讨论】

■ 临床及病理

常见于50～60岁，男女比例无明显差异。生物学上以良性为主，大多数患者无症状，或仅表现腹胀、腹痛，或相邻结构压缩引起的相关症状。

病理大体观表现为孤立性软组织肿块，质硬，多呈良性肿瘤征象。以圆形或类圆形为主，可伴有浅分叶，界限清楚，包膜一般完整，部分恶性者包膜不完整。瘤内具有不同程度的致密胶原纤维呈条带状或片状沉积。若胞质丰富、核异型，可考虑恶性。免疫组化vimentin、CD34、Bcl-2表达阳性对诊断有较高的特异性，这是区分孤立性纤维性肿瘤与胸膜间质瘤及神经源性肿瘤的重要标志。CD34的阳性表达率与肿瘤的分化有关，恶性孤立性纤维性肿瘤的CD34阳性表达率低，且过度表达p53和S-100。

■ 影像学表现

孤立性纤维性肿瘤受肿瘤细胞及胶原纤维成分影响，CT平扫肿块密度均匀或不均匀，瘤内常见不同密度的软组织成分，瘤内可因黏液样变性或囊性变形呈低密度区。肿瘤大小差异较大，可从数厘米到数十厘米，边界多清楚。增强扫描后病变强化方式与肿瘤血管、细胞密集区和致密胶原纤维的分布密切相关。肿瘤血管丰富区、细胞密集区强化明显，瘤内可见迂曲血管影；黏液变性延迟扫描可见轻度强化；坏死囊变区始终无强化；细胞稀疏区、致密胶原纤维区强化相对较弱，呈持续强化或进行性强化特点，呈"地图状"，具有重要的鉴别诊断价值。

MRI 表现T_1WI常为等信号，T_2WI为混杂略高信号。病灶内的不均匀信号与病灶内的出血、坏死、囊变或黏液变性及透明化间质成分有关。T_2WI低信号区反映病灶内的致密胶原纤维、细胞结构稀疏及质子运动较少，等高或略高信号反映富细胞区所致，高信号区反映肿瘤黏液变性或坏死囊变区。增强扫描肿瘤实性部分明显强化，动脉期瘤内迂曲血管显示清楚，静脉期病灶渐进性或持续强化，强化区域扩大，病灶内可见无强化囊变区。

【拓展病例一】

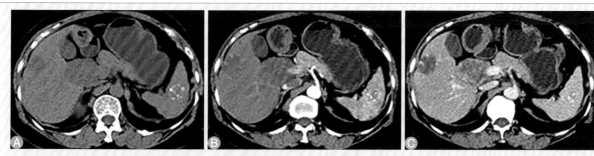

A～C横断位平扫及增强示肝门部卵圆形软组织肿块，动脉期病灶明显不均匀强化，门脉期持续强化。

图5-43-2　腹腔孤立性纤维性肿瘤

【拓展病例二】

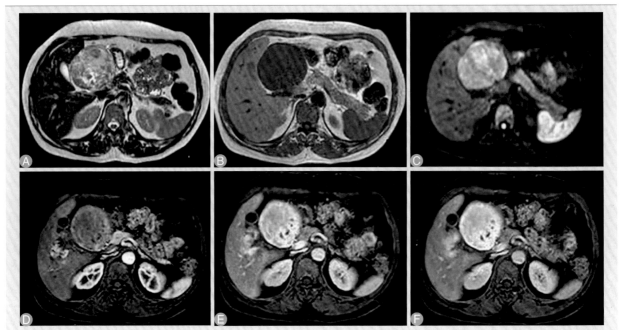

A. 横断位 T_2WI 示肝门区混杂高信号肿块；B. 横断位 T_1WI 示肿块呈低信号；C.DWI 信号较高；D～F. 横断位 MRI 增强后可见快进慢出的强化方式。

图5-43-3　腹腔孤立性纤维性肿瘤

【诊断要点】

1.瘤内可见迂曲血管影。

2.快进慢出的强化方式。

3.典型"地图样"强化表现。

—— 参考文献 ——

[1] HUANG S C，HUANG H Y. Solitary fibrous tumor：an evolving and unifying entity with unsettled issues[J]. Histol Histopathol，2019，34（4）：313-334.

[2] OLSON N J，LINOS K. Dedifferentiated solitary fibrous tumor：a concise review[J]. Arch Pathol Lab Med，2018，142（6）：761-766.

（胡亚彬　李　灿　朱芳梅）

病例44 腹腔纱布瘤

【临床资料】

- 患者女性，59岁，上腹部饱胀不适2年余，加重1周。2年前于当地医院行胆囊切除术。
- 外院胃镜提示胃大弯侧可见约3.5 cm×3.5 cm大小圆形隆起，表面光滑。
- 体格检查：上腹部可见一约7 cm纵向切口，余（－）。

【影像学检查】

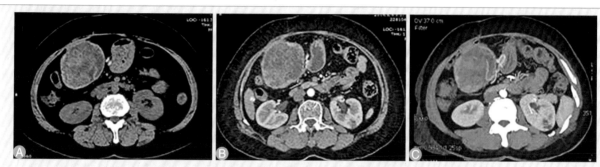

A. 横断位 CT 平扫；B. 横断位增强 CT 动脉期；C. 冠状位与横断位增强 CT 重建 MIP 图。

图5-44-1 腹部CT平扫+增强扫描

【分析思路】

中年女性，有胆囊手术病史，右上腹腔内见团块状混杂密度影，边界清晰，有完整包膜，增强后病灶内部条带状强化密度影。常见病变有胃肠道间质瘤、孤立性纤维性肿瘤、侵袭性纤维瘤病、炎性肌纤维母细胞瘤、纱布瘤。

■ 胃肠道间质瘤

本例支持点：囊实性肿块，增强中度不均匀强化，边缘光整，可见十二指肠动脉分支供血。

不支持点：肿块与邻近胃肠道壁不相连，不符合常规胃肠道壁起源的间质瘤；需要鉴别胃肠道外间质瘤，但胃肠道外间质瘤多见于腹膜后间隙。

■ 孤立性纤维性肿瘤

本例支持点：孤立性纤维性肿瘤增强可呈轻度至明显不均匀强化，特征性动态强化表现为"快进慢出"或"地图样强化"，且肿瘤多为均匀密度实性肿块，其内可见黏液变性，肿瘤周围可见包膜。

不支持点：孤立性纤维性肿瘤增强静脉期常可见瘤内"蛇纹血管征"，尽管该病例可见增粗迂曲血管，但多位于肿瘤周围。

■ 侵袭性纤维瘤病

本例支持点：肠系膜侵袭性纤维瘤病常表现为肠系膜间隙孤立性软组织肿块，因瘤内纤维成分含量和组织变性增强表现多样化。

不支持点：坏死囊变少见，"血管征"少见，"飘带征"几乎不可见。

■ 炎性肌纤维母细胞瘤

本例支持点：囊实性肿块，中度不均匀强化伴渐进性强化。

不支持点：炎性肌纤维母细胞瘤一般无包膜，瘤周常可见少许炎性渗出呈"晕样"改变。

■ 纱布瘤

本例支持点：不均匀密度囊实性肿块，增强呈渐进性强化，可见包膜影；既往有腹部手术病史。

不支持点：瘤内见十二指肠动脉分支供血，瘤周可见增粗迂曲血管。

【病理诊断】

术中诊断：右上腹肠系膜间隙见大小为10 cm×12 cm肿块，肿块切开可见一纱布，肿块与右肝下缘、十二指肠球部、胃窦部密切粘连。

病理诊断：腹腔纱布瘤。

【讨论】

■ 临床及病理表现

纱布瘤（gossypiboma）是指手术过程中纱布遗留体内形成的医源性包块，是一种少见的假肿瘤样病变；该病发病率为1/1500～1/1000，男女比例相当。纱布瘤最常见的发生部位为腹盆腔，其他部位还包括胸腔、乳腺、腹膜后等。腹腔纱布瘤最常见的临床表现为腹部包块、腹痛、腹胀，可伴有发热、肠梗阻等症状，部分患者可无明显不适。

组织病理上，纱布瘤表现为纱布团被周围大网膜及邻近肠管粘连包裹，随着机体对异物的炎性反应，纱布团周围可出现炎性细胞渗出，随着时间延长，纱布团周围可形成包膜将其包裹，包膜并逐步向纱布团内延续，光镜下纱布瘤包膜为一致密纤维结缔组织，内部可见大量急性或慢性炎性细胞和嗜酸性粒细胞浸润，并可见异物巨细胞反应。病理上根据纱布瘤内部成分不同可分为异物性囊肿/脓肿和异物性肉芽肿，前者多呈囊性，后者多为实性，常见于手术后期。纱布瘤根据纱布体内留存时间长短分为急性纱布瘤（术后2周内）和慢性纱布瘤（术后2周后），Manikyam等根据纱布瘤病理过程将其分为3期。Ⅰ期（炎性肉芽肿期）：术后1～2周，纱布瘤包膜不完整且薄，内部以炎性浸润和肉芽肿形成为主，可伴有积气及脓肿形成；Ⅱ期（包膜形成期）：术后3～4周，纱布瘤包膜完整，内部多以脓肿为主，积气较少；Ⅲ期（纱布瘤期）：术后7周以上，纱布瘤包膜明显增厚并达瘤体深部，一般不含气体，可伴有小脓肿。

■ 影像学表现

腹腔纱布瘤（abdominal gossypibomas）根据术后纱布体内留存时间不同及个体对异物反应差别，其影像学表现差异性较大。腹腔纱布瘤均表现为腹腔类圆形或椭圆形软组织肿块，肿块大小不一，密度不均。一般来说，炎性肉芽肿期腹腔纱布瘤多表现为内部含气肿块，肿块内部积气呈"蜂窝状"改变，故称"蜂窝征"，被认为是纱布瘤的特异性征象。增强肿块实性部分可呈明显强化或中度不均匀强化，肿块内部亦可见含液小脓腔，肿块周缘无包膜或不完整包膜，边界清晰。而包膜形成期腹腔纱布瘤表现为有完整包膜的囊性或囊实性肿块；囊性肿块内部密度不均，可见云雾状、漩涡状、丝带状或脑回样高密度影漂浮其中，称之为纱布条"飘带征"，也有人称之为"水中游蛇征"，是纱布瘤的特异性征象。囊实性肿块或实性肿块内部实性成分较多，囊性成分多发且较小，一般少见积气，增强肿块内部实性成分呈中度至明显强化，伴延迟强化，而囊性成分和积气无强化，可表现为"海绵样"或"蜂巢样"结构，具有一定特异性。纱布瘤期腹腔纱布瘤则多表现为有完整包膜的实性肿块，密度多不均，增强多为中度不均匀强化，酷似腹腔、肠系膜肿瘤性病变，鉴别困难；晚期纱布瘤内部及边缘可见"网格状钙化"，有研究者称之为"钙化型网状外壳征"，是其较为特异性的征象。

【拓展病例一】

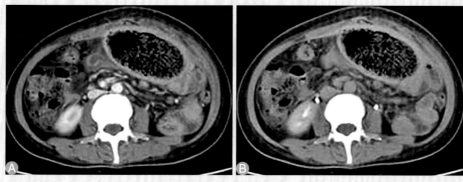

A、B.横断位腹部增强CT示左中腹部见椭圆形混杂密度肿块影，肿块内部见多发网状软组织密度影及积气影呈"蜂窝征"，肿块周边呈环形软组织密度影，增强中度强化伴延迟强化，外壁较光整，周围肠系膜间隙浑浊模糊。

图5-44-2　患者女性，40岁，有宫颈癌手术切除史，手术证实腹腔纱布瘤

【拓展病例二】

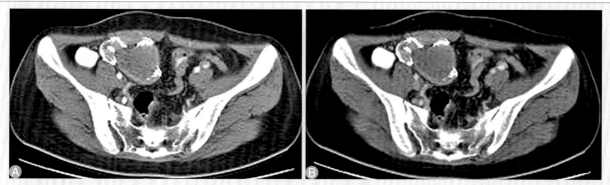

A、B.横断位腹部增强CT示盆腔入口区右侧不规则实性肿块，增强肿块弱强化，边缘光整，可见包膜，肿块周缘见多发致密影。

图5-44-3　患者女性，23岁，有剖腹产史，手术证实腹腔纱布瘤伴金属缝线影

【诊断要点】

经典征象如下。

1.蜂窝征：指纱布瘤体内部见多发积气，形如"蜂窝状"改变，故称"蜂窝征"，主要见于肉芽肿期纱布瘤。

2.飘带征：指纱布瘤呈囊肿性或脓肿性肿块，囊腔内纱布呈云雾状、漩涡状、丝带状或脑回样高密度影漂浮其中，故称"飘带征"，主要见于包膜形成期囊性纱布瘤。

3.钙化型网状外壳征：指纱布瘤内部及边缘肉芽肿机化钙化呈"网格状影"，称之为"钙化型网状外壳征"，主要见于晚期纱布瘤。

有提示意义的征象如下。

"海绵样"或"蜂巢样"结构：主要见于包膜形成期囊实性纱布瘤，瘤体内实性成分强化明显，而囊性成分和散在积气无强化，形如"海绵样"或"蜂巢样"，遇见此征象，结合手术史及临床特征，可提示纱布瘤可能性。

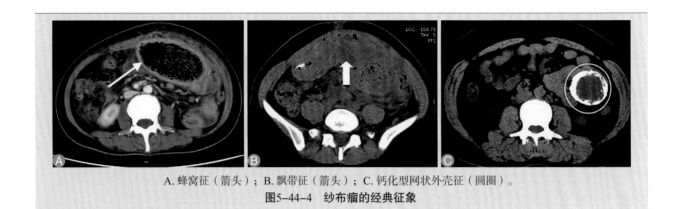

A.蜂窝征（箭头）；B.飘带征（箭头）；C.钙化型网状外壳征（圆圈）。
图5-44-4 纱布瘤的经典征象

—— 参考文献 ——

[1] 李炳荣，张轶虹，赵雪妙，等.CT表现为腹腔实性肿块影的纱布瘤一例 [J].中华放射学杂志，2020，7：717-718.

[2] OTHMAN S A，ALSAFWANI J Q，ALSAHWAN A，et al. Intrathoracic gossypiboma：an overlooked entity. Am J Case Rep，2020，21：e923992.

（杨先春　汪鑫斌　刘　祥）

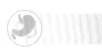

病例45 肠系膜海绵状淋巴管瘤

【临床资料】

● 患者男性，57岁，左侧腰腹部胀痛3天。

● 外院超声提示左侧输尿管结石，来我院门诊腹部CT平扫检查输尿管结石时偶然发现中腹部肠系膜间隙占位性病变，大小为3.2 cm×2.6 cm×4.6 cm。

【影像学检查】

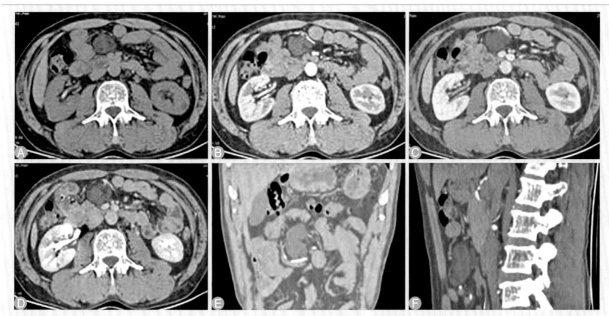

A.横断位 CT 平扫；B.横断位 CT 增强动脉期；C.横断位 CT 增强门脉期；D.横断位 CT 增强延迟期；E.冠状位 CT 增强；F.矢状位 CT 增强。

图5-45-1 腹部CT平扫+增强

【分析思路】

腹腔肠系膜间隙类圆形低密度肿块影，边界清楚，形态欠规则，增强后病灶轻度强化。常见病变有淋巴瘤、海绵状血管瘤、炎性肌纤维母细胞瘤、海绵状淋巴管瘤。

■ 淋巴瘤

本例支持点：肠系膜间隙实性软组织肿块，质地柔软，增强呈弱强化，邻近血管无侵犯。

不支持点：肠系膜淋巴瘤呈轻度强化伴延迟强化，但该病例动脉期及静脉期几乎无明显强化。淋巴瘤常包绕血管呈"血管漂浮征"，该病例无此征象。

■ 海绵状血管瘤

本例支持点：肠系膜间隙实性软组织肿块呈"塑形"生长，无包膜，边界清晰。

不支持点：肠系膜海绵状血管瘤表现为早期强化伴渐进性强化，本病例不符合。

■ 炎性肌纤维母细胞瘤

本例支持点：肠系膜炎性肌纤维母细胞瘤可表现为弱强化。

不支持点：炎性肌纤维母细胞瘤瘤周常可见少许炎性渗出呈"晕样"改变。

■ 海绵状淋巴管瘤

本例支持点：肠系膜间隙"塑形"生长软组织肿块，质地柔软，无占位效应，增强后弱强化，无包膜，边界清晰。

不支持点：增强动脉期及静脉期几乎无明显强化；肠系膜淋巴管瘤多表现为囊性淋巴管瘤，实性相对少见。

【病理诊断】

术中诊断：探查腹腔，见大网膜，胃结肠韧带有粘连，分离粘连并打开胃结肠韧带探查，探及左中腹部小肠系膜内一包块，直径约5.0 cm，系膜包裹，其内可见乳白色石膏渣样内容物，边界清楚，与周围组织无粘连，用电刀打开系膜，沿包块四周完整剥离并电刀止血，包块家属过目后送快速冰冻切片检查。

病理诊断：海绵状淋巴管瘤。

【讨论】

■ 临床及病理表现

淋巴管瘤是起源于淋巴系统的一种淋巴管发育畸形，50%为先天性淋巴管畸形或发育障碍，属于非真性肿瘤。淋巴管瘤可见于全身任何部位，95%发生于颈部、腋窝、腹股沟区等处，发生于腹部的淋巴管瘤十分少见，占淋巴管瘤不足5%，多见于肠系膜和腹膜后，而发生于肠系膜的淋巴管瘤不足1%；肠系膜淋巴管瘤见于任何年龄，以儿童最常见，多为先天性，成人相对少见，男女比例约为3：1。淋巴管瘤的发生机制目前尚不清楚，一般认为该病与淋巴管胚胎发育异常有关，部分学者认为肠系膜淋巴管瘤可能是腹腔感染、创伤、寄生虫、放射性损伤等因素导致淋巴管阻塞引起淋巴管扩张形成的。肠系膜淋巴管瘤临床缺乏特异性，一般无异常临床表现，常有患者偶然或体检时发现，部分患者可有间歇性腹痛、腹胀、腹部不适、恶心、呕吐、腹泻、便血等表现。

组织病理上，大体标本上淋巴管瘤表现为圆形或类圆形无包膜肿块，切面呈灰红色蜂巢状，其内见大小不等充满淋巴液的囊腔，部分可呈较大囊性肿块，囊壁菲薄，囊内可有或无分隔，囊内充满淡黄色清亮或乳白色淋巴液。显微镜下观察肿瘤由多发扩张的囊状淋巴管组成，囊内充满蛋白样液体，并可见淋巴细胞，偶见红细胞，管壁衬以单层扁平内皮细胞，肿瘤间质由较多纤维组织、平滑肌组织、脂肪及些许淋巴细胞、泡沫细胞组成。1877年Wegner将淋巴管瘤分为单纯型、海绵状型和囊性淋巴管型3种类型，而Kennedy等于1989年将其分为表浅皮肤淋巴管瘤（分为单纯型和曲张型两种）、海绵状淋巴管瘤、囊性淋巴管瘤和弥漫性淋巴管瘤（又称为淋巴管瘤病）4种类型。

■ 影像学表现

肠系膜淋巴管瘤主要为囊性淋巴管瘤和海绵状淋巴管瘤，其类型不同，CT表现各有其特点。①肠系膜囊性淋巴管瘤主要表现为腹腔脏器外肠系膜间隙单房囊性或多房囊性病变；病变形态不一，可呈圆形、卵圆形或不规则形，囊壁质地柔软，有"见缝就钻"及"塑形性"改变；病变大小不一，最大者直径可达20 cm；囊壁一般菲薄，囊内可有纤细分隔，厚度为1～5 mm不等；增强囊壁及分隔多呈轻度或轻中度延迟强化，囊内容物无强化；部分病变囊壁及分隔内可见血管穿行其中，血管无侵犯；较小的囊性淋巴管瘤一般无占位效应，邻近组织器官无推挤挤压改变，较大的囊性淋巴管瘤往往推挤挤压邻近组织和器官。②肠系膜海绵状淋巴管瘤多表现腹腔脏器外肠系膜间隙实性软组织肿块，肿瘤大小不一，密度不均，偶可见点状钙化，质地柔软，以不规则形状多见，可沿肠系膜间隙呈"塑形"生长，无包膜；增强多表现为弱强化或无强化，伴有轻度延迟强化；肿瘤内部偶可见血管穿行其中而无挤压侵犯改变，称之为"血管穿行征"，是该病较为特征性影像学表现；肿瘤边界清晰，一般不挤压推挤周围组织器官。部分肠系膜海绵状淋巴管瘤可表现为囊实性肿块，一般表现为多发小囊状影（如蜂窝状），增强实性成分以轻度延迟强化为主，而囊性部分一般无强化。肠系膜淋巴管瘤如果瘤内含有血管瘤成分则称之为血管淋巴管瘤或脉管瘤，增强因瘤内血管瘤成分含量不等可表现为轻度强化至明显强化，延迟均可见渐进性强化。

【拓展病例一】

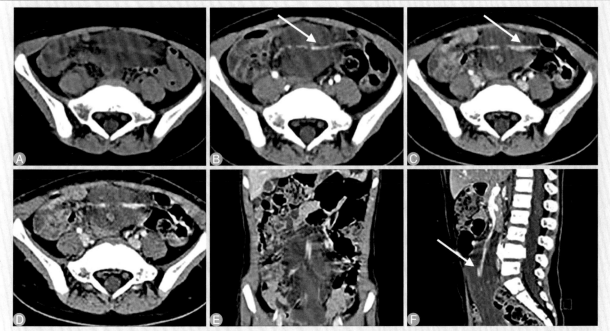

A.横断位腹部CT平扫示中下腹部肠系膜间隙不规则实性肿块，密度不均，呈"塑形"生长；B~F.横断位、冠状位及矢状位腹部增强CT示病灶增强后肿块呈弱强化伴轻度延迟强化，肿块内部可见"血管穿行征"（箭头），边界清晰。

图5-45-2 患者男性，4岁，肠系膜脉管瘤

【拓展病例二】

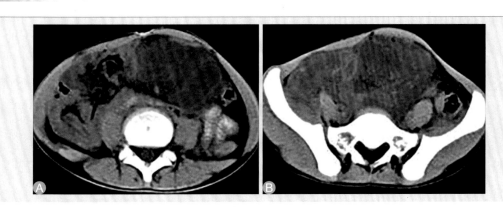

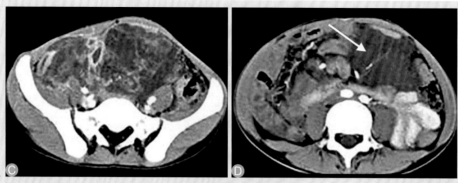

A、B.腹部横断位 CT 平扫示下腹部盆腔见巨大不规则混杂密度囊实性肿块，肿块质地柔软，呈"塑形"生长，边界清晰，邻近肠管呈受压推挤改变；C、D.横断位 CT 增强示下腹部盆腔肿块呈明显不均匀强化，部分囊性成分无强化，囊壁强化明显，其内可见"血管穿行征"（箭头）。

图5-45-3　患者男性，14岁，腹腔淋巴管瘤

【拓展病例三】

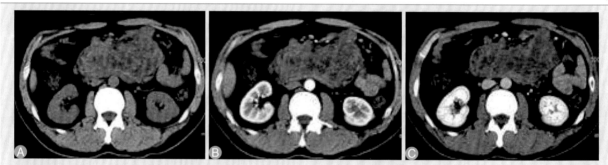

A.横断位腹部 CT 平扫示中腹部肠系膜间隙不规则实性肿块，密度不均；B、C.横断位腹部增强 CT 示增强后肿块呈弱强化，边界清晰。

图5-45-4　患者男性，33岁，肠系膜脉管瘤

【诊断要点】

经典征象如下。

1.塑形征：指肿瘤质地柔软，可沿周围组织间隙"塑形状"生长，如"见缝就钻"，该征象常见于肠系膜淋巴管瘤，亦可见于肾上腺节神经细胞瘤。

2.血管穿行征：指肿瘤内见血管穿行其中，未见受压及侵犯改变，形如血管漂浮其中，该征象常见于淋巴瘤，亦可见于淋巴管瘤。

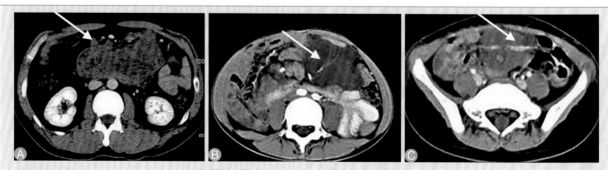

A.塑形征（箭头）；B、C.血管穿行征（箭头）。

图5-45-5　经典征象

—— 参考文献 ——

[1] 闫柯，杨增，张明明，等.左半结肠海绵状血管淋巴管瘤一例 [J].中华医学杂志，2018，98（36）：2944-2945.

[2] ONG D，CRIBB B，MARSHALL-WEBB M，et al. Rare cystic mesenteric mass of the small bowel：mesenteric lymphangioma[J]. ANZ J Surg，2021，91（6）：E417-E418.

（杨先春 刘斯辉）

病例46 肠系膜上动脉夹层

【临床资料】

- 患者男性，46岁，腹胀腹痛7天，加重3小时。
- 实验室检查无特殊。

【影像学检查】

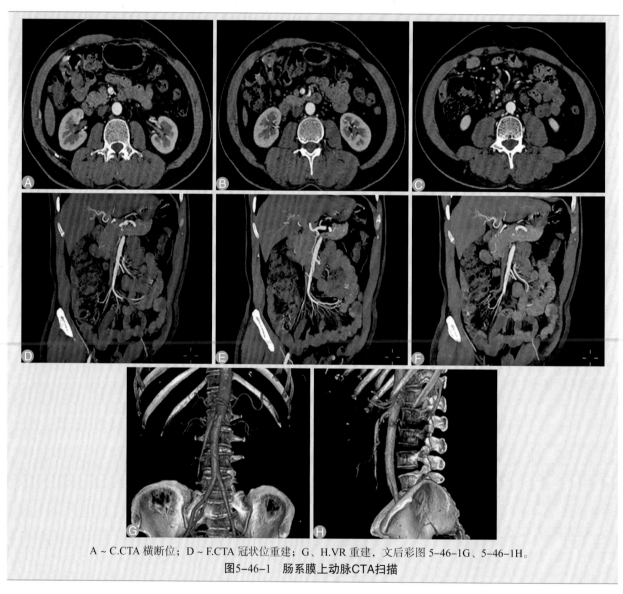

A ~ C.CTA 横断位；D ~ F.CTA 冠状位重建；G、H.VR 重建，文后彩图 5-46-1G、5-46-1H。

图5-46-1 肠系膜上动脉CTA扫描

【分析思路】

中年男性，急性起病，肠系膜上动脉腔内见条状内膜片将其分隔成双腔。常见病变有肠系膜上动脉血栓、低血压和内脏血管收缩、肠系膜上动脉夹层。

■ 肠系膜上动脉血栓

支持点：急性起病，肠系膜上动脉内充盈缺损。

不支持点：肠系膜上动脉内膜完整，大部分栓子来自心脏，非心脏来源栓子通常较小，来自主动脉斑块，或由动脉瘤或血管介入等医源性原因所致。肠壁可淤血水肿，强化减弱。

■ 低血压和内脏血管收缩

支持点：肠系膜上动脉管腔节段性变窄。

不支持点：临床病史，管腔因血容量或收缩可变窄，但是内膜完整，血管周围无渗出。

■ 肠系膜上动脉夹层

支持点：肠系膜上动脉管腔内见分隔，急性腹痛病史。

不支持点：无。

【最后诊断】

肠系膜上动脉夹层。

【讨论】

■ 临床及病理表现

肠系膜上动脉夹层是少见的血管性疾病，肠系膜上动脉管壁中膜结构薄弱、被破坏，局部壁内血肿形成或内膜撕裂，血流灌入，形成夹层。主要引起小肠缺血性改变。

男女比例为5∶1，平均年龄为55岁左右，急性发作的弥漫性腹痛，也可以为持续性或发作性绞痛，呕吐甚至血便。

Sakamoto分型如下。Ⅰ型：假腔有近端破裂入口和远端破裂出口，假腔内血流通畅（箭头）；Ⅱ型：假腔有近端破裂入口，无远端破裂出口（箭头）；Ⅲ型：假腔内血栓形成，可见溃疡样龛影；Ⅳ型：假腔完全性血栓形成，无溃疡样破口。

■ 影像学表现

好发部位：肠系膜上动脉弯曲部前壁，距肠系膜上开口1.5～3.0 cm。肠系膜上动脉相对固定与移动部位的移行处，局部特殊的血流剪切力，影响血流动力学，产生夹层。

1.动脉期真腔与假腔之间见弧形内膜瓣影，但不一定能明确破裂口。肠系膜上动脉内腹侧见充盈缺损，横断位低密度月牙影。

2.间接征象：动脉管壁增粗、扩张；不明原因腔内血栓形成；动脉周围脂肪密度增高、间隙模糊。

3.肠管的血供情况，发现肠缺血、坏死。

【拓展病例】

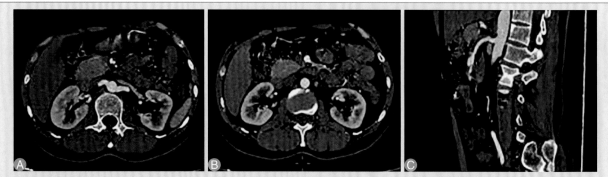

A、B.横断位腹部增强 CT 见肠系膜上动脉内条状低密度影；C.矢状位增强 CT 见肠系膜上动脉近端局限性扩张，其内线样内膜片将其分割成双腔。

图5-46-2 患者男性，48岁，肠系膜上动脉夹层

【诊断要点】

1.急性起病。

2.肠系膜上动脉内腹侧见充盈缺损，横断位低密度月牙影。

3.动脉管壁增粗、扩张。

4.动脉周围脂肪密度增高、间隙模糊。

—— 参考文献 ——

[1] 靳明旭，尤佳，张娣，等.自发孤立性肠系膜上动脉夹层：MSCTA 特征及保守治疗后影像学转归 [J].中国医学计算机成像杂志，2021，2：136-141.

[2] JIA Z，TU J，JIANG G. The classification and management strategy of spontaneous lsolated superior mesenteric artery dissection.Korean Circ J，2017，47（4）：425-431.

（邵亚军　汪鑫斌　安永玉）

病例47 肠系膜上动脉栓塞

【临床资料】

- 患者男性，42岁，腰腹部疼痛2天，血压 154/107 mmHg。
- 既往有高血压病史。
- 实验室检查：血常规提示WBC 13.33×10^9/L，CRP（−）；急诊胰腺炎联检（−）。

【影像学检查】

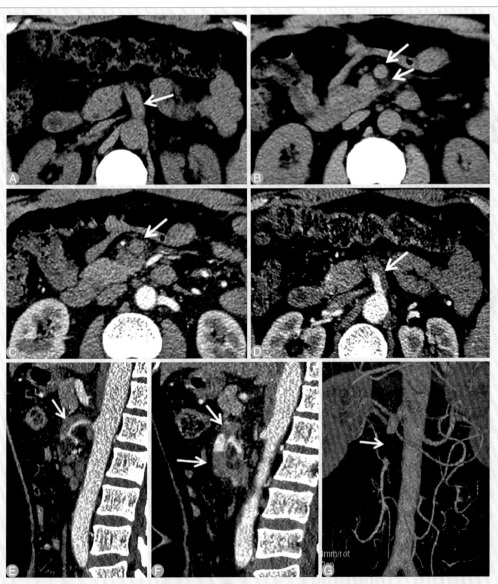

A、B. 横断位平扫肠系膜上动脉；C~F. 肠系膜上动脉增强及 MPR；G. 肠系膜上动脉的 VR 图，文后彩图 5-47-1G。

图5-47-1 肠系膜血管CTA检查

【分析思路】

急性腹痛患者，常规先排外胆囊、胰腺、泌尿系、急性阑尾炎、空腔脏器穿孔等急腹症疾病。逐一排除后，再查看腹部血管（腹主动脉、肠系膜动静脉及肾静脉），以观察有无血管源性急腹症。本例肠系膜上动脉增粗（图A箭头），密度增高，周围渗出密度影（图B箭头），CTA示肠系膜上动脉长段闭塞，其内见充盈缺损密度影（图C～G箭头）。常见病变有肠系膜上动脉夹层、肠系膜上动脉栓塞。

■ 肠系膜上动脉夹层

本例支持点：平扫肠系膜上动脉主干近中段增粗，血管壁边缘毛糙模糊。

不支持点：增强扫描及CTA无隔膜征象。

■ 肠系膜上动脉栓塞

本例支持点：平扫肠系膜上动脉主干近中段增粗，血管壁边缘毛糙模糊；增强血管腔充盈不良，见半圆形、弧形充盈缺损影，管腔中度狭窄。

本例少见或不典型表现：血常规WBC 13.33×10^9/L偏高。腹盆腔脏器无明显异常；平扫肠系膜上动脉管腔直径及密度无明显改变或栓塞范围较为局限，需增强或肠系膜血管CTA才可显示血管腔内充盈缺损影。

【最后诊断】

肠系膜上动脉近-中段栓塞，中段管腔闭塞。

【讨论】

■ 临床及病理表现

肠系膜上动脉栓塞早期最常见的表现为严重的局限性腹痛，无明显腹部体征，腹痛症状与腹部体征分离。可有恶心、呕吐、腹胀等伴随症状。

发病6～12小时后，患者可能出现麻痹性肠梗阻症状，如明显腹胀、压痛、腹肌紧张、肠鸣音减弱或消失等腹膜炎表现和全身性反应。部分患者可在下腹部或脐周扪及不对称肠襻。腹腔大量渗液；随着疾病加重，患者可出现全身中毒、休克等严重症状。

■ 影像学表现

1.直接征象：CT增强扫描血管腔充盈缺损或血管截断，完全阻塞者，远端血管不强化。

2.直接征象：肠壁水肿增厚或变薄，肠壁增厚是最常见的间接征象，增厚程度在8～15 mm。

3.肠壁扩张伴有气-液平面：肠壁坏死渗出、出血的影像学表现，提示肠蠕动消失。

4.腹腔内积液。

5.肠壁内积气及门静脉内积气。

【拓展病例一】

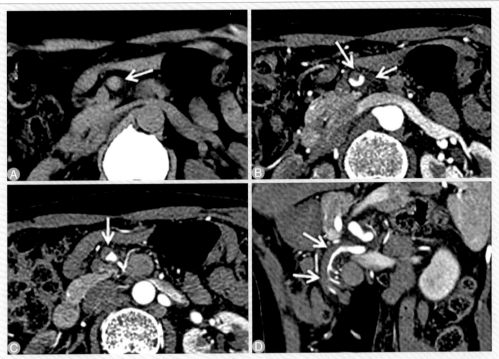

A. 横断位腹部平扫示肠系膜上动脉近中段增粗，管腔密度增高（箭头）；B、C. 横断位 CTA 动脉期示肠系膜上动脉近中段见弧形充盈缺损影，管腔轻至中度狭窄，周围少量渗出（短箭头）；D.MPR 清晰显示肠系膜上动脉栓塞范围及程度（箭头）。

图5-47-2　患者女性，53岁，肠系膜上动脉栓塞

【拓展病例二】

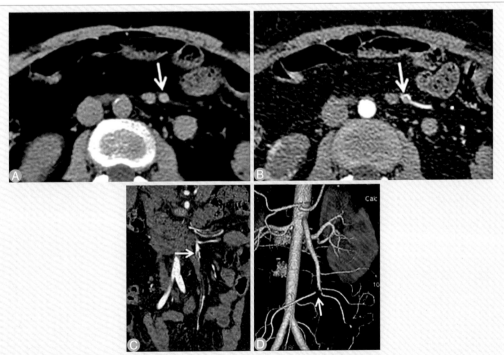

A. 横断位平扫肠系膜上动脉主干无明显异常（箭头）；B～D. 横断位 CTA 动脉期、MPR、VR 显示肠系膜上动脉主干末端局限性充盈缺损影（箭头）。文后彩图 5-47-3D。

图5-47-3　患者女性，49岁，肠系膜上动脉栓塞

【诊断要点】

1.增强扫描血管腔充盈缺损或血管截断，完全阻塞者，远端血管不强化。

2.肠系膜上动脉肠壁水肿增厚或变薄。

3.肠系膜上动脉肠壁扩张伴有气–液平面。

4.腹腔内积液。

5.肠系膜上动脉肠壁内积气及门静脉内积气。

—— 参考文献 ——

[1] 夏士博，陆清声.急性肠系膜上动脉栓塞的诊治要点[J].中国血管外科杂志（电子版），2018，10（3）：165-168.

[2] 闫军，杨维桢，赖俊浩，等.肠系膜上动脉栓塞52例临床分析[J].中华普通外科学文献（电子版），2017，11（3）：191-194.

[3] 叶自青，刘英峰，蔡成仕，等.多层螺旋CT血管成像诊断肠系膜上动脉栓塞临床价值分析[J].医学影像学杂志，2020，30（7）：1317-1319.

（魏忠荣　汪鑫斌　孙　理）

病例48　肠系膜上静脉血栓

【临床资料】

- 患者男性，59岁，因腹痛1周入院，D-二聚体 21.14 mg/L。
- 患者体征：中下腹部压痛，无反跳痛。

【影像学检查】

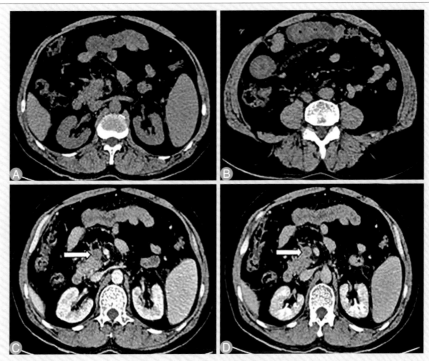

A、B.横断位腹部 CT 平扫；C、D.横断位腹部增强 CT 延迟期。

图5-48-1　腹部平扫+增强CT扫描

【分析思路】

中老年男性，腹痛入院，肠系膜上静脉略增宽，边缘略模糊，增强扫描可见充盈缺损（箭头），右侧中上腹局部小肠肠壁增厚、水肿，D-二聚体升高。常见病变有肠系膜上静脉癌栓、肠系膜上静脉血栓。

■ 肠系膜上静脉癌栓

本例支持点：肠系膜上静脉增粗，增强后内部见充盈缺损。

不支持点：无癌症病史；充盈缺损影未见明确强化。

■ 肠系膜上静脉血栓

本例支持点：肠系膜上静脉增粗，增强后内部见充盈缺损；增强后未见明确强化。

不支持点：无。

【最后诊断】

肠系膜上静脉血栓。

【讨论】

■ 临床及病理表现

肠系膜上静脉血栓（mesenteric venous thrombosis，MVT）起病隐匿，是一种临床较少见的肠系膜缺血性疾病，占肠系膜缺血性疾病的6%～9%。肠系膜上静脉血栓缺乏特征性的临床表现，常引起误诊，死亡率较高。

肠系膜上静脉血栓早期以红细胞、血小板及纤维蛋白为主，后期逐渐机化，肉芽组织形成，这也决定了不同时期的血栓CT密度表现不同。在血栓形成的不同时期，血栓的组织学成分处于动态变化中。肠系膜上静脉血栓形成后，受累区域的肠系膜静脉回流障碍，可导致肠壁的营养缺乏及运动障碍，肠壁淤血水肿及增厚。

■ 影像学表现

肠系膜静脉增宽，边缘模糊呈"晕征"。肠系膜周围脂肪由于出血或水肿密度增高呈"脂肪浑浊征"。增强扫描是最准确的方法，可以发现肠系膜上静脉内低密度血栓影，血栓周围静脉壁环形强化呈"靶征"，肠系膜上静脉的密度明显低于下静脉的密度同时肠管壁强化明显。当肠系膜上静脉血栓发展至晚期可造成肠管透壁性坏死，CT上可以发现腹腔内游离气体、肠管壁内及肠系膜上静脉内或门静脉内出现气体影，此征象的出现代表着肠管不可逆性的坏死。值得注意的是肠坏死并不一定出现上述征象，当腹部穿刺可见有血性液体时，应考虑到有肠管缺血坏死的可能。

【拓展病例】

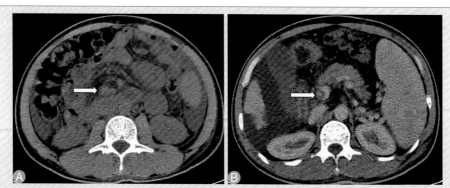

A.CT腹部平扫示肠系膜上静脉略增宽（白箭头）；B.腹部增强CT扫描延迟期示肠系膜上静脉局部可见充盈缺损。

图5-48-2　患者女性，29岁，肠系膜上静脉血栓

【诊断要点】

1.直接征象：肠系膜上静脉管径增宽，管壁周围见不同程度的高密度渗出。

2.间接征象：肠壁环形增厚，水肿表现为低密度，黏膜层和肌层表现相对高密度呈"双环征"。

3.CT增强（直接征象）：肠系膜上静脉内低密度充盈缺损，未见明确强化。

——参考文献——

[1] 杨月,姚春慧,唐雪莲,等.多排CT对急性及慢性肠系膜静脉血栓的诊断价值[J].上海交通大学学报(医学版),2019,39（4）：403-406.

[2] 郑婉静,曹代荣,郑贤应,等.急性肠系膜上静脉血栓的CT平扫诊断价值[J].中国CT和MRI杂志,2014,（6）：68-70.

[3] 莫友发,张礼鹍,李想良,等.门静脉和肠系膜上静脉血栓形成的CT、MRI诊断[J].中华肝胆外科杂志,2007,13（1）：22-24.

（董　浩　汪鑫斌　李学坤）

彩　插

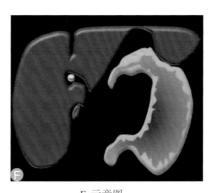

F. 示意图。

图1-1-2　患者女性，66岁，异位肝

［病例来源：SEMIN ULTRASOUND CT. 2022-12-01;43(6):476-489.］

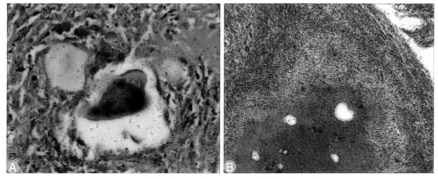

A.H&E 染色（×100）；B.H&E 染色（×40）。

图1-5-2　病理检查

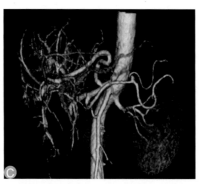

C.VR 图像示肝动脉分支异常增粗，走行迂曲，门静脉局部提前显影。

图1-15-2　患者女性，58岁，遗传性出血性毛细血管扩张症

（病例由西海岸新区第二中医医院吴荣银老师提供）

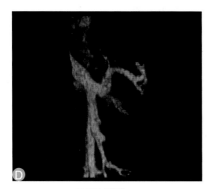

D.VR 图像。

图1-16-1　上腹部增强CT扫描

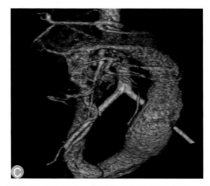

C.VR 图像示肠系膜上、下静脉明显增粗扩张，近端相汇合，肠系膜下静脉远端与右侧髂内静脉相交通，汇入下腔静脉。

图1-16-2　患者女性，5岁，Abernethy畸形（Ⅰ型）

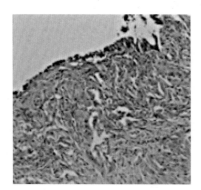

图1-23-2　病理检查（H&E染色×100）

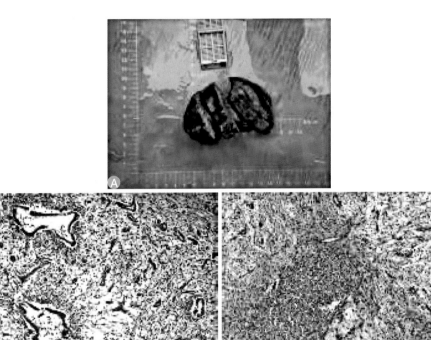

A. 实物图；B.H&E 染色，×200；C.H&E 染色，×100。

图1-24-2　病理检查

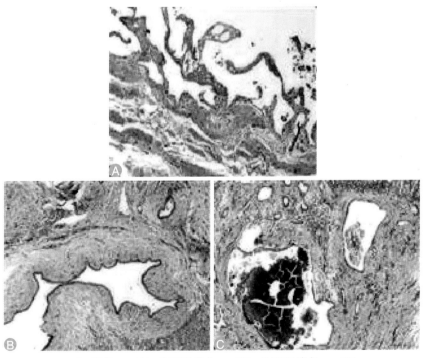

A.H&E 染色，×100；B.H&E 染色，×200；C.H&E 染色，×200。

图1-25-2　病理检查

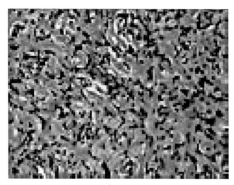

图1-28-2　病理检查（H&E染色，×100）

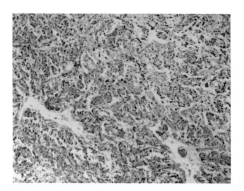

图1-29-2　病理检查（H&E染色，×100）

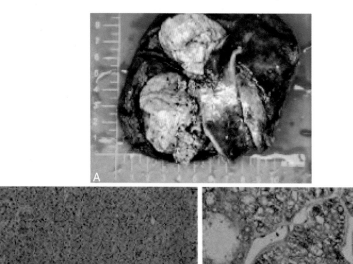

A. 实物图；B.H&E染色，×100；C.Hepart-1，×400。

图1-30-2　病理检查

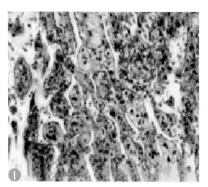

I. 镜下示癌组织排列以粗梁型为主，部分为假腺管型，癌细胞呈多边形，胞浆透亮，核大深染。

图1-30-3　患者男性，58岁，肝右叶透明细胞型肝细胞癌

（病例由酒泉市人民医院王保刚老师提供）

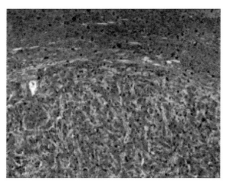

图1-31-3 病理检查（H&E染色，×100）

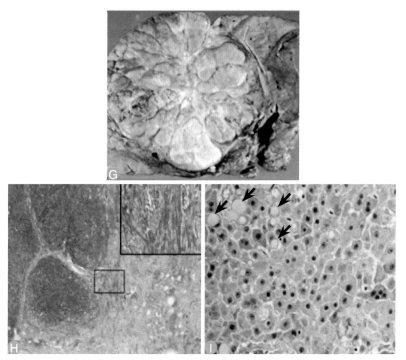

G. 肿瘤大体标本显示肿瘤呈分叶状，中心有纤维瘢痕；H.H&E染色（×100）示肿瘤的中心部分显示出丰富的纤维间质，
呈片状；I.H&E染色（×400）示肿瘤细胞有大的细胞核，胞浆内嗜酸性淡染小体（箭头）。

图1-31-4 患者男性，21岁，肝右叶纤维板层型肝细胞癌

［病例来源：Takahashi et al. surg case rep (2021) 7:208］

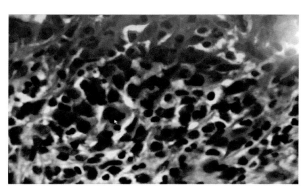

图1-34-2 病理检查（H&E染色，×400）

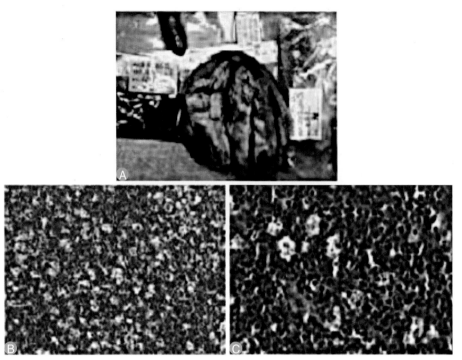

A. 实物图；B. H&E 染色，×100；C. H&E 染色 ×400。

图1-37-2　病理检查

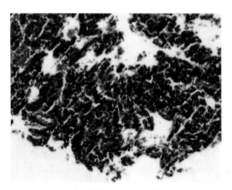

图1-38-2　病理检查（H&E染色，×200）

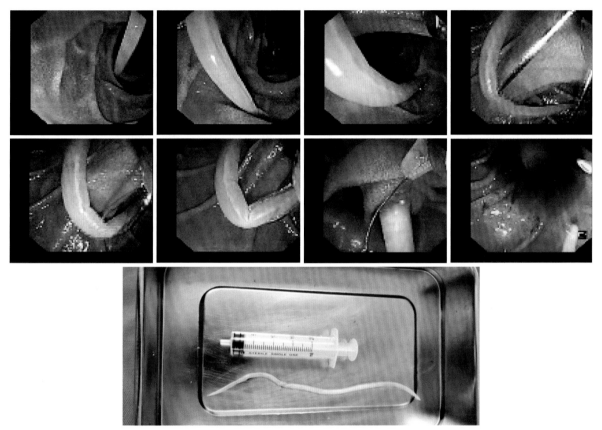

术前超声探查见胆囊、胆囊管和胆总管内蛔虫声影。经口进镜，通过食管、胃腔及幽门，达十二指肠降段，见肠腔内乳白色细长虫体，尾端位于肠腔远端，部分从十二指肠乳头内引出，使用内镜下圈套器将虫体套入，将圈套器交换至十二指肠乳头开口处，将虫体完整拖入肠腔，在内镜操作孔道取出虫体，蛔虫长度约35 cm，顺利退镜，再次超声探查见胆囊、胆囊管及胆总管内无蛔虫声影。

图2-8-2　局麻下行经内镜下胆道蛔虫取出术

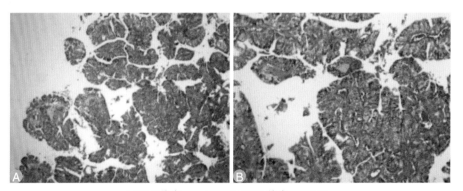

A.H&E 染色，×100；B.H&E 染色，×200。

图2-17-3　病理检查

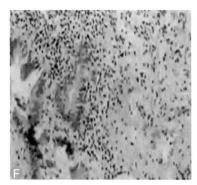

F. 病理诊断为慢性胰腺炎。

图4-5-2　患者男性，52岁，胰头部肿块型胰腺炎

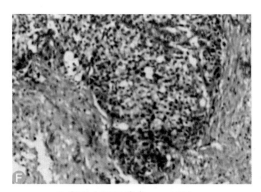

F. 病理（H&E 染色，×100）。

图4-19-1　上腹部CT平扫+增强、病理图

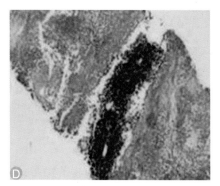

D. 病理示肿瘤细胞呈不规则条状及腺样排列（H&E 染色，×100）。

图4-19-2　患者男性，47岁，胰腺神经内分泌肿瘤（G3级）伴肝脏多发转移

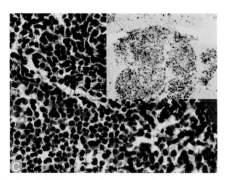

C. 镜下示肿瘤细胞排列不规则，胞浆稀少，核多形性，核仁模糊，核浆比高（H&E 染色，×40）。

图4-19-3　患者男性，42岁，胰腺低分化神经内分泌癌伴肝转移

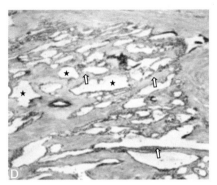

D. 镜下：众多小囊（星号）间可见纤维组织分隔（箭头），H&E 染色（×400）。

图4-20-2　患者女性，65岁，胰腺浆液性囊腺瘤（微囊型）

（病例由云浮市人民医院崔凌老师提供）

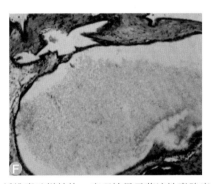

F. 镜下见立方上皮细胞，纤维囊壁样结构，病理结果示浆液性囊腺瘤（H&E 染色，×100）。

图4-21-2　患者男性，57岁，胰腺浆液性囊腺瘤（寡囊型）

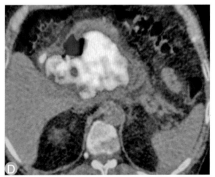

D. ¹⁸FDG PET-CT 融合图像显示肿块明显高代谢。

图4-30-2　患者男性，51岁，原发性胰腺弥漫大B细胞淋巴瘤（文献病例）

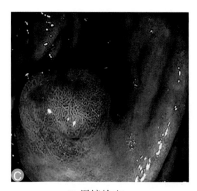

C. 胃镜检查。

图5-9-1　上腹部平扫CT+超声内镜+胃镜

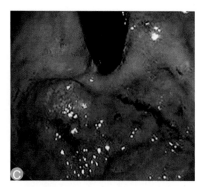

C. 胃镜示扁平黏膜下隆起，中央无溃疡。

图5-9-2　深在性囊性胃炎

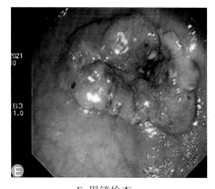

E. 胃镜检查。

图5-11-1　腹部增弧CT扫描+钡餐造影+胃镜

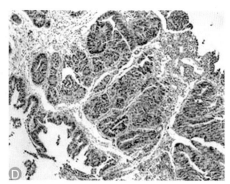

D. 镜下可见腺癌细胞（H&E 染色，×200）。

图5-11-2　患者男性，71岁，十二指肠腺癌

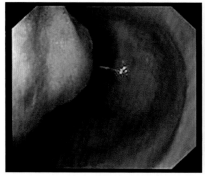

图5-12-1　胃镜检查

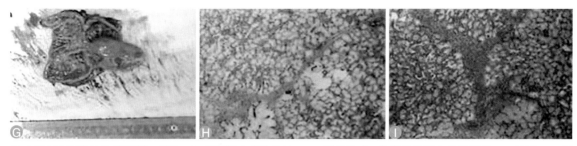

G. 大体标本示肿块边缘清楚、光滑；H. 瘤组织由成熟的 Brunner 腺体构成，呈巢状排列（H&E 染色，×100）；I. 间质见纤维分隔（H&E 染色，×200）。

图5-12-3　患者男性，66岁，十二指肠布氏腺瘤

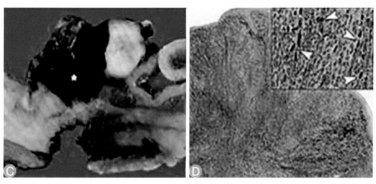

C. 大体标本示肿块内色素沉着（星号），与 T_1WI 高信号和 T_2WI 低信号区完全匹配；D. 镜下黑色素颗粒（箭头）分散于肿瘤内（H&E 染色，×100）。

图5-23-2　患者男性，69岁，原发性直肠肛管恶性黑色素瘤

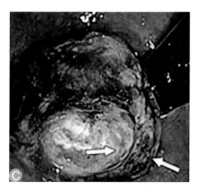

C. 肠镜显示直肠远端巨大息肉样肿块，表面褐色色素沉着（箭头）。

图5-23-3　患者男性，56岁，原发性直肠肛管恶性黑色素瘤

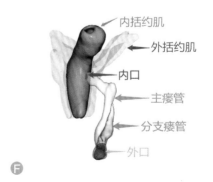

F. 三维可视化重建模型。

图5-24-1　肛管MRI平扫+增强

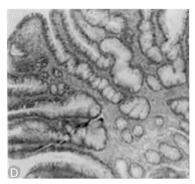

D. 镜下提示炎性息肉（H&E染色，×100）。

图5-28-2　患者男性，57岁，直肠、乙状结肠多发息肉，结合皮肤黏膜黑斑，诊断黑斑息肉综合征，伴横结肠癌

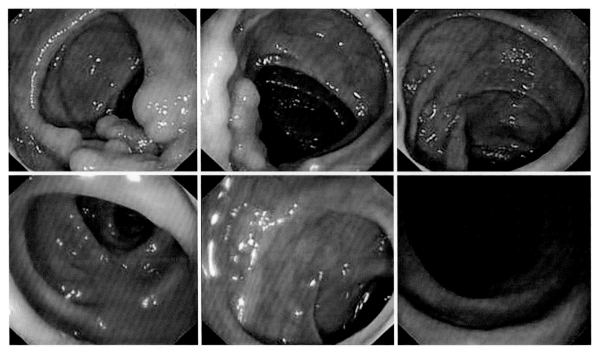

图5-29-2　结肠镜检查

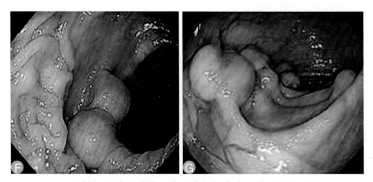

F、G. 肠镜下见结肠黏膜下多发隆起性病变，考虑肠气囊症。

图5-29-3　患者男性，39岁，肠气囊肿症

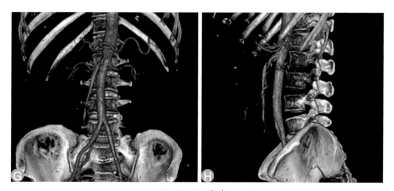

G、H.VR 重建。

图5-46-1　肠系膜上动脉CTA扫描

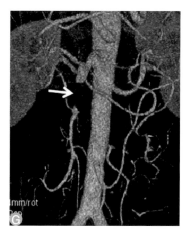

G.肠系膜上动脉的 VR 图。

图5-47-1　肠系膜血管CTA检查

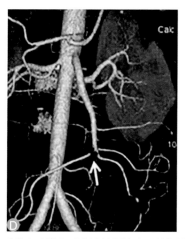

D.VR 显示肠系膜上动脉主干末端局限性充盈缺损影（箭头）。

图5-47-3　患者女性，49岁，肠系膜上动脉栓塞